응급구조사
만점문제해설
한권으로 끝내기 **1·2**급

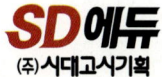

2024 SD에듀 응급구조사 1·2급 만점문제해설 한권으로 끝내기

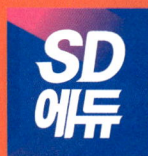

Always with you

사람의 인연은 길에서 우연하게 만나거나 함께 살아가는 것만을 의미하지는 않습니다.
책을 펴내는 출판사와 그 책을 읽는 독자의 만남도 소중한 인연입니다.
SD에듀는 항상 독자의 마음을 헤아리기 위해 노력하고 있습니다. 늘 독자와 함께하겠습니다.

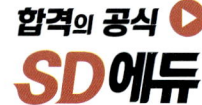

자격증 • 공무원 • 금융/보험 • 면허증 • 언어/외국어 • 검정고시/독학사 • 기업체/취업
이 시대의 모든 합격! SD에듀에서 합격하세요!
www.youtube.com ▶ SD에듀 ▶ 구독

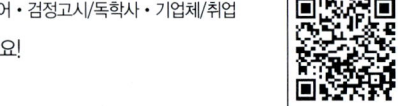

PREFACE 머리말

응급구조사는 수천 시간의 정규교육과 실습을 받고 국가에서 시행하는 응급구조사 1급 또는 2급의 자격시험에 합격한 사람을 말한다. 이들은 응급환자 발생 시 상담, 구조, 이송과 의료기관 안에서 응급처치의 업무에 종사하면서 기관내삽관, 심실제세동기 사용, 정맥주사 및 약물치료 등 환자의 구조와 이송 시 직접적으로 기술적 처치를 함으로써 응급의료에 중추적 역할을 담당하고 있다.

응급구조사가 되려고 하는 자는 항상 긴급한 상황에서 응급처치 업무를 수행하므로 순간적인 판단력 및 순발력이 필요하며, 모든 상황을 침착하게 대처할 수 있는 문제해결 능력이 요구된다. 또한 환자의 생명과 직접 연관되는 직업이므로 무엇보다도 봉사정신과 소명의식이 필요하다.

응급구조사에 적합한 유형은 사회형과 현실형의 흥미를 가진 사람이며, 스트레스 감내, 남에 대한 배려, 적응력, 자기통제 능력 등의 성격을 가진 사람들에게 유리하다.

현재 응급구조사는 그 수요에 비해 인력이 많이 부족한 실정으로 정부에서는 '구조·구급 서비스 선진화 계획'을 마련하여 응급구조사 인력을 충원한다는 계획이다. 이러한 사회환경적 변화에 따라 해마다 응급구조사분야에 도전하는 인원이 늘어나고 있지만 관련 전문 서적 외에 응급구조사 공부를 위하여 필요한 자격서 수험 교재가 많이 부족한 상황이다.

이러한 문제점을 해결하고, 짧은 시간 내에 충분한 학습 효과를 얻을 수 있도록 본서를 출간하게 되었다. 본서를 통해 많은 문제를 풀고 핵심적인 이론만 공부함으로써 단기간에 합격할 수 있는 실력을 갖출 수 있으리라 생각한다.

끝으로 본서가 모든 수험생들에게 합격의 지름길을 제시하는 안내서가 될 것을 확신하면서 본서로 공부하는 모든 수험생들에게 행운이 함께 하기를 기원하는 바이다.

편저자

응급구조사 시험안내

2024 SD에듀 응급구조사 1·2급 만점문제해설 한권으로 끝내기

○ 응시자격

1. 다음의 자격이 있는 사람은 응시할 수 있습니다.

❶ 1급 응급구조사
- 대학 또는 전문대학에서 응급구조학을 전공하고 졸업한 사람
- 보건복지부장관이 정하여 고시하는 기준에 해당하는 외국의 응급구조사 자격인정을 받은 사람
- 2급 응급구조사로서 응급구조사의 업무에 3년 이상 종사한 사람

❷ 2급 응급구조사
- 보건복지부장관이 지정하는 응급구조사 양성기관에서 대통령령으로 정하는 양성과정을 마친 사람
- 보건복지부장관이 정하여 고시하는 기준에 해당하는 외국의 응급구조사 자격인정을 받은 사람

2. 다음에 해당하는 사람은 응시할 수 없습니다.

❶ 정신건강증진 및 정신질환자 복지서비스 지원에 관한 법률 제3조 제1호에 따른 정신질환자. 다만, 전문의가 응급구조사로서 적합하다고 인정하는 사람은 그러하지 아니하다.
❷ 마약 · 대마 또는 향정신성의약품 중독자
❸ 피성년후견인 · 피한정후견인

○ 시험일정(2023년 기준)

구 분	일 정	비 고
응시원서 접수	인터넷 접수 : 8.29.(화)~9.5.(화)	응시수수료 : 135,000원
시험시행	• 실기 : [1급] 10.9.(월)~10.13.(금) 　　　　[2급] 10.16.(월)~10.20.(금) • 필기 : [1 · 2급] 11.25.(토)	**필기시험** • [1급] 응시표, 신분증 • [2급] 응시표, 신분증, 필기도구 ※ 식수(생수)는 제공하지 않습니다. **실기시험** 성인용 포켓 마스크(Pocket Mask), 영아용 마스크, 개인보호장구(KF94 마스크, 라텍스 장갑)
최종합격자 발표	• 실기 : [1 · 2급] 11.10.(금) • 필기 : [1급] 12.6.(수) 　　　　[2급] 12.14.(목)	휴대전화번호가 기입된 경우에 한하여 SMS 통보

※ 위 내용은 2023년 시험일정이므로 정확한 시험일정은 국시원 홈페이지 공고를 확인하시기 바랍니다.

합격의 공식 Formula of pass | SD에듀 www.sdedu.co.kr

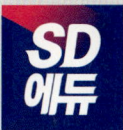

⭕ 시험과목

시험종별		시험과목 수	문제수	배 점	총 점	문제형식
1급 응급구조사	필 기	5	230	1점/1문제	230점	객관식 5지선다형
	실 기	1	3	10~30점/1문제	60점	기능측정
2급 응급구조사	필 기	5	140	1점/1문제	140점	객관식 5지선다형
	실 기	1	3	10~30점/1문제	60점	기능측정

⭕ 시험시간표

❶ 1급 응급구조사(필기시험) 컴퓨터시험(SBT)

구 분	시험과목(문제수)	교시별 문제수	시험형식	시험시간	기기수거 및 답안전송 확인시간
1교시	기초의학(30) 응급환자관리(40) 전문 응급처치학 총론(30) 응급의료 관련 법령(20)	120	객관식	09:00~10:45 (105분)	10:45~10:50 (5분)
2교시	전문 응급처치학 각론(110)	110	객관식	11:20~12:55 (95분)	12:55~13:00 (5분)

※ 시험시간과 기기수거 및 답안전송 확인시간이 종료되기 전까지 응시자는 퇴실하지 못함

❷ 2급 응급구조사(필기시험)

구 분	시험과목(문제수)	교시별 문제수	시험형식	시험시간
1교시	기본 응급처치학 총론(20) 기본 응급환자관리(20) 응급의료 관련 법령(20)	60	객관식	09:00~09:50 (50분)
2교시	기본 응급처치학 각론(60) 응급의료장비(20)	80	객관식	10:20~11:30 (70분)

※ 응급의료관련법령 : 의료법, 응급의료에 관한 법률과 그 시행령 및 시행규칙

응급구조사 시험안내

○ 인터넷 접수

❶ 인터넷 접수 대상자

방문접수 대상자(보건복지부 장관이 인정하는 외국대학 졸업자 중 국가시험에 처음 응시하는 경우는 응시자격 확인을 위해 방문접수만 가능)를 제외하고 모두 인터넷 접수만 가능

※ 1급 응급구조사 경력자의 경우 국시원 홈페이지 [시험안내 홈]-[응급구조사]-[서식모음]-[업무경력증명서 작성매뉴얼]을 참고하여 경력으로 인정되는 기관인지 확인 후, 기타 문의사항이 있을 경우 1544-4244로 문의 후 접수 바람

❷ 인터넷 접수 준비사항

- 회원가입 등
  - ㉠ 회원가입 : 약관 동의(이용약관, 개인정보 처리지침, 개인정보 제공 및 활용)
  - ㉡ 아이디/비밀번호 : 응시원서 수정 및 응시표 출력에 사용
  - ㉢ 연락처 : 연락처1(휴대전화번호), 연락처2(자택번호), 전자 우편 입력
    ※ 휴대전화번호는 비밀번호 재발급 시 인증용으로 사용됨
- 응시원서 : 국시원 홈페이지 [시험안내 홈-원서접수-응시원서 접수]에서 직접 입력
  - ㉠ 실명인증 : 성명과 주민등록번호를 입력하여 실명인증을 시행, 외국국적자는 외국인등록증이나 국내거소신고증상의 등록번호 사용, 금융거래 실적이 없을 경우 실명인증이 불가능함
  - ㉡ 공지사항 확인
    ※ 원서 접수 내용은 접수 기간 내 홈페이지에서 수정 가능(주민등록번호, 성명 제외)
- 사진파일 : 모자를 쓰지 않은 정면사진, jpg, bmp, png 포맷, 276×354 픽셀 이상 크기, 해상도는 200dpi 이상

○ 합격기준

❶ 합격자 결정

- 합격자 결정은 필기시험에 있어서는 매 과목 만점의 40% 이상을 득점하고, 실기시험에 합격(실기시험 만점의 60% 이상을 득점)한 자 중 전 과목 총점의 60% 이상 득점한 자를 합격자로 합니다.
- 응시자격이 없는 것으로 확인된 경우에는 합격자 발표 이후에도 합격을 취소합니다.

❷ 합격자 발표

- 합격자 명단은 다음과 같이 확인할 수 있습니다.
  - ㉠ 국시원 홈페이지 [합격자조회] 메뉴
  - ㉡ 국시원 모바일 홈페이지
- 휴대전화번호가 기입된 경우에 한하여 카카오톡 알림톡 또는 SMS 통보로 합격여부를 알려드립니다.

이 책의 구성과 특징

2024 SD에듀 응급구조사 1·2급 만점문제해설 한권으로 끝내기

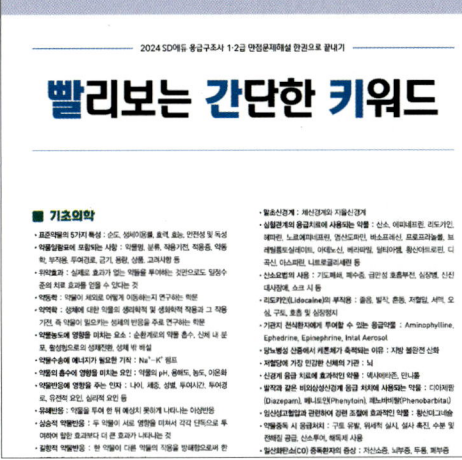

빨리보는 간단한 키워드

응급구조사 필기시험은 5과목을 학습해야 하기 때문에 이론의 양이 상당합니다. 자격시험의 특성상 반복되어 나오는 이론이 매우 중요합니다. 그래서 각 과목별로 최근 출제유형을 철저히 분석하여 키워드로 정리하였습니다.

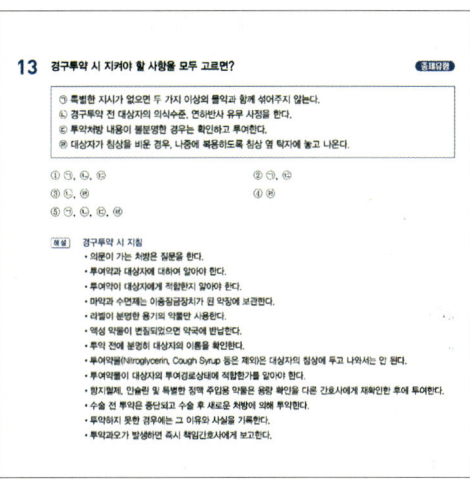

출제유형

역대 응급구조사 시험에서 출제된 문제와 최대한 유사하게 문제를 수록하였습니다. 그래서 수험생들이 실제 시험 문제를 풀 때에도 당황하지 않고 공부했던 내용을 떠올리며 정답을 맞힐 수 있습니다.

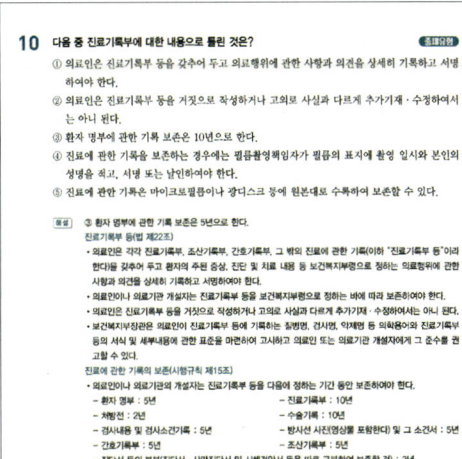

해 설

문제마다 친절하고 상세한 해설을 함께 수록하여 이론부터 문제까지 확실히 대비할 수 있습니다. 어려운 문제라도 완벽한 해설로 학습의 마무리를 돕습니다.

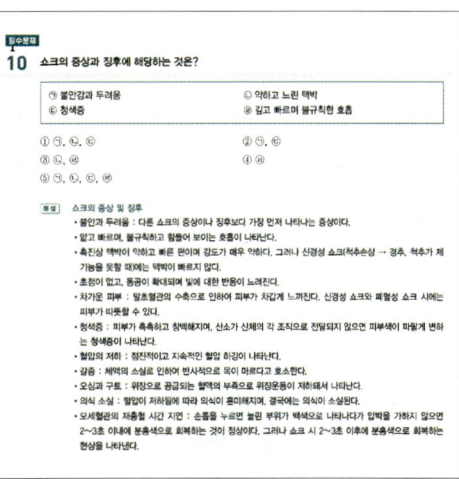

필수문제

시험에 자주 출제되는 내용과 유형으로 문제를 구성하였습니다. 여러 문제가 중요하지만 그중에서도 필수문제는 다음 시험에 출제될 가능성이 높고 꼭 알아야 할 문제들입니다.

이 책의 차례

핵심이론정리 빨리보는 간단한 키워드

제1과목 기초의학

- 제1장 응급약리학 · · · · · · 3
- 제2장 병리학 · · · · · · 67
- 제3장 생리학 · · · · · · 138
- 제4장 해부학 · · · · · · 184

제2과목 응급환자관리

- 제1장 건강과 환경 · · · · · · 245
- 제2장 감염관리 · · · · · · 262
- 제3장 활력징후 및 기본검사 · · · · · · 289
- 제4장 호흡관리 · · · · · · 301
- 제5장 체온유지관리 · · · · · · 308
- 제6장 활동과 안위관리 · · · · · · 320
- 제7장 수분과 전해질관리 · · · · · · 334
- 제8장 배설관리 · · · · · · 338
- 제9장 투약관리 · · · · · · 347
- 제10장 응급수술관리 · · · · · · 362
- 제11장 임종관리 · · · · · · 367
- 제12장 기 록 · · · · · · 374

제3과목 응급처치학 총론

- 제1장 기본 응급처치학 총론 · · · · · · 381
- 제2장 전문 응급처치학 총론 · · · · · · 438

제4과목 응급처치학 각론

- 제1장 심폐정지 · · · · · · 509
- 제2장 순환부전(쇼크) · · · · · · 522
- 제3장 의식장해 · · · · · · 534
- 제4장 출 혈 · · · · · · 543
- 제5장 일반외상 · · · · · · 553
- 제6장 두부·경추손상 · · · · · · 563
- 제7장 기도·소화관 이물 · · · · · · 574
- 제8장 대사이상 및 체온이상 · · · · · · 582
- 제9장 감염증 면역부전 · · · · · · 593
- 제10장 급성복통 · · · · · · 602
- 제11장 화학손상 · · · · · · 612
- 제12장 산부인과 질환 · · · · · · 620
- 제13장 신생아 질환 · · · · · · 629
- 제14장 정신장해 · · · · · · 639
- 제15장 창 상 · · · · · · 649

제5과목 응급의료 관련 법령

- 제1장 의료법 · · · · · · 661
- 제2장 응급의료에 관한 법률 · · · · · · 697

제6과목 응급의료 장비

- 제1장 응급의료 장비의 운용 · · · · · · 743
- 제2장 통신장비 · · · · · · 770

부록 응급구조사 실기시험 관련 공지사항

- 1급 응급구조사 국가시험 실기시험 항목 · · · · · · 781
- 2급 응급구조사 국가시험 실기시험 항목 · · · · · · 791

빨리보는 간단한 키워드

■ 기초의학

- **표준약물의 5가지 특성** : 순도, 생체이용률, 효력, 효능, 안전성 및 독성
- **약품일람표에 포함되는 사항** : 약물명, 분류, 작용기전, 적응증, 약동학, 부작용, 투여경로, 금기, 용량, 상품, 고려사항 등
- **위약효과** : 실제로 효과가 없는 약들을 투여하는 것만으로도 일정수준의 치료 효과를 얻을 수 있다는 것
- **약동학** : 약물이 체외로 어떻게 이동하는지 연구하는 학문
- **약역학** : 생체에 대한 약물의 생리학적 및 생화학적 작용과 그 작용기전, 즉 약물이 일으키는 생체의 반응을 주로 연구하는 학문
- **약물농도에 영향을 미치는 요소** : 순환계로의 약물 흡수, 신체 내 분포, 활성형으로의 생체전환, 생체 밖 배설
- **약물수송에 에너지가 필요한 기작** : Na^+–K^+ 펌프
- **약물의 흡수에 영향을 미치는 요인** : 약물의 pH, 용해도, 농도, 이온화
- **약물반응에 영향을 주는 인자** : 나이, 체중, 성별, 투여시간, 투여경로, 유전적 요인, 심리적 요인 등
- **유해반응** : 약물을 투여 한 뒤 예상치 못하게 나타나는 이상반응
- **상승적 약물반응** : 두 약물이 서로 영향을 미쳐서 각각 단독으로 투여하여 합한 효과보다 더 큰 효과가 나타나는 것
- **길항적 약물반응** : 한 약물이 다른 약물의 작용을 방해함으로써 한 약물의 효과가 상쇄되거나 감소하는 것
- **의약품 투여 6원칙** : Right Dose(정확한 용량), Right Route(정확한 투여경로), Right Time(정확한 시간), Right Patient(정확한 환자), Right Medications(정확한 의약품), Right Documentation(정확한 기록)
- **투여경로와 응급약물**
  - 경피투여 : 피하주사나 기관투여
  - 피하주사 : 인슐린
  - 기관투여 : 리도카인
  - 설하투여 : 니트로글리세린
  - 근육주사 : 모르핀
- **정맥주사의 목적** : 신속한 약물효과, 경구 투여 불가능할 경우 수액과 영양제 투여, 정맥주사 이외의 방법으로 투여 시 조직손상이 예상되는 경우
- **투여경로** : 피부, 점막과 호흡기계, 구강, 정맥주사
- **약물의 투여방법 중 약효가 빠른 순서** : 정맥→근육→피하→구강
- **같은 약물을 반복 투여할 때 나타나는 효과** : 내약성, 교차 내약성, 반응급강하현상, 습관성, 축적작용 등
- **혈액의 기능** : 체세포산소화, 영양소운반, 호르몬운반, 배설물 제거, 온도조절
- **신경계** : 중추신경계와 말초신경계
- **중추신경계** : 뇌와 척수
- **말초신경계** : 체신경계와 자율신경계
- **심혈관계의 응급치료에 사용되는 약물** : 산소, 에피네프린, 리도카인, 헤파린, 노르에피네프린, 염산도파민, 바소프레신, 프로프라놀롤, 브레틸륨토실레이트, 아데노신, 베라파밀, 딜티아젬, 황산아트로핀, 디곡신, 아스피린, 니트로글리세린 등
- **산소요법의 사용** : 기도폐쇄, 폐수종, 급만성 호흡부전, 심장병, 신진대사장애, 쇼크 시 등
- **리도카인(Lidocaine)의 부작용** : 졸음, 발작, 혼동, 저혈압, 서맥, 오심, 구토, 호흡 및 심장정지
- **기관지 천식환자에게 투여할 수 있는 응급약물** : Aminophylline, Ephedrine, Epinephrine, Intal Aerosol
- **당뇨병성 산증에서 케톤체가 축적되는 이유** : 지방 불완전 산화
- **저혈당에 가장 민감한 신체의 기관** : 뇌
- **신경계 응급 치료에 효과적인 약물** : 덱사메타존, 만니톨
- **발작과 같은 비외상성신경계 응급 처치에 사용되는 약물** : 디아제팜(Diazepam), 페니토인(Phenytoin), 페노바비탈(Phenobarbital)
- **임신성고혈압과 관련하여 경련 조절에 효과적인 약물** : 황산마그네슘
- **약물중독 시 응급처치** : 구토 유발, 위세척 실시, 설사 촉진, 수분 및 전해질 공급, 산소투여, 해독제 사용
- **일산화탄소(CO) 중독환자의 증상** : 저산소증, 뇌부종, 두통, 폐부종
- **디아제팜(Diazepam)의 적응증** : 마취 전 투약, 골격근 이완제, 간질치료 보조제, 알코올 금단증상
- **통증치료에 사용되는 약물** : 황산모르핀, 메페리딘, 구연산펜타닐, 아산화질소
- **일반적인 대량살상무기(NBC) 제제(Agents)** : 발포제, 최루가스, 신경물질, 시안화물, 바이러스, 세균, 핵물질 등
- **질병의 성립과정** : 병인, 발병기전, 형태학적 변화, 기능적 변화
- **생검** : 수술 등 적극적인 치료를 고려할 시 필수적인 검사로 침생검, 절개 생검, 절제 생검 등의 방법으로 검사하는 것
- **부검** : 사망한 사람에게서 조직을 얻어 병리학적으로 검사하는 것
- **조직검사** : 환자의 병적 조직의 일부를 채취하여 −20℃로 동결 후 현미경에 의해 검사하는 병리학적 검사
- **세포검사** : 탈락세포가 섞인 분비물이나 찰과로 얻어진 재료를 도말 염색하여 검사하는 것
- **병리학적 기본 용어**
  - 질환(Illness) : 신체의 병리학적 변화를 의미하는 것
  - 질병(Disease) : 환자가 경험하는 존재방식
  - 병소(Lesion) : 조직 중에 생긴 변화부위로서 질병의 진단에 이용
  - 증상(Symptom) : 내가 아프다고 느끼는 것
  - 징후(Sign) : 의사가 보았을 때 환자가 아픈 것
  - 예후(Prognosis) : 질병의 경과와 결과의 예측

- 의원급 의료기관 : 의원, 치과의원, 한의원
- 조산원
• **병원 · 치과병원 · 한방병원 및 요양병원** : 30개 이상의 병상(병원 · 한방병원만 해당) 또는 요양병상을 갖출 것
• **종합병원** : 100개 이상의 병상을 갖출 것
• **의료인 결격사유** : 정신건강복지법에 따른 정신질환자, 마약 · 대마 · 향정신성의약품 중독자, 피성년후견인 · 피한정후견인, 의료법 위반 등으로 금고 이상의 형을 선고받고 그 형의 집행이 종료되지 아니하였거나 집행을 받지 아니하기로 확정되지 아니한 자
• **진단서의 기재사항** : 환자의 성명, 주민등록번호 및 주소, 병명 및 질병분류기호, 발병 연월일 및 진단 연월일, 치료 내용 및 향후 치료에 대한 소견, 입원 · 퇴원 연월일, 의료기관의 명칭 · 주소, 진찰한 의사 · 치과의사 또는 한의사의 성명 · 면허자격 · 면허번호
• **태아의 성 발설금지 기간** : 임신 32주 이전
• **원격의료의 시설 및 장비** : 원격진료실, 데이터 및 화상을 전송 · 수신할 수 있는 단말기, 서버, 정보통신망 등의 장비
• **요양병원의 입원 대상** : 노인성 질환자, 만성질환자, 외과적 수술 후 또는 상해 후 회복기간에 있는 자
• **의료법인 설립 허가 취소권자** : 보건복지부장관 또는 시 · 도지사
• **신의료기술의 안전성 · 유효성 평가권자** : 보건복지부장관
• **의료기관 인증제** : 보건복지부장관은 의료의 질과 환자의 안전에 있어 적정 수준을 달성하였다는 인증하는 제도로 4년간 유효
• **응급환자** : 질병, 분만, 각종 사고 및 재해로 인한 부상이나 기타 위급한 상태로 인하여 즉시 필요한 응급처치를 받지 아니하면 생명을 보존할 수 없거나 심신에 중대한 위해가 발생할 가능성이 있는 환자 또는 이에 준하는 사람
• **응급의료** : 응급환자가 발생한 때부터 생명의 위험에서 회복되거나 심신상의 중대한 위해가 제거되기까지의 과정에서 응급환자를 위하여 하는 상담 · 구조 · 이송 · 응급처치 및 진료 등의 조치
• **응급처치** : 응급의료행위의 하나로서 응급환자의 기도를 확보하고 심장박동의 회복, 그 밖에 생명의 위험이나 증상의 현저한 악화를 방지하기 위하여 긴급히 필요로 하는 처치
• **응급의료종사자** : 관계 법령에서 정하는 바에 따라 취득한 면허 또는 자격의 범위에서 응급환자에 대한 응급의료를 제공하는 의료인과 응급구조사
• **응급의료기관** : 권역응급의료센터, 전문응급의료센터, 지역응급의료센터 및 지역응급의료기관
• **응급의료의 설명 · 동의 예외사유**
  - 응급환자가 의사결정능력이 없는 경우
  - 설명 및 동의 절차로 인하여 응급의료가 지체되면 환자의 생명이 위험하여지거나 심신상의 중대한 장애를 가져오는 경우
• **응급환자 또는 그 법정대리인에게 응급의료에 관하여 설명하고 동의를 얻어야 할 내용**
  - 환자에게 발생하거나 발생 가능한 증상의 진단명
  - 응급검사의 내용
  - 응급처치의 내용
  - 응급의료를 받지 아니하는 경우의 예상결과 또는 예후
  - 그 밖에 응급환자가 설명을 요구하는 사항
• **재해 등으로 인하여 다수의 환자가 발생할 경우 응급의료종사자에게 응급의료업무에 종사할 것을 명할 수 있는 자** : 보건복지부장관, 시 · 도지사 또는 시장 · 군수 · 구청장
• **응급구조사의 준수사항**
  - 구급차 내의 장비는 항상 사용할 수 있도록 점검하여야 하며, 장비에 이상이 있을 때에는 지체 없이 정비하거나 교체할 것
  - 환자의 응급처치에 사용한 의료용 소모품이나 비품은 소속기관으로 귀환하는 즉시 보충하여야 하며, 유효기간이 지난 의약품 등이 보관되지 아니하도록 할 것
  - 구급차의 무선장비는 매일 점검하여 통화가 가능한 상태로 유지하여야 하며, 출동할 때부터 귀환할 때까지 무선을 개방할 것
  - 응급환자를 구급차에 탑승시킨 이후에는 가급적 경보기를 울리지 아니하고 이동할 것
  - 구급차 탑승 시 응급구조사의 신분을 알 수 있도록 소속, 성명, 해당자격 등을 기재한 표식을 상의 가슴에 부착할 것

■ 응급의료장비

• **구강 대 마스크 호흡 순서** : 기도를 개방→기도개방 유지(필요에 따라 입인두 기도기를 사용)→산소 공급구에 산소연결→마스크를 입과 코 위에 놓고 단단히 잡음→인공호흡을 실시→환자의 흉부팽창 여부 관찰
• **백밸브마스크** : 호흡이 없는 환자에게 고농도의 산소를 투여할 경우 사용하는 장비
• **호흡보조기구** : 포켓마스크, 밸브마스크, 수요밸브 발생기, 압축산소 인공호흡기
• **흡인장비** : 흡인기계, 튜브, 카테터, 흡인 저장용기
• **과환기** : 외부의 공기를 기관지를 통해 폐 내로 유입된 다음 폐포의 혈관을 통해 산소를 인체 내로 전달하고 체내에서 발생한 이산화탄소를 체외로 배출하는 호흡이 과다하게 일어나는 현상
• **산소공급장치** : 산소통, 압력조절기, 유량계, 가습기
• **이산화탄소 혼수** : 혈중 이산화탄소의 농도가 조절되지 않아 오는 의식장애
• **벤츄리마스크** : 관을 통해 산소가 빠른 속도로 통과될 때 주위의 공기를 혼합시켜, 정해진 농도의 산소를 환자가 쓰고 있는 표준마스크를 통해 공급되도록 만든 산소호흡기
• **MAST 사용 금지** : 임산부, 심부전증, 복강장기 외부노출, 복강 내 이물질 함입, 폐부종, 급성호흡부전증, 흉부 및 횡격막 손상
• **피하기종** : 폐에 손상이 있으면, 공기가 주위의 조직 내로 새는 경우가 있는데, 그 때 공기가 피하조직 내로 나온 상태
• **입인두기도기** : 플라스틱으로 만들어진 구부러진 모양의 기도 보조기구로 환자의 입 속으로 삽입
• **통신장비의 3가지 구성요소** : 접근성, 신고접수와 상담, 의료지도
• **극초단파** : 직접파를 이용하여 가시거리 통신으로 이동통신에 사용되고 있으며, 휴대용으로 적합한 용도
• **응급의료 단계별 통신체계 순서** : 현장에서 신고, 상황실과 현장으로 임장하는 대원의 통신, 도착한 구급대원과 의료진의 통신, 다음 출동을 위한 구급차와 상황실 간의 통신
• **환자의 분류** : 긴급환자, 비응급환자, 응급환자, 지연환자
• **환자에 대한 정보** : 주요 통증 범위, 의식상태, 피부색 및 체온, 호흡수, 맥박
• **행정적 정보** : 사고보고시간, 응급의료진이 현장에 도착한 시간, 응급의료진이 병원에 도착한 시간, 환자 처치가 인계된 시간
• **구급활동일지의 기능**
  - 법적 효력인 문서 : 의료분쟁 시 객관적 증거자료로 활용
  - 행정 목적적 문서 : 119 구급대원은 공무원으로 행정적 문서를 작성
  - 연구목적 문서 : 지속적인 응급의료체계를 검토하여 좀 더 나은 방향으로 나아가는 기능
  - 응급처치의 계속성 : 응급처치 정보는 병원에서 전문치료를 할 경우 중요한 자료로 활용
  - 지속적인 질 개선 : 구조활동 서비스 개선을 위한 문서

- 질병발생의 주요 인자 : 병인적 인자, 숙주적 인자, 환경적 인자
- 세포손상에 대한 용어
  - 위축(Atrophy) : 세포성분의 상실로 세포크기 감소, 실질조직 또는 장기의 용적이 작아지는 것
  - 변성(Degeneration) : 어떤 원인에 의하여 손상 받은 기관의 세포 안이나 세포 밖에 이물질이 비정상적으로 축적되는 현상
  - 괴사(Necrosis) : 생체 일부분에 있어서의 세포가 썩어버린 것
  - 비대(Hypertrophy) : 장기나 조직을 구성하는 세포가 원래의 구조를 유지하면서 부피가 증가하는 것
  - 증식(Hyperplasia) : 구성세포수가 증가하여 조직 또는 장기의 부피가 증대되는 것
- 염증의 국소적 4대 증상 : 발적, 발열, 종창, 통증
- 급성염증의 화학적 매개체 : 아민류, 보체계, 키닌계, 류코트리엔
- 백혈구의 식작용 : 탐식물질을 인식, 위족으로 포위, 포식소체(Phagosome) 형성, 리소좀에 의한 섭취, 박테리아의 가수분해(소화)
- 히스타민(Histamine)의 역할 : 모세혈관의 확장과 투과성 증가, 근육의 수축, 위산의 분비촉진, 심장박동수 증가
- 창상의 치유과정 : 혈관단계→상피화단계→진피단계→성숙단계
- 감염병의 발생과정 : 병원체→병원소→병원소로부터의 탈출→전파→새로운 숙주 내 침입→숙주의 감수성→병원체 탈출
- T세포 : 흉선, 림프절, 비장에서 분화
- B세포 : 혈액, 골수, 림프조직에 분포
- 면역글로불린(Immunoglobulin) : 생체의 면역계에서 혈액이나 림프 안에서 순환하면서 이물질인 항원 침입에 반응하는 방어물질
- 과민반응의 종류
  - 제Ⅰ형 과민반응 : 전신성 아나필락시스, 국소 아나필락시스
  - 제Ⅱ형 과민반응 : 세포상해형 알레르기
  - 제Ⅲ형 과민반응 : 면역복합체형
  - 제Ⅳ형 과민반응 : 지연형 과민반응-투베르쿨린 반응
- 혈전의 호발부위 : 심장, 동맥, 정맥
- 혈전의 운명(과정) : 성장→색전화→용해→기질화, 재관통
- 암세포의 병인적 요소
  - 물리적 요인 : 자외선(피부암), 방사선(폐암)
  - 화학적 요인 : 비닐클로라이드(간암), 2-나프탈아민(방광암)
  - 생물학적 요인 : B형간염(간암), 유두종 바이러스(자궁경부암), T세포성 백혈병
- 5대 종양(암) : 위암, 폐암, 간암, 대장암, 유방암
- 가장 흔한 선천성 심장질환 : 심실중격 결손(VSD)
- 선천성 심장병인 팔로 4징후(TOF) : 심실중격 결손, 우심실 유출로 협착(폐동맥 협착), 대동맥의 우방전위, 우심실 비대
- 심부전의 임상증상
  - 호흡곤란 : 빠르고 얕은 호흡, 경부 경정맥 팽대, 하지 부종
  - 혈압 : 정상 또는 약간 높은 상태
  - 심박동 : 빠름
  - 호흡음 : 폐포와 기관 사이의 소리(나음 : Rale), 천명음(Wheezing)
- 호흡기계
  - 상기도 : 비강, 부비동, 인두, 후두
  - 하기도 : 기관, 기관지, 세기관지, 폐포
- 만성 기관지염 증상 : 고열, 피가 섞인 가래, 저산소혈증, 탄산과잉증
- 천식 : 기관지 점막이 자극의 과민반응으로 경련을 일으키는 것
- 세균성 폐렴의 원인균 : 포도상구균, 연쇄상구균, 폐렴간균
- 위암의 증상 : 체중감소, 복부 불편감, 빈혈, 소화불량
- 중추신경계의 퇴행성 질환 : 알츠하이머병, 파킨슨병, 다발성경화증, 루게릭병
- 말초신경계의 질환 : 안면신경마비, 수근터널증후군, 길랑-바레증후군

- 인체의 체계 : Atom(원자)-Molecule(분자)-Organelle(소기관)-Cell(세포)-Tissue(조직)-Organ(기관)-Organ System(기관계)-Organism(생명체)
- 인체의 구성
  - 유기화합물 : 탄수화물(당, 전분), 지질(지방, 인지질), 단백질(미오신, 액틴), 핵산(DNA, RNA)
  - 무기화합물 : 미네랄(Mineral)
- 항상성 : 자신의 최적화 상태를 지속적으로 유지하려는 특성
- 세포의 기능 : 생식세포의 기능, 동화작용에 의한 물질대사, 흡수작용, 인지작용, 분비작용
- 촉진 확산 : 세포막의 투과성에서 농도차에 따르면서도 막 속에 존재하는 투과효소의 작용에 따라 예상보다 빠르게 물질 분자가 통과하는 것
- 능동 수송 : 막을 사이에 둔 물질수송이 농도차로 역작용을 하게 되는 것을 말하는데 막에 존재하는 운반체인 효소가 ATP의 에너지를 소비하여 전기적 양·음이온의 결합과 분리현상에 의해 이동하는 것
- 삼투 : 선택적 투과성이 있는 막을 통해 물 분자의 농도가 높은 곳에서 낮은 곳으로 확산되는 것
- 인체의 기본조직 : 상피조직, 결합조직, 근육조직, 신경조직
- 피부색을 결정하는 것 : 멜라닌, 카로틴, 헤모글로빈
- 피하지방조직의 기능 : 체온보호, 물리적 보호, 에너지 저장
- 골격의 기능 : 지주기능, 보호기능, 조혈작용, 운동기능, 저장기능
- 뼈의 발생 및 성장
  - 골화 : 뼈가 처음 만들어질 때 단단하지 않은 조직이었다가 나중에 단단하게 바뀌는 것
  - 연골성골 : 결합 조직에서 직접 골화되지 아니하고 일단 연골로서 뼈의 원형이 만들어진 후 그 일부에서 골화가 되는 뼈
  - 골단연골 : 성장기에 있어서 뼈길이의 성장이 일어나는 곳
  - 골단 : 연골의 성장이 멈추고 골단판은 완전한 뼈가 되는데 이때의 뼈 끝선
- 뼈의 성장과정 : Osteoblast(골모세포)→Osteocyte(골세포)→Osteoclast(파골세포)→뼈흡수
- 근육의 기능 : 신체운동 기능, 체열생산 기능, 자세유지 기능, 혈액순환 촉진 기능, 소화관운동 기능, 배변 및 배뇨활동 기능
- 간뇌의 구성
  - 시상 : 대뇌 겉질에서 오는 운동자극 촉진 억제
  - 시상하부 : 온도 조절, 수분 조절, 뇌하수체 분비 조절
  - 송과체 : 생물학적 시계역할
- 연수(숨뇌)의 기능 : 호흡작용, 심장박동, 타액과 위액의 분비 조절 등
- 척수의 기능 : 굴곡반사, 신전반사 등
- 신경신호전달 : Receptor, Transmission, Integration, Transmission, Actual Response
- 신경전달물질 : 아세틸콜린, 도파민, 세로토닌, 글루타민, 엔도르핀
- 혈액의 기능 : 호흡작용, 조절작용, 보호작용, 영양작용, 배설작용 등
- 혈장의 구성성분 : 수분(90%), 단백질(7%), 기타 무기염류, 아미노산, 당분, 지방, 호르몬, 가스(3%)
- 혈압에 영향을 주는 요소 : 심박동수, 혈액의 점성도, 혈액량, 심박출량, 혈관의 저항, 혈관의 직경 등
- 폐순환 : 우심실→폐동맥→폐→폐정맥→좌심방
- 체순환(대순환) : 좌심실→대동맥→온몸의 모세혈관→대정맥→우심방
- 림프계의 주요기능 : 체액평형 유지, 지질흡수, 상처치유, 질병으로부터 보호
- 간(Liver)의 기능 : 해독작용, 담즙생성, 요소 합성, 식균작용
- 부신의 속질·겉질호르몬
  - 속질호르몬 : 에피네프린과 노르에피네프린 분비, 혈액 방출 증가, 혈관 수축 조절, 심장기능의 촉진, 당질대사의 관여, 기관지의 확장
  - 겉질호르몬 : 탄수화물의 대사, 물과 전해질의 균형 조절

- **자궁내막증** : 자궁내막의 선(Gland)조직과 기질(Stroma)이 자궁이 아닌 다른 부위의 조직에 부착하여 증식하는 것
- **자궁근종** : 자궁을 대부분 이루고 있는 평활근에 생기는 종양
- **태반조기박리** : 아직 태아가 만출되기 전에 태반이 먼저 떨어지는 것
- **출생 시의 신생아의 정상 심박동수(분당)와 호흡수(분당)**
  - 심박동수(분당) : 140 전후
  - 호흡수(분당) : 40 전후
- **아프가 점수**
  - 신생아의 건강상태를 알아보기 위해서 태어나자마자 시행하는 검사
  - 신생아의 피부색깔, 심박수, 호흡, 근육의 힘, 자극에 대한 반응 등의 5가지 항목을 검사하며, 10점 만점으로 함
  - 10점 만점인 경우가 가장 좋으며, 6점 이하인 경우엔 태아의 가사 상태를 의미
- **아구창** : 칸디다균이 신생아의 입안에 감염되어 퍼져서 하얀 우유 찌꺼기 같은 백태가 혀와 볼 쪽의 점막, 잇몸, 입 천정에 퍼지는 질환
- **상완동맥** : 어깨와 팔꿈치 사이에 안쪽 중앙선에서 촉지할 수 있으며, 영·유아 CPR에 주로 사용되는 동맥
- **신생아 소생술 단계**
  - 1단계 : 보온, 기도청소(흡입), 산소공급
  - 2단계 : 양압환기(백-마스크 환기)
  - 3단계 : 심장마사지(양압환기와 3 : 1)
  - 4단계 : 약물투여
- **경악반응(환경반응)** : 전쟁이나 화재, 지진 등 생명이 직접 위협받는 것과 같은 급성 스트레스로 생긴 생물학적 반응
- **심인반응** : 일반적인 대처 능력으로는 대처할 수 없는 파국적 체험이 유발요인이 되어 강렬한 공포나 노여움, 절대적 무력감 등의 감정반응이 야기된 결과 생긴 정신적·신체적 장애
- **신경증** : 히스테리, 강박신경증, 신경쇠약 등의 장해
- **폐쇄성 창상** : 타박상, 탈구, 염좌 등
- **개방성 창상** : 찰과상, 열상, 천자상 등
- **간접 의료지도** : 프로토콜, 품질보증, 교육훈련, 기록지 평가, 지침
- **응급의료체계에 있어서 근간을 이루고 있는 것** : 환자의 이송체계, 전문적인 집중치료, 응급의료통신망, 병원 내·전 응급처치
- **빠른 외상환자의 구출이 요구되는 상황** : 심각한 손상을 입은 환자에 대한 접근을 막고 있는 경우, 즉시 환자에 대한 병원이송이 필요한 경우, 현장 또는 차량이 안전하지 않은 경우, 환자를 차량으로부터 구출하기 전에 환자에 대한 평가가 적절하게 이루어질 수 없을 경우, 환자를 당장 앙와위 자세로 바꾸어야할 필요가 있을 경우
- **외상환자의 1차 평가 순서** : 의식상태 확인→기도유지→호흡확인→순환확인
- **PRICE 원칙** : Protection(보호), Rest(휴식 및 안전), Icing(냉각), Compression(압박), Elevation(거상)
- **부상자의 병력조사(SAMPLE)** : S(Signs/Symptoms), A(Allergy), M(Medications), P(Patient Past History), L(Last Meal Intake), E(Events Leading to The Injury or Illness)
- **피부를 구성하는 각층** : 표피, 진피, 피하지방
- **피부색과 환자의 평가**
  - 붉은색 : 고혈압, 고열, 열사병 환자
  - 창백하고 희거나 잿빛, 회색 : 충분치 못한 혈액순환, 쇼크, 공포, 추위에 노출된 환자
  - 푸르고 창백한 색(청색증) : 혈액에 산소가 부족한 경우에 손가락 끝이나 입주위에서 관찰
  - 노란색(황달) : 간질환
- **재해의 단계 중 임무수행의 단계** : 중증도의 분류, 최종 응급처치, 색출 및 구조, 안정화, 환자의 이송

- **E-30 계획** : 재난발생 후 30분 이내에 대피하는 계획
- **재난계획 시 신경을 써야 하는 부분** : 물품의 부족, 통신의 두절, 부정확한 명령체계, 지연되거나 또는 부적절한 보고, 부정확한 재난 확인, 타 유관기관과의 협력부족
- **심폐소생술 시 부작용** : 내장 손상 및 간 열상 등, 위 내용물의 역류, 폐 손상, 중추신경계의 손상
- **혈액의 기능** : 보호, 영양, 조절, 배설, 가스운반
- **순환기계의 구성요소** : 혈액, 심장, 혈관
- **짧은 관류장해로 인해 영구적으로 손상 가능한 장기** : 폐, 심장, 중추신경계
- **신체조직의 비가역적 손상을 유발시키는 요인** : 세포 내의 칼슘 증가, 세포막의 기능상실, 허혈로 인한 ATP 생성 중단, 세포막의 기계적 파괴
- **통상적인 자동제세동기의 작동방법** : 전원 켜기→패드부착→심전도 분석→제세동
- **신생아의 저혈당 및 쇼크에 대한 위험 인자** : 제대 탈출, 저체중, 급성실혈, 주산기 패혈증
- **신생아 경련을 일으키는 대사 장애 요인** : 저칼슘혈증, 고나트륨혈증, 저혈당증, 고암모니아혈증, 저마그네슘혈증, 저나트륨혈증
- **수동제세동기의 활용을 위한 고려사항** : 패들 위치, 접촉면, 에너지 양, 패들 크기
- **정맥로 확보에 사용되는 장비** : 정맥로 튜브, 지혈대, 수액백, 소독약제, 정맥카테터
- **산소요법 장비** : 유량계, 산소통, 압력조절기, 가습기
- **환자에게 산소가 필요한 상태** : 혈액의 손실, 손상 및 골절, 심정지 또는 호흡정지, 심장마비 및 심장발작, 쇼크, 폐질환
- **흡인장비의 구성요소** : 튜브, 흡인물 저장용기, 흡인기계, 카테터의 흡인 팁
- **현장에서의 응급치료에 활용하는 휴대용 제세동기의 특성** : 내구성, 재충전, 휴대 편의성, 기록 및 출력
- **전기충격이 가능한 리듬** : 심실빈맥, 심실세동
- **전기충격이 가능하지 않은 리듬** : 무수축, 무맥성 전기활동
- **통신전파의 종류 및 주파수범위**
  - 극초단파 : 300MHz 초과~3,000MHz 이하
  - 초단파 : 30MHz 초과~30MHz 이하
  - 단파 : 3MHz 초과~30MHz 이하
  - 중파 : 300kHz 초과~3,000kHz 이하
  - 장파 : 30kHz 초과~300kHz 이하
- **구급활동일지의 기능** : 평가 및 지속적인 질 개선, 연구의 기능, 법적인 문서, 교육, 행정목적, 응급처치의 계속성

■ 응급의료 관련 법령

- **의료인** : 보건복지부장관의 면허를 받은 의사·치과의사·한의사·조산사 및 간호사
- **의료인의 임무**
  - 의사 : 의료와 보건지도
  - 치과의사 : 치과 의료와 구강 보건지도
  - 한의사 : 한방 의료와 한방 보건지도
  - 조산사 : 조산과 임산부 및 신생아에 대한 보건과 양호지도
  - 간호사 : 환자의 간호요구에 대한 관찰, 자료수집, 간호판단 및 요양을 위한 간호 등
- **의료기관** : 의료인이 공중 또는 특정 다수인을 위하여 의료·조산의 업을 하는 곳
  - 병원급 의료기관 : 병원, 치과병원, 한방병원, 요양병원, 정신병원, 종합병원

- 인체의 체강(Body Cavity)
  - 복측체강 : 흉강, 복강, 골반강
  - 배측체강 : 두개강, 척수강
- 세포의 구조 : 핵, 세포질, 세포막, 세포소기관으로 구성
- 세포의 에너지원인 ATP를 생산하는 소기관 : 미토콘드리아
- 용해소체(Lysosome) : 세포 내 소화작용 및 식균작용
- 골지체 : 세포질그물에서 생산된 물질의 농축과 배출을 담당
- 형태에 따른 골격의 구분
  - 긴뼈(장골) : 대퇴골, 상지, 하지
  - 짧은뼈(단골) : 손목뼈, 발목뼈
  - 납작뼈(편평골) : 갈비뼈, 어깨뼈, 이마뼈
  - 불규칙골 : 척추, 광대뼈
  - 종자골 : 무릎, 관절
- 골격계의 구조
  - 골막 : 뼈의 외면을 덮고 결합조직으로 뼈의 굵기에 있어서의 성장이 일어나는 곳
  - 골조직 : 뼈의 단단한 부분을 이루는 실질 조직
  - 골수 : 혈구를 생산하는 곳
- 머리뼈 형성골 : 후두골(뒤통수뼈), 접형골(나비뼈), 측두골(관자뼈), 두정골(마루뼈), 전두골(이마뼈), 사골(벌집뼈)
- 설골(목뿔뼈) : 관절이 없으며, 혀의 근육을 지지해 주는 뼈
- 안와(Orbit)를 형성하는 뼈 : 나비뼈, 이마뼈, 광대뼈, 벌집뼈, 위턱뼈, 입천장뼈
- 요추천자(Lumbar Puncture) 부위 : 제3~4 요추(허리뼈) 사이
- 팔뼈 : 빗장뼈, 어깨뼈, 위팔뼈, 자뼈(척골), 노뼈(요골), 손목뼈, 손허리뼈, 손가락뼈
- 다리뼈 : 볼기뼈(엉덩뼈, 궁둥뼈, 두덩뼈), 넙다리뼈(대퇴골), 무릎뼈(슬개골), 정강뼈(경골), 종아리뼈(비골), 발목뼈(족근골), 발허리뼈(중족골), 발가락뼈(지골), 발등(족궁)
- 골반골(Pelvic Bone) : 엉덩뼈, 엉치뼈, 궁둥뼈, 꼬리뼈
- 공기뼈(Air Bone, 함기골) : 상악골(위턱뼈), 전두골(이마뼈), 사골(벌집뼈), 접형골(나비뼈), 측두골(관자뼈) 등
- 부비강동의 종류 : 상악동(위턱굴), 사골동(벌집굴), 전두동(이마굴), 접형공동(나비굴)
- 활막성 관절의 종류 : 활주관절, 경첩관절, 차축관절, 과상관절, 안상관절, 구상관절 등
- 무릎관절(Knee Joint) : 넙다리뼈, 정강뼈, 무릎뼈
- 인체에서 가장 운동범위가 넓은 관절 : 어깨관절
- 발목관절 : 경골(정강뼈), 거골(복사뼈), 비골(종아리뼈), 외번(가쪽번짐)
- 관절의 운동 : 신전(확대), 굴곡, 외전(벌림), 내전(모음), 회전, 회외(뒤침), 회내(엎침)
- 근초(Sarcolemma) : 근세포막
- 골격근 섬유의 구조단위인 근절(Sarcomere) : Z~Z 사이
- 어깨세모근(삼각근) : 어깨뼈와 빗장뼈에서 위팔뼈를 잇는 근
- 인체에서 흔히 근육주사를 놓은 근육 부위 : 큰볼기근
- 아킬레스건을 구성하는 근 : 가자미근, 장딴지근, 종아리세갈래근
- 신경계의 기본단위 : 뉴런(Neuron)
- 뇌신경(12개) : 후각신경, 시각신경, 눈돌림신경, 도르래신경, 삼차신경, 갓돌림신경, 얼굴신경, 속귀신경, 혀인두신경, 미주신경, 더부신경, 혀밑신경
- 호흡계의 구조
  - 상부기도 : 코→입→인두
  - 하부기도 : 후두→기관→기관지→세기관지→허파꽈리(폐포)
- 말단세기관지 : 호흡세기관지, 폐포관, 폐포낭, 폐포
- 스테로이드 호르몬을 분비하는 곳 : 부신겉질

- 뇌하수체에서 분비되는 호르몬 : 에스트로겐
- 성장호르몬(GH)을 분비하는 곳 : 뇌하수체 전엽
- 피부색과 관련이 있는 호르몬 : MSH(멜라닌세포자극호르몬)
- 오줌대사에 관여하는 호르몬 : ADH(항이뇨호르몬)
- 갑상샘에서 분비되는 호르몬 : 티록신
- 부신에서 분비되는 호르몬 : 코르티솔, 알도스테론, 에피네프린, 노르에피네프린
- 이자에서 분비되는 호르몬 : 인슐린, 글루카곤
- 여성호르몬 : 에스트로겐, 프로게스테론
- 남성호르몬 : 안드로겐(테스토스테론)
- 배뇨억제중추 : 대뇌겉질, 중뇌
- 배뇨소통중추 : 시상하부, 교(Pons)

■ 응급환자관리

- 건강의 개념 : 육체적 · 정신적 · 사회적 안녕한 상태
- 건강진단의 목적 : 개인의 건강상태 및 집단의 건강실태에 대한 조사, 질병의 유무 검사 및 그 이상의 조기 발견
- 매슬로우(Maslow)의 기본욕구(5단계) : 생리적 욕구, 안전 욕구, 소속감과 애정 욕구, 존경 욕구, 자아실현 욕구
- 공중보건 : 질병예방, 수명연장, 신체적 · 정신적 효율증진
- 감각 온도 : 온도, 습도(100%), 기류(무풍)의 3가지 인자에 의해 이루어지는 체감 온도
- 상대 습도 : (절대 습도 ÷ 포화 습도) × 100
- 절대 습도 : 공기 $1m^3$ 중에 함유된 수증기량
- 불쾌지수
  - (건구온도+습구온도)℃ × 0.72 + 40.6
  - (건구온도+습구온도)℉ × 0.4 + 15
- 온열조건 : 기온, 기습, 기류, 복사열
- 공기의 자정작용 : 희석작용, 세정작용, 산화작용, 살균작용, 교환작용
- 질병발생의 주요 요인 : 병인, 숙주, 환경 등
- 감염과정의 단계 : 잠복기→전구기→질병기→회복기
- 간접전파 : 병원체가 매개체를 통해 전파되는 것
- 직접전파 : 매개체 없이 직접 전파되는 것
- 멸균과 소독
  - 무균 : 감염되지 않은 상태로 병원성 미생물이 없는 상태
  - 소독 : 물체의 표면에 있는 세균의 아포를 제외한 모든 미생물을 죽이는 것
  - 방부 : 유해한 미생물의 성장과 번식, 전파를 억제하는 것
  - 멸균 : 아포를 포함한 모든 미생물을 사멸시키는 것
- 고압증기멸균법 : 멸균방법 중에서 가장 널리 사용되는 방법으로써 압축된 증기를 이용하는 방법
- 건열멸균법 : 160~170℃에서 1~2시간 동안 건열하여 미생물을 산화 또는 탄화시켜 미생물 및 아포를 완전히 멸균하는 방법
- 저온멸균법 : 아포를 형성하지 않는 결핵균, 살모넬라균 등의 멸균방법으로 우유와 주류의 부패방지에 이용되는 멸균방법
- 자비소독 : 100℃ 물로 20~30분 끓여 소독하는 것으로 아포나 바이러스에 대한 멸균효과는 없음
- 내과적 무균법 : 손씻기, 마스크 사용법, 가운 사용법
- 역격리법 : 감염에 민감한 주위환경을 무균적으로 유지해 주는 것
- 외과적 무균술 : 모든 미생물을 멸살시키고 이를 유지하는 기술
- 염증(Inflammation) 발생과정 : 혈관기→삼출기→재생기
- 염증의 국소적 증상 : 발열, 발적증세, 부종, 통증, 압통
- 염증의 전신적 증상 : 발열, 식욕부진, 오심, 구토, 백혈구 증가

- 비보상성 쇼크의 진행단계 : 심박출량과 동맥압 감소→주요 장기로 가는 혈류 멈춤→완전 무의식→활력징후 소실→사망
- 쇼크징후의 5P : Pallor(창백), Perspiration(냉한), Pulselessness(맥박불촉), Prostration(허탈), Pulmonary Insufficiency(폐기능부전증)
- 의식장해 진행단계 : 명료→기면→혼미→반혼수→혼수
- 응급구조환자에 대한 1차평가 단계(ABCDE 평가)
  - A(Airway) : 기도유지
  - B(Breathing) : 호흡 확인
  - C(Circulation) : 순환 확인
  - D(Disability) : 신경학적 검사
  - E(Expose) : 노출
- AVPU 척도
  - A(Alert) : 환자의 의식은 명료한가?
  - V(Voice) : 환자가 언어지시에 반응하는가?
  - P(Pain) : 환자가 통증자극에 반응하는가?
  - U(Unrespose) : 통증자극에도 무반응인가?
- 글라스고우 혼수 척도
  - 7점 이하 : 혼수상태로 평가
  - 8점 이상~12점 이하 : 어느 정도 회복이 있는 것으로 간주
  - 13점 이상 : 손상이 적은 경증으로 평가
- 글라스고우 혼수 척도 평가 영역 : 개안반응, 언어반응, 운동반응
- 말로리바이스 증후군 : 술을 많이 마시는 애주가에게 흔히 일어나는 질환으로, 식도 쪽 점막에 상처를 입어 출혈을 하거나 심하면 사망에 이르기도 하는 증상
- 외부 출혈의 지혈 요령
  - 압박붕대나 손가락 또는 손으로 출혈 부위를 직접 압박
  - 출혈 부위 가까이 위치한 근위부의 동맥 부위를 압박
  - 부목을 이용하여 골절 부위를 고정하고 때로는 출혈 부위를 압박
  - 출혈이 있는 상처의 근위부에 지혈대를 위치시키고 압박
- 폐쇄성 연부조직 손상에 대한 응급처치 4단계 : 냉포→압박→거상→부목
- 기이성 운동(흉곽역리운동) : 늑골의 골절로 부러진 부위의 흉부가 정상 호흡과 반대로 움직여 흡기 시 골절부위가 함몰되고 호기 시 흉곽이 부풀어 오르는 상태
- DCAP[P]-BLS 평가
  - D(Deformity) : 변형
  - C(Contusion) : 좌상
  - A(Abrasion) : 찰과상
  - P(Puncture) : 자상
  - [P](Paradoxical Movement) : 흉부 이상을 평가 시 '기이성 운동'
  - B(Burns) : 화상
  - L(Laceration) : 열상
  - S(Swelling) : 부종
- 쿠싱반사 : 뇌압이 상승하면 지속적인 두개 내 압력이 상승하고 뇌혈류가 감소하여 혈압상승, 서맥, 호흡이 늦어지고 깊어지는 현상
- 너구리 눈 징후(Raccoon's Eye Sign) : 머리나 얼굴외상으로 눈주위에 피멍이 생겨, 너구리의 눈처럼 보이는 증상
- 배틀징후(Battle Sign) : 두개골 골절 시 나타나는 징후 중 하나로 유양돌기 주위의 반상출혈
- 인형눈 징후(Doll's Eye Sign) : 혼수상태의 환자에서 뇌줄기(Brain Stem)의 기능 유무를 평가하기 위한 검사로, 환자의 머리를 어떤 한 방향으로 기울였을 때 안구의 움직임을 관찰하는 것
- 뇌헤르니아 : 뇌탈이라고도 하며, 두부 외상에서는 두개내압 때문에 뇌의 일부가 두개강 밖으로 빠져 나와 있는 것
- 척추손상에 의한 운동 기능 평가지표 : GRADE 평가지표
- 하임리히법 순서 : 환자의 뒤에 서서 환자의 허리를 팔로 감싸고 한쪽 다리를 환자의 다리 사이에 지지→구조자는 한 손을 주먹 쥠→주먹을 쥔 손의 엄지를 배꼽과 검상돌기 중간에 위치→다른 한 손으로 주먹 쥔 손을 감싸고 빠르게 위로 밀쳐 올림→이물질이 밖으로 나오거나 환자가 의식을 잃을 때까지 계속 실시
- 의식이 있는 소아의 응급처치 : 기도가 폐쇄되었는지 여부 확인→불완전하게 기도가 폐쇄되었다면 지속적으로 기침을 하도록 하여 이물을 제거→완전폐쇄의 증상을 보이는 환자에게는 의식이 소실되기 전까지 이물 제거를 계속해서 실시→의식이 없는 경우로 발전한다면 의식이 없는 환자 처치법으로 전환→이물이 배출되었다면 100% 산소를 투여
- V-Sign 자세 : 완전히 기도가 폐쇄된 경우 환자는 말을 못하고, 기침도 할 수 없게 되면서 목을 잡고 어떻게든 발버둥을 치기 위해 취하는 특징적인 자세
- 요붕증 : 항이뇨호르몬이 소변을 만드는 신장에서 제대로 작동하지 못해서 비정상적으로 많은 양의 소변이 생성되고 과도한 갈증이 동반되는 질환
- 알도스테론증 : 부신피질 호르몬의 하나인 알도스테론이 과잉 분비되어 일어나는 내분비 질환
- 신부전증 : 신장의 배설기능, 물·전해질·산염기평형의 조절기능, 내분비 기능이 상실되고 단백질 대사산물의 축적 및 전해질 이상이 생겨 내부 환경이 유지되지 못하는 상태
- 고지혈증 : 필요 이상으로 많은 지방성분 물질이 혈액 내에 존재하면서 혈관벽에 쌓여 염증 및 심혈관계 질환을 일으키는 질환
- 당뇨성 케톤산독증 : 당뇨병 환자에게 발생하는 급성 대사성 합병증으로 신체에 필요한 에너지를 당보다 지방을 사용함으로써 야기되는 지나친 혈류 속의 산대사물의 축적과 수분과 당의 손실에 의해 발생하는 질환
- 탈수 : 어떤 원인으로 체내수분이 상실되어 혈관내액, 간질액, 세포내액 등의 감소가 일어난 상태
- 저칼륨혈증 : 혈청 칼륨 농도가 정상치인 3.5~5.5mEq/L 미만인 경우 나타나는 증세
- 아시도시스 : 신체의 내부 환경으로서 중요한 산염기 평형이 흐트러졌을 경우, 산의 과잉 축적이 있거나 혹은 염기의 상실이 일어났을 때의 이상 상태
- 호흡성 알칼로시스 : 혈중의 이산화탄소가 정상 이하로 감소하여 pH가 증대하여 알칼리성이 되는 상태
- 체온조절에 대한 순서 : 체온상승→체온조절중추→발한·피부혈관 확장→복사·대류·증발→체온하강
- 바이러스성 간염 : 바이러스가 원인이 되어 간 조직에 염증이 생기고, 이로 인해 신체 전반에 걸쳐 다양한 증상이 나타나는 질병
- 뇌수막염 : 여름의 대표적인 전염성 질환으로 뇌와 척수를 둘러싼 얇은 막인 뇌수막에 염증이 생기는 질환
- 결핵 능동 면역 방법 : BCG 접종
- 백혈병과 가장 관련 있는 화학물질 : 벤젠
- 미나마타병의 원인이 되는 화학물질 : 수은
- 이타이이타이병의 원인이 되는 화학물질 : 카드뮴
- 오염된 화학물질 제거 우선순위 : 감염된 부위, 눈, 점막, 피부, 머리
- 플루오린화 수소산에 피폭된 경우 가장 알맞은 약물 : 글루콘산칼슘
- 부식성 유기산으로 공업과 농업에 쓰이며, 피부의 응고성 괴사를 유발하는 물질 : 포름산(Formic Acid)
- 페놀의 가장 효과적인 치료 : 폴리에틸렌 글리콜이나 아이소프라놀을 투여
- 임신중독증 : 부종과 단백뇨, 고혈압증세가 모두 나타나는 경우로, 증세는 고혈압, 부종, 단백뇨 순으로 나타남

- **드레싱의 목적** : 상처부위 보호, 상처의 오염 예방, 국소적으로 약물 사용, 부위에 적절한 압력, 상처로부터의 분비액 흡수
- **붕대의 목적** : 드레싱 고정, 부목 고정, 출혈 억제하기 위한 압박, 체액 흡수증진, 체액 소실 예방, 상처 보호
- **심부체온 측정방법** : 고막체온, 전자체온, 직장체온, 구강체온, 겨드랑이체온 등
- **맥박측정 시 주로 사용하는 동맥** : 노동맥(요골동맥)
- **심첨맥박** : 왼쪽 가슴 4~5번째 갈비뼈 사이와 빗장뼈 중심선이 만나는 지점에서 청진기를 사용 1분간 측정
- **혈압을 증가시키는 변수** : 심박출량 증가, 말초혈관 저항 증가, 혈액량 증가, 혈액점도 증가, 동맥의 탄력성 감소 등
- **혈압을 감소시키는 변수** : 심박출량 감소, 말초혈관 저항 감소, 혈액량 감소, 혈액점도 감소, 동맥의 탄력성 증가 등
- **맥압(Pulse Pressure)** : 수축기압과 이완기압의 차이
- **정상 성인의 수축기 혈압과 이완기 혈압** : 120/80mmHg
- **성인 남자의 일회호흡량** : 500mL
- **폐활량(VC)** : 최대 흡기상태에서 최대 호기까지 배출되는 용적으로 흡기 예비량, 일회호흡량, 호기예비량을 합한 공기량
- **잔기용량(RV)** : 최대 호기 후에 남는 폐용적
- **호기예비량(ERV)** : 상시 호기말기와 잔기용량 사이의 용적
- **상시(일회)호흡량(VT)** : 매호흡 시의 흡기(또는 호기) 용적
- **흡기예비량(IRV)** : 상시 흡기말기와 최대 흡기 사이의 용적
- **호흡계 환자의 일반적인 처치** : 심호흡과 기침, 호흡양상 확인, 안위증진, 약물 등
- **저산소증의 증상 및 징후** : 빈맥, 빠르고 얕은 호흡, 호흡곤란, 현기증 증가, 의식혼란, 신경질 발작, 청색증 등
- **울혈저산소증(Stagnant Hypoxia)** : 동맥혈의 산소분압은 정상이나 조직의 혈액순환이 장애를 받아 나타나는 저산소증
- **체온** : 고체온 41℃ 이상, 저체온 35.8℃ 이하
- **열손실 방법** : 복사, 전도, 대류, 증발
- **발열단계** : 오한기(체온상승기), 발열기(고온기), 종식기(회복기)
- **열이 있는 환자의 중재** : 발열 원인 제거, 적정한 체온 유지, 적당한 영양섭취, 수분과 전해질 균형유지, 활동 빈도 감소, 산소요법 제공, 맥박이나 호흡 상태 관찰, 안정 등
- **이상기온으로 인한 증상** : 열허탈, 열사병, 열피로, 열경련
- **저체온증의 임상증상** : 오한, 의식장애, 맥박감소, 호흡감소, 근육운동의 저하
- **열요법** : 전기담요, 핫팩(Hot Pack), 열전등, 더운 물주머니
- **냉요법** : 얼음이나 얼음찜질팩, 미온수 목욕 등
- **신체역학의 기본요소** : 중력중심, 중력선, 기저면
- **운동의 원리** : 안전성의 원리, 유효성의 원리, 과부하의 원리, 점증부하의 원리
- **관절의 운동** : 굴곡, 신전, 외전, 내전, 회전, 회선
- **Fowler's Position(반좌위)** : 상체를 수평에서 45˚ 올리고, 양 무릎을 올린 자세(배농 배액, 심장수술 호흡곤란)
- **Dorsal Recumbent Position(배행와위)** : 복부검사나 인공도뇨 시 이용되는 체위
- **Side-Lying Position(측위)** : 등 마사지, 기관분비물 배출, 체위변경 시 이용
- **Sim's Position(반복위)** : 체위변경 시, 등근육이완, 등 마사지, 항문검사, 구강·상기도 분비물 배액
- **Trendelenburg's Position(트렌델렌버그 체위)** : 등을 대고 바로 누운 상태에서 다리부분을 45˚ 정도 높여서 다리 쪽을 어깨보다 높게 한 자세
- **Jack-Knife Position(잭나이프 체위)** : 항문수술 시

- **전해질** : 세포외액(ECF)과 세포내액(ICF)에 분포, 수분량 유지와 삼투압을 유지
- **전신적인 부종** : 심장성, 신장성, 간성, 내분비성, 영양장애성 부종
- **국소성 부종** : 혈관, 림프관의 폐색으로 인한 것과 혈관 운동성 부종 등
- **정상 성인의 1일 평균 배뇨량** : 1,500~2,000cc
- **단순도뇨법의 목적** : 방광의 내용물을 비우기 위함, 무균적으로 소변을 채취하기 위함, 잔뇨를 측정하기 위함, 수술 전 방광을 비워 인접 기관의 손상을 방지하기 위함
- **유치도뇨법의 목적** : 장기간 배뇨가 불가능한 경우 계속적인 배뇨를 도움, 수술환자에 있어 방광의 손상을 막음, 시간당 소변량을 정확하게 측정, 계속적 또는 간헐적인 방광세척
- **정체관장** : 여러 가지 이유로 장시간 동안 장내에 머무르게 하는 것
- **기름-정체관장** : 대변과 장의 점막을 미끄럽게 해서 배변을 쉽게 함
- **구풍관장** : 직장으로부터 방귀를 방출하는 것을 돕고, 가스팽창을 경감
- **투약관장** : 약물치료제를 사용하는 관장
- **구충관장** : 장의 기생충을 죽이기 위해 실시
- **영양관장** : 액체와 영양분을 주입할 목적으로 실시
- **투약 처방에 사용되는 약어**
  - prn : 필요시마다
  - qh : 매시간
  - hs : 취침시간
  - bid : 하루에 두 번
  - qid : 하루에 네 번
  - IV : 정맥 내
  - stat : 즉시
  - ac : 식전
  - po : 식후
  - tid : 하루에 세 번
  - IM : 근육 내
- **즉시시행처방** : 처방이 내려진 즉시 투여하되 단 1회에 한해서만 투여되는 처방
- **주사바늘의 삽입 각도**
  - 피내주사 15˚
  - 피하주사 45˚
  - 정맥주사 30˚
  - 근육주사 90˚
- **근육주사 부위** : 넓다리곧은근, 바깥쪽넓은근, 어깨세모근
- **Z근육주사법** : 피하조직과 피부조직에 심한 손상을 주는 약물을 근육주사하기 위함
- **Air-Lock(공기폐쇄)방법** : 근육주사 시 0.2mL의 공기를 더 재어 공기가 약물 주입 후 주사침 내에 남아있는 약물을 주입하게 하기 위함
- **정맥주사 부위** : 손가락정맥, 중수정맥, 요측피정맥, 척측피정맥, 정중정맥
- **정맥주사의 부작용** : 조직 침윤, 패혈증, 정맥염, 혈전증, 색전증, 폐혈증, 급속한 쇼크, 체액과 부담, 알레르기 등
- **수혈 시 급성부작용** : 두드러기 반응, 용혈성 반응, 발열 반응, 순환부하, 저혈압 반응, 공기색전증, 신부전 반응, 혈관염 등
- **전신마취 환자에게 가장 중요한 것** : 기도유지
- **상복부 수술환자의 호흡기 합병증 예방방법** : 심호흡 및 기침연습, 체위변환, 체위배액법, 타법, 전동마사지법, 흡입요법
- **임종의 심리변화** : 부정기→분노기→타협기→우울기→수용기
- **임종 시 임상적 징후** : 근육의 긴장도 상실, 순환속도 저하, 활력징후 변화, 감각 손상, 의식수준(사람에 따라 차이) 등
- **사망의 징후** : 시반, 사후강직, 부패, 동공확대
- **업무 보고의 내용** : 사실만 문장의 의미를 명확하고, 중복되지 않게 보고
- **보고하는 문서가 갖추어야 할 조건** : 정확성·신속성·경제성
- **진료에 관한 기록 중 진료기록부의 보존기간** : 10년
- **환자명부의 법적 보존 기간** : 5년

■ 응급처치학 총론

- **간접 의료지도** : 프로토콜, 지침, 교육훈련, 품질보증
- **직접 의료지도** : 생물원격전송, 전화 및 무전기를 통한 지시
- **응급의료체계의 근간을 이루는 것** : 응급의료통신망, 환자 이송체계, 병원 전 응급처치, 전문적인 집중치료, 병원 내 응급처치
- **OPQRST 평가지표**
  - O(Onset) : 발병의 상황
  - P(Provoke) : 통증의 유발요소
  - Q(Quality) : 통증의 특성
  - R(Radiation) : 통증의 전이
  - S(Severity) : 통증의 강도
  - T(Time) : 통증의 발현시간
- **AMPLE(과거병력 조사)**
  - A(Allergies) : 알레르기
  - M(Medications) : 약물복용
  - P(Past Medical Problems) : 과거의 질병
  - L(Last Oral Intake) : 마지막 식사
  - E(Events) : 증상이 나타난 사건
- **중증도 분류** : 지연환자-흑색, 긴급환자-적색, 응급환자-황색, 비응급환자-녹색
- **이학적 검사의 순서** : 시진→촉진→타진→청진
- **환자 호흡에서 집중해야할 사항** : 호흡상태, 호흡냄새, 호흡양상, 분당 호흡수, 가래색깔 및 양
- **경부의 검사 항목** : 혈관, 기관, 피부, 경추
- **흉부의 검사항목** : 호흡의 상태, 늑골, 피부, 흉벽, 심장
- **정상적인 성인의 맥박수** : 1분에 60~100회 정도
- **정상적인 성인의 호흡수** : 1분에 12~20회 정도
- **생체징후의 범위에 해당하는 것** : 호흡, 맥박, 체온, 혈압
- **호흡의 특성 기록** : 호흡의 곤란 여부, 호흡 시 잡음 여부, 호흡의 속도, 목의 보조근육 사용 여부, 호흡의 리듬
- **수축기압이 90mmHg 이하가 된 경우에 나타날 수 있는 현상** : 심부정맥, 폐부종, 저산소증, 실혈로 인한 저혈압
- **바구니형 들것** : 환자들의 몸을 보호해주는 역할을 수행
- **고리를 만드는 매듭방법** : 세겹고정매듭, 두겹고정매듭, 고정매듭, 나비매듭
- **로그롤 이동법** : 척추를 최대한 보호하면서 환자의 자세를 바꾸거나 이동하는 방법
- **구급차 출동을 위한 장비 및 준비물** : 심폐소생술 보조장비, 이송장비, 출산준비물, 산소치료 및 흡인장비, 골절상 고정 장비와 준비물, 환자감염을 통제할 수 있는 물품, 기도유지 및 환기 등 소생술을 위한 장비
- **MAST의 최대 압력** : 60mmHg
- **구급차 비치용 구급대원 개인보호장비 기준** : 마스크 10개, 감염방지가운 1세트, 손세정제 1개, 외과용 장갑 각 1세트, 보호안경(대원 1개), 허리보호대(대원 1개)
- **외상환자에서의 도수기도유지** : 변형된 하악견인법, 하악견인법
- **비외상환자에서의 도수기도유지** : 삼중기도유지법, 두부후굴-하악거상법
- **대다수 성인의 호흡 시 환기량** : 700~1000mL
- **과민성 쇼크의 발생경위** : 섭취, 흡입, 벌에 쏘임, 주사
- **에피네프린 자동주사기로 인한 부작용** : 창백함, 어지러움, 흥분, 구토, 심박수 증가, 불안, 두통
- **의식 없는 영아의 기도가 폐쇄된 경우의 응급처치순서** : 반응확인→천천히 2회의 숨 불어넣기→5회 등 두드리기→5회 가슴밀기
- **심근병증을 유발하는 위험요인** : 중증 심실비후, 급성심장사의 가족력, 원인불명의 재발성 실신, 비지속성 심실빈맥
- **기본소생술의 구성요소** : 기도개방, 자동제세동, 인공순환, 인공호흡
- **에피네프린 자동주사기의 성인 1회량** : 0.3mg
- **에피네프린 자동주사기의 영아 및 소아의 1회량** : 0.15mg
- **심정지 발생 시 관찰 가능한 심전도 소견** : 무수축, 중증 서맥성 부정맥, 심실세동, 무맥성 심실빈맥, 무맥성 전기활동
- **비심장성 심정지 원인질환** : 대사질환, 체온이상, 호흡부전을 초래하는 질환, 중추신경계 질환, 순환혈액량 감소를 초래하는 질환
- **심장성 심정지의 원인질환** : 선천성 심장질환, 부정맥을 유발하는 질환, 심장 판막질환, 심근비후를 초래하는 기관, 관상동맥 질환
- **가슴압박의 속도** : 분당 100~120회
- **재해의 단계 중 복구단계** : 상담 및 조언, 비평, 재해대책의 변경, 직무로의 복귀, 현장에서의 철수
- **중증도 분류표에 기재되어야 하는 사항** : 환자에 대한 처치사항, 환자에 대한 각종 인적사항, 손상에 대한 각종 사항, 사고현장에 대한 여러 정보, 환자에 대한 병력사항
- **환자의 이송순서** : 긴급환자→응급환자→비응급환자→지연환자
- **재해현장에서의 응급처치** : 구강 내 이물질의 제거, 척추고정 및 경추, 대량 출혈 부위에 대한 압박지혈법, 심폐소생술
- **인적재해(사고성 재해) 요소** : 폭발사고, 화재, 교통사고, 산업사고, 화학적·방사능 사고
- **자연재해 요소** : 지진성 재해(화산폭발, 지진), 기후적 재해(홍수, 태풍)
- **응급의 특성** : 척추손상, 다발성 주요골절, 중증의 화상, 단순 두부손상
- **비응급의 특성** : 경상의 합병증 없는 골절, 외상, 손상, 화상, 정신과적 문제
- **긴급의 특성** : 기도, 호흡, 심장이상, 조절 안 되는 출혈, 개방성 흉부, 복부손상, 심각한 두부손상, 쇼크, 기도화상, 내과적 이상
- **호우주의보 발효기준** : 3시간 강우량이 60mm 이상 예상되거나 12시간 강우량이 110mm 이상 예상될 때
- **산지에서 대설경보 발효기준** : 24시간 신적설이 30cm 이상 예상될 때
- **건조경보 발효기준** : 실효습도 25% 이하가 2일 이상이 예상될 때
- **강풍주의보 발효기준** : 육상에서 풍속 14m/s 이상 또는 순간풍속 20m/s 이상이 예상될 때

■ 응급처치학 각론

- **심폐소생술** : 심정지가 발생한 사람을 소생시키기 위하여 시행되는 일련의 생명구조행위
- **생존사슬** : 신속한 신고, 신속한 심폐소생술, 신속한 제세동, 신속한 전문소생술
- **심폐소생술 순서** : 가슴압박-기도 개방-인공호흡(C-A-B)
- **심폐소생술 시 가슴압박의 속도** : 분당 100~120회
- **영아에 대한 심폐소생술 방법**
  - 이물에 의한 기도폐쇄 : 등 두리기 및 흉부 압박
  - 압박 방법 : 2~3 손가락 또는 두 엄지손가락 사용
  - 가슴압박의 깊이 : 가슴두께의 1/3
- **영아에 대한 맥박 촉지 부위** : 상완동맥
- **순환계의 혈관**
  - 동맥 : 조직으로 신속히 혈액을 수송하며 압력 저수지로의 역할
  - 모세혈관 : 혈액과 간질액 사이의 교환장소
  - 세정맥과 정맥 : 혈액이동 통로뿐만 아니라 혈액 저장고의 역할
- **쇼크** : 급격하게 가해진 큰 자극으로 인한 신경계통의 실조 때문에 혈관운동신경이 조정기능을 잃게 되는 급성 순환부전의 증후군
- **쇼크의 3단계 진행순서** : 보상성 쇼크→비보상성 쇼크→불가역성 쇼크

제1과목
기초의학

- **제1장** 응급약리학
- **제2장** 병리학
- **제3장** 생리학
- **제4장** 해부학

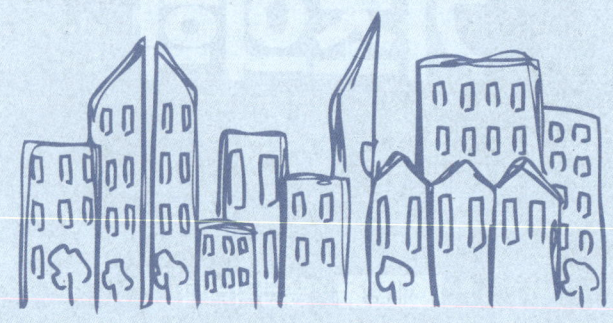

제1장 | 응급약리학

01 총론

01 다음 약물 중 식물에서 기원된 약물이 아닌 것은?

① Morphine
② Heroin
③ Insuline
④ Codeine
⑤ Atropine

[해설] ③ Insuline은 동물의 췌장에서 분비된다.

02 약물의 기원을 연결한 것으로 잘못 연결된 것은?

① 식물 – Digoxin
② 동물 – Oxytocin
③ 광물 – $NaHCO_3$
④ 광물 – Lidocaine
⑤ 합성 – Diazepam

[해설] ④ Lidocaine은 국소마취제로서 합성약물이다.

03 다음 중 약품일람표(Drug Profile)에 포함되어야 하는 사항이 아닌 것은?

① 약물명(Name)
② 분류(Classification)
③ 작용기전(Mechanism of Action)
④ 용량(Dosage)
⑤ 제조사(Manufacture)

[해설] 약품일람표(Drug Profile)에는 약물명, 분류, 작용기전, 적응증, 약동학, 부작용, 투여경로, 금기, 용량, 상품, 고려사항 등이 포함된다.

정답 01 ③ 02 ④ 03 ⑤

필수문제

04 표준약물(Drug Standards)에 대한 특성 설명으로 옳지 않은 것은?

① 순도란 한 성분만 함유한 오염되지 않은 상태를 말한다.
② 생체이용률이란 약물이 흡수되어 전신순환에 도달하는 정도를 말한다.
③ 생체이용률은 정맥 내 주입에 의한 혈장 약물 농도와 경구투여로 투여한 후의 혈장 약물농도를 비교함으로써 측정한다.
④ 효능이란 약물이 원하는 효과를 일으키는 강도를 말한다.
⑤ 안전성과 독성은 약물의 사용에 따른 기록된 부작용의 발생빈도와 심각성에 의해 결정된다.

[해설] 약물이 원하는 효과를 일으키는 강도는 효능(Efficacy)이 아니라 효력(Potency)를 의미한다. 효능(Efficacy)은 치료에 사용되는 약물의 효과를 의미한다.

05 다음 중 표준약물의 5가지 특성에 해당되는 것으로 묶은 것은? [출제유형]

⊙ Purity
ⓒ Bioavailability
ⓒ Potency
ⓔ Efficacy

① ⊙, ⓒ, ⓒ
② ⊙, ⓒ
③ ⓒ, ⓔ
④ ⓔ
⑤ ⊙, ⓒ, ⓒ, ⓔ

[해설] 표준약물의 5가지 특성은 ⊙, ⓒ, ⓒ, ⓔ 외에 안전성 및 독성(Safety and Toxicity)이 해당된다.

06 신약개발의 4단계에 대한 설명으로 옳지 않은 것은?

① 1상(Phase)에서 인체에서의 약동학, 독성, 안전용량을 결정한다.
② 2상(Phase)에서 독성 및 부작용을 검토한다.
③ 3상(Phase)에서 교차시험(Crossover Test)을 진행한다.
④ 3상(Phase)에서 다수의 환자가 참여한다.
⑤ 4상(Phase)에서 신약승인이 결정된다.

[해설] 3상(Phase) 시험 후 식약청에서 결과를 평가하여 신약승인이 결정된다. 4상(Phase) 단계는 생산 후 생산분석단계이다.

04 ④ 05 ⑤ 06 ⑤ **정답**

07 다음 중 약물의 제형 중 종류가 다른 하나는?

① 시럽제　　　　　　② 환 제
③ 분 말　　　　　　　④ 정 제
⑤ 캡슐제

해설　① 시럽제는 액체약물이고, ②, ③, ④, ⑤는 고체약물이다.

08 실제 질병의 증상과는 무관한 약물로 심리적 효과나 기대를 이용하여 증상을 완화시키기 위해 투여하는 약물은?

① 좌 제　　　　　　② 보조약
③ 시 럽　　　　　　④ 위 약
⑤ 정제약

해설　위약효과(僞藥效果, Placebo Effect)
가짜 약(실제로 효과가 없는 약들)을 투여하는 것만으로도 일정수준의 치료 효과를 얻을 수 있다는 것이다. 즉, 심리적 요인에 의해 병세가 호전되는 현상을 말한다.

[필수문제]

09 약물을 치료적인 목적으로 사용했으나 원하지 않는 작용이 나타나는 것은?

① 길항작용　　　　　② 부작용
③ 금단작용　　　　　④ 내 성
⑤ 상가작용

해설　부작용
약을 복용했을 때 나타나는 증상으로 원하지 않는 현상을 모두 말한다. 즉, 진통제를 과다복용하면 원하는 작용은 통증을 억제하는 것이 되지만, 원하지 않는 어지러움, 오심과 구토, 나른함, 경우에 따라서는 두통과 발열, 오한 등이 나타나게 된다.

정답　07 ①　08 ④　09 ②

필수문제

10 일반적으로 냉장고에 보관해야 할 약물은?

> ㉠ 인슐린
> ㉡ 혈 청
> ㉢ 백 신
> ㉣ 생리식염수

① ㉠, ㉡, ㉢ ② ㉠, ㉢
③ ㉡, ㉣ ④ ㉣
⑤ ㉠, ㉡, ㉢, ㉣

[해설] ㉣ 생리식염수는 상온에서 보관한다.

11 다음 약물의 명칭 중 일반명에 해당하는 것은?

① Propranolol ② Inderal
③ Angilol ④ Betaloc
⑤ Lopressor

[해설] ②, ③은 Propranolol, ④, ⑤는 Metoprolol의 상품명이다.

02 약동학 및 약역학

필수문제

01 생체에 대한 약물의 생리학적 및 생화학적 작용과 그 작용기전, 즉 약물이 일으키는 생체의 반응을 주로 연구하는 학문은?

① 생약학(Pharmacognosy)
② 약제학(Pharmacy)
③ 약역학(Pharmacodynamics)
④ 약동학(Pharmacokinetics)
⑤ 약치학(Pharmacotherapeutics)

[해설]
① 약물의 근원, 물리학적 성질 및 화학적 성질을 연구하는 학문
② 약물의 표준화, 조제, 배합 및 분배 등을 연구하는 학문
④ 약물이 체외로 어떻게 이동하는지 연구하는 학문
⑤ 질병치료를 위한 약물의 응용 또는 사용에 관한 학문

02 다음 중 약동학(Pharmacokinetics)과 관련이 없는 것은?

① 효과(Effect)
② 흡수(Absorption)
③ 분포(Distribution)
④ 대사(Metabolism)
⑤ 배설(Excretion)

[해설] 약동학(Pharmacokinetics)은 약물의 흡수, 분포, 생체 내 변화 및 배설을 주로 연구하는 학문이다.

03 다음 중 약물농도에 영향을 미치는 요소로 볼 수 없는 것은? 〈출제유형〉

> ㉠ 순환계로의 약물 흡수
> ㉡ 신체 내 분포
> ㉢ 활성형으로의 생체전환
> ㉣ 생체 내 배설

① ㉠, ㉡, ㉢
② ㉠, ㉢
③ ㉡, ㉣
④ ㉣
⑤ ㉠, ㉡, ㉢, ㉣

[해설] ㉣ 생체 내 배설 → 생체 밖 배설

[필수문제]

04 약리학적 작용에 영향을 주는 요소로 옳은 것은?

> ㉠ 체중과 연령
> ㉡ 유전적 요소
> ㉢ 위약효과
> ㉣ 내 성

① ㉠, ㉡, ㉢
② ㉠, ㉢
③ ㉡, ㉣
④ ㉣
⑤ ㉠, ㉡, ㉢, ㉣

[해설] ㉠, ㉡, ㉢, ㉣ 외에 약물알레르기, 성(Sex), 약물의존성, 투여시기와 투여경로, 축적작용, 병용효과(Synergism) 등이 있다.

[정답] 02 ① 03 ④ 04 ⑤

05 다음 중 약물수송에 에너지가 필요한 기작은?

┌─────────────────────┐
│ ㉠ 확산   │
│ ㉡ 삼투   │
│ ㉢ 여과   │
│ ㉣ $Na^+ - K^+$ 펌프 │
└─────────────────────┘

① ㉠, ㉡, ㉢
② ㉠, ㉢
③ ㉡, ㉣
④ ㉣
⑤ ㉠, ㉡, ㉢, ㉣

[해설] ㉣ $Na^+ - K^+$ 펌프는 능동수송으로 에너지가 필요하며, ㉠, ㉡, ㉢은 수동수송으로 대부분의 약물수송은 수동수송으로 이루어진다.

필수문제

06 약물의 흡수에 대한 설명으로 옳지 않은 것은?

① 약물이 고농도일수록 저농도보다 흡수가 빠르다.
② 산성약물은 알칼리 환경에서 흡수가 빠르다.
③ 점막에서 흡수가 더 빠르다.
④ 흡수표면적이 클수록 흡수가 빠르다.
⑤ 혈액공급이 풍부한 근육주사가 피하주사보다 흡수가 빠르다.

[해설] ② 산성약물은 알칼리 환경보다 산성 환경에서 흡수가 더 빠르다.

필수문제

07 다음 중 약물의 흡수에 영향을 미치는 요인이 아닌 것은?

① 약물과 수용체의 친화도
② 약물의 pH
③ 약물의 용해도
④ 약물의 농도
⑤ 약물의 이온화

[해설] ① 약물과 수용체의 친화도는 약동학적인 요인이라기보다는 약역학적 요인으로 약물의 결합력에 영향을 미친다.

08 약물의 배설(Elimination)에 영향을 미치는 요소가 아닌 것은?

① 약물의 반감기
② 약물의 축적 작용
③ 약물의 제거
④ 흡수부위
⑤ 지속시간

해설   ①, ②, ③, ⑤ 외에 최고농도, 작용발현 등이 있다.

09 신장에서 약물의 배설이 촉진되는 요인이 아닌 것은?

① 이온형 약물
② 수용성 약물
③ 사구체 여과율 증가
④ 재흡수 감소
⑤ 배설경로가 같은 경쟁적 약물 병용투여

해설   ⑤ 배설경로가 같은 경우 각 약물이 동일 경로를 이용하기 위해 경쟁하므로 배설되어지는 시간이 연장되게 된다.

필수문제

10 약물의 분포에 대한 설명으로 적절하지 않은 것은?

① 약물이 흡수부위로부터 작용부위로 운송되는 과정을 의미한다.
② 투여와 흡수 후 약물은 뇌, 심장, 간장 등 혈류가 가장 많은 조직에 분포한다.
③ 심인성 쇼크 시 신장으로 가는 혈류가 증가한다.
④ 약물저장소에는 혈장단백질과 지방조직이 있다.
⑤ 생리적 장벽에는 혈관-뇌간 장벽과 태반장벽이 있다.

해설   ③ 심인성 쇼크 시 신장으로 가는 혈류가 감소한다.

정답   08 ④   09 ⑤   10 ③

필수문제

11 약역학에서 약물반응을 변화시키는 요인으로 거리가 먼 것은?

① 생체전환반응
② 투여시간
③ 병리학적 상태
④ 심리적 요인
⑤ 유전적인 요인

[해설] ① 생체전환반응은 약물의 대사(Metabolism)에 대한 특별한 반응으로 약동학적 요인이라 할 수 있다.

12 체내에서 약물의 작용에 대한 설명으로 틀린 것은?

① 고형상태의 약물은 제약기를 거친다.
② 액성약물이나 주사제는 제약기를 거친다.
③ 반감기는 약동학적 요소이다.
④ 분포에는 능동이동, 수동이동, 세포흡수작용이 있다.
⑤ 반복된 피하주사는 약물의 흡수를 억제할 수 있다.

[해설] ④ 능동이동, 수동이동, 세포흡수작용은 약동학적 흡수에 해당된다.

필수문제

13 다음 그림에 대한 설명으로 옳지 않은 것은?

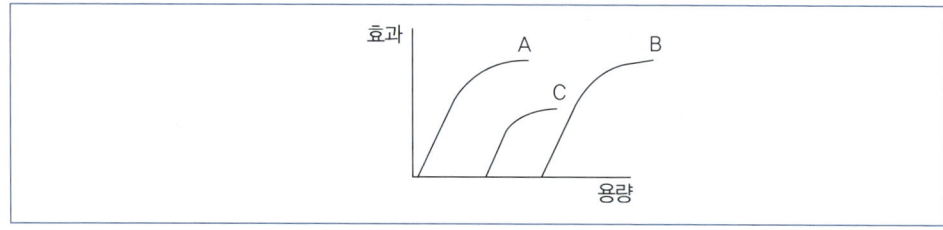

① 약물 A는 약물 B보다 Potency가 크다.
② 약물 A는 약물 B보다 Efficacy가 크다.
③ 약물 B는 약물 C보다 Potency가 크다.
④ 약물 B는 경쟁적 길항제 존재하의 약물 A의 반응이다.
⑤ 약물 C는 비가역적 경쟁적 존재하의 약물 A의 반응이다.

해설 Potency(효력)는 용량에 따른 효과를 말하며, Efficacy(효능)는 용량과 상관없이 그 약물이 일으킬 수 있는 최고 효과를 뜻한다. 따라서 문제의 그래프에서 효력(Potency)은 A>C>B이고, 효능(Efficacy)은 A=B>C 관계에 있다.
- 경쟁적 길항제 존재하에서는 효능에는 변화가 없고, 효력은 감소한다.
- 비가역적 길항제가 존재하는 경우에는 효능이 감소한다.

필수문제

14 다음 중 약물반응에 영향을 주는 인자는 몇 개인가?

> 연령, 체중, 성별, 투여시간, 심리적 요인

① 1개
② 2개
③ 3개
④ 4개
⑤ 5개

해설 다양한 요인에 따라 약물반응이 달라질 수 있으며, 나이, 체중, 성별, 투여시간, 투여경로, 유전적 요인, 심리적 요인 등을 고려해야 한다.

필수문제

15 다음 약물반응에 대한 설명 중 틀린 것은?

① 유해반응이란 약물을 투여한 뒤에 예상치 못하게 나타나는 이상반응을 말한다.
② 약물 과민반응은 약물에 의한 알레르기 반응과 비특이적인 체질에 의한 과잉반응을 말한다.
③ 약물에 대한 과민반응은 환자가 과거에 그 약물을 투여받은 적이 없기 때문이다.
④ 약물 축적효과는 간이나 신장질환이 있는 사람에서 잘 발생한다.
⑤ 약리유전학적 질환은 유전적인 원인에 의해 약물의 상용량에서 비정상적 반응이 나타나는 것이다.

해설 ③ 약물에 대한 과민반응이 나타나는 것은 환자가 과거에 그 약물을 투여받은 적이 있기 때문이다.

정답 14 ⑤ 15 ③

16 다음 설명에 해당하는 것을 고르시오.

> 한 약물이 다른 약물의 작용을 방해함으로써 한 약물의 효과가 상쇄되거나 감소하는 것이다.

① 부가적 약물반응
② 상승적 약물반응
③ 길항적 약물반응
④ 약물-약물상호작용
⑤ 복합적 약물상호작용

해설 ① 두 약물의 병합투여 효과가 각각 단독으로 투여했을 때의 효과를 합한 정도로 나타나는 것이다.
② 두 약물이 서로 영향을 미쳐서 각각 단독으로 투여하여 합한 효과보다 더 큰 효과가 나타나는 것이다.
④ 한 약물이 다른 약물의 작용에 영향을 미치거나 방해할 경우에 나타나는 것이다.

필수문제
17 두 종류 또는 두 가지 이상의 약물을 동시에 투여하였을 때 각 약물의 산술적인 합 이상의 효과가 나타나는 것은?

① 상가작용
② 상승효과
③ 협동작용
④ 길항작용
⑤ 내성작용

해설 ② 상승효과(相乘效果)는 '1+1'이 2 이상의 효과를 낼 경우를 가리키는 말이다.

18 항결핵제를 단독으로 쓰지 않고 병행하는 이유는?

① 부작용 방지
② 특이한 약효과가 생기기 때문
③ 병원균의 저항력이 늦게 생기고 약효과를 증진시키기 위해
④ 인체의 면역상태를 증진
⑤ 치료기간 단축

해설 항결핵제를 결핵환자에 사용할 때는 약제 중에서 2~3가지를 함께 사용하는 것이 약에 대한 내성이 덜 생긴다. 결핵치료는 보통 1~2년의 장기치료를 해야 완치되기 때문에 항결핵제를 1~2가지만 사용하면 내성이 빨리 생겨서 치료에 실패할 때가 많다. 그래서 3~4가지를 복합 투여하여야 오랫동안 내성 없이 사용할 수가 있다.

03 약물의 투여

01 일반의약품(OTC)에 대한 설명 중 틀린 것은?

① 자유롭게 구입할 수 있다.
② 처방전이 있어야 구입이 가능하다.
③ 안전성과 유효성이 검증된 약물이다.
④ 슈퍼마켓에서도 구입이 가능하다.
⑤ 주로 감기, 두통, 소화불량 등에 사용하는 약물들이 해당된다.

해설 ② OTC 약물은 비처방약이라고도 하므로 처방전이 없어도 약국이나 슈퍼마켓에서 구입할 수 있는 약물이다.

필수문제

02 의약품을 사용한 환자보호를 위해 알아야 할 사용으로 부적절한 것은?

① 주의사항과 금기사항을 안다.
② 약물의 효과 관찰, 기록을 배운다.
③ 약물학의 새로운 지식을 배운다.
④ 약동학과 약역학을 이해한다.
⑤ 전문의약품(ETC)에 대해 익힌다.

해설 ⑤ 전문의약품(ETC)은 의사의 처방이 필요한 약품이므로, 일반의약품(OTC)에 대한 지식을 익힌다.

03 의약품 투여의 원칙으로 부적절한 것은? 　　　　　　　　　　　　　　　　출제유형

① Right Method
② Right Route
③ Right Time
④ Right Patient
⑤ Right Medications

해설 의약품 투여의 6원칙
　• Right Dose(정확한 용량)
　• Right Route(정확한 투여경로)
　• Right Time(정확한 시간)
　• Right Patient(정확한 환자)
　• Right Medications(정확한 의약품)
　• Right Documentation(정확한 기록)

정답 01 ②　02 ⑤　03 ①

04 투약 시의 일반적인 주의사항으로 옳은 것은? [출제유형]

㉠ 한 병에서 다른 병으로 옮기지 않도록 한다.
㉡ 약을 너무 많이 따랐을 경우 약병에 다시 붓지 않고 버린다.
㉢ 약을 준비한 사람이 투여하도록 한다.
㉣ 액성약물이 뿌옇게 흐려지거나 색깔이 변했으면 약국에 반납한다.

① ㉠, ㉡, ㉢
② ㉠, ㉢
③ ㉡, ㉣
④ ㉣
⑤ ㉠, ㉡, ㉢, ㉣

05 [필수문제] 투약할 때 지켜야 할 원칙이 아닌 것은?

① 정확한 대상자
② 정확한 식사
③ 정확한 시간
④ 정확한 용량
⑤ 정확한 약물

[해설] 투약의 원칙
- 정확한 약물(Right Drug)
- 정확한 용량(Right Dose)
- 정확한 시간(Right Time)
- 정확한 대상자(Right Client)
- 정확한 투여경로(Right Route)

06 약물의 투여경로 중 소화관 경로(Enteral Route)에 해당하지 않는 것은?

① 경 구
② 구비튜브
③ 설 하
④ 피 하
⑤ 직 장

[해설] ④ 피하(Subcutaneous)는 비경구적 경로에 해당된다.

04 ⑤ 05 ② 06 ④

07 약물의 투여경로 중 비경구적 경로(Parenteral Route)에 해당하는 것으로만 묶은 것은? 출제유형

> ㉠ 근육
> ㉡ 피내
> ㉢ 흡입
> ㉣ 뺨

① ㉠, ㉡, ㉢
② ㉠, ㉢
③ ㉡, ㉣
④ ㉣
⑤ ㉠, ㉡, ㉢, ㉣

해설 ㉣ 뺨은 소화관 경로에 해당된다.

필수문제

08 투여경로와 응급약물의 연결이 옳지 않은 것은?

① 경피투여 – 에피네프린
② 설하투여 – 니트로글리세린
③ 피하주사 – 인슐린
④ 기관투여 – 리도카인
⑤ 근육주사 – 모르핀

해설 ① 에피네프린은 피하주사나 기관투여를 한다.

---

09 국소마취를 위해 사용되는 약물은?

① 리도카인
② 아트로핀
③ 미란타
④ 캡토프릴
⑤ 노발긴

해설 리도카인(Lidocaine)
백색 또는 황색의 결정성 분말이며 알코올·클로로포름에 잘 녹는다. 1943년 뢰프그렌과 룬드 비스트(스웨덴)에 의해 합성된 아미드형 국소마취약이다. 마취·진정·진통·진경의 작용을 가지며 심장억제작용도 가지고 있다. 피부·점막에 국소작용하며 심실성 부정맥의 치료에도 쓰인다. 1회 안전사용량은 500mg(체중 50kg의 성인 기준)인데 혈중 농도가 오르면 국소마취약 중독이 된다.

필수문제

10 노인환자에게 약물 투여 시 주의사항으로 옳은 것은?

> ㉠ 체지방 감소
> ㉡ 뇌용적 감소
> ㉢ 심기능 감소
> ㉣ 심박출량 증가

① ㉠, ㉡, ㉢   ② ㉠, ㉢
③ ㉡, ㉣   ④ ㉣
⑤ ㉠, ㉡, ㉢, ㉣

[해설] ㉣ 심박출량 증가 → 심박출량 감소

11 임신 및 수유여성에게 약물 투여 시 주의사항으로 옳은 것은?

> ㉠ 단백질 결합 감소
> ㉡ 혈압 증가
> ㉢ 간대사 감소
> ㉣ 심박출량 감소

① ㉠, ㉡, ㉢   ② ㉠, ㉢
③ ㉡, ㉣   ④ ㉣
⑤ ㉠, ㉡, ㉢, ㉣

[해설] ㉡ 혈압 증가 → 혈압 감소
㉣ 심박출량 감소 → 심박출량 증가

12 경구투약이 가능한 환자는?

① 금식(N.P.O)하고 있는 환자
② 계속 토하는 환자
③ 무의식 환자
④ 유동식 섭취 환자
⑤ 연하곤란이 있는 환자

[해설] **경구투여 금기사항**
- 무의식 환자
- 연하곤란 환자
- 의식이 불분명한 환자
- 금식 환자
- 구토가 있는 환자

정답 10 ① 11 ② 12 ④

13 3세 미만 소아의 귀에 약물을 투여하고자 할 때 귀를 잡아당기는 올바른 방향은?

① 전상방　　　　　　　　② 전하방
③ 후상방　　　　　　　　④ 후하방
⑤ 수평방향

해설　영아의 경우 이개를 후하방으로 잡아당기며, 성인의 경우 이개를 후상방으로 잡아당겨 잘 보이도록 한다.

14 정맥주사의 목적으로 옳지 않은 것은?　　　　　　　　　　　　　　　　　출제유형

① 신체에 영양과 수분을 공급하기 위해서
② 약물의 빠른 효과를 얻기 위해서
③ 약물을 희석하거나 독소를 해독하기 위해서
④ 진단이나 약물의 과민반응을 알아보기 위해서
⑤ 산, 염기 균형을 조절하기 위해서

해설　정맥주사의 목적
　　・신속한 약물효과
　　・경구투여가 불가능할 경우 수액과 영양제 투여
　　・정맥주사 이외의 방법으로 투여 시 조직손상이 예상되는 경우

15 약물투여방법 중 약액의 양이 다량일 때 사용할 수 있고 조직괴사를 유발시킬 수 있는 약물을 투여할 수 있는 장점이 있으나 약물이 배설되어 비가역적인 단점이 있는 것은?

① 정맥주사　　　　　　　　② 경구투여
③ 직장투여　　　　　　　　④ 근육주사
⑤ 피하주사

해설　정맥주사의 특징
　　・정확하고 빠름
　　・자극성・고장성 투여 가능
　　・소독, 고가, 주사기술 필요
　　・아나필락시스(Anaphylactic Shock)
　　・한 번 투여 시 회복 불가능

정답　13 ④　14 ④　15 ①

16 1분 이상 천천히 주사하는 것은 어떤 경로를 통한 약물투여인가?

① 피하경로를 통한 약물투여
② 정맥경로를 통한 약물투여
③ 근육을 통한 약물투여
④ 진피경로를 통한 약물투여
⑤ 경피경로를 통한 약물투여

> 해설   정맥경로를 통해 약물을 투여할 경우에 1분 이상 천천히 주사하고, 신속하게 주사해야 하며(IV Push), 이미 장착되어 있는 정맥주사선으로 투여한다(IV Port).

필수문제

17 경구투여의 특징으로 볼 수 없는 것은?

① 소독이 필요 없고, 편리하다.
② 흡수속도가 빠르다.
③ 지속작용이 좋다.
④ 소화관 및 간에서 생체 내 변화가 쉽다.
⑤ 소화관 내용물 및 pH에 의해 영향 받기 쉽다.

> 해설   ② 흡수속도가 느려 비교적 안정적이다.

18 피하주사의 특징으로만 묶은 것은?   **출제유형**

> ㉠ 지속시간이 길다.
> ㉡ 천천히 흡수된다.
> ㉢ 비자극성 물질만 투여 가능하다.
> ㉣ 주사 시 혈관을 주의해야 한다.

① ㉠, ㉡, ㉢   ② ㉠, ㉢
③ ㉡, ㉣   ④ ㉣
⑤ ㉠, ㉡, ㉢, ㉣

> 해설   ㉣ 주사 시 혈관을 주의해야 하는 것은 근육주사방법이며, 피하주사는 가장 쉽다.

19 둔부에 근육주사 시 유의할 점은?

① 55% 농도의 알코올 솜으로 주사부위를 소독한다.
② 좌골신경과 동맥의 위치를 알아서 그 부위를 피한다.
③ 체위는 골반위를 취한다.
④ 주사바늘은 45도로 찌른다.
⑤ 둔부주사 시 바늘이 혈관에 들어갔는지 확인하지 않아도 된다.

해설　근육주사
　　　피하주사를 하기엔 자극이 강하고 통증을 주며 흡수가 늦기 때문에 빠른 효과를 바라는 경우, 정맥주사가 불가능한 때에 이용한다. 둔부(엉덩이)의 외둔근(엉덩이 바깥부분)으로 좌골신경을 건드리지 않도록 근육이 두꺼운 일정한 부위에 주사한다. 주사바늘은 굵고 긴 것을 택하여 주사기를 연필 쥐듯이 하고 바늘은 수직으로 빠르게 깊이 꽂고 혈액의 역류여부를 확인하고 주입한다. 어깨의 삼각근이나 상완삼두근, 대퇴사두근도 근육주사 부위로 이용되고, 각도는 90도이다.

필수문제

20 약물의 투여방법 중 약효가 빠른 순서대로 배열한 것은?

① 구강 – 피하 – 정맥 – 근육
② 정맥 – 피하 – 구강 – 근육
③ 정맥 – 근육 – 피하 – 구강
④ 피하 – 근육 – 정맥 – 구강
⑤ 근육 – 정맥 – 구강 – 피하

해설　정맥주사가 가장 빨리 효과가 나타나고, 그 다음이 근육주사(엉덩이, 어깨, 허벅지), 그리고 가장 느린 것이 경구투여이다.

21 약물의 반감기에 대한 설명 중 틀린 것은?

① 반감기가 짧을수록 투여간격이 길어진다.
② 반감기가 긴 약물은 투여간격에 주의해야 한다.
③ 1차 지수적으로 소실되는 약물에서 시간에 대한 혈중대수(Log) 농도의 관계는 직선형이다.
④ 1차 지수적으로 소실되는 약물의 반감기는 혈중농도에 관계없이 일정하다.
⑤ 어떠한 약물이 체내에서 그 농도가 절반으로 줄어드는 데 걸리는 시간을 반감기라고 한다.

해설　① 반감기가 짧을수록 투여간격이 짧아진다.

22 투약과 관련된 용어 중 옳지 않은 것은?

① ac – 식전
② hs – 취침시간
③ tid – 하루에 세 번
④ qid – 하루에 네 번
⑤ prn – 매시간

해설 ⑤ prn : 수시로, 필요한 때에

23 투약경로에 대한 설명으로 옳은 것은?

㉠ 경구 – 가장 편리하고 대체로 경제적이다.
㉡ 피부 – 대체로 국소효과가 나타나고 부작용이 적다.
㉢ 정맥 – 약사용이 제한적이고 효과가 빠르다.
㉣ 흡입 – 호흡기계를 통해 약물투여 한다.

① ㉠, ㉡, ㉢
② ㉠, ㉢
③ ㉡, ㉣
④ ㉣
⑤ ㉠, ㉡, ㉢, ㉣

해설 **투약경로**
- 피부 : 화학물질의 통과가 비교적 어려우며 흡수도 느리게 나타난다.
- 점막과 호흡기계 : 흡수가 빠르다.
- 구강 : 위장관을 통과하며 흡수가 느리다.
- 정맥주사 : 가장 흡수가 빠르고 즉각적인 체순환을 제공한다.

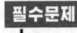

24 임상에서 약리작용과 약물 지속시간은 1회 투여로 획득되지 않기 때문에 같은 약물을 반복 투여한다. 반복 투여 시 볼 수 있는 효과로 묶인 것은?

> ㉠ 내약성
> ㉡ 의존성
> ㉢ 축적작용
> ㉣ 협동작용

① ㉠, ㉡, ㉢
② ㉠, ㉢
③ ㉡, ㉣
④ ㉣
⑤ ㉠, ㉡, ㉢, ㉣

[해설] 반복 투여 시 나타나는 효과
- 내약성 : 약물을 반복 투여할 경우 같은 용량을 투여해도 처음의 효과보다 감소되어 나타내는 현상
- 교차내약성 : 어떤 하나의 약물에 내약성을 갖게 되면 비슷한 화학구조를 가진 다른 약물에 대해서도 내약성을 획득하는 현상
- 반응급강하현상 : 내약성이 비교적 단시간(수분 이내)에 나타나는 현상
- 의존성
  - 금단증상 : 약물을 오랫동안 연용하다 투여를 중단하면 정신적으로나 육체적으로 불쾌한 생리현상이 나타나는 현상
  - 습관성 : 신체적 의존은 보이지 않고 정신적으로 약물을 갈구하게 되는 현상
- 축적작용 : 약물을 반복 적용할 경우 먼저 투여한 약물의 영향이 남아 있을 경우 재투여에 의해 축적작용이 일어나는 현상

정답 24 ①

04 약물용량계산

01 미터법에 대한 설명으로 옳지 않은 것은?

① 국제도량형 단위(Si)이다.
② 10의 배수 또는 약수에 기초하고 있는 10진법이다.
③ 리터(L)는 Si 단위이다.
④ 길이의 미터(m), 온도의 섭씨(℃), 무게의 그램(g)은 미터식 단위이다.
⑤ 분(min), 시간(hr), 마일(mile)은 비미터식 단위이다.

[해설] ③ 리터(L)는 Si 단위가 아니며 부피의 Si 단위는 세제곱미터(m^3)이다.

02 미터법의 배수와 약수가 올바르게 연결되지 않은 것은?

① 10^6 – Mega
② 10^2 – Hecto
③ 10^1 – Deka
④ 10^{-1} – Deci
⑤ 10^{-6} – Nano

[해설] ⑤ 10^{-6} – Micro, 10^{-9} – Nano

03 미터법의 규칙에 대한 설명으로 옳지 않은 것은?

① 모든 미터단위는 소문자이다.
② 1 이상의 숫자는 복수로 쓴다.
③ 숫자와 기호, 약자 간에는 띄어 쓴다.
④ 콤마 대신 띄어쓰기도 한다.
⑤ 하이픈(Hyphens)을 쓸 수 있다.

[해설] ① 모든 미터단위는 소문자이나, 섭씨온도(℃)는 대문자이다.

정답 01 ③ 02 ⑤ 03 ①

04 다음 중 미터법의 전환으로 틀린 것은?

① 1kg = 1,000g
② 1g = 1,000mg
③ 1mg = 1,000μg
④ 1kg = 2.0Lbs
⑤ 2.54cm = 1inch

해설 ④ 1kg = 2.2Lbs

필수문제

05 화씨(℉) 100도는 섭씨(℃)로 환산하면 얼마인가?

① 36.52℃
② 36.56℃
③ 37.78℃
④ 38.67℃
⑤ 40.55℃

해설 ℃ = (℉ − 32) × 5/9, ℉ = (℃ × 9/5) + 32
℃ = (100 − 32) × 5/9 ≒ 37.78℃

필수문제

06 의사는 환자에게 모르핀 2.5mg을 Ⅳ로 투여하라고 지시하였다. 10mg의 모르핀을 함유한 1mL Vial을 가지고 있다면 이 Vial에서 몇 mL를 환자에 투여해야 하는가?

① 0.25mL
② 0.35mL
③ 0.45mL
④ 0.5mL
⑤ 0.75mL

해설 환자에 투여해야 하는 양을 x라 하면,
10mg : 1mL = 2.5mg : xmL
x = (2.5mg × 1mL)/10mg = 0.25mL

필수문제

07 의사는 체중이 99kg인 환자에게 Bretylium 5mg/kg로 투여하라고 지시하였다. 500mg/10mL의 충진 주사기를 가지고 있다면 환자에게 몇 mL를 투여해야 하는가?

① 1mL
② 2.5mL
③ 4.5mL
④ 9.9mL
⑤ 10mL

해설 5mg : 1kg = $x$mg : 100kg
x = 500mg
환자체중이 99kg이므로 495mg이 된다.
따라서, 500mg : 10mL = 495mg : x_1mL
x_1 = (10 × 495)/500 = 9.9mL

정답 04 ④ 05 ③ 06 ① 07 ④

08 D5W 250mL(5% 포도당 용액) 백(Bag)에는 포도당 몇 g이 들어있는가?

① 5g
② 10g
③ 12.5g
④ 15g
⑤ 25g

[해설] 일반적으로 50% 포도당(D50W)에는 100mL의 물에 포도당 50g이 들어있으므로 5% 포도당(D5W)에는 100mL의 물에 포도당 5g이 들어있다.
100mL : 5g = 250mL : xg
x = (5g × 250mL)/100mL = 12.5g

09 1g의 리도카인을 250mL D5W에 가했을 때 농도를 계산하면?

① 1mg/mL
② 2mg/mL
③ 3mg/mL
④ 4mg/mL
⑤ 5mg/mL

[해설] 1g = 1,000mg
1,000mg : 250mL = $x$mg : 1mL
x = 1,000/250 = 4mg/mL

필수문제

10 의사가 부정맥환자에게 리도카인 2mg/min으로 투여하라고 지시하였다. 5mL에 1g의 리도카인을 함유한 바이얼과 구급차에는 5% 포도당액 250mL가 있다. 투여세트는 마이크로 드립세트로 60gtt/mL이다. 점적주입을 계산하시오.

① 10gtt/mL
② 20gtt/mL
③ 30gtt/mL
④ 50gtt/mL
⑤ 60gtt/mL

[해설] x = 백의 부피(mL)/백속의 약물량(g) × 지시된 단위/min × 투여세트(gtt/mL)
= 250mL/1g × 2mg/min × 10^{-3}g/mg × 60gtt/mL
= 30gtt/mL

필수문제

11 의사가 식염액을 100mL/hr로 정맥주입하라고 지시하였다. 마이크로 드립세트가 30gtt/mL일 때 점적속도는 몇 gtt/min으로 맞추어야 하는가?

① 10gtt/min　　② 20gtt/min
③ 30gtt/min　　④ 50gtt/min
⑤ 60gtt/min

[해설] x = 지시량(mL)/지시시간(min) × 투여세트(gtt/mL)
= 100mL/60min × 30gtt/mL
= 50gtt/min

05 수액, 전해질 및 정맥요법

01 수액(Fluids)에 대한 설명으로 틀린 것은?

① 체중의 90%가 물이다.
② 세포내액은 45%이다.
③ 세포외액은 15%이다.
④ 혈관내액은 4.5%이다.
⑤ 세포간질액은 10.5%이다.

[해설] ① 체중의 60%가 물이다.

필수문제

02 세포외액(Extracellular Fluid ; ECF)에서 가장 큰 농도를 차지하고 있는 것은?

㉠ 나트륨
㉡ 칼륨
㉢ 칼슘
㉣ 마그네슘

① ㉠, ㉡, ㉢　　② ㉠, ㉢
③ ㉡, ㉣　　　　④ ㉣
⑤ ㉠, ㉡, ㉢, ㉣

[해설] 나트륨과 칼슘은 세포외액에서 가장 농도가 높고, 칼륨과 마그네슘은 세포내액에서 높은 농도를 띠고 있다.

[정답] 11 ④ // 01 ① 02 ②

필수문제

03 전해질 중 나트륨(Na^+)의 특징으로 옳지 않은 것은?

① 체수분 조절에 매우 중요하다.
② 주요공급원은 염화나트륨(NaCl) 또는 식염이다.
③ 중탄산과 결합하여 $NaHCO_3$ 형태로 존재한다.
④ 신장세뇨관의 재흡수를 통해 조절된다.
⑤ 요붕증은 저나트륨혈증의 대표적인 사례이다.

해설   ⑤ 요붕증은 고나트륨혈증이 나타나 중추신경계의 장애를 가져올 수 있다.

필수문제

04 전해질 중 칼슘(Ca^{2+})의 생리작용으로 틀린 것은?

① 혈액응고 효소로 작용한다.
② 체내 뼈에 대부분 존재하고 나머지는 혈장과 체세포에 존재한다.
③ 근섬유수축 에너지에 필요하다.
④ 알도스테론(Aldosterone)에 의해 조절된다.
⑤ 칼슘의 증가는 인의 감소를 초래한다.

해설   칼슘의 혈중 농도는 부갑상선호르몬(PTH), 비타민 D, 칼시토닌에 의해 조절된다.

필수문제

05 전해질 중 칼륨(K^+)의 생리작용으로 틀린 것은?

① 간과 근육에서 글리코겐 저장에 필요하다.
② 대부분 세포외액에 존재한다.
③ 골격근 수축에 필요하다.
④ 만성신부전에서 고칼륨증이 발생한다.
⑤ 알도스테론은 신장에서 칼륨의 배설을 촉진시키는 역할을 한다.

해설   ② 체내 칼륨(K^+)의 약 98%가 세포내액에 존재하고, 약 2%가 세포외액에 존재한다.

06 정상세포막에서 나트륨-칼륨 펌프의 에너지원인 ATPase를 활성화시키는 전해질은?

① 나트륨(Na) ② 칼슘(Ca)
③ 칼륨(K)   ④ 마그네슘(Mg)
⑤ 염소(Cl)

해설 마그네슘은 칼슘, 인과 함께 뼈의 대사에 중요한 기능을 하며 아미노산의 활성화와 ATP의 합성, 단백질의 합성에 결정적인 역할을 한다.

07 혈액의 기능으로 옳게 설명한 것은? [출제유형]

㉠ 영양분, 노폐물, O_2, CO_2를 운반하는 역할이다.
㉡ 세포의 환경을 일정하게 유지한다.
㉢ 체온을 일정하게 유지한다.
㉣ 병원균으로부터 신속히 방어한다.

① ㉠, ㉡, ㉢   ② ㉠, ㉢
③ ㉡, ㉣   ④ ㉣
⑤ ㉠, ㉡, ㉢, ㉣

해설 **혈액의 기능**
- 체세포 산소화
- 영양소 운반
- 호르몬 운반
- 배설물 제거
- 온도조절

08 혈액 속에 이산화탄소가 증가하면 호흡수는?

① 변화없다.
② 감소한다.
③ 감소하다 증가한다.
④ 증가한다.
⑤ 증가하다 감소한다.

해설 ④ 혈액 속에 이산화탄소가 증가하면 체외로 이산화탄소를 배출하기 위해 호흡수가 증가한다.

09 혈액성분에 대한 설명으로 옳은 것은?

① 혈소판 – 혈액응고에 관여한다.
② 적혈구 – 식균작용을 한다.
③ 백혈구 – 과립백혈구에는 임파구와 단핵구가 있다.
④ 혈장 – 약 90%가 단백질로 형성되어 있다.
⑤ 혈청 – 산소와 친화성이 있다.

[해설]
② 백혈구가 식균작용을 한다.
③ 백혈구는 과립백혈구, 임파구, 단구로 구분된다.
④ 혈장은 약 90%가 물로 구성되어 있다.
⑤ 혈청은 혈액 혹은 혈장에서 응고된 부분을 제외한 액체 부분을 말한다.

10 다음 ( ) 안에 들어갈 말이 순서대로 나열된 것은?

> 식균작용을 하는 것은 ( )이고, 혈액응고에 관여하는 것은 ( )이다.

① 적혈구 – 혈소판
② 적혈구 – 백혈구
③ 백혈구 – 혈소판
④ 적혈구 – 혈장
⑤ 백혈구 – 적혈구

[해설] ③ 식균작용을 하는 것은 백혈구이고, 혈액응고에 관여하는 것은 혈소판이다.

11 결핍 시 혈액응고 시간이 연장되고, 신생아에게 출혈성 질환을 가져올 수 있는 비타민은?

① 비타민 A
② 비타민 B_1
③ 비타민 E
④ 비타민 K
⑤ 비타민 D

[해설] ④ 비타민 K는 간이 프로트롬빈을 비롯한 네 가지 응혈인자를 합성할 수 있게 하는 데 필요한 지용성 비타민이다.

정답 09 ① 10 ③ 11 ④

필수문제

12 혈액 내 고형성분(Formed Elements)에 대한 설명이 아닌 것은?

① 세포로 산소 운반
② 전해질, 호르몬 운반
③ 이산화탄소 배출
④ 미생물 침입으로부터 방어
⑤ 주로 혈장으로 구성

해설   ⑤ 고형성분(Formed Elements)은 혈청단백질, 혈장지질, 전해질, 영양소, 적혈구, 백혈구, 혈소판 등 세포성분으로 구성되어 있다.

13 다음 중 정맥요법의 목적으로 가장 부적절한 것은?   출제유형

① 신체에 수분과 전해질, 영양을 공급한다.
② 산-염기 균형을 맞춘다.
③ 고농도의 약물을 빠르게 주입하기 위함이다.
④ 약물이 빠른 효과를 얻고 완전히 흡수되도록 하기 위함이다.
⑤ 계속적인 정맥 내 주입으로 약물의 치료적 혈중농도를 일정하게 유지한다.

해설   ③ 정맥요법은 약물의 작용이 신속하게 나타나기를 원할 때 다량의 용액을 정맥혈관 내로 주입하는 것으로 약물을 희석해서 서서히 주입하기 위함이다.

14 교질(Colloids)에 대한 설명으로 틀린 것은?

① 저분자 화합물이다.
② 수분을 혈관 내로 끌어 들인다.
③ 혈관 내 용적을 증가시킨다.
④ 혈장단백질분획은 화상쇼크를 치료한다.
⑤ 덱스트란(Dextran)은 저혈액성 쇼크를 치료한다.

해설   ① 교질(Colloids)은 고분자 화합물(단백질)이다.

15 결정질(Crystalloids)에 대한 설명으로 틀린 것은?

① 병원 전 처치에 사용하지 않는다.
② 세포막을 쉽게 통과한다.
③ 등장액은 체액이나 전해질의 이동이 없다.
④ 고장액은 세포 내로 체액이 이동한다.
⑤ 식염액은 세포외액과 등장인 염화나트륨이 함유되어 있다.

[해설] ① 결정질(Crystalloids)은 병원 전 정맥수액요법에서 1차적으로 사용되는 용액이다.

필수문제

16 정맥수액요법에 사용되는 용액으로 연결이 잘못된 것은?

① Lactated Ringer's Solution – 저혈성 쇼크
② 정상식염액 – 열사병
③ 10% 포도당액(D10W) – 신생아 인공호흡
④ 5% 포도당 식염액(D5NS) – 열성질환
⑤ 헤타스타치(Hetastarch) – 탈수상태

[해설] ⑤ 헤타스타치(Hetastarch) – 저혈액성 쇼크

필수문제

17 다음 결정질 중 저장액(Hypotonic Solution)에 해당하는 것은?

① Lactated Ringer's Solution
② 0.9% 염화나트륨
③ 10% 포도당액(D10W)
④ 5% 포도당의 락테이트링거액(D5LR)
⑤ 5% 포도당액(D5W)

[해설] ①, ②는 등장액이고 ③, ④는 고장액이다.

18 5% 포도당을 정맥투여할 때 용액이 잘 주입되지 않을 경우 적절한 방법은? [출제유형]

> ㉠ 공기바늘이나 공기주입구가 막혔는지 확인
> ㉡ 용액병이 적당한 높이에 있는지 확인
> ㉢ 튜브의 꼬임이나 눌림이 있는지 확인
> ㉣ 주사바늘의 길이가 알맞은지 확인

① ㉠, ㉡, ㉢
② ㉠, ㉢
③ ㉡, ㉣
④ ㉣
⑤ ㉠, ㉡, ㉢, ㉣

[해설] 정맥투여 시 주의점
연결된 용기의 높이, 대상자의 혈압, 대상자의 체위, 정맥주입바늘 또는 카테터의 개폐, 침윤, 튜브의 매듭과 꼬임 등

19 정맥카테터(IV Catheter) 삽입법에 대한 설명으로 옳지 않은 것은?

① 약물주입용은 18, 20 게이지(Gauge)가 적당하다.
② 정주카테터로는 나비형 카테터를 삽입한다.
③ 점적주입 시 50~60gtt/mL 마이크로 드립세트를 사용한다.
④ 대용량 수액공급 시 100~200gtt/mL 마이크로 드립세트를 사용한다.
⑤ 일반적으로 정맥주입은 전완의 대정맥에 삽입한다.

[해설] ④ 대용량 수액공급 시 10~20gtt/mL 마이크로 드립세트를 사용한다.

[필수문제]
20 수혈에 관한 설명으로 옳은 것은?

> ㉠ 자가수혈은 공혈자와 수혈자의 교차감염을 없애준다.
> ㉡ 발열, 오한, 가려움증, 두통이 나타나더라도 수혈을 지속하며 관찰한다.
> ㉢ 수혈을 시작한 후 처음 15분 동안 대상자와 함께 있도록 한다.
> ㉣ 주입속도를 빠르게 하기위해 19G 이상의 바늘이나 카테터를 사용한다.

① ㉠, ㉡, ㉢
② ㉠, ㉢
③ ㉡, ㉣
④ ㉣
⑤ ㉠, ㉡, ㉢, ㉣

[해설] ㉡ 용혈반응이나 열성반응, 알레르기 반응이 일어나면 즉시 수혈을 중지한다.
㉣ 수혈 시 15~19G 크기의 바늘이나 카테터를 사용한다.

[정답] 18 ① 19 ④ 20 ②

21 수혈을 받고 있는 환자가 오한, 두통, 호흡곤란 시 즉각적으로 해야 할 처치는?

① 의사에게 보고
② 기 록
③ 수혈 즉시 중지
④ 바이탈 싸인 체크
⑤ 주입속도를 늦춤

[해설] ③ 용혈성 수혈부작용이 의심될 때는 즉시 수혈을 중지하여야 한다.

22 수혈 시 주의사항으로 옳은 것은?

㉠ 수혈 전 혈액형과 교차실험 결과를 확인한다.
㉡ 환자성명과 입원번호 혈액형과 RH 인자, 성병결과, 유효날짜, 혈액번호 등을 확인한다.
㉢ 부작용이 나타나면 즉시 중단한다.
㉣ 수혈 전 혈액은 상온에 보관한다.

① ㉠, ㉡, ㉢
② ㉠, ㉢
③ ㉡, ㉣
④ ㉣
⑤ ㉠, ㉡, ㉢, ㉣

[해설] ㉣ 수혈은 혈액을 이식(Transplantation)하는 중요한 치료행위이므로 혈액은행에서의 혈액제제 출고로부터 병동에서의 수혈에 이르기까지 아주 세심한 주의가 필요하다. 수혈 전 혈액은 냉장보관한다.

06 자율신경계

필수문제

01 자율신경계의 약리작용에 대한 설명으로 옳지 않은 것은?

① 신경계는 중추신경계와 말초신경계로 분류된다.
② 중추신경계는 체신경계(Somatic Nervous System)와 자율신경계(Autonomic Nervous System)로 구분된다.
③ 자율신경계는 호흡, 순환, 대사, 분비, 체온조절, 생식 등 내부 장기 기능을 조절하는 일을 수행한다.
④ 자율신경계는 그 중추가 시상하부에 위치하고 있다.
⑤ 자율신경계는 교감신경계와 부교감신경계로 구성된다.

[해설] ② 말초신경계는 체신경계(Somatic Nervous System)와 자율신경계(Autonomic Nervous System)로 구분된다.

02 자율신경계(Autonomic Nervous System)에 대한 설명으로 옳지 않은 것은?

① 자율신경계는 중추신경계에 속한다.
② 자율신경계는 불수의적 운동기능을 조절한다.
③ 자율신경계는 교감신경계와 부교감신경으로 분류한다.
④ 교감신경계는 외부적 스트레스 상황에서 기능을 조절한다.
⑤ 부교감신경은 휴식상태의 기능을 조절한다.

[해설] ① 자율신경계는 말초신경계의 일부로 불수의적 또는 내장기관의 기능을 조절한다.

03 교감신경계의 수용체에 대한 설명으로 틀린 것은?

① 아드레날린 수용체와 도파민 수용체로 구분된다.
② 아드레날린 수용체는 α_1, α_2, β_1, β_2가 있다.
③ α_1, α_2 수용체는 말초혈관수축에 관여한다.
④ β_1 수용체는 심장박동률을 증가시키나 심장수축력은 감소시킨다.
⑤ β_2 수용체는 말초혈관과 기관지를 이완한다.

[해설] ④ β_1 수용체는 심장박동률과 심장수축력을 증가시킨다.

04 자율신경계의 신경섬유에 대한 설명으로 옳지 않은 것은?

① 자율신경계의 신경섬유는 중추신경계를 나와 자율신경절이라는 특이한 구조로 들어간다.
② 신경절을 중심으로 하여 중추에서 신경절에 이르는 신경섬유(축삭)는 절전(신경)섬유(Preganglionic Fiber)라고 한다.
③ 신경절에서 주요 장기에 이르는 신경섬유는 절후(신경)섬유(Postganglionic Fiber)라고 부른다.
④ 신경 사이의 공간을 시냅스라 한다.
⑤ 신경전달물질 중 아세틸콜린은 교감신경의 절후섬유에서 분비된다.

해설 ⑤ 아세틸콜린은 교감신경의 절전섬유에서 분비되고 노르에피네프린은 교감신경의 절후섬유에서 분비된다.

필수문제

05 부교감신경계에 대한 설명으로 옳지 않은 것은?

① 부교감신경계는 척수와 요수로 시작한다.
② 동안신경(Ⅲ), 안면신경(Ⅶ)이 통과한다.
③ 설인신경(Ⅸ), 미주신경(Ⅹ)이 통과한다.
④ 아트로핀은 부교감신경 길항제로써 심장박동률을 증가시키기 위해 사용한다.
⑤ 원심성 말초신경계이다.

해설 ① 교감신경계는 척수와 요수로 시작하고 부교감신경계는 뇌간과 척수의 천골부위에서 시작한다.

07 심혈관계 응급치료에 사용되는 약물

01 심혈관계의 응급치료에 사용되는 약물들로 묶인 것은?

○ 산 소
○ 에피네프린
○ 리도카인
○ 헤파린

① ㉠, ㉡, ㉢
② ㉠, ㉢
③ ㉡, ㉣
④ ㉣
⑤ ㉠, ㉡, ㉢, ㉣

해설 심혈관계의 응급치료에 사용되는 약물
㉠, ㉡, ㉢, ㉣ 외에 노르에피네프린, 염산도파민, 바소프레신, 프로프라놀롤, 브레틸륨토실레이트, 아데노신, 베라파밀, 딜티아젬, 황산아트로핀, 디곡신, 아스피린, 니트로글리세린 등

02 다음 중 산소요법의 사용에 주의를 요하는 환자는?

① 기도폐쇄
② 폐수종
③ 급만성 호흡부전
④ 심장병
⑤ 만성폐쇄성 폐질환

> 해설 산소요법의 사용
> 기도폐쇄, 폐수종, 급만성 호흡부전, 심장병, 신진대사장애, 쇼크 등

03 산소공급을 받고 있는 환자의 방에서 지켜야 할 사항은?   출제유형

> ㉠ 담배를 피우지 않도록 한다.
> ㉡ 가스기구를 사용하지 않도록 한다.
> ㉢ 성냥을 치운다.
> ㉣ 가습기를 사용하지 않는다.

① ㉠, ㉡, ㉢
② ㉠, ㉢
③ ㉡, ㉣
④ ㉣
⑤ ㉠, ㉡, ㉢, ㉣

> 해설 산소 그 자체는 가연성이 아니라 다른 물질을 발화시킬 수 있으므로 산소요법 중에는 흡연이나 인화성 물질의 사용을 금한다.

필수문제

04 다음 중 심인성 쇼크와 관련된 저혈압 처치에 사용되는 심혈관 응급약물은?

① 염산도파민
② 바소프레신
③ 페니토인
④ 니페디핀
⑤ 황산아트로핀

> 해설 ① 염산도파민은 심인성 쇼크와 관련된 저혈압 처치에 사용되며, 빈맥, 심실세동에 투여하면 안 된다.

정답 02 ⑤ 03 ① 04 ①

05 협심증 환자에게 흉통이 있을 때 설하로 투여하는 응급약물은?

① 아스피린
② 에피네프린
③ 이소프릴
④ 니트로글리세린
⑤ 헤파린

> 해설   니트로글리세린
> 관상동맥의 경련을 완화시키고 관상동맥의 확장을 일으킨다. 이 약물의 가장 기본적인 복용법은 설하, 즉 혀 밑에 넣어 녹여 복용하는 것이다. 혀밑에 투여하는 경우 빠른 속도로 흡수되며 약효도 빨리 나타나기 때문에 심한 흉통이 갑자기 발생하는 경우 응급조치로 증상을 가라앉히고 심장의 부담을 줄여 주기 위해 사용한다.

필수문제

06 심폐소생(CPR) 시 에피네프린의 대체제로 사용되는 응급약물은?

① 프로프라놀롤
② 바소프레신
③ 리도카인
④ 브레틸륨
⑤ 디곡신

> 해설   ② 바소프레신은 동물의 뇌하수체 전엽에서 추출한 폴리펩타이드 호르몬으로 심폐소생(CPR) 시 에피네프린의 대체제로 사용된다.

07 심실성 부정맥 치료에 자주 사용되는 리도카인(Lidocaine)의 부작용으로 가장 관련이 없는 것은?

① 졸 음
② 서 맥
③ 저혈압
④ 설 사
⑤ 구 토

> 해설   리도카인(Lidocaine)의 부작용
> 졸음, 발작, 혼동, 저혈압, 서맥, 오심, 구토, 호흡 및 심장정지

필수문제

08 급성심근경색으로 인한 가슴통증에 유용한 응급약물은?

① 아스피린
② 황산모르핀
③ 니트로글리세린
④ 푸로세미드
⑤ 아산화질소

해설　② 마약성 진통제
　　　③ 협심증 치료
　　　④ 울혈성 심부전증
　　　⑤ 진통제, 마취가스

09 심혈관계의 응급약물과 처치를 연결한 것으로 옳지 않은 것은?　　출제유형

① 에피네프린 - 심정지
② 노르에피네프린 - 심인성 쇼크
③ 리도카인 - 심실성 빈맥
④ 베라파밀 - 심한 저혈압
⑤ 염산아미오다론 - 생명이 위급한 심부정맥

해설　④ 베라파밀(Verapamil)은 심한 저혈압, 심인성 쇼크환자에게 사용해서는 안 된다.

10 다음 중 응급약품이 아닌 것은?

① 에피네프린
② 리도카인
③ 클로르헥시딘
④ 아트로핀
⑤ 소듐 바이카보네이트

해설　③ 클로르헥시딘은 효과적인 구강양치액으로 사용된다.

정답　08 ① 09 ④ 10 ③

11 다음 중 교감신경차단제 약물에 해당하는 것은?

① 에피네프린
② 도파민
③ 노르에피네프린
④ 프로프라놀롤
⑤ 이소프로테레놀

해설   ①, ②, ③, ⑤는 모두 교감신경효능제이다.

필수문제

12 다음 약물 중 항부정맥제로만 묶은 것은?

㉠ 리도카인
㉡ 아데노신
㉢ 브레틸륨
㉣ 황산아트로핀

① ㉠, ㉡, ㉢
② ㉠, ㉢
③ ㉡, ㉣
④ ㉣
⑤ ㉠, ㉡, ㉢, ㉣

해설   ㉣ 황산아트로핀은 부교감신경차단제이다.

필수문제

13 다음 약물 중 항응고제에 해당하는 것은?

① 디곡신
② 헤파린
③ 딜티아젬
④ 아스피린
⑤ 중탄산나트륨

해설   ① 강심배당체
　　　③ 항부정맥제
　　　④ 피브린용해제
　　　⑤ 알칼리화제

11 ④   12 ①   13 ②   정답

14 다음 중 약물의 분류가 잘못된 것은?

① 협심증치료제 - 니트로글리세린
② 항고혈압제 - 히드랄라진
③ 이뇨제 - 아산화질소
④ 진통제 - 황산모르핀
⑤ 피브린용해제 - 스트렙토키나제

[해설] ③ 아산화질소는 진통제이다.

15 다음 중 심혈관계 약물의 분류가 잘못된 것은?

① 교감신경효능제 - 바소프레신
② 교감신경차단제 - 염화소타롤
③ 항부정맥제 - 베라파밀
④ 이뇨제 - 푸로세미드
⑤ 협심증치료제 - 염화칼슘

[해설] **협심증치료제**
니트로글리세린, 니트로글리세린 페이스트, 니트로글리세린 분무제

08 호흡기 응급치료에 사용되는 약물

01 저산소증 환자에게 산소를 투여하는 경우 기대되는 효과로 볼 수 없는 것은?

① 산소의 흡입비율을 높여준다.
② 폐포 내 산소농도를 증가시켜준다.
③ 동맥산소 농도를 증가시킨다.
④ 헤모글로빈의 산소해리도를 증가시킨다.
⑤ 세포로 운반되는 산소의 양을 증가시킨다.

[해설] ④ 헤모글로빈의 산소포화도를 증가시킨다.

02 호흡기 응급치료에 사용되는 산소투여 시 주의사항으로 옳지 않은 내용은?

① 미성숙유아와 이산화탄소 저류가 쉬운 환자에게는 주의해야 한다.
② 미성숙유아에게 산소제공 시 마스크를 얼굴에 직접 가하지 말고 그 위에서 잡고 있어야 한다.
③ 환자가 호흡억제를 나타내면 기대마스크로 호흡을 보조해 주어야 한다.
④ 기대마스크 장치를 통하여 환기할 때에는 100% 산소를 사용해야 한다.
⑤ 만성폐쇄성 폐질환(COPD) 환자에게는 빠른 속도로 투여해야 한다.

[해설] ⑤ 만성폐쇄성 폐질환(COPD) 환자에게는 비강캐뉼라를 통하여 느린 속도로 투여해야 한다.

03 다음 중 산소투여방법 중 옳은 것은?

① 모든 환자에게 산소를 투여한다.
② 만성폐질환이 의심되는 환자에서는 고농도의 산소를 투여한다.
③ 특별한 경우를 제외하고는 비강캐뉼라를 사용한다.
④ 유량계에 가습기를 이용하여 습기를 공급한다.
⑤ 건조한 산소는 폐에는 손상이 없지만 환자의 폐 점막을 건조시킨다.

[해설] ④, ⑤ 가스통으로부터 나온 산소는 매우 건조하므로 환자의 점막 표면이 건조해지는 것을 막기 위해서는 가습기를 이용하여 습기를 공급한다.
① 산소공급이 필요한 환자는 호흡이 없는 환자군과 호흡은 있으나 매호흡당 충분한 폐환기가 이루어지지 않아 적절한 산소공급이 이루어지지 않는 환자군이다.
② 만성폐쇄성 폐질환 환자는 평소 저산소증이 호흡 자극효과를 유지하는 수단이 되고 있는데 갑자기 고농도의 산소를 투여하게 되면 호흡작용이 소실된다.
③ 비강캐뉼라는 24~44% 농도로 산소를 공급하는데, 구강호흡을 하거나 코가 막힌 환자는 이 방법의 산소공급은 별도움을 받지 못한다.

04 만성기관지 천식으로 심한 호흡곤란과 청색증을 보이는 환자가 발견되었다. 올바른 산소투여장치는?

① 단순안면마스크
② 비재호흡마스크
③ 비강캐뉼라
④ 포켓마스크
⑤ 벤츄리마스크

[해설] 벤츄리마스크
저농도의 산소(24~40%)가 필요한 경우에 사용하도록 특별히 고안된 마스크이다. 산소가 마스크로 들어갈 때 분사방식을 이용하여 주위의 공기와 섞여 들어가도록 한 것이다. 벤츄리마스크는 만성폐쇄성 폐질환(기관지천식, 만성기관지염, 폐기종 등) 환자에게 필요한 안면마스크이다.

05 천식의 정의로 옳은 것은?

① 폐에 물이 차는 것이다.
② 호흡곤란과 심정지와 관련이 있다.
③ 기도폐쇄와 위팽창이 원인이 된다.
④ 기도 내 근육경련을 일으킨다.
⑤ 심근경색증의 합병증이다.

해설 ④ 천식이란 기도 내에서 근육경련을 일으키며, 많은 점액이 생성된다.

06 기관지 천식에 대한 설명 중 옳은 것은?

> ㉠ 환자는 흡기보다 호기 시의 호흡곤란이 특징이다.
> ㉡ 응급조치로 1 : 1,000 에피네프린 0.3mL 피하주사가 유용하다.
> ㉢ 고농도의 산소를 투여한다.
> ㉣ 알파-효능제 흡입

① ㉠, ㉡, ㉢
② ㉠, ㉢
③ ㉡, ㉣
④ ㉣
⑤ ㉠, ㉡, ㉢, ㉣

해설 ㉣ 베타-효능제인 알부테롤(Ventolin, Proventil)을 흡입시킨다.

07 기관지 천식 환자에게 투여할 수 있는 응급약물이 아닌 것은?

① Aminophylline
② Ephedrine
③ Inderal
④ Epinephrine
⑤ Intal Aerosol

해설 ③ 인데랄(Inderal)은 고혈압, 협심증에 사용되는 약으로 편두통 예방에 가장 흔히 쓰이는 약이다.

정답 05 ④ 06 ① 07 ③

08 호흡기 응급약물로서 에피네프린의 적응증으로 옳은 것은? 〔출제유형〕

> ㉠ 기관지 천식
> ㉡ 만성폐쇄성 폐질환
> ㉢ 아나필락시스
> ㉣ 고혈압

① ㉠, ㉡, ㉢
② ㉠, ㉢
③ ㉡, ㉣
④ ㉣
⑤ ㉠, ㉡, ㉢, ㉣

[해설] ㉣ 호흡기 응급약물로서 에피네프린은 심혈관계 질환이나 고혈압 환자에게 투여해서는 안 된다.

09 매우 심한 아나필락시스의 급성 치료에 사용되는 응급약물은?

① 아미노필린
② 황산아트로핀
③ 황산마그네슘
④ 메틸프레드니솔론
⑤ 숙시닐콜린

[해설]
① 기관지 천식, 울혈성 심부전증, 폐부종
② 기관지 천식, 만성기관지염
③ 중증기관지 경축, 불응성 심실세동
⑤ 일시적 근신경차단

10 호흡기 응급약물 중 황산마그네슘으로 처치할 수 있는 환자는?

① 무맥성 심실빈맥 환자
② 쇼크환자
③ 지속적 중증 저혈압 환자
④ 혈액투석 환자
⑤ 저칼슘혈증 환자

[해설] ②, ③, ④, ⑤는 모두 황산마그네슘 금기 환자이다.

11 호흡기 응급약물에 사용되는 디아제팜(Diazepam)과 관련이 있는 것은?

┌─────────────────────────────────┐
│ ㉠ 항경련제   ㉡ 진정제   │
│ ㉢ 운동성 발작   ㉣ 장기간 효력│
└─────────────────────────────────┘

① ㉠, ㉡, ㉢
② ㉠, ㉢
③ ㉡, ㉣
④ ㉣
⑤ ㉠, ㉡, ㉢, ㉣

해설 ㉣ 디아제팜(Diazepam)은 단시간 작용형 약물이므로 발작이 재발할 수 있다.

12 다음 호흡기 응급약물 중 근신경차단제가 아닌 것은?

① 숙시닐콜린
② 판큐로늄
③ 디아제팜
④ 베큐로늄
⑤ 로쿠로늄

해설 ③ 디아제팜은 마취유도제이다.

13 다음 호흡기 응급약물 중 마취유도제가 아닌 것은?

① 티오펜탈
② 벤조디아제핀계
③ 케타민
④ 히드로코르티손
⑤ 미다졸람

해설 ④ 히드로코르티손은 항염증성 부신피질호르몬제이다.

14 빠른연속마취유도(RSI)를 하기 위한 환자 체위로 적당한 것은?

① 복 위
② 측 위
③ 슬흉위
④ 앙와위
⑤ 배횡와위

해설 빠른연속마취유도는 기관 내에 관을 삽입하는 행위를 말한다. 목에 부은 혈종이 있음, 저혈압으로 인한 흉부 외상, 심한 화상, 기도에 걸리는 게 있음, 심장 마비 등의 증상에 시행한다.

필수문제

15 약물보조삽관법에 대한 설명이다. 괄호 안에 적당한 것은?

> 삽관하기 전에 질소 세척을 촉진하기 위하여 100% 산소로 (㉠)분간 포화시키거나 Bag-Valve-Mask로 100% 산소를 최대 (㉡)배량 투여한다.

① ㉠ − 3, ㉡ − 3
② ㉠ − 5, ㉡ − 3
③ ㉠ − 3, ㉡ − 5
④ ㉠ − 5, ㉡ − 5
⑤ ㉠ − 10, ㉡ − 10

[해설] 삽관하기 전에 질소 세척을 촉진하기 위하여 100% 산소로 5분간 포화시키거나 Bag-Valve-Mask로 100% 산소를 최대 5배량 투여한다.

09 대사성-내분비계 응급치료에 사용되는 약물

필수문제

01 당뇨병에 대한 설명으로 옳지 않은 것은?

① 신체 내에서 혈중 포도당 수치를 조절하는 인슐린 분비 이상으로 소변에 당이 섞여 나오는 질환이다.
② 원인은 유전적 요인, 스트레스, 과식, 비만, 운동부족 등이다.
③ 혈중 포도당 수치가 떨어져서 소변에 당이 섞여 나오는 질환이다.
④ 유전적 요인은 췌장의 베타 세포의 파괴로 인한 인슐린 결핍과 췌장에서 인슐린이 정상적으로 분비되어도 세포가 인슐린에 반응하지 않는 것이다.
⑤ 저혈당(인슐린요법 시)은 땀을 많이 흘리거나 두통, 시야몽롱, 배고픔 등의 증상이 있다.

[해설] 당뇨병
신체 내에서 혈중 포도당 수치를 조절하는 인슐린이 분비되지 않거나 분비는 되지만 부족한 경우, 또는 인슐린에 대한 신체의 저항성으로 인해 포도당이 세포 내로 들어가지 못해 혈중 포도당 수치가 올라가서 소변에 당이 섞여 나오는 질환이다.

02 당이 세포 내로 들어가 대사되기 위하여 반드시 있어야 하는 물질은?

① 글루카곤
② 인슐린
③ 에스트로겐
④ 랑게르한스
⑤ 빌리루빈

[해설] ② 인슐린이 부족하게 되면 세포 내 당이 결핍되며 혈당이 증가한다.

필수문제

03 당뇨병을 갖고 있던 사람이 혼수상태에 빠졌을 때 가장 먼저 시도할 수 있는 것은?

① 물을 먹인다.
② 당을 투여해 본다.
③ 인슐린을 투여한다.
④ 하지를 들어올린다.
⑤ 고농도의 산소를 투여한다.

[해설] ② 환자가 당뇨성 혼수인지 저혈당성 쇼크인지 판단이 안 될 때에는 일단 당을 투여해 본다.

04 다음 중 당뇨성 혼수의 증상이 아닌 것은?

① 과일향 냄새가 난다.
② 호흡은 빠르고 약하다.
③ 혈압은 정상이거나 약간 낮다.
④ 의식은 정상이다.
⑤ 맥박은 빠르고 약하다.

[해설] ④ 의식의 변화가 오며 심한 경우 혼수상태에 빠진다.

05 다음 중 저혈당성 혼수의 증상이 아닌 것은?

① 졸 도
② 두통 및 어지러움
③ 혈압의 저하
④ 경련과 의식소실
⑤ 배고픔

[해설] ③ 저혈당성 혼수의 혈압은 정상이다.

정답 03 ② 04 ④ 05 ③

06 다음 중 당뇨병의 증상으로 옳은 것은?

> ㉠ 다음증, 다식증, 다뇨증
> ㉡ 흐릿한 시력과 두통, 감각 이상 및 저하
> ㉢ 무기력, 발기부전, 상처 치유 지연
> ㉣ 체중증가, 고혈당, 질 분비물 및 질 감염의 증가

① ㉠, ㉡, ㉢
② ㉠, ㉢
③ ㉡, ㉣
④ ㉣
⑤ ㉠, ㉡, ㉢, ㉣

[해설] ㉣ 당뇨병의 증상은 체중이 감소한다.

07 제1형 당뇨병(인슐린 의존형)에 대한 설명으로 옳지 않은 것은?

① 췌장에 의한 인슐린 분비가 불충분한 경우이다.
② 바이러스 감염에 의해 췌장의 세포를 공격하여 인슐린 분비가 감소되거나 중단되는 경우이다.
③ 제1형 당뇨병 환자는 매일 인슐린을 복용해야 한다.
④ 주로 노년기에 시작된다.
⑤ 당뇨병성 케톤산증이 나타난다.

[해설] ④ 주로 노년기에 시작되는 것은 제2형 당뇨병이다.

08 제2형 당뇨병(인슐린 비의존형)에 대한 설명으로 옳지 않은 것은?

① 유전적인 경우이다.
② 췌장의 인슐린 분비가 감소되는 경우이다.
③ 경구형 저혈당제를 처방한다.
④ 주로 노년기에 시작된다.
⑤ 일반적으로 케톤산증을 일으키지 않는다.

[해설] ① 제2형 당뇨병은 비만과 관계가 있다.

09 소아형 당뇨병이 성인형 당뇨병과 다른 점은?

㉠ 성인형은 비만과 관련 있고, 소아형은 비만과 관련 없다.
㉡ 소아형은 발병초기에 산독증이 나타난다.
㉢ 소아형은 식이요법만으로 조절되지 않는다.
㉣ 소아형은 성인형보다 발병증상이 갑자기 나타난다.

① ㉠, ㉡, ㉢ ② ㉠, ㉢
③ ㉡, ㉣ ④ ㉣
⑤ ㉠, ㉡, ㉢, ㉣

[해설] 일반적으로 15세 이전에 일어나는 당뇨병의 경우에는 소아형 당뇨병(제1형, 인슐린 의존형)이 많고, 40세 이후 일어나는 당뇨병에는 성인형 당뇨병(제2형, 인슐린 비의존형)이 많다.

10 당뇨병성 산증에서 케톤체가 축적되는 이유로 옳은 것은?

① 탄수화물 불완전 산화
② 단백질 불완전 산화
③ 인슐린 부족
④ 아세톤체 부족
⑤ 지방 불완전 산화

[해설] 지방이 당을 대신하여 에너지원으로 사용되면 지방의 대사산물인 아세톤산과 케톤산, 지방산이 형성된다. 즉, 지방의 불완전한 대사로 인해 산염기 불균형이 발생하여 체내에 케톤체가 증가하여 산증이 유발한다.

11 당뇨병성 케톤산증에 대한 설명으로 틀린 것은?

① 당뇨병성 케톤산증은 갑자기 발병하며, 24시간 지속한다.
② 초기단계는 갈증이 커지고 배고픔과 식욕부진이 나타난다.
③ 삼투성 이뇨로 소변량이 증가한다.
④ 오심, 구토, 깊고 빠른호흡이 있다.
⑤ 저칼륨증(Hypokalemia)으로 심각한 부정맥을 초래한다.

[해설] ① 당뇨병성 케톤산증은 천천히 발생하여 12~24시간 지속한다.

정답 09 ⑤ 10 ⑤ 11 ①

12 저혈당에 가장 민감한 신체의 기관은?
① 뇌
② 심 장
③ 간 장
④ 신 장
⑤ 혈 관

해설 　저혈당 상태가 지속되면 뇌는 영구적인 손상을 입게 된다.

13 다음 당뇨병의 저혈당 증상 및 대처방법에 대한 설명으로 옳지 않은 것은? 　출제유형
① 저혈당 증상은 대개 인슐린 투여와 식이요법, 운동요법 간의 불균형이 있을 때 발생한다.
② 저혈당의 초기 증상으로는 허약감, 안절부절, 현기증, 불안, 발한, 심박동수 증가가 있다.
③ 뇌가 저혈당으로 포도당을 공급받지 못하면 두통, 시력장애, 경련 등이 발생한다.
④ 구강혈당강하제는 아스피린 등의 약물과 함께 복용하도록 한다.
⑤ 과로와 스트레스를 피하고 정신적인 안정을 유지한다.

해설 　④ 구강혈당강하제는 췌장에서 인슐린이 분비되도록 자극하여 혈당을 낮추므로 아스피린 등 혈당을 낮추는 약물과 함께 복용하지 않도록 한다.

10 신경계 응급치료에 사용되는 약물

01 신경계 응급치료에 효과적인 약물로 알맞은 것은? 　출제유형

㉠ 인슐린(Insulin)
㉡ 덱사메타존(Dexamethasone)
㉢ 아트로핀(Atropine)
㉣ 만니톨(Mannitol)

① ㉠, ㉡, ㉢
② ㉠, ㉢
③ ㉡, ㉣
④ ㉣
⑤ ㉠, ㉡, ㉢, ㉣

해설 　㉠ 저혈당 응급처치
㉢ 항콜린제로 호흡기 응급약물

12 ① 　13 ④ 　// 　01 ③

02 최근 척추손상환자에게 신속하게 투여할 수 있는 응급약물은?

① 덱사메타존(Dexamethasone)
② 메틸프레드니솔론(Methylprednisolone)
③ 만니톨(Mannitol)
④ 페니토인(Phenytoin)
⑤ 페노바비탈(Phenobarbital)

> 해설 메틸프레드니솔론(Methylprednisolone)
> 척추손상이 의심되는 환자에게 투여할 수 있는데 이것은 스테로이드로서 척수의 부종을 최소화하여 손상의 범위를 줄이는 작용을 한다.

필수문제

03 발작과 같은 비외상성 신경계 응급처치에 사용되는 약물은?

㉠ 디아제팜(Diazepam)
㉡ 페니토인(Phenytoin)
㉢ 페노바비탈(Phenobarbital)
㉣ 알부테롤(Albuterol)

① ㉠, ㉡, ㉢
② ㉠, ㉢
③ ㉡, ㉣
④ ㉣
⑤ ㉠, ㉡, ㉢, ㉣

> 해설 알부테롤[Albuterol(Ventolin)]
> 선택적인 교감신경 효능약으로 기관지 천식, 만성기관지염, 기관지 경축에 효과가 있으나 심계항진, 고혈압, 불안, 현기증, 두통, 진전, 부정맥, 흉통, 오심, 구토 등의 부작용을 유발할 수 있다.

정답 02 ② 03 ①

11 산과 및 부인과 응급치료에 사용되는 약물

필수문제

01 임신성 고혈압과 관련하여 경련 조절에 효과적인 약물은?

① 황산마그네슘(Magnesium Sulfate)
② 옥시토신(Oxytocin)
③ 터부탈린(Terbutalin)
④ 리도카인(Lidocaine)
⑤ 니트로글리세린(Nitroglycerin)

[해설] ① 황산마그네슘은 임신중독과 관련된 경련의 치료에 1차적인 선택약이다.

필수문제

02 분만 후 질출혈(Vaginal Bleeding)을 조절할 수 있는 응급약물은?

① 아데노신(Adenosine)
② 옥시토신(Oxytocin)
③ 바소프레신(Vasopressine)
④ 에피네프린(Epinephrine)
⑤ 디아제팜(Diazepam)

[해설] ② 옥시토신(Oxytocin)은 자궁수축을 일으키는 데 효과적이다.

03 조산을 억제하는 데 효과적인 약물은?

① 아스피린(Aspirin)
② 페니토인(Phenytoin)
③ 터부탈린(Terbutalin)
④ 황산아트로핀(Atropine Sulfate)
⑤ 디아제팜(Diazepam)

[해설] ① 혈소판 응집 억제제
② 간질 치료제
④ 기관지 천식
⑤ 발작 억제제

필수문제

04 산부인과 응급 합병증으로 심한 질출혈에 대한 설명이다. 올바르지 않은 것은?

① 출산에 의한 출혈은 임산부에 특이하므로 바로 조치한다.
② 임신초기에 일어나는 질출혈은 보통 자연유산이나 자궁 외 임신에 의한 것이다.
③ 임신말기의 질출혈은 대부분 태반조기박리나 전치태반에 의한 것이다.
④ 출혈이 500mL 이상일 경우 저혈액성 쇼크가 일어날 수 있다.
⑤ 초기 대응으로 기도유지, 산소공급, 혈액팽창제를 주입한다.

[해설] ① 출산에 의한 출혈은 일반적이다.

---

05 자간전증 예방검사로 적절하지 않은 것은?

① 혈압측정
② 방광경 검사
③ 체중측정
④ 단백뇨 검사
⑤ 규칙적인 산전검사

[해설] **자간전증**
고혈압으로 인한 혈압상승, 부종으로 인한 체중증가, 단백뇨 등의 증상이 나타나는 것이다. 또한 단백뇨는 임신성 고혈압과 자간전증의 지표로 활용된다. 정기적인 진찰, 혈압측정, 체중측정, 단백뇨 검사를 받음으로써 초기에 예방과 진단이 가능하다.

---

06 임신 8개월의 임부에 있어서 자간전증 증상은?

㉠ 전신부종	㉡ 비정상적인 체중감소
㉢ 고혈압	㉣ 정맥류

① ㉠, ㉡, ㉢
② ㉠, ㉢
③ ㉡, ㉣
④ ㉣
⑤ ㉠, ㉡, ㉢, ㉣

[해설] **자간전증 증상**
- 급격한 혈압상승
- 급격한 체중증가
- 전신부종
- 심하고 계속적인 두통
- 흐리거나 불분명한 시야
- 지속적인 구토
- 현저한 과반사
- 요배설량 감소, 단백뇨 증가

정답 04 ① 05 ② 06 ②

07 임신성 고혈압의 대표적인 증상은?

> ㉠ 고혈압
> ㉡ 단백뇨
> ㉢ 전신부종
> ㉣ 서 맥

① ㉠, ㉡, ㉢
② ㉠, ㉢
③ ㉡, ㉣
④ ㉣
⑤ ㉠, ㉡, ㉢, ㉣

해설 임신성 고혈압은 보통 부종과 단백뇨, 고혈압 증세가 모두 나타나는 경우를 말하는데, 증세는 고혈압, 부종, 단백뇨 순으로 나타난다.

08 조기분만을 억제하는 방법으로 부적절한 것은?

① 진정제 투여
② 옥시토신 투여
③ 항이뇨호르몬 투여
④ 분만억제제 사용
⑤ 혈액팽창제 주입

해설 ⑤ 혈액팽창제는 심한 질출혈 시 초기 처치방법이다.

12 독물응급

01 다음 중 독극물이 인체 내로 들어오는 노출경로가 아닌 것은?

① 복 용
② 흡 입
③ 피부나 점막
④ 소변의 역류
⑤ 주 사

해설 중독물질의 흡수 경로에는 복용, 흡입, 주사, 피부나 점막을 통한 흡수가 있다.

02 중독환자의 응급처치를 실시하기 전에 사정해야 하는 환자병력 사항으로 거리가 먼 것은?

① 노출경로
② 신장과 체중
③ 노출장소
④ 노출된 약물의 종류
⑤ 노출시간

[해설] 환자병력의 조사
- 노출된 약물의 종류
- 노출량, 노출시간
- 노출경로
- 노출장소
- 그간의 처치법

필수문제

03 다음 독극물 중 복용 시에 구토시럽을 투여할 수 있는 것은?

① 강알칼리
② 살충제
③ 강 산
④ 석유화학 제품
⑤ 부식성 물질

[해설] 구토유발 금기 환자
- 의식이 명료하지 않는 환자
- 경련 중인 환자
- 강산 또는 강알칼리, 세척액 등의 부식성 물질을 복용한 환자
- 입 주위나 구강 내에 복용물질에 의한 화상이 있는 환자
- 경유, 광유, 광택제, 기구 세척제 등의 석유화학 물질을 복용한 경우(폐로 흡입된 경우에는 화학성 폐렴을 유발할 수 있다)
- 구토반사가 소실된 환자

04 중독의 위험이 있는 약물을 다량 복용한 환자의 경우 약물의 흡수를 억제하기 위한 응급처치로 옳은 것은?

출제유형

| ㉠ 구토유발 | ㉡ 투석요법 |
| ㉢ 위세척 | ㉣ 이뇨제 투여 |

① ㉠, ㉡, ㉢
② ㉠, ㉢
③ ㉡, ㉣
④ ㉣
⑤ ㉠, ㉡, ㉢, ㉣

[해설] 약물중독 시 응급처치
- 구토유발 : 손가락이나 구토제를 이용
- 위세척 실시 : 의식상태가 좋지 않거나 가스반사가 없는 환자에게 실시
- 설사 촉진 : 일반적인 변비치료제 금지
- 수분 및 전해질 공급 : 독물 제거 후 환자의 빠른 회복
- 산소투여 : 호흡을 조절, 유지
- 해독제 사용 : 치료제 외에 진단목적으로도 사용

정답 02 ② 03 ② 04 ②

05 약물중독환자의 응급처치로 틀린 것은?

① 구토를 유발한다.
② 약물 희석을 위해 물을 마시게 한다.
③ 기도 유지 및 호흡보조를 한다.
④ 신속히 병원으로 이송한다.
⑤ 의식이 없는 경우에는 구토를 유발시켜서는 안된다.

> 해설 약물에 의하여 중독이 발생할 때 주로 복용되는 약물은 진통제, 진정제, 수면제 계통의 약물이다.

06 수면제 약물복용에 의한 중독환자의 응급처치방법이 아닌 것은?

① 의식상태를 파악, 기도를 유지시킨다.
② 구토를 유발한다.
③ 맑은 공기를 흡입시킨다.
④ 활성탄을 먹인다.
⑤ 환자를 안정시키고 편하게 한다.

> 해설 ④ 활성탄은 넓은 표면적을 갖고 있어 화학적 결합을 통해 유해물질을 흡착하여 소화흡수를 저지하는 작용 기전을 가지고 있으며 구토유발 후 사용한다.

07 가정에서 2세 된 유아가 아스피린(Aspirin)을 먹는 것을 발견한 어머니가 제일 먼저 해야 할 일은?

① 아기 몸을 따뜻하게 해준다.
② 물을 먹이고 진정시킨다.
③ 우유나 물을 먹여 토하게 한다.
④ 즉시 의사를 부른다.
⑤ 체온을 잰다.

> 해설 아스피린 중독
> • 증상 : 과호흡, 구토, 열, 이명, 기면, 혼수 등
> • 치료 : 우유나 물을 먹여 토하게 하거나 위세척, 활성탄, 하제, 수액, 산소, 전해질 투석 등으로 치료

필수문제

08 병원치료 전 접하는 독성물질의 치료방법으로 잘못 연결된 것은?

① 항콜린제 – 위세척
② 신경이완제 – ABC 치료
③ β차단제 – 도파민, 에피네프린
④ 일산화탄소 – 고압산소
⑤ 시안화합물 – 활성탄

[해설] ⑤ 시안화합물 – 고압 산소요법

필수문제

09 일산화탄소(CO) 중독환자의 우선 응급조치로 옳은 것은?

① 고농축 산소공급
② 옷을 느슨하게 풀어준다.
③ 곧 인공호흡을 시키고 영양섭취를 시킨다.
④ 호흡중추를 자극하는 약물을 주사한다.
⑤ 중독된 장소로부터 밖으로 옮겨 신선한 공기를 마시게 한다.

[해설] ⑤ 일산화탄소 중독이 되었을 때에는 곧바로 신선한 공기를 마시도록 해야 하며, 숨을 쉬지 않으면 인공호흡을 실시해야 한다.

필수문제

10 일산화탄소(CO) 중독환자의 증상으로 맞는 것은?

㉠ 저산소증
㉡ 뇌부종
㉢ 두 통
㉣ 폐부종

① ㉠, ㉡, ㉢
② ㉠, ㉢
③ ㉡, ㉣
④ ㉣
⑤ ㉠, ㉡, ㉢, ㉣

[해설] 일산화탄소
무색, 무취, 무미의 가스로 불완전연소에 의해 발생하며, 헤모글로빈과의 친화력이 높아 저산소증을 일으킨다. 또한 중추신경계 증상으로는 두통, 혼동, 경련 등이 있고, 호흡기 증세로는 폐렴, 폐부종 등이 있다.

[정답] 08 ⑤ 09 ⑤ 10 ⑤

11 병원치료 전 접하는 독성물질의 치료방법으로 잘못 연결된 것은?

① Digoxin – 페니토인
② Isopropyl Alcohol – 생리식염수
③ Naloxone – 지지요법
④ Lithium – 메탄올
⑤ Organophosphate – 아트로핀

해설 ④ Lithium – 에탄올요법

12 무스카린계 중독 치료에 사용되는 약물은?

① 아트로핀
② 생리식염수
③ 에탄올
④ 활성탄
⑤ 벤조디아제핀계

해설 ① 무스카린계 중독과 니코틴계 중독은 아트로핀으로 치료한다.

13 니코틴계 중독증상으로 올바른 것은?

> ㉠ 근육마비
> ㉡ 변 비
> ㉢ 고혈압
> ㉣ 동공축소

① ㉠, ㉡, ㉢   ② ㉠, ㉢
③ ㉡, ㉣   ④ ㉣
⑤ ㉠, ㉡, ㉢, ㉣

해설 • 무스카린계 중독 : 변비, 동공축소, 기관지분비물, 눈물, 발작
• 니코틴계 중독 : 근육마비, 빈맥, 쇠약, 고혈압

11 ④ 12 ① 13 ②

14 부동액의 원료인 에틸렌글리콜(Ethylene Glycol)의 중독증상과 직접적인 관련이 없는 것은?

① 근육실조
② 발작
③ 신부전증
④ 심폐독성
⑤ 저산소증

해설   에틸렌글리콜(Ethylene Glycol)의 중독증상
근육실조, 발작, 안구진탕, 고혈압, 빈맥, 심폐독성, 신부전증 등

13 행동응급치료에 사용하는 약물

필수문제

01 다음 중 정신분열증 환자의 음성증상이 아닌 것은?

① 무감동, 무쾌감
② 환각, 망상
③ 사회적 위축, 우울
④ 비쾌락주의
⑤ 단조롭거나 둔감한 정동

해설   ② 환각, 망상은 정신분열증의 양성증상이다.
정신분열증의 음성증상
- 의지결여(무감동)
- 표현불능 : 말의 빈곤, 말의 내용 빈곤
- 비쾌락주의 : 즐거움을 느끼지 못하는 것
- 단조롭거나 둔감한 정동
- 비사교성 : 사회적 위축, 우울

02 우울증 환자의 임상증상이 아닌 것은?

① 무쾌감증
② 뚜렷한 체중감소나 증가
③ 불면 또는 과다수면
④ 정신운동 지체 또는 초조
⑤ 폭발적 행동과 과대망상

해설   우울증의 증상
계속되는 우울, 불안 혹은 공허감, 절망적인 느낌, 염세적 사고, 죄책감, 무가치 혹은 무기력감(허무망상), 초조감, 쉽게 짜증이 남, 자살기도

정답   14 ⑤ // 01 ② 02 ⑤

03 행동응급의 치료에 사용하는 약물 중 할로페리돌(Haloperidol)과 관련이 없는 것은?

① 향정신병약
② 신경이완제
③ 체중감소
④ 급성정신병 적응증
⑤ 조 증

해설 할로페리돌의 부작용
졸음, 구갈, 변비, 안절부절증, 두통, 체중증가, 시각장애, 가슴의 동통이나 부종 등

04 다음 중 급성불안증을 유발하는 행동응급(Behavioral Emergencies)의 유기적 원인에 해당하는 것은?

㉠ 알코올중독
㉡ 약물중독
㉢ 외 상
㉣ 인 격

① ㉠, ㉡, ㉢
② ㉠, ㉢
③ ㉡, ㉣
④ ㉣
⑤ ㉠, ㉡, ㉢, ㉣

해설 ㉣ 인격은 정신적 원인에 해당한다.

05 행동응급약물 중 클로프로마진(Chlorpromazine)과 관련된 것으로 묶인 것은?

㉠ 혼수상태 환자에 복용
㉡ 딸꾹질 치료
㉢ 부작용 고혈압
㉣ 뇌의 도파민 수용체 차단

① ㉠, ㉡, ㉢
② ㉠, ㉢
③ ㉡, ㉣
④ ㉣
⑤ ㉠, ㉡, ㉢, ㉣

해설 ㉠ 혼수상태 환자에 금기
㉢ 부작용 : 저혈압, 두통, 빈맥, 구갈, 변비 등

06 행동응급약물 중 디아제팜(Diazepam)의 적응증으로 부적절한 것은?

① 마취 전 투약
② 골격근 이완제
③ 간질 치료 보조제
④ 저혈압
⑤ 알코올 금단증상

해설 ④ 저혈압은 부작용에 해당한다.

07 디아제팜(Diazepam)의 부작용으로 거리가 먼 것은? 출제유형

> ㉠ 가벼운 두통
> ㉡ 졸 음
> ㉢ 시야가 흐려짐
> ㉣ 오심, 구토

① ㉠, ㉡, ㉢
② ㉠, ㉢
③ ㉡, ㉣
④ ㉣
⑤ ㉠, ㉡, ㉢, ㉣

해설 디아제팜(Diazepam)의 부작용
가벼운 두통, 졸음, 시야가 흐려짐, 정신 몽롱, 입이 마름, 피로감, 기운 없음, 신체 밸런스의 변화 등

필수문제

08 행동응급약물 중 로라제팜(Lorazepam)에 대한 설명으로 틀린 것은?

① 벤조디아제핀 계열의 항불안제이다.
② 신경증이나 정신신체장애(자율신경실조증, 심장신경증)에서의 불안, 긴장, 우울을 해소시켜 준다.
③ 수면제, 진정제, 진통제를 같이 복용할 수 없다.
④ 뇌의 중추신경계 억제성 신경전달물질인 GABA(Gamma-Aminobutyric Acid) 수용체에 작용한다.
⑤ 부작용으로는 저혈압, 졸음, 두통, 호흡억제 등이다.

해설 ③ 수면제, 진정제, 진통제를 복용하는 경우 의사나 약사와 상담하여 상호작용을 주의 깊게 관찰하여야 한다.

정답 06 ④ 07 ④ 08 ③

필수문제

09 행동응급약물 중 미다졸람(Midazolam)에 대한 설명으로 틀린 것은?

① 벤조디아제핀 계열의 수면진정제이다.
② 작용발현이 신속하고 그 지속시간이 짧아 외과수술이나 진단처치 전 진정 목적으로 사용되는 약물이다.
③ 쇼크 상태나 알코올 혼수상태에서 복용할 수 있다.
④ 뇌의 GABA(Gamma-Aminobutyric Acid) 수용체에 작용한다.
⑤ 부작용으로 오심, 두통, 시야 흐림, 현기증, 집중력 저하가 나타날 수 있다.

해설 ③ 쇼크 상태, 활력징후억제, 알코올 혼수상태에서는 금기한다.

10 항불안제인 히드록시진(Hydroxyzine)의 용량으로 가장 알맞은 것은?

① 20~30mg 근육주사
② 50~100mg 근육주사
③ 20~30mg 정맥주사
④ 50~100mg 정맥주사
⑤ 2~5mg 근육주사

해설 ② 급성불안상태에서 50~100mg을 근육주사한다.

11 약물치료 시 혈중농도에 주의해야 할 약물은?

① 할로페리돌
② 리튬 카보네이트
③ 이미프라민
④ 클로르프로마진
⑤ 카바마제핀

해설 **리튬 카보네이트**
정신과에서 많이 사용되는 약물 중 혈중농도에 가장 주의를 기울여야 하는 약물이다. 부작용으로 초기에는 오심, 구토, 설사, 피로감, 졸음, 구강건조, 다뇨증 등이 있으며, 심한 중독 상태가 되면, 운동실조, 안구진탕, 경련, 혼미, 혼수 등이 나타난다.

14 위장관 응급치료에 사용하는 약물

필수문제

01 다음 중 위장관 응급치료에 사용하는 약물이 아닌 것은?

① 프로메타진(Promethazine)
② 디멘히드리네이트(Dimenhydrinate)
③ 프로클로르페라진(Prochlorperazine)
④ 할로페리돌(Haloperidol)
⑤ 메토클로프라미드(Metoclopramide)

해설　④ 할로페리돌(Haloperidol)은 향정신병약, 신경이완제이다.

02 위장관 응급약물 중 프로메타진(Promethazine)과 관련있는 항목은?

㉠ 항히스타민
㉡ 진토제
㉢ 항콜린성
㉣ 졸음방지

① ㉠, ㉡, ㉢　　　　② ㉠, ㉢
③ ㉡, ㉣　　　　　　④ ㉣
⑤ ㉠, ㉡, ㉢, ㉣

해설　프로메타진(Promethazine)은 오심, 구토, 멀미에 효과적이지만 졸음 등의 부작용을 피할 수 없다.

03 다음 중 오심, 구토 등 위장관 응급치료에 사용하는 약물이 아닌 것은?　**출제유형**

① 드로페리돌(Droperidol)
② 디멘히드리네이트(Dimenhydrinate)
③ 메페리딘(Meperidine)
④ 프로클로르페라진(Prochlorperazine)
⑤ 트리메토벤자미드(Trimethobenzamide)

해설　③ 메페리딘(Meperidine)은 마약성 진통제이다.

정답　01 ④　02 ①　03 ③

04 진토제로 사용되는 프로클로르페라진(Prochlorperazine)의 용량 및 용법으로 가장 올바른 것은?

① 5~10mg 근육주사
② 5~10mg 정맥주사
③ 50~100mg 근육주사
④ 50~100mg 정맥주사
⑤ 5~10mg 근육주사 또는 정맥주사

해설　프로클로르페라진의 용량 및 용법
　　　• 근육주사 : 초기 5~10mg/Dose, 최대 5~10mg/Day
　　　• 정맥주사 : 초기 5~10mg/Dose, 최대 5~10mg/Day

05 위장관 응급약물에 사용되는 메토클로프라미드(Metoclopramide)에 대한 설명으로 틀린 것은?

① 식도역류, 오심, 구토 치료제이다.
② 위장관출혈 환자에게 금기이다.
③ 저혈압, 고혈압, 현기증, 졸음 등의 부작용이 있다.
④ 10~30mg/day 정맥주사한다.
⑤ 아트로핀 같은 항콜린성 약물에 의해 길항된다.

해설　④ 메토클로프라미드의 경우 백색의 원형 당의정으로 경구투여한다.

06 드로페리돌(Droperidol)에 대한 설명으로 틀린 것은?

① 진토제에 불응하는 오심과 구토에 적합하다.
② Butyrophenone계 유도체로서, 신경안정 효과가 크며 진토효과를 지닌다.
③ Epinephrine의 혈압 상승효과에 대한 길항작용을 나타낸다.
④ 고혈압을 유발할 수 있으며 말초혈관저항을 증가시킨다.
⑤ 간질환자에게는 주의해야 한다.

해설　④ 저혈압을 유발할 수 있으며 말초혈관저항을 감소시킨다.

07 트리메토벤자미드(Trimethobenzamide)에 대한 설명으로 틀린 것은?

① 진정작용이 없는 진토제이다.
② 적응증은 심한 오심, 구토이다.
③ 뇌의 도파민 수용체를 차단한다.
④ 반드시 근육주사 한다.
⑤ 현기증, 시야몽롱, 근육경축 등의 부작용이 있다.

[해설]   ③ 트리메토벤자미드의 작용기전은 연수(Medulla)의 화학수용체 자극 부위에 작용한다.

15 통증치료에 사용되는 약물

01 통증치료에 사용되는 약물이 아닌 것은?

① 황산모르핀(Morphine Sulfate)
② 메페리딘(Meperidine)
③ 구연산펜타닐(Fentanyl Citrate)
④ 디아제팜(Diazepam)
⑤ 아산화질소(Nitrous Oxide)

[해설]   ④ 디아제팜(Diazepam)은 행동응급치료에 사용되는 약물이다.

02 황산모르핀(Morphine Sulfate)에 대한 설명으로 틀린 것은?

① 강력한 마약성 진통제이다.
② 뇌의 아편수용체에 작용한다.
③ 통증 없는 폐부종에 투여할 수 있다.
④ 오심, 구토, 동공축소, 두통 등의 부작용이 있다.
⑤ 다른 감각기능이나 정신기능에 영향을 미친다.

[해설]   ⑤ 통증완화에 선택적이며, 과량 복용 시를 제외하면 마취제와는 달리 다른 감각기능이나 정신기능에는 영향을 거의 미치지 않는다.

03 통증치료 약물인 메페리딘(Meperidine)과 관련 있는 내용은?

㉠ 마약성 진통제
㉡ 진정과 진통작용
㉢ 호흡억제 유발
㉣ 모르핀보다 강력한 효능

① ㉠, ㉡, ㉢
② ㉠, ㉢
③ ㉡, ㉣
④ ㉣
⑤ ㉠, ㉡, ㉢, ㉣

해설) ㉣ 메페리딘(Meperidine)은 합성진통제로서 모르핀보다 작용 강도가 약하나 경구적으로 투여해도 그 효능은 잘 나타나며 지속시간은 모르핀에 비해 짧다.

04 진통제로 사용되는 아산화질소(Nitrous Oxide)의 금기사항으로 옳은 것은?

㉠ 화상환자
㉡ 만성폐쇄성 폐질환
㉢ 허혈성 흉통환자
㉣ 기흉환자

① ㉠, ㉡, ㉢
② ㉠, ㉢
③ ㉡, ㉣
④ ㉣
⑤ ㉠, ㉡, ㉢, ㉣

해설) 아산화질소(Nitrous Oxide)의 금기사항
중독환자, 만성폐쇄성 폐질환(COPD), 기흉환자

05 구연산펜타닐(Fentanyl Citrate)에 대한 설명으로 옳지 않은 것은?

① 전신 또는 국소마취 시 마약성 진통보조제이다.
② 빠른 기관내삽관 시 투여할 수 있다.
③ 부정맥 환자에게 금기이다.
④ 투여 중 활력징후를 정기적으로 모니터링한다.
⑤ 과량투여 시 호흡억제, 의식불명, 혼수, 골격근 이완, 서맥, 저혈압 등이 나타날 수 있다.

해설) ③ 부정맥 환자는 서맥을 일으킬 수 있으므로 주의해야 하며, 금기사항은 아니다.

06 주석산 부토파놀(Butorphanol Tartrate)에 대한 설명으로 틀린 것은?

① 비스테로이성 소염제이다.
② 호흡억제를 유발한다.
③ 뇌의 아편 수용체에 작용한다.
④ 오심, 구토, 서맥, 발적 등의 부작용이 있다.
⑤ 병원 전 통증치료 응급의학에서 많이 사용하고 있다.

해설   주석산 부토파놀은 합성진통제이다.

16 대량살상무기

01 일반적으로 대량살상무기(NBC) 제제에 해당하는 것으로 묶인 것은?   출제유형

㉠ 발포제
㉡ 최루가스
㉢ 바이러스
㉣ 핵물질

① ㉠, ㉡, ㉢
② ㉠, ㉢
③ ㉡, ㉣
④ ㉣
⑤ ㉠, ㉡, ㉢, ㉣

해설   일반적인 NBC Agents
발포제, 최루가스, 신경물질, 시안화물, 바이러스, 세균, 핵물질 등

02 화학적 무기로 사용되는 발포제(Blistering Agents)의 종류와 작용을 연결한 것으로 틀린 것은?

① 겨자가스(Mustard Gas) - 졸음
② 루이사이트(Lewsite) - 눈과 점막의 통증
③ 시안화물(Cyanide) - 저산소증
④ 신경제(Nerve Agent) - 타액분비
⑤ 포스겐옥심(Phosgene Oximes) - 눈과 점막의 발열

해설   ① 겨자가스(Mustard Gas) : 피부발적, 눈의 가려움과 통증

정답 06 ① // 01 ⑤ 02 ①

필수문제

03 대량살상무기로 사용되는 생물학적 무기 중 세균(Bacteria)에 의한 것은?

① 에볼라(Ebola)
② 보툴리눔(Botulinum)
③ 피마자기름(Ricin)
④ 탄저(Anthrax)
⑤ 두창(Smallpox)

해설 ①, ⑤ 바이러스(Virus)
②, ③ 독소(Toxins)

04 생물학적 무기로 사용되는 탄저균(Anthrax)에 대한 설명으로 틀린 것은?

① 탄저는 흡입탄저, 피부탄저, 위장관 탄저가 있다.
② 탄저는 접촉이나 호흡기를 통해 감염된다.
③ 탄저의 포자는 치명적인 독성을 갖고 있다.
④ 치사량은 1억 분의 1그램이다.
⑤ 고열과 피로, 감기 등 감기와 비슷한 증상을 보이며 수일 내에 자연 치유된다.

해설 증상은 고열과 피로 등 감기와 비슷한 증상을 보이며, 심각한 경우 24시간에서 36시간 내에 쇼크에 의한 사망이 있을 수 있다.

필수문제

05 핵무기의 효과로 볼 수 없는 것은?

① 폭 풍
② 열복사선
③ 핵방사선
④ 바이러스
⑤ EMP

해설 **핵무기의 효과**
- 폭풍(50%) : 압력에 의한 건물파괴와 비산
- 열복사선(35%) : 섬광에 의한 실명, 열에 의한 화상·화재
- 핵방사선(14%) : 초기 핵 방사선(1분 내 발생한 방사선)과 낙진에 의한 오염
- EMP(1%) : 모든 전자장비 마비

03 ④ 04 ⑤ 05 ④

제1과목 기초의학

제2장 | 병리학

01 총론

01 병리학에 대한 설명으로 틀린 것은?

① 라틴어의 Pathos(질병)와 Logos(학문 또는 과학)에서 유래하였다.
② "질병학", "질병의 과학" 또는 "질병 이론의 학"이란 뜻으로 해석할 수 있다.
③ Hippocrates는 액체병리학(Humoral Pathology)을 주장하였다.
④ Galenus는 장기병리학(Organ Pathology)을 주장하였다.
⑤ Virchow은 세포병리학(Cellular Pathology)을 주장하였다.

[해설] ④ Galenus는 Hippocrates와 같이 4가지 체액(혈액, 점액, 황색담즙, 흑색담즙)의 균형이 깨어지면 질병이 발생한다는 '액체병리학(Humoral Pathology)'을 주장하였다.

필수문제

02 환자의 병적 조직의 일부를 채취하여 −20℃로 동결 후 현미경에 의해 검사하는 병리학적 검사는?

① 생검(Biopsy)
② 부검(Autopsy)
③ 조직검사(Histology)
④ 세포검사(Cytology)
⑤ 법의학(Forensic Medicine)

[해설] ① 살아있는 환자에게서 침 생검이나 펀치(Punch) 생검으로 조직을 얻는 것이다.
② 사망한 사람에게서 조직을 얻어 병리학적으로 검사하는 것이다.
④ 탈락세포가 섞인 분비물이나 찰과로 얻어진 재료를 도말염색하여 검사하는 것이다.
⑤ 법률의 시행과 적용에 관련된 의학적 또는 과학적 사항을 연구하고 이를 적용하거나 감정하는 의학의 한 분야이다.

정답 01 ④ 02 ③

03 병리학의 종류를 구분할 때 인체병리학에 해당하지 않는 분야는?

① 임상병리학
② 실험병리학
③ 해부병리학
④ 진단병리학
⑤ 외과병리학

해설 　실험병리학은 동물이나 배양세포를 재료로 하여 질병을 연구하는 분야이다.

04 병리학에서 주로 다루는 것으로 맞는 것은? 　　　　　　　　　　출제유형

㉠ 병인(Etiology)
㉡ 발병기전(Pathogenesis)
㉢ 형태학적 변화(Morphologic Change)
㉣ 기능적 변화(Clinical Manifestation)

① ㉠, ㉡, ㉢　　　　　② ㉠, ㉢
③ ㉡, ㉣　　　　　　　④ ㉣
⑤ ㉠, ㉡, ㉢, ㉣

해설 　질병의 성립과정
- 1단계 : 병인(Etiology)
- 2단계 : 발병기전(Pathogenesis)
- 3단계 : 형태학적 변화(Morphologic Change)
- 4단계 : 기능적 변화(Clinical Manifestation)

필수문제

05 병리학적 기본 용어 설명으로 틀린 내용은?

① 질환(Illness) - 환자가 경험하는 존재방식
② 병소(Lesion) - 조직 중에 생긴 구조상의 변화부위로서 질병의 진단에 이용
③ 증상(Symptom) - 내가 아프다고 느끼는 것
④ 징후(Sign) - 의사가 보았을 때 환자가 아픈 것
⑤ 예후(Prognosis) - 질병의 경과와 결과의 예측

해설 　질환(Illness)은 신체의 병리학적 변화를 의미하는 것으로 의사가 의학적 용어로 간주한 진단이며, 질병(Disease)은 환자가 경험하는 존재방식을 뜻한다.

03 ② 04 ⑤ 05 ①

02 병인

01 질병발생의 주요 인자는?

① 병인적 인자, 숙주적 인자, 환경적 인자
② 병인적 인자, 숙주적 인자, 물리적 인자
③ 병인적 인자, 생물학적 인자, 화학적 인자
④ 생물학적 인자, 환경적 인자, 물리적 인자
⑤ 생물학적 인자, 화학적 인자, 물리적 인자

해설   Clark는 건강의 성립조건으로 삼원론을 제시하고 있다. 건강은 병인, 숙주, 환경의 세 요인이 상호작용하여 성립된다. 즉, 병인이 우세하거나 환경이 병인에 유리하게 작용하면 건강이 저해되고 질병이 발생하며, 반대로 숙주가 우세하거나 숙주에게 유리한 환경이 되면 건강이 증진된다고 한다.

02 만성질환에 대한 설명으로 옳은 것은?

① 병의 원인은 언제나 하나이다.
② 만성질환은 갑자기 발병한다.
③ 당뇨병, 유행성 감기 등이 여기에 속한다.
④ 질병의 진행속도가 느리고 회복이 어려운 질환이다.
⑤ 계속 적절한 치료관리가 불가능한 질병을 말한다.

해설   만성질환은 보통 6개월 혹은 몇 년 이상 계속되는 질환을 말하며, 급성질환과 대응한다. 그 증세가 완만하게 나타나 장기간 지속하므로 만성증세라 하며, 이것도 급성질환에서의 급성증세에 대응하는 말이다.

03 질병발생의 요인 중 내인성(Intrinsic Factor) 요인은?

| ㉠ 온 도 | ㉡ 인 종 |
| ㉢ 영양장애 | ㉣ 유 전 |

① ㉠, ㉡, ㉢   ② ㉠, ㉢
③ ㉡, ㉣   ④ ㉣
⑤ ㉠, ㉡, ㉢, ㉣

해설   내인(Intrinsic Factor) 요인
연령, 인종, 성별, 유전

정답 01 ① 02 ④ 03 ③

04. 질병발생의 요인 중 외인성(Extrinsic Factor) 요인은?

⊙ 물리적 요인
ⓒ 생물학적 요인
ⓒ 수질오염
ⓔ 대기오염

① ⊙, ⓒ, ⓒ
② ⊙, ⓒ
③ ⓒ, ⓔ
④ ⓔ
⑤ ⊙, ⓒ, ⓒ, ⓔ

해설 외인성(Extrinsic Factor) 요인
물리적 · 화학적 · 생물학적 요인, 영양장애, 대기오염, 수질오염 등

05. 병인의 물리적 요인 중 기계적 외상에 의한 것이 아닌 것은?

① 찰과상병인
② 좌 상
③ 절 창
④ 화 상
⑤ 골 절

해설 ④ 화상은 온도의 병인에 의한다.

필수문제

06. 기계적 외상에 대한 설명 중 틀린 것은?

① 좌상(Contusion) - 피부의 파열과 함께 피하 조직에 출혈이 있는 것
② 찰과상(Abrasion) - 피부의 표피가 탈락되는 손상
③ 절창(Incised Wound) - 피부나 조직이 절단된 경우
④ 자창(Stab Wound) - 칼, 송곳 등에 의해 깊고 좁은 상처
⑤ 열창(Laceration Wound) - 둔기로 맞거나 압박으로 조직이 파열

해설 좌상(Contusion)은 피부의 파열 없이 피하 조직에 출혈을 보이는 것으로 타박상이라고도 한다.

07 화학적 요인에 따른 질병을 연결한 것으로 틀린 것은?

① 강산 – 부식
② 강알칼리 – 조직괴사
③ 중금속 – 수은중독
④ 에틸알코올 – 호흡중추마비
⑤ 메틸알코올 – 지방간

[해설] 메틸알코올의 중독증세는 호흡곤란, 시력장애, 뇌신경 장애, 사지의 불완전마비 등이다.

08 생물학적 요인에 의한 병인으로만 구성된 것은? [출제유형]

㉠ 바이러스
㉡ 세 균
㉢ 원충(Protozoa)
㉣ 방사선

① ㉠, ㉡, ㉢
② ㉠, ㉢
③ ㉡, ㉣
④ ㉣
⑤ ㉠, ㉡, ㉢, ㉣

[해설] ㉣ 방사선은 물리적인 요인이다.

[필수문제]

09 다음 중 바이러스가 일으키는 질병이 아닌 것은?

① 일본뇌염
② 결 핵
③ 광견병
④ 후천성 면역결핍증
⑤ 유행성 이하선염

[해설] ② 결핵은 세균에 의한다.

정답 07 ⑤ 08 ① 09 ②

10 흡연에 의한 질병으로 직접적인 관련이 없는 것은?

① 동맥경화증
② 후두암
③ 심근경색
④ 췌장암
⑤ 진폐증

해설 진폐증(Pneumoconiosis)
대기오염에 의해 유해한 분진을 장기간 흡인할 때 폐조직 내에 분진이 침착하여 만성의 섬유증식반응(섬유증)을 일으킨 상태를 말한다.

11 다음 중 지용성 비타민에 속하는 것은?

① 비타민 A와 D
② 비타민 B와 C
③ 비타민 C와 D
④ 비타민 B와 A
⑤ 비타민 B_2와 A

해설 지용성 비타민
비타민 A, D, E, K

12 비타민과 결핍증의 연결이 올바르지 않은 것은?

① 비타민 A – 야맹증
② 비타민 B_1 – 각기병
③ 비타민 B_{12} – 괴혈병
④ 비타민 D – 구루병
⑤ 비타민 K – 출혈경향

해설 비타민 B_{12} – 악성빈혈, 비타민 C – 괴혈병

03 세포손상

필수문제

01 세포손상에 대한 용어 해설로 틀린 내용은?

① 위축(Atrophy) - 세포성분의 상실로 세포크기 감소, 실질조직 또는 장기의 용적이 작아지는 것
② 변성(Degeneration) - 어떤 원인에 의하여 손상 받은 기관의 세포 안이나 세포 밖에 이물질이 정상적으로 축적되는 현상
③ 괴사(Necrosis) - 생체 일부분에 있어서의 세포가 썩어버린 것
④ 비대(Hypertrophy) - 장기나 조직을 구성하는 세포가 원래의 구조를 유지하면서 부피가 증가하는 것
⑤ 증식(Hyperplasia) - 구성세포수가 증가하여 조직 또는 장기의 부피가 증대되는 것

> **해설** 변성(Degeneration)
> 어떤 원인에 의하여 손상 받은 기관의 세포 안이나 세포 밖에 이물질이 비정상적으로 축적되는 현상으로 위축, 변성, 괴사로 구분한다.

02 다음 중 생리적 작업비대(Physiologic Hypertrophy)에 해당하는 것으로 묶인 것은?

> ㉠ 임신 및 수유기의 유선비대
> ㉡ 사춘기의 성기비대
> ㉢ 운동선수의 골격근 비대
> ㉣ 만성폐질환의 심근비대

① ㉠, ㉡, ㉢ ② ㉠, ㉢
③ ㉡, ㉣   ④ ㉣
⑤ ㉠, ㉡, ㉢, ㉣

> **해설** ㉣ 만성폐질환의 심근비대는 병적 작업비대에 해당한다.

정답 01 ② 02 ①

03 혈액순환장애, 내분비선의 영향 또는 조직의 구성성분이 변화하여 콜로이드(Colloid)의 치밀도가 증가하여 발생하는 노인성 위축에 해당하는 것은?

① 생리적 위축(Physiologic Atrophy)
② 불용성 위축(Disuse Atrophy)
③ 기아위축(Inanition Atrophy)
④ 압박위축(Pressure Atrophy)
⑤ 내분비성 위축(Endocrinological Atrophy)

해설
② 장기를 일정기간 동안 사용하지 않음으로써 혈액순환이 나빠져서 생기는 위축
③ 영양물 섭취의 부족으로 나타나는 위축
④ 기계적 압박이 계속적으로 가해져서 나타나는 위축
⑤ 내분비 기능저하와 호르몬변화로 해당 내분비 기관의 위축

04 다음 중 작업비대(Work Hypertrophy)에 해당하는 것으로 묶인 것은?　　출제유형

　㉠ 지방조직증식
　㉡ 만성유선증
　㉢ 자궁내막증식증
　㉣ 고혈압증

① ㉠, ㉡, ㉢　　　　② ㉠, ㉢
③ ㉡, ㉣　　　　　　④ ㉣
⑤ ㉠, ㉡, ㉢, ㉣

해설　㉠ 가성비대
　　　㉡, ㉢ 호르몬성 비대

필수문제

05 다음 중 호르몬성 비대(Hormonal Hypertrophy)에 해당하는 것은?

　㉠ 전립선비대
　㉡ 어린선
　㉢ 말단비대증
　㉣ 다모증

① ㉠, ㉡, ㉢　　　　② ㉠, ㉢
③ ㉡, ㉣　　　　　　④ ㉣
⑤ ㉠, ㉡, ㉢, ㉣

해설　㉡, ㉣ 특발성 비대(Idiopathic Hypertrophy)에 해당한다.

03 ① 04 ④ 05 ②　정답

06 다음 중 생리적 증식(Physiologic Hyperplasia)에 해당하는 것은?

> ㉠ 호르몬성 증식
> ㉡ 대사성 증식
> ㉢ 에스트로겐 증가
> ㉣ 자궁 내막 증식

① ㉠, ㉡, ㉢　　　　　　　　　② ㉠, ㉢
③ ㉡, ㉣　　　　　　　　　　　④ ㉣
⑤ ㉠, ㉡, ㉢, ㉣

[해설] ㉣ 자궁 내막 증식은 병적 증식(Pathologic Hyperplasia)에 해당한다.
생리적 증식(Physiologic Hyperplasia)은 호르몬성 증식(에스트로겐 증가)과 대사성 증식(기질 세포 수의 증가)으로 구분된다.

07 다음 중 점액성 변성(Mucous Degeneration)의 종류가 아닌 것은?

① 점액암
② 인환세포암
③ 지방육종
④ 진폐증
⑤ 갑상선기능저하증

[해설] ④ 진폐증은 색소변성에 해당한다.

08 지방변성(Fatty Degeneration)이 일어나는 부위로 올바른 것은?

> ㉠ 간세포
> ㉡ 심근세포
> ㉢ 신장 세뇨관 상피세포
> ㉣ 위점막세포

① ㉠, ㉡, ㉢　　　　　　　　　② ㉠, ㉢
③ ㉡, ㉣　　　　　　　　　　　④ ㉣
⑤ ㉠, ㉡, ㉢, ㉣

[해설] 지방변성은 간세포, 심근세포, 신장 세뇨관 상피세포에서 지방대사의 장애로 일어난다.

09 다음 중 색소변성(Pigmentation)에 관여하는 인자가 아닌 것은?

① 석 회
② 빌리루빈(Bilirubin)
③ 멜라닌(Melanin)
④ 혈철소(Hemosiderin)
⑤ 체외성색소

해설   ① 석회는 석회변성(Calcification)에 관여한다.
② 황달, ③ 피부색, ④ 혈색소증

10 괴사(Necrosis)의 종류에 대한 설명으로 옳지 않은 것은?   출제유형

① 응고 괴사(Coagulative Necrosis)는 세포의 자가 융해(Autolysis)가 주로 일어난다.
② 액화 괴사(Liquefaction Necrosis)는 뇌경색에서 일어난다.
③ 괴저 괴사(Gangrenous Necrosis)는 혈액 공급이 상실된 후 세균의 감염이 중복된 경우 일어난다.
④ 효소성 지방괴사(Enzymic Fat Necrosis)는 Lipase의 작용으로 지방 조직이 괴사한다.
⑤ 건락성 괴사(Caseous Necrosis)는 결핵 병소인 육아종에서 일어난다.

해설   ① 응고 괴사(Coagulative Necrosis)는 단백질 변성(Degeneration)이 주로 일어난다.

11 강한 가수분해 효소의 작용으로 발생하는 괴사(Necrosis)는?

① 응고 괴사(Coagulative Necrosis)
② 액화 괴사(Liquefaction Necrosis)
③ 괴저 괴사(Gangrenous Necrosis)
④ 유지방성 생괴사(Necrobiosis Lipoidica)
⑤ 건락성 괴사(Caseous Necrosis)

해설   액화 괴사(Liquefaction Necrosis)는 자가융해(Autolysis)와 이종융해(Heterolysis)가 단백질의 변성보다 더욱 강할 때 일어난다.

필수문제

12 다음 중 육아조직을 동반하는 이물처리로 맞는 것은?

> ㉠ 흡 수
> ㉡ 식작용
> ㉢ 융 해
> ㉣ 기질화

① ㉠, ㉡, ㉢
② ㉠, ㉢
③ ㉡, ㉣
④ ㉣
⑤ ㉠, ㉡, ㉢, ㉣

해설 ㉠, ㉡, ㉢ 육아조직을 동반하지 않는 이물처리
기질화(Organization)
흡수, 식작용, 융해로 제거되지 않은 이물의 주위에 육아조직이 형성되어 대치되는 현상을 말한다.

04 염 증

01 염증의 개념과 거리가 먼 것은?

① 치유(Healing)
② 재생(Regeneration)
③ 수복(Repair)
④ 복잡한 생체반응
⑤ 수동적 방어반응

해설 ⑤ 염증은 유해한 자극에 대한 생체의 능동적 방어반응이라고 할 수 있다.

02 염증의 국소적 4대 증상은?

① 발열, 종창, 통증, 괴저
② 발적, 발열, 종창, 통증
③ 종창, 발진, 발열, 통증
④ 두통, 발열, 발적, 종창
⑤ 기능장애, 발열, 발적, 종창

해설 급성염증의 임상적 증상
• 전신 : 발열, 피로, 식욕감퇴, 쇠약
• 국소 : 발적, 발열, 종창, 통증, 기능장애(염증의 5대 징후)

정답 12 ④ // 01 ⑤ 02 ②

03 염증에 영향을 미치는 생체조건에 해당하는 것은?　　　출제유형

> ㉠ 체 질
> ㉡ 신체기능
> ㉢ 연 령
> ㉣ 염증부위

① ㉠, ㉡, ㉢
② ㉠, ㉢
③ ㉡, ㉣
④ ㉣
⑤ ㉠, ㉡, ㉢, ㉣

해설　염증에 영향을 미치는 생체조건
　　　㉠, ㉡, ㉢, ㉣ 외에 영양, 다른 질환의 영향 등

필수문제

04 염증성 부종의 원인은 무엇인가?

① 염증 삼출물이 조직 내의 혈관으로 빠져 들어와서
② 피하조직에서 조직액이 나와서
③ 모세혈관의 투과성이 감소되어서
④ 림프액이 세포외액에 빠져나와서
⑤ 림프액이 세포내액에 스며들어서

해설　염증성 부종
　　　염증 반응 시 분비되는 화학적 매개체들에 의해 침투압 및 분비에 의한 혈관투과성이 증가하게 되는 것이다. 즉, 체액(림프액, 혈액)이 세포외액으로 빠져 나오기 때문이다.

---

05 급성염증에 따른 혈관의 변화 기작으로 옳지 않은 설명은?

① 세동맥의 일시적 팽창
② 혈관의 확장 및 혈류량 증가
③ 백혈구가 혈관 내벽에 부착
④ 혈관벽을 통과하여 혈관 밖으로 나오는 백혈구 유주
⑤ 화학주성에 의해 백혈구는 화학물질로 이동

해설　① 세동맥에서 일시적으로 혈관 수축을 일으킨 후 세동맥혈관 확장이 일어나고 차츰 세정맥과 모세혈관이 확장된다.

06 급성염증의 화학적 매개체가 아닌 것은?
① 아민류
② 보체계
③ 키닌계
④ 류코트리엔
⑤ 산 소

[해설] ⑤ 산소에서 유래된 유리기는 염증반응을 증가시킨다.

필수문제

07 백혈구의 식작용(Phagocytosis)의 과정에 속하지 않는 것은?
① 인 식
② 포 위
③ 대 사
④ 파괴(섭취)
⑤ 소 화

[해설] 식작용(Phagocytosis)의 5단계
- 1단계 : 탐식물질을 인식
- 2단계 : 위족으로 포위
- 3단계 : 포식소체(Phagosome) 형성
- 4단계 : 리소좀에 의한 섭취
- 5단계 : 박테리아의 가수분해(소화)

08 다음 중 염증의 화학적 매개물질로 구성된 것은?

> ㉠ 히스타민
> ㉡ 세로토닌
> ㉢ C5a
> ㉣ 프로스타글란딘

① ㉠, ㉡, ㉢
② ㉠, ㉢
③ ㉡, ㉣
④ ㉣
⑤ ㉠, ㉡, ㉢, ㉣

[해설] ㉠, ㉡ 아민류
㉢ 보체계
㉣ 아라키돈산 대사물

정답 06 ⑤ 07 ③ 08 ⑤

09 다음 중 만성염증을 일으키는 경로가 아닌 것은?

① 바이러스성 감염
② 화학주성 인자의 영향
③ 독성물질에 장기간 노출
④ 지속적인 미생물 감염
⑤ 자가면역질환

> 해설 ② 여러 화학매개물질은 급성염증에 반응한다.

필수문제

10 화학매개물질인 히스타민(Histamine)의 작용으로 볼 수 없는 것은?

① 세포성 면역 촉진
② 점막분비물 증가
③ 모세혈관 확장
④ 모세혈관 투과성 증가
⑤ 기도수축

> 해설 히스타민(Histamine)의 역할
> • 모세혈관의 확장과 투과성 증가
> • 근육의 수축
> • 위산의 분비촉진
> • 심장박동수 증가

11 다음 중 이동성인 염증세포가 아닌 것은?

① 호중성구
② 호산성구
③ 비만세포
④ 림프구
⑤ 망상내피세포

> 해설 ⑤ 망상내피세포는 대식세포계로서 세균, 바이러스, 그 외의 다른 이물질들을 삼키고 파괴하는 고정된 염증세포이다.

필수문제

12 위장관 점막이나 국소피부가 조직의 괴사로 결손되거나 피하조직의 괴사가 발생하는 염증은?

① 농 양
② 궤 양
③ 위막성 염증
④ 카타르성 염증
⑤ 육아종성 염증

> 해설 궤양(Ulcer)은 구강·식도·위·장·방광·담낭 등의 벽내층을 이루는 점막층의 괴사로 점막의 하층에서 벽의 외층인 근층에까지 결손이 미친 상태를 말한다.

09 ② 10 ① 11 ⑤ 12 ②

13 다음 중 육아종성 염증의 종류에 해당하지 않는 것은?

① 결핵결절　　　　　　　② 유육종증
③ 카타르성 염증　　　　　④ 류마티스양결절
⑤ 야토병

해설　카타르성 염증(Catarrhal Inflammation)은 장액+점액성 염증으로 점막 표면에 발생하는 삼출성 염증이다. 조직괴사는 없지만 장액이나 점액의 분비가 비정상적으로 항진하여 생긴다. 염증의 대표적인 종류로는 카타르성 비염, 중이염, 구내염, 기관지염 등이 있다.

필수문제

14 다음 중 액화된 조직 성분과 다량의 호중구의 삼출을 주로 하는 염증은?

① 장액성 염증　　　　　　② 섬유소성 염증
③ 화농성 염증　　　　　　④ 출혈성 염증
⑤ 위막성 염증

해설　① 혈관의 투과성 항진에 의해 혈청 성분의 삼출이나 흉막이나 복막의 중피(Mesothelium)에서 장액성 분비물을 관찰할 수 있는 염증
② 염증성 삼출물에 대량의 피브린(섬유소)을 포함하는 염증
④ 다량의 적혈구의 삼출이 동반되는 염증
⑤ 삼출된 섬유소와 괴사에 빠진 점막상피 등이 모여 만든 얇은 삼출성 위막으로 덮여있는 염증

15 창상의 치유과정을 올바르게 나타낸 것은?　　　　　　　**출제유형**

> ㉠ 혈관단계
> ㉡ 상피화단계
> ㉢ 진피단계
> ㉣ 성숙단계

① ㉠ → ㉡ → ㉢ → ㉣
② ㉠ → ㉢ → ㉡ → ㉣
③ ㉠ → ㉡ → ㉣ → ㉢
④ ㉡ → ㉠ → ㉢ → ㉣
⑤ ㉡ → ㉢ → ㉠ → ㉣

해설　**창상의 치유과정**
혈관단계 → 상피화단계 → 진피단계 → 성숙단계

정답　13 ③　14 ③　15 ①

05 감염증

01 감염병의 발생과정을 바르게 연결한 것은?

> ㉠ 병원소
> ㉡ 감수성 있는 숙주
> ㉢ 전파경로
> ㉣ 병원소로부터 탈출
> ㉤ 새로운 숙주의 침입
> ㉥ 병원체

① ㉠ → ㉥ → ㉡ → ㉢ → ㉤ → ㉣
② ㉠ → ㉥ → ㉣ → ㉢ → ㉤ → ㉡
③ ㉠ → ㉥ → ㉢ → ㉣ → ㉤ → ㉡
④ ㉥ → ㉠ → ㉣ → ㉢ → ㉤ → ㉡
⑤ ㉥ → ㉠ → ㉢ → ㉣ → ㉤ → ㉡

해설 감염병 발생과정
병원체 → 병원소 → 병원소로부터 탈출 → 전파경로 → 새로운 숙주의 침입 → 감수성 있는 숙주

02 병원체가 침입했을 때 숙주 감수성에 대한 저항력에 영향을 주는 요인은?

> ㉠ 영양상태
> ㉡ 연령
> ㉢ 면역
> ㉣ 기후

① ㉠, ㉡, ㉢　　　　② ㉠, ㉢
③ ㉡, ㉣　　　　　　④ ㉣
⑤ ㉠, ㉡, ㉢, ㉣

해설 John Gordon의 역학적 삼각형 모델
- 병원체 요인 : 병원균, 외계에서 생존/증식 능력, 숙주로의 침입/감염 능력, 질병을 일으키는 능력, 전파의 능력
- 숙주요인 : 생활형태, 연령, 성, 민족적 특성, 방어기구, 체질과 유전, 심리적, 생물학적 특성
- 환경요인 : 물리/화학적 환경, 사회/문화적 환경, 경제적 환경

01 ④　02 ①

03 다음 중 간접전파하는 것은?

① 장티푸스, 콜레라
② 매독, 장티푸스
③ 결핵, 콜레라
④ 황열, 임질
⑤ 결핵, 피부감염증

해설 직접전파와 간접전파
- 간접전파 : 병원체가 매개체를 통해 전파되는 것으로, 장티푸스와 콜레라는 활성매개체인 파리, 바퀴벌레 등에 의해 전파된다.
- 직접전파 : 매개체 없이 직접 전파되는 것으로, 육체적 접촉이나 호흡기에서 나온 비말에 의한 전파가 있다.

04 다음 중 인간 병원소에 해당되지 않는 자는?

① 건강보균자
② 현성환자
③ 불현성환자
④ 완치된 자
⑤ 무증상환자

해설 ④ 완치된 자는 병원체를 배출하지 않으므로 병원소에 해당하지 않는다.
병원소
병원체가 생활하고 증식하며 생존을 계속해서 다른 숙주에게 전파될 수 있는 상태로 저장되는 장소이며, 인간(환자·보균자)·동물·토양 등이 있다.

05 다음 중 병원체의 서식처인 병원소로 적합한 것은? **출제유형**

㉠ 은닉환자
㉡ 결핵우
㉢ 건강보균자
㉣ 식 품

① ㉠, ㉡, ㉢
② ㉠, ㉢
③ ㉡, ㉣
④ ㉣
⑤ ㉠, ㉡, ㉢, ㉣

해설 ① 병원소는 인간, 토양, 동물이다.

정답 03 ① 04 ④ 05 ①

06 다음 중 생체의 비특이적 방어기구에 해당하지 않는 것은?

① 감염방어장벽
② 분비물의 항미생물작용
③ 혈청의 항미생물작용
④ 식세포의 항미생물작용
⑤ 항원에 의한 면역작용

해설　병원체와 그 독소가 항원으로 되어 면역작용을 일으키는 것은 특이적 감염기구이다.

07 비감염성 질환의 특징은?

① 세균에 의해 발병되는 질환
② 바이러스에 의해 발병되는 질환
③ 리케치아에 의해 발병되는 질환
④ 원충에 의해 발병되는 질환
⑤ 유전적인 소인에 의한 질환

해설　비감염성 질환은 병원체(세균, 바이러스, 리케치아, 원충 등)에 의해서 질병이 발생하는 것이 아니고 생활습관, 환경, 유전 등의 요소가 좌우한다.

[필수문제]

08 감염증의 경과과정 중 개체가 병원체에 오염되어 감염증이 발병할 때까지의 시기를 무엇이라 하는가?

① 잠복기　　　　　　　　　② 극 기
③ 성장기　　　　　　　　　④ 재발기
⑤ 재감염기

해설　잠복기는 병원체가 체내에 침입(감염)한 후 그로 인한 감염증이 발병할 때까지의 기간을 말한다. 극기(Maximum)는 감염증 특유의 증상이 명확히 나타나는 시기이다.

09 다음 중 바이러스가 병원체가 아닌 것은?

① 감기
② 유행성 간염
③ 발진티푸스
④ 홍역
⑤ AIDS

[해설] ③ 발진티푸스는 리케치아가 원인균이다.

10 다음 중 바이러스성 감염병이 아닌 것은?

① 두창
② 홍역
③ 발진열
④ 폴리오
⑤ 전염성 간염

[해설] **발진열**
병원체는 리케치아의 일종으로 집쥐에 기생하는 벼룩이 매개체이다. 두통과 근육통, 결막충혈, 구토증, 전신에 걸친 피부발진 등의 증세가 있으나 사망위험률은 적다(잠복기 8~10일). 예방을 위해서 환자의 격리, 벼룩 구제, 쥐잡기 등을 실시한다.

필수문제
11 다음 중 바이러스성 병원균이 아닌 것은?

① 소아마비, 독감
② 유행성 이하선염, 유행성 일본뇌염
③ 광견병, 유행성 간염
④ 디프테리아, 결핵
⑤ 에이즈, 홍역

[해설] ④ 디프테리아, 결핵은 세균성 병원균이다.

정답 09 ③ 10 ③ 11 ④

12 다음 중 병원체와 감염병의 연결이 옳은 것은?

┌─────────────────────────────────────┐
│ ㉠ 바이러스 – 홍역, 유행성 이하선염   │
│ ㉡ 세균 – 백일해, 공수병   │
│ ㉢ 리케치아 – 발진열, 발진티푸스   │
│ ㉣ 기생충 – 이질아메바, 양충병   │
└─────────────────────────────────────┘

① ㉠, ㉡, ㉢
② ㉠, ㉢
③ ㉡, ㉣
④ ㉣
⑤ ㉠, ㉡, ㉢, ㉣

[해설] ㉡ 공수병 : 바이러스, ㉣ 양충병 : 리케치아

13 당뇨병환자에 발병하는 Candida 감염증과 관련 있는 것은?

① 세균 감염증
② 리케치아증
③ 클라미디아 감염증
④ 바이러스 감염증
⑤ 진균증

[해설] Candida는 불완전균류에 속하는 진균증을 일으키는 원인균이다.

14 말라리아의 전파경로는?

① 혈 액
② 소 변
③ 타 액
④ 분 변
⑤ 공 기

[해설] 말라리아는 중국얼룩날개모기에 의해 발생하는 질병으로 모기의 흡혈에 의해 감염된다.

15 다음 중 체외독소를 분비하는 것은?

① 장티푸스
② 백일해
③ 유행성 이하선염
④ 풍 진
⑤ 디프테리아

[해설] 세균독소는 크게 세균이 체외로 배출되는 외독소(디프테리아균, 파상풍균, 보툴리누스균)와 체내에 남아 균체의 파괴에 의해 배출되는 내독소(이질균, 콜레라균, 녹농균)로 나뉜다.

06 면역

[필수문제]

01 식균작용을 하고 면역기능을 담당하는 세포는?

> ㉠ 적혈구
> ㉡ 혈색소
> ㉢ 혈소판
> ㉣ 백혈구

① ㉠, ㉡, ㉢
② ㉠, ㉢
③ ㉡, ㉣
④ ㉣
⑤ ㉠, ㉡, ㉢, ㉣

[해설] 백혈구
백혈구는 크게 세포질에 과립의 유무에 따라 과립백혈구와 무과립백혈구로 나누어진다. 여기서 과립백혈구는 호중성구, 호염기성구, 호산성구, 무과립백혈구는 림프구와 단핵구로 나누어진다. 5종류로 나누어진 백혈구 중에서 호중성구와 단핵구가 체내로 침입한 세균들을 죽이는 식균작용에 중추적인 역할을 하게 된다. 림프구는 직접적인 식균작용을 하지는 않지만 항체생성에 관여하기 때문에 병원체에 대항하는 백혈구이다.

02 체내에 침입한 바이러스, 곰팡이 또는 암세포에 대한 면역기전에 관여하는 면역세포는?

① B림프구
② T림프구
③ 세망내피계
④ 보 체
⑤ 대식세포

[해설] T림프구
• 항원을 감지한 킬러 T림프구는 병원균 또는 병원균에 감염된 세포를 직접 공격한다. 이와 같은 T림프구에 의한 면역은 혈청 내에 항체생성이 이루어지기 전에 먼저 나타나는 1차적인 방어이며 이를 세포성 면역이라 한다.
• 체내에 침입한 바이러스, 곰팡이 또는 암세포에 대한 면역기전에 관여한다.

03 감염병을 앓고 난 뒤 얻게 되는 면역체는?

① 선천면역
② 인공수동면역
③ 자연수동면역
④ 인공능동면역
⑤ 자연능동면역

해설 ⑤ 감염병에 이환된 후 성립되는 면역은 자연능동면역이다.
　　　면 역
　　　　• 선천면역 : 종족, 인종, 개인 특이성
　　　　• 후천면역
　　　　　－ 능동면역 : 자연능동면역, 인공능동면역
　　　　　－ 피동면역 : 자연피동면역, 인공피동면역

04 다음 중 회복기의 혈청이나 항독소를 환자 또는 위험에 처해 있는 사람에게 주는 방법은?

① 선천면역
② 자연능동면역
③ 인공능동면역
④ 자연피동면역
⑤ 인공피동면역

해설 후천성 면역
　　　　• 능동면역 : 자연능동면역(전염병 이완 후), 인공능동면역(백신)
　　　　• 피동면역 : 자연피동면역(태반), 인공피동면역(γ-Globulin, 혈청, 항독소)

05 세포성 면역에 관여하는 T세포의 분화가 관련 있는 조직은?

㉠ 흉 선
㉡ 림프절
㉢ 비 장
㉣ 골 수

① ㉠, ㉡, ㉢
② ㉠, ㉢
③ ㉡, ㉣
④ ㉣
⑤ ㉠, ㉡, ㉢, ㉣

해설 • T세포 : 흉선, 림프절, 비장에서 분화
　　　• B세포 : 혈액, 골수, 림프조직에 분포

06 혈청 항체의 75%를 차지하고 태반을 통해 신생아에게 전달되는 면역글로불린은?

① IgG
② IgM
③ IgA
④ IgD
⑤ IgE

> [해설] **면역글로불린(Immunoglobulin)**
> 생체의 면역계에서 혈액이나 림프 안에서 순환하면서 이물질인 항원 침입에 반응하는 방어물질이다.
> - IgG : 면역글로불린의 주성분으로 혈청항체의 75%를 차지하고 2차적 체액성 면역반응의 주항체이며 태반장벽을 통해서 신생아에게 획득수동면역을 전달하는 유일한 글로불린이다.
> - IgM : 태생기 및 신생아 초기에 형성하며, 세균성이나 바이러스 감염 시 그람 음성균의 내독소와 같은 항원 형성, 보체 활성화기능을 한다.
> - IgA : 혈청항체의 15%를 차지하고 눈물, 침, 초유, 위장관 분비액, 기관지 분비액에서 발견할 수 있으며 위장감염과 점막표면과 호흡기도와 비뇨기계 보호의 기능을 한다.
> - IgD : 혹종의 임파구의 표면에서 발견되며 알레르겐(Allergen)이나 항원에 대하여 특이성이 있는 항체이다.
> - IgE : 알레르기 반응, 아토피 반응 및 아나필락시스 반응 등에서 중요한 역할, 기생충에 대한 방어역할의 가능성이 있다.

[필수문제]

07 체액성 면역에 관여하는 B세포와 관련 있는 내용을 모두 고르면?

> ㉠ 살해세포
> ㉡ 항체생성
> ㉢ 대식세포
> ㉣ Y자형 구조

① ㉠, ㉡, ㉢
② ㉠, ㉢
③ ㉡, ㉣
④ ㉣
⑤ ㉠, ㉡, ㉢, ㉣

> [해설] ㉠, ㉢은 T세포와 관련된다.

08 다음 중 면역으로 인해 조직상해를 일으키는 사례와 관련이 적은 것은?

① 염증반응
② 면역부전
③ 자기면역질환
④ 면역증식성 증후군
⑤ 이식거부반응

> [해설] 면역반응이 염증반응과 다른점은 항원성을 갖는 물질에 의해서만 일어난다는 것이다.

정답 06 ① 07 ③ 08 ①

09 다음 중 제Ⅰ형 과민반응에 해당하는 것은?

> ㉠ 기관지 천식
> ㉡ 육아종성 염증
> ㉢ 소화 알레르기
> ㉣ 접촉성 피부염

① ㉠, ㉡, ㉢
② ㉠, ㉢
③ ㉡, ㉣
④ ㉣
⑤ ㉠, ㉡, ㉢, ㉣

해설 ㉡, ㉣ 제Ⅳ형 과민반응

10 다음 과민반응의 종류 중 세포상해형 알레르기에 해당하는 것은?

① 제Ⅰ형 과민반응
② 제Ⅱ형 과민반응
③ 제Ⅲ형 과민반응
④ 제Ⅳ형 과민반응
⑤ 제Ⅴ형 과민반응

해설 **과민반응의 종류**
- 제Ⅰ형 과민반응 : 전신성 아나필락시스, 국소 아나필락시스
- 제Ⅱ형 과민반응 : 세포상해형 알레르기
- 제Ⅲ형 과민반응 : 면역복합체형
- 제Ⅳ형 과민반응 : 지연형 과민반응 – 투베르쿨린 반응

11 다음 중 세포성 면역부전에 해당하는 것은?

① 디조지 증후군
② 브루톤형 무감마글로불린혈증
③ 네젤로프 증후군
④ 중증복합형 면역부전증
⑤ 비스코트–알드리히 증후군

해설 ② 체액성 면역부전
③, ④, ⑤ 복합형 면역부전

09 ② 10 ② 11 ①

필수문제

12 면역부전을 원발성 면역부전과 속발성 면역부전으로 나눌 때 다음 중 속발성 면역부전에 해당하는 것은?

① 디조지 증후군
② AIDS
③ 혈청병
④ 홍반성 루프스
⑤ 만성류마티스성 관절염

해설
① 원발성 면역부전
③ 제Ⅲ형 과민반응(알레르기 반응)에 의해 나타나는 것으로서 대개 다양한 약제나 혈청 주사 후에 나타나며, 외부의 항원에 대한 항체의 면역복합체를 형성하여 조직에 침범함으로써 다양한 증상을 나타낸다.
④, ⑤ 대표적인 자가면역질환

13 AIDS의 감염경로 중 감염률이 높은 것은?

① 보균자와의 성적 접촉
② 환자와의 성적 접촉
③ 수혈감염
④ 태반감염
⑤ 비말감염

해설 에이즈에 감염된 혈액을 수혈 받게 되면 대부분 에이즈에 감염되며, 성적 접촉은 감염률이 매우 낮다.

필수문제

14 다음 중 대표적인 자가면역질환을 모두 고르면?

㉠ 바세도우병
㉡ 하시모토병
㉢ 중증근무력증
㉣ 홍반성 루프스

① ㉠, ㉡, ㉢
② ㉠, ㉢
③ ㉡, ㉣
④ ㉣
⑤ ㉠, ㉡, ㉢, ㉣

해설 자가면역질환
자신의 조직 성분에 대하여 면역을 일으키거나 과민성인 상태로 자신과 외부에서 들어온 물질의 구분을 확실히 하지 못해 몸속의 면역체계가 우리 몸을 스스로 공격하고 파괴하는 병을 자가면역질환이라고 한다.
예 바세도우병, 하시모토병, 중증근무력증, 홍반성 루프스, 만성류마티스성 관절염 등

정답 12 ② 13 ③ 14 ⑤

15 이식(Transplantation)에 대한 설명으로 틀린 것은?

① 이식의 종류로는 자가이식, 동종이식, 이종이식이 있다.
② 동종이식의 성공률이 높다.
③ 고등동물보다 하등동물의 이식 성공률이 높다.
④ 노인보다 어린이의 이식 성공률이 높다.
⑤ 이식편이 작을수록 성공률이 높다.

[해설] ② 자가이식의 성공률이 높다.

07 순환장애

01 다음 용어에 대한 설명 중 틀린 것은?

① 피부 아래의 연성조직에 혈액이 축적된 덩어리가 혈종이다.
② 신체의 한 국소에 혈액공급이 감소되거나 단절된 상태가 허혈이다.
③ 피부색이 검고 푸른색으로 나타나는 현상(멍)이 반상출혈이다.
④ 혈변은 소변에 피가 섞여 나오는 현상이다.
⑤ 쇼크는 체내 조직이나 세포에 충분한 산소와 영양분 공급이 이루어지지 않은 상태이다.

[해설] ④ 혈변이란 선홍색의 피가 대변과 함께 배설되는 현상이다.

[필수문제]

02 정맥혈 유출이 잘되지 않아서 정맥혈관이 확장되고 정맥혈이 증가된 상태를 무엇이라 하는가?

① 허 혈　　　　　　　　　② 충 혈
③ 울 혈　　　　　　　　　④ 혈 전
⑤ 경 색

[해설] ① 신체의 한 국소에 혈액공급이 감소되거나 단절된 상태
② 조직이나 장기로 유입된 국소의 혈관이 확대되어 동맥혈의 양이 증가된 상태
④ 혈액이 생체의 심혈관 내에서 응고된 덩어리를 형성하는 것
⑤ 장기 또는 조직의 허혈성 괴사

03 다음 중 허혈(Ischemia)에 대한 설명으로 틀린 것은?

① 몸에 부분적으로 빈혈이 생기는 것
② 혈관의 내강이 좁아지거나 막혀서 신체의 국소로 유입되는 동맥성 혈액공급이 감소하거나 단절된 상태
③ 동맥으로부터 유입되는 혈액량의 감소로 그 부위의 순환 혈액량이 감소된 상태
④ 혈중의 산소가 제거된 헤모글로빈이 증가하여 장기에 푸른 색조가 띠는 청색증(Cyanosis)이 나타난 상태
⑤ 침범부위에 산소나 영양공급이 감소하고 유해대사산물이 축적

[해설] ④ 청색증(Cyanosis)은 울혈(Congestion)에서 나타난다.

04 다음 중 전신적 울혈의 원인과 관련이 없는 것은?

① 종양에 의한 압박
② 만성심부전
③ 만성기관지염
④ 폐기종
⑤ 폐섬유화

[해설] ① 종양에 의한 압박은 국소적 울혈의 원인이다.

05 혈관의 협착이나 폐색 때문에 정상적인 혈류가 막혔을 때 혈류가 다른 혈관으로 우회하여 흐르는 현상은?

① 출 혈
② 혈 전
③ 색 전
④ 부 종
⑤ 측부순환

[해설] ⑤ 측부순환은 여러 측부 경로를 통해 순환이 이루어지는 것으로 문맥 고혈압증에 의한 문정맥의 측부순환이 대표적인 예이다.

정답 03 ④ 04 ① 05 ⑤

06 다음 중 파열성 출혈의 종류가 아닌 것은?

① 외 상
② 동맥경화증
③ 혈우병
④ 식도정맥류
⑤ 위궤양

[해설] 출혈은 혈관벽의 파열유무에 따라 파열성 출혈(①, ②, ④, ⑤)과 누출성 출혈(③)로 구분된다.

07 많은 출혈로 큰 응혈괴를 형성하는 출혈은?

① 혈종(Hematoma)
② 자반(Purpura)
③ 점상출혈(Petechia)
④ 반상출혈(Ecchymosis)
⑤ 혈흉(Hemothorax)

[해설]
② 피부, 점막 출혈
③ 모세혈관 출혈
④ 반점모양 출혈
⑤ 가슴 부위 출혈

필수문제
08 혈전의 형성기전으로 옳지 않은 설명은?

① 혈관염, 외상, 세균독소 등으로 혈관 내피세포가 손상된다.
② 혈류속도가 느려져 혈류변화가 일어난다.
③ 혈류의 변화로 혈류의 소용돌이가 일어난다.
④ 고지혈증은 혈액응고인자의 변화를 가져온다.
⑤ 특히 임신초기에 혈액응고인자 변화가 심하다.

[해설] ⑤ 혈액응고인자의 변화는 임신말기 및 분만 직후 일어난다.

09 다음 중 폐색전증을 주로 일으키는 색전증은?

① 정맥성 색전증
② 동맥성 색전증
③ 공기색전증
④ 지방색전증
⑤ 세포성 및 조직성 색전증

[해설] ① 폐색전증은 99%가 하지정맥 내 혈전에서 기원한다.

정답 06 ③ 07 ① 08 ⑤ 09 ①

10 다음 중 혈전의 운명(과정)으로 부적절한 것은?

① 혈관폐색
② 색전형성
③ 섬유소 용해작용
④ 출 혈
⑤ 혈액재관통

[해설] 혈전의 운명
- 성장 : 점차 커지므로 혈관을 폐쇄
- 색전화 : 혈전의 일부가 떨어져 나가 말초부위로 이동
- 용해 : 섬유소 제거작용으로 제거
- 기질화, 재관통 : 기질화되고, 혈전 내부에 구멍이 다시 뚫려 혈액소통 가능

11 혈전의 형태를 육안적으로 구분할 때 맞는 것은?

㉠ 백색혈전
㉡ 적색혈전
㉢ 혼합혈전
㉣ 폐쇄성 혈전

① ㉠, ㉡, ㉢
② ㉠, ㉢
③ ㉡, ㉣
④ ㉣
⑤ ㉠, ㉡, ㉢, ㉣

[해설] ① 혈전은 육안적으로 볼 때 백색혈전, 적색혈전 및 혼합혈전으로 나눈다.

12 다음 중 혈전의 호발부위로 알맞은 것은?

㉠ 대동맥
㉡ 관상동맥
㉢ 대뇌동맥
㉣ 골반정맥

① ㉠, ㉡, ㉢
② ㉠, ㉢
③ ㉡, ㉣
④ ㉣
⑤ ㉠, ㉡, ㉢, ㉣

[해설] ⑤ 혈전의 호발부위는 심장, 동맥, 정맥이다.

정답 10 ④ 11 ① 12 ⑤

13 동맥성(전신성) 색전증의 침범장기 중 그 비율이 가장 높은 부위는?

① 뇌
② 위장관
③ 하 지
④ 심 장
⑤ 비 장

해설 　침범장기는 하지(70~75%), 뇌(10%), 위장관(10%), 기타(신장, 비장, 심장) 순이다.

14 다음 중 쇼크를 초래할 수 있는 상황으로 옳은 것은?　출제유형

㉠ 히스타민 등에 의한 과민반응
㉡ 척수손상, 척수마취 등으로 인한 혈관이완
㉢ 구토, 설사 등의 탈수현상
㉣ 25% 이상의 혈량 소실

① ㉠, ㉡, ㉢
② ㉠, ㉢
③ ㉡, ㉣
④ ㉣
⑤ ㉠, ㉡, ㉢, ㉣

해설 　쇼크의 종류

저혈량 쇼크	출혈성 쇼크		• 전혈을 다량 손실하여 전신순화 혈액량이 부족한 경우 • 정상혈액량의 25% 이상 손실 시 쇼크 돌입, 45% 이상 부족 시 치명적 • 증상 : 정맥압의 감소, 말초저항의 증가, 빈맥 등
	체액손실로 인한 쇼크	탈수성 쇼크	구강 섭취가 저하되거나 상당히 많은 양의 체액이 유실되는 경우
		당뇨병성 쇼크	혈당의 증가 때문에 신장세뇨관에서 수분의 재흡수가 되지 않을 경우
심인성 쇼크	심근의 기능이 충분하지 않거나 심장으로 가는 혈액이 막힌 것이 근본적인 이유(심장 펌프 기능의 장애)		
혈관성 쇼크	아나필락시스 쇼크		• 항원-항체의 과민 반응의 결과로 나타나는 급성 과민성 쇼크 • 히스타민 등에 의한 과민 반응
	신경성 쇼크		전신마취 또는 척수마취 등으로 인하여 정상적인 혈관 수축이 상실되고 혈관이 이완됨으로써 정맥귀환혈량이 감소되어 나타남
	패혈성 쇼크		세균감염으로 세균에서 유래된 내독소의 작용으로 전신의 혈관이 확장되고 혈압이 저하되는 것

15 의학적인 의미에서 쇼크의 정의로 옳은 것은?

① 수축기 혈압이 90mmHg 미만인 경우
② 세포조직 내로 정상적인 산소공급을 못하는 상태
③ 출혈에 의하여 체내 혈액의 30% 이상이 소실된 상태
④ 여러 가지 원인에 의하여 심박출량이 저하된 상태
⑤ 체액량의 저하로 심장수축력이 감소된 상태

해설 쇼크의 정의
세포조직 내로 산소를 충분히 공급하지 못하는 순환장애, 즉 세포조직 내에 관류가 정상적으로 이루어지지 못하는 상태를 말한다.

필수문제

16 쇼크의 증상이나 징후로 옳은 것을 모두 고른 것은?

㉠ 약하고 빠른 맥박
㉡ 오심과 구토
㉢ 의식상태의 변화
㉣ 느린 호흡

① ㉠, ㉡, ㉢
② ㉠, ㉢
③ ㉡, ㉣
④ ㉣
⑤ ㉠, ㉡, ㉢, ㉣

해설 쇼크의 증상
약하고 빠른 맥박, 불안·두려움, 차갑고 축축한 피부, 청색증, 얕고 빠르며 불규칙한 맥박, 느린 동공 반응, 갈증, 오심과 구토, 혈압저하, 의식소실

17 경색(Infraction)에 대한 설명으로 틀린 것은?

① 빈혈성 경색, 출혈성 경색, 패혈성 경색으로 나눈다.
② 빈혈성 경색은 동맥의 폐색으로 관찰된다.
③ 출혈성 경색은 심장, 비장, 신장에서 관찰된다.
④ 대부분 경색에서 세포의 변화는 허혈성 응고괴사이다.
⑤ 뇌실질의 허혈성 괴사는 곧 액화되며, 패혈성 경색은 농양으로 변한다.

해설 ③ 심장, 비장, 신장에서 관찰되는 것은 빈혈성 경색이고, 출혈성 경색은 폐나 장에서 관찰된다.

18 출혈성 쇼크의 병태생리학으로서 부적절한 것은 어느 것인가?

① 말초혈관 저항 저하
② 심박출량 저하
③ 혈압 저하
④ 중심 정맥압 저하
⑤ 미세순환의 장애

해설 출혈성 쇼크 증상
정맥압의 감소, 말초저항의 증가, 심박출량 저하, 빈맥 등

필수문제

19 외상환자에서 가장 많이 발생하는 쇼크의 유형은?

① 신경성 쇼크
② 심장성 쇼크
③ 출혈성 쇼크
④ 과민성 쇼크
⑤ 정신성 쇼크

해설 ③ 외상 후의 쇼크는 대부분 출혈에 의한 혈액소실로 일어나는데 이러한 유형을 출혈성 쇼크라 한다.

20 페니실린 같은 약물주사로 반응할 수 있는 것은?

① 신경성 쇼크
② 과민성 쇼크
③ 정신성 쇼크
④ 패혈성 쇼크
⑤ 심장성 쇼크

해설 ② 과민성 쇼크는 알레르기에 의한 면역 반응의 일종으로 원인 물질과 접촉 후 바로 나타나거나 수시간 후 나타난다.

21 심장의 손상, 심기능 저하, 관상동맥질환이나 감염증에 의해서 발생하는 경우는?

① 심장성 쇼크
② 패혈성 쇼크
③ 저체액성 쇼크
④ 알레르기성 쇼크
⑤ 과민성 쇼크

해설 ① 심장성 쇼크는 신체 내에서 펌프 역할을 하는 심장이 손상되거나 심장의 기능적 저하, 관상동맥질환으로 인한 심근경색 또는 감염증에 의하여 유발될 수 있다.

정답 18 ① 19 ③ 20 ② 21 ①

22 아나필락시스 쇼크에 대한 설명으로 옳은 것은?

> ㉠ 특정 독성물질에 노출된 후 발생한다.
> ㉡ 저혈량성 쇼크와의 차이점은 발적, 호흡곤란, 부종 등이다.
> ㉢ 원인은 벌에 쏘임, 페니실린, 음식물, 특수약물 등이다.
> ㉣ 세균에서 유래된 내독소의 작용으로 일어난다.

① ㉠, ㉡, ㉢
② ㉠, ㉢
③ ㉡, ㉣
④ ㉣
⑤ ㉠, ㉡, ㉢, ㉣

해설 ㉣ 세균에서 유래된 내독소의 작용으로 일어나는 것은 패혈성 쇼크이다.

23 우리 몸에 수분이 정체 되었을 때 나타날 수 있는 증상으로 옳은 것은?

> ㉠ 체중증가
> ㉡ 혈압상승
> ㉢ 부 종
> ㉣ 소변량 증가

① ㉠, ㉡, ㉢
② ㉠, ㉢
③ ㉡, ㉣
④ ㉣
⑤ ㉠, ㉡, ㉢, ㉣

해설 ㉣ 수분정체로 부종이 발병하면 소변량이 감소한다.

24 부종이 심한 환자에게 일반적으로 제한해야 하는 것은?

① 단백질, 수분
② 수분, 나트륨
③ 나트륨, 탄수화물
④ 탄수화물, 단백질
⑤ 수분, 지방

해설 부종치료를 위해서는 저염식이를 제공하며, 하루 1,200~1,500mL 이상의 물섭취를 금한다.

정답 22 ① 23 ① 24 ②

필수문제

25 부종(Edema)의 발생기전으로 틀린 것은?

① 정수압의 증가
② 혈장교질 삼투압의 증가
③ Sodium 정체
④ 림프관의 폐색
⑤ 혈관의 투과성 항진

해설   ② 저단백질로 인해 혈관 내 삼투압이 감소한다.

26 다음 중 국소부종의 종류에 해당하지 않는 것은?

① 염증성 부종
② 림프관성 부종
③ 뇌부종
④ 폐부종
⑤ 심성부종

해설   ⑤ 심성부종은 전신부종으로 대표적인 예가 울혈성 심부전이다.

08 종양

01 다음 용어의 해설로 옳지 않은 것은?

① 육종(Sarcoma) – 결합조직 또는 상피성 세포에서 유래된 것
② 암종(Carcinoma) – 종양의 실질이 상피성 세포에서 유래된 것
③ 화생(Metaplasia) – 분화를 완료한 조직이 형태적 및 기능적으로 다른 조직으로 변하는 현상
④ 전이(Metastasis) – 종양세포가 원발부위에서 떨어져 나가 다른 부위에 도달해 새로 발육하는 것
⑤ 이형성(Dysplasia) – 세포가 증식하면서 크기, 형태, 배열 등이 비정상적으로 되는 상태

해설   ① 육종(Sarcoma)은 결합조직 또는 비상피성 세포에서 유래된 것이다.

필수문제

02 악성 신생물(암)에 비해 양성종양이 가지는 특징은?

① 나이가 많아지면 많이 발생한다.
② 백혈병이 속한다.
③ 서양인에게는 폐암, 동양인에게는 위암이 많다.
④ 피막을 형성한다.
⑤ 전이한다.

해설 ④ 양성종양은 피막을 형성한다.

양성종양	악성종양
• 성장속도가 느림 • 확산 · 전이되지 않음 • 생명에 위험을 주지 않음 • 분화도 양호 • 팽창성 • 재발이 적음	• 성장속도가 빠름 • 확산 · 전이됨 • 완치불능, 생명에 위험을 줌 • 분화도가 낮음 • 침윤성 • 재발이 많음

03 종양의 외인적 요소 중 화학적 발암물질이 아닌 것은?

① 석 면
② 타 르
③ 크 롬
④ 방사선
⑤ 아스팔트

해설 **암세포의 병인적 요소**
• 물리적 요인 : 자외선(피부암), 방사선(폐암)
• 화학적 요인 : 비닐클로라이드(간암), 2-나프틸아민(방광암)
• 생물학적 요인 : B형간염(간암), 유두종 바이러스(자궁경부암), T세포성 백혈병

필수문제

04 종양의 내인적 요소 중 선천적 내인(內因)에 해당하지 않는 것은?

① 유 전
② 연 령
③ 성 별
④ 인 종
⑤ 내분비 이상

해설 ⑤ 내분비 이상은 후천적 내인(內因)으로 자궁암과 유방암의 원인이 된다.

정답 02 ④ 03 ④ 04 ⑤

05 다음 중 5대 종양(암)에 해당하지 않는 것은?

① 위 암
② 폐 암
③ 간 암
④ 유방암
⑤ 전립선암

[해설] 5대 종양(암)
위암, 폐암, 간암, 대장암, 유방암

필수문제

06 다음 중 흡연과 관련하여 암의 발생률이 증가될 수 있는 신체부위로 맞는 것은?

㉠ 식 도
㉡ 췌 장
㉢ 후 두
㉣ 방 광

① ㉠, ㉡, ㉢
② ㉠, ㉢
③ ㉡, ㉣
④ ㉣
⑤ ㉠, ㉡, ㉢, ㉣

[해설] 폐암, 구강암, 후두암, 식도암, 위암, 췌장암, 신장암, 방광암, 대장암 등은 흡연으로 인해 발생률이 증가한다.

07 조직발생에 따라 종양을 분류할 때 상피성 종양에 해당하는 것으로 맞는 것은?

㉠ 선 암
㉡ 백혈병
㉢ 간세포암
㉣ 골육종

① ㉠, ㉡, ㉢
② ㉠, ㉢
③ ㉡, ㉣
④ ㉣
⑤ ㉠, ㉡, ㉢, ㉣

[해설] ㉡, ㉣ 비상피성 종양에 해당한다.
조직발생에 따른 분류
- 상피성 종양 : 편평상피암, 이행상피암, 선암, 선종, 간세포암
- 비상피성 종양 : 골육종, 연골종, 지방종, 혈관종, 섬유육종, 백혈병, 평활근종, 횡문근육종

08 다음 중 악성 상피성 종양에 해당하지 않는 것은?

① 편평상피암
② 이행상피암
③ 선 암
④ 미분화암
⑤ 선 종

해설   ⑤ 양성 상피성 종양에는 선종과 유두종이 해당한다.

09 다음 비상피성 종양의 발생부위와 종양이 바르게 연결되지 않은 것은?

① 골, 연부조직 – 지방종, 골육종
② 신경계 – 신경섬유종, 신경아세포증
③ 색소조직 – 악성흑색종, 색소성 모반
④ 조혈조직 – 악성림프종
⑤ 특정장기 – 간세포암, 신세포암

해설   ⑤ 특정장기에서 발병하는 간세포암, 신세포암은 악성 상피성 종양이다.

필수문제

10 다음 중 신경계의 양성종양에 해당하지 않는 것은?

① 신경섬유종
② 갈색세포증
③ 수아세포증
④ 신경교종
⑤ 수막종

해설   ③ 수아세포증은 신경계의 악성종양으로 주로 소뇌에서 발견된다.

필수문제

11 다음 중 조혈조직의 악성종양에 해당하는 것으로 묶인 것은?

┌─────────────────────┐
│ ㉠ 백혈병   │
│ ㉡ 악성림프종   │
│ ㉢ 다발성 골수종   │
│ ㉣ 악성흑색종   │
└─────────────────────┘

① ㉠, ㉡, ㉢
② ㉠, ㉢
③ ㉡, ㉣
④ ㉣
⑤ ㉠, ㉡, ㉢, ㉣

해설   ㉣ 악성흑색종은 색소조직의 악성조직이다.

정답   08 ⑤   09 ⑤   10 ③   11 ①

12 다음 중 악성 비상피성 종양에 해당하는 것으로 옳은 것은?

> ㉠ 골육종
> ㉡ 섬유육종
> ㉢ 혈관육종
> ㉣ 섬유종

① ㉠, ㉡, ㉢　　　　　② ㉠, ㉢
③ ㉡, ㉣　　　　　　　④ ㉣
⑤ ㉠, ㉡, ㉢, ㉣

해설　㉣ 섬유종은 골, 연부조직의 양성 비상피성 종양에 해당된다.

09 선천성 이상

01 태아의 성을 결정하는 요인은?

① 혈액형
② 정자성 염색체
③ 난자성 염색체
④ 난소 호르몬
⑤ 항체 호르몬

해설　② 태아의 성별은 부(XY)와 모(XX)로부터 하나씩 물려받은 성염색체로 결정된다.

[필수문제]

02 다음 중 상염색체 이상으로 인한 질병이 아닌 것은?

① 다운증후군
② 터너증후군
③ 에드워드증후군
④ 묘성증후군
⑤ 파타우증후군

해설　② 터너증후군은 전체염색체보다 성염색체가 하나 적은 경우이다.

03 다운증후군에 대한 설명으로 틀린 것은?

① 21번 염색체가 3개이다.
② 예방이 가능하다.
③ 납작한 얼굴에 눈꼬리가 올라가 있고, 귀, 코, 입이 작다.
④ 키가 작고, 손가락과 발가락이 짧으며 지능이 낮다.
⑤ 산모의 나이가 많을수록 발생빈도가 높다.

해설 ② 다운증후군을 예방할 수 있는 방법은 없으며, 일생동안 지속된다.

04 다음 중 파타우증후군(Patau Syndrome)의 증상으로 묶인 것은?

> ㉠ 입술과 구개의 파열
> ㉡ 다지증
> ㉢ 합지증
> ㉣ 조기사망

① ㉠, ㉡, ㉢　　　　　　　② ㉠, ㉢
③ ㉡, ㉣　　　　　　　　　④ ㉣
⑤ ㉠, ㉡, ㉢, ㉣

해설 **파타우증후군의 증상**
입술과 구개의 파열, 심각한 중추신경계의 이상, 다지증, 합지증, 소두증, 소안구증, 심장기형, 발달부진, 정신이상, 조기사망 등이 보인다.

05 에드워드증후군(Edward Syndrome)의 원인이 되는 염색체는?

① Trisomy 5　　　　　　② Trisomy 13
③ Trisomy 18　　　　　　④ Trisomy 19
⑤ Trisomy 21

해설 ③ 에드워드증후군은 1960년 Edwards에 의해 18번 삼염색체(Trisomy 18)가 원인이라는 것이 처음 기술되었다.

필수문제

06 다음 중 성염색체(Sex Chromosome) 이상으로 인한 질병으로 묶인 것은?

> ㉠ 터너증후군
> ㉡ Superfemale
> ㉢ XYY 증후군
> ㉣ Cat Crying Syndrome

① ㉠, ㉡, ㉢　　　　　　　② ㉠, ㉢
③ ㉡, ㉣　　　　　　　　　④ ㉣
⑤ ㉠, ㉡, ㉢, ㉣

[해설] ㉣ Cat Crying Syndrome(묘성증후군)은 5번 상염색체 단완이 소실되어 나타나며 고양이 울음소리가 특징이다.

필수문제

07 터너증후군에 대한 설명으로 틀린 것은?

① X 염색체가 하나이다.
② 2차성징의 발달장애를 가져온다.
③ 큰 키가 특징이다.
④ 대동맥교착증으로 사망할 수 있다.
⑤ 무월경과 불임을 초래한다.

[해설] ③ 성장발육이 지연되기 때문에 키가 잘 자라지 못한다.

---

08 성염색체(Sex Chromosome) 이상으로 인한 Klinefelter Syndrome과 관련이 없는 것은?

① 47, XXX　　　　　　　② 47, XXY
③ 48, XXXY　　　　　　④ 48, XXYY
⑤ 49, XXXX

[해설] ① 47, XXX는 초여성(Superfemale)을 나타낸다.

09 Klinefelter Syndrome의 외형상 특징에 대한 설명으로 틀린 것은?

① 장신, 긴 팔과 긴 다리 ② 여성형 유방
③ 작은 음경 ④ 불임증
⑤ 무월경

> [해설] 클라인펠터증후군(Klinefelter Syndrome)의 외형상 특징
> • 장신, 긴 팔과 긴 다리 • 여성형 유방
> • 작은 음경, 요도하열 • 양측 잠복 고환, 작은 고환
> • 체모, 특히 수염의 성장부전 • 외반주, 요측골 유합증, 함몰흉
> • 무정자증, 불임증

10 다음 중 상염색체 우성유전에 의한 질병으로 묶인 것은? 〈출제유형〉

| ㉠ 페닐케톤뇨증 | ㉡ 연골발육부전 |
| ㉢ 혈우병 | ㉣ 지주지증 |

① ㉠, ㉡, ㉢ ② ㉠, ㉢
③ ㉡, ㉣ ④ ㉣
⑤ ㉠, ㉡, ㉢, ㉣

> [해설] ㉠ 페닐케톤뇨증 : 상염색체 열성유전
> ㉢ 혈우병 : X 연쇄 열성유전

10 노화

필수문제

01 노화에 따른 세포의 변화과정으로 옳은 것은?

| ㉠ 세포수의 변화 | ㉡ 세포크기의 변화 |
| ㉢ 세포소기관의 변화 | ㉣ 세포증식능력의 변화 |

① ㉠, ㉡, ㉢ ② ㉠, ㉢
③ ㉡, ㉣ ④ ㉣
⑤ ㉠, ㉡, ㉢, ㉣

> [해설] ㉠, ㉡, ㉢, ㉣ 외에 세포막의 변화가 일어난다.

02 노화의 이론에 대한 설명으로 틀린 것은?

① 소모이론 – 조직을 오래 사용하면 소모된다는 이론
② 세포이론 – 재생불가능한 세포들이 시간이 지나면서 점차 소모된다는 이론
③ 자유기이론 – 정상대사과정에서 생산된 자유기가 세포의 구조와 세포막의 기능을 손상하거나 파괴하여 노화가 진행된다는 이론
④ 면역이론 – 단백질 합성의 오류가 축적되어 시간이 지나면서 정상적인 세포의 기능이 손상된다는 이론
⑤ 교차연결이론 – 자유기를 DNA 분자와 결합시켜 세포를 손상시킨다는 이론

[해설] ④ 오류이론(착오이론)에 대한 설명이다.

03 노화현상으로 틀린 것은?

① 보행장애
② 수면장애
③ 언어장애
④ 배뇨장애
⑤ 야간다뇨

[해설] **노화현상**
- 쇠약, 피로감
- 동 통
- 호흡곤란
- 현기증
- 각종의 발작(뇌졸중, 협심증)
- 수면장애
- 야간빈뇨 및 배뇨장애
- 변비, 요실금
- 보행장애
- 노년성 진전
- 언어장애
- 혈관의 탄력성 저하

필수문제

04 다음 중 노인성 변화로 옳지 않은 설명은?

① 심장은 심근세포의 크기가 감소하여 중량이 감소한다.
② 동맥은 지름이 증가하고 두꺼워지며 말초혈관의 저항력이 증가하여 혈압이 상승된다.
③ 담낭의 운동성은 나이가 들면서 남성은 증가하나 폐경기의 여성은 감소한다.
④ 방광의 용적이 감소하고 잔뇨량이 증가한다.
⑤ 척추가 압박을 받아 자세가 앞으로 굽는다.

[해설] ① 심장은 심근세포의 크기가 증가하여 중량이 증가한다.

05 노인의 신체적 변화에 대한 설명으로 옳은 것은? `출제유형`

> ㉠ 골다공증이나 골절 등 관절 질환 및 신경통이 나타난다.
> ㉡ 심장비대 및 심장박동의 약화 등의 현상이 나타난다.
> ㉢ 신장이 30% 정도밖에 기능하지 못해 빈뇨와 실금이 나타난다.
> ㉣ 동맥벽이 노화되어 이완기 혈압이 하강한다.

① ㉠, ㉡, ㉢
② ㉠, ㉢
③ ㉡, ㉣
④ ㉣
⑤ ㉠, ㉡, ㉢, ㉣

해설 ㉣ 이완기 혈압은 말초저항의 증가와 혈액의 흐름에 대항하여 높아지게 된다.

노화에 따른 신체적 변화
- 신체구조의 쇠퇴 : 피부 및 지방조직의 감소, 세포의 감소, 골격 및 수의근의 약화, 치아의 감소, 심장비대 및 심장박동의 약화 등의 현상이 나타난다.
- 신체 외면상의 변화 : 백발의 증가, 두발의 감소, 주름살의 증가, 얼룩반점의 증가, 신장의 감소 등의 현상이 나타난다.
- 만성질환의 증가 : 동맥경화증, 고혈압, 당뇨병, 심장병, 신장병 등의 만성질환이 나타난다. 또한 골다공증이나 골절 등 관절 질환 및 신경통, 백내장과 녹내장 등도 발생한다.

06 다음 노인성 질환에 대한 설명으로 옳지 않은 것은? `필수문제`

① 노인성 질환이란 노화와 밀접한 관련을 갖고 발생하는 신체적, 정신적 질병을 말한다.
② 노인은 노화에 따라 다양한 질병을 경험하게 되며, 노화정도에 따라 신체기능의 저하, 장애, 상실 등이 나타나게 된다.
③ 신체적 변화는 외관의 변화와 더불어 만성질환의 증상을 초래한다.
④ 노인성 질환은 지속적인 관리를 통하여 건강상태의 악화와 합병증을 예방하는 등 완치를 목적으로 해야 한다.
⑤ 노화과정은 뇌를 중심으로 신경계 변화를 야기하는데, 초기 변화는 기능의 쇠퇴이다.

해설 **노인성 질환**
만성퇴행성 질환으로 완치를 목적으로 하기보다는 지속적인 관리를 통하여 건강상태의 악화와 합병증을 예방하고, 남아 있는 기능을 최대한 활용함으로써 최적의 안녕상태를 유지하는 것을 목적으로 해야 한다.

07 노인성 질환의 특성에 대한 설명으로 옳지 않은 것은?

① 노인성 질환의 증상은 대부분 전형적으로 특정 질병과 관계있다.
② 노인성 질환은 한 질병에 걸리면 다른 질병을 동반하기 쉽다.
③ 노인성 질환은 원인이 불명확한 만성퇴행성 질병이 대부분이다.
④ 노인성 질환은 경과가 길고, 합병증이 생기기 쉬우며, 재발이 빈번하다.
⑤ 노인은 질환 자체가 비교적 가벼워도 의식장애를 일으키기 쉽다.

> 해설 노인성 질환은 기존의 병명으로는 구분이 되지 않고 단지 기능 이상으로만 나타나는 질병이 흔하고 증상이 거의 없거나 애매하여 정상적인 노화과정과의 구분이 어렵다. 즉, 노인성 질환의 증상은 비전형적으로 특정 질병과 관계없는 경우가 있다.

08 알츠하이머 질환에 대한 설명으로 옳지 않은 것은?

① 뇌위축을 일으키는 만성적, 진행성, 퇴행성 질환이다.
② 아세틸콜린 과다에 의한 질환이다.
③ 치매의 60%를 차지한다.
④ 항산화제, 항염증제, 에스트로겐으로 치료한다.
⑤ 인지장애로 기억력 저하 증상이 있다.

> 해설 ② 신경전달물질인 아세틸콜린 부족에 의한 질환이다.

09 치매환자가 나타내는 공통적인 증상으로 옳은 것은? 〔출제유형〕

┌─────────────────────┐
│ ㉠ 언어장애   │
│ ㉡ 공격행동   │
│ ㉢ 반복행동   │
│ ㉣ 성격변화   │
└─────────────────────┘

① ㉠, ㉡, ㉢   ② ㉠, ㉢
③ ㉡, ㉣   ④ ㉣
⑤ ㉠, ㉡, ㉢, ㉣

> 해설 **치매의 임상증상**
> 기억력 상실, 지남력 상실, 언어의 장애, 실행증, 실인증, 수행기능의 장애, 문제행동, 배회행동, 망상, 환각, 반복질문, 반복행동, 부적절한 성적 행동, 이식, 성격변화, 공격행동, 대소변 실금 등이 있다.

07 ① 08 ② 09 ⑤ 정답

10 치매환자에게 문제가 되는 것으로 옳은 것은?

> ㉠ 지남력의 상실
> ㉡ 충동적 · 강박적 행동
> ㉢ 계산능력 저하
> ㉣ 과거의 기억상실

① ㉠, ㉡, ㉢
② ㉠, ㉢
③ ㉡, ㉣
④ ㉣
⑤ ㉠, ㉡, ㉢, ㉣

해설 치매환자의 보편적 장애 중의 하나가 지남력의 상실(시간, 장소, 사람)과 기억력의 상실, 특히 기억의 회생과 최근의 사건에 대한 기억상실, 충동적 행동, 강박적 행동, 작화증, 합리적 사고와 판단장애, 계산능력 저하 등이 나타난다. 그러나 의식수준은 명료하다.

11 노인성 치매에 대한 설명으로 옳지 않은 것은?

① 뇌신경 세포의 손상으로 인한 인지장애이다.
② 단시간에 일어나는 노인성 질환이다.
③ 인지기능 저하로 자신이나 주위에 대한 상황판단을 부정확하게 한다.
④ 적절한 대응이 어렵고 자립 생활이 곤란하다.
⑤ 대뇌의 기질적 병변뿐만 아니라 일반 신체질환과 물질남용이 원인이다.

해설 ② 단시간에 일어나는 것이 아니라 몇 개월에서 몇 년의 경과를 거치는 만성증후군으로 인지기능(기억, 인식, 추리, 판단, 시간, 장소, 사람을 인식하는 능력)의 저하이다.

필수문제

12 뇌졸중에 대한 설명으로 옳지 않은 것은?

① 뇌졸중은 뇌경색과 뇌출혈로 구분된다.
② 뇌혈관이 막힌 경우를 뇌경색이라고 하며 뇌혈관이 터진 경우를 뇌출혈이라고 한다.
③ 흔히 중풍이라고도 한다.
④ 저지방 고칼로리 식이를 섭취한다.
⑤ 뇌에 혈액을 공급하는 혈관이 막히거나 터져서 뇌손상이 오고 그에 따른 신체장애가 나타나는 뇌혈관 질환이다.

해설 ④ 저지방 저칼로리 식이(지방섭취는 총열량의 20% 정도로 하고, 불포화지방을 섭취)를 섭취한다.

정답 10 ⑤ 11 ② 12 ④

13 다음 뇌졸중의 원인으로 옳은 것은?

> ㉠ 스트레스가 많거나 구강 피임약을 복용하는 경우
> ㉡ 비만이 있거나 가족 중 뇌졸중 환자가 있는 경우
> ㉢ 높은 연령, 당뇨병, 심장병, 고혈압, 과거에 뇌졸중이 있었던 경우
> ㉣ 혈액 내 콜레스테롤 수치가 낮거나 흡연을 하는 경우

① ㉠, ㉡, ㉢ ② ㉠, ㉢
③ ㉡, ㉣ ④ ㉣
⑤ ㉠, ㉡, ㉢, ㉣

[해설] ㉣ 혈액 내 콜레스테롤 수치가 높을 때가 원인이다.

필수문제

14 다음 뇌졸중의 증상으로 옳은 것은?

> ㉠ 반신마비
> ㉡ 반신감각장애(감각이상, 감각소실)
> ㉢ 언어장애
> ㉣ 두통 및 구토

① ㉠, ㉡, ㉢ ② ㉠, ㉢
③ ㉡, ㉣ ④ ㉣
⑤ ㉠, ㉡, ㉢, ㉣

[해설] ㉠, ㉡, ㉢, ㉣ 외에 의식장애, 어지럼증, 운동 실조증, 시력장애 및 연하곤란, 치매 등의 증상이 온다.

15 노인성 질환인 피크병(Pick's Disease)에 대한 설명으로 틀린 것은?

① 비교적 드문 치매 유형이다.
② 남성이 많다.
③ 감염이 원인이다.
④ 발병 후 10~20년 내 사망한다.
⑤ 행동장애, 인격장애, 기억장애가 나타난다.

[해설] ② 피크병(Pick's Disease)은 남성보다 여성이 많다.

13 ① 14 ⑤ 15 ②

16 다음 파킨슨 질환에 대한 설명으로 옳지 않은 것은?

① 남녀 모두에게 발병한다.
② 후천적 원인에 의한 질환이다.
③ 뇌종양, 뇌의 허혈성 손상 등이 원인이다.
④ 연령이 증가할수록 증가한다.
⑤ 휴식 시의 떨림, 운동완서, 경직, 자세적 반사의 손실, 굽은 자세, 얼어붙는 현상의 증상이 있다.

해설 ② 유전적 원인이다.

17 다음 파킨슨 질환의 증상으로 옳은 것은? [출제유형]

㉠ 굽은 자세, 자세 반사의 소실
㉡ 휴식 시 떨림, 운동완서
㉢ 얼어붙는 현상
㉣ 근육경직

① ㉠, ㉡, ㉢
② ㉠, ㉢
③ ㉡, ㉣
④ ㉣
⑤ ㉠, ㉡, ㉢, ㉣

해설 파킨슨 질환의 증상에는 ㉠, ㉡, ㉢, ㉣ 외에 피로, 우울, 근심, 수면장애, 변비, 방광과 다른 자율 신경의 장애, 감각적 불편감, 감정의 변화, 무감정, 사고의 느림, 인지능력의 감소 등이 있다.

11 순환계통

01 선천성 심장기형의 외적 요인이 아닌 것은?

① 에드워드증후군
② 저산소증
③ 풍진 등의 감염
④ 알코올 등 약물
⑤ X선 조사

해설 ① 내적 요인으로는 다운증후군과 에드워드증후군이 있다.

정답 16 ② 17 ⑤ // 01 ①

필수문제

02 다음 중 가장 흔한 선천성 심장질환은?

① 심실중격 결손(VSD)
② 심방중격 결손(ASD)
③ 동맥관 개존(PDA)
④ 팔로 4징후(TOF)
⑤ 대혈관 전위(TGA)

해설   ① 심실중격 결손(VSD)은 가장 흔한 선천성 심장기형으로 약 20~30% 정도를 차지한다.

03 우심방과 좌심방 사이의 벽(심방중격)의 결손을 통해서 혈류가 새는 심장기형은?

① 심실중격 결손(VSD)
② 심방중격 결손(ASD)
③ 동맥관 개존(PDA)
④ 팔로 4징후(TOF)
⑤ 대동맥 축착(COA)

해설   ② 심방중격 결손(ASD)은 선천성 심장병의 5~10%로 흔하며, 남자보다 여자에게 2배 정도 자주 발생한다.

04 다음 중 폐고혈압증으로 심장에 부담을 주는 선천성 심장기형은?

① 심실중격 결손(VSD)
② 심방중격 결손(ASD)
③ 동맥관 개존(PDA)
④ 대혈관 전위(TGA)
⑤ 선천성 동맥류

해설   동맥관 개존(PDA)
작은 동맥관은 증상이 없이 정상생활이 가능하나 간혹 심내막염이 생길 수 있다. 큰 동맥관은 심부전증, 잦은 호흡기 감염, 발육부전을 일으키며 나이가 많아지면서 점차 폐동맥 고혈압이 심해진다(Eisenmenger Reaction).

05 고농도의 산소공급은 어떤 증세를 유발할 수 있는가?
① 심부전증
② 폐섬유종
③ 지방색전증
④ 기관지 확장증
⑤ 두부편도 비대증

해설　② 고농도의 산소공급은 만성 폐성심인 폐섬유종을 초래할 수 있다.

필수문제

06 다음 중 선천성 심장병인 팔로 4징후(TOF)가 아닌 것은?
① 폐동맥 협착
② 심실중격 결손
③ 심방중격 결손
④ 대동맥의 우방전위
⑤ 우심실 비대

해설　팔로 4징후(TOF)
・심실중격 결손
・우심실 유출로 협착(폐동맥 협착)
・대동맥의 우방전위(대동맥이 심실중격 위로 걸쳐 있다)
・우심실 비대

필수문제

07 다음 중 만성 폐성심(Cor Pulmonale)에 해당하는 것으로 맞는 것은?

　㉠ 만성기관지염
　㉡ 기관지 천식
　㉢ 폐기종
　㉣ 폐동맥색전

① ㉠, ㉡, ㉢　　　　　　　② ㉠, ㉢
③ ㉡, ㉣　　　　　　　　　④ ㉣
⑤ ㉠, ㉡, ㉢, ㉣

해설　㉣ 폐동맥색전은 급성 폐성심이다.

정답　05 ②　06 ③　07 ①

08 심부전의 임상증상을 기술한 것으로 옳은 것은? [출제유형]

> ⊙ 호흡곤란
> ⓒ 경정맥의 확대
> ⓒ 비정상 호흡음
> ⓔ 서 맥

① ⊙, ⓒ, ⓒ
② ⊙, ⓒ
③ ⓒ, ⓔ
④ ⓔ
⑤ ⊙, ⓒ, ⓒ, ⓔ

해설 **심부전의 임상증상**
- 호흡곤란 : 빠르고 얕은 호흡, 경부 경정맥 팽대, 하지 부종
- 혈압 : 정상 또는 약간 높은 상태
- 심박동 : 빠름
- 호흡음 : 폐포와 기관 사이의 액체에 의한 버글거리는 소리(나음 ; Rale)를 들을 수 있고 천명음(Wheezing)도 들을 수 있음

09 울혈성 심부전 환자에게 이뇨제를 투여하는 이유는?

① 전부하 감소
② 후부하 감소
③ 심근의 수축력 감소
④ 심실의 신장성 감소
⑤ 심박수 감소

해설 **전부하**
심실 수축 전 심근의 팽창정도를 말하는 것으로 전신순환 후 심장으로 되돌아온 혈량이 많을수록 전부하는 증가한다. 심장에 대한 전부하를 경감시키기 위해 이뇨제 투여, 저염식이를 한다.

10 허혈성 심질환에 대한 설명으로 틀린 것은?

① 협심증과 심근경색이 대표적이다.
② 심근의 산소공급과 수요의 불균형으로 온다.
③ 심근비대 시 혈액공급을 초과하는 심근 내 산소요구량이 증가한다.
④ 심한 빈혈, 폐질환 증상이 나타난다.
⑤ 심근경색은 휴식을 취하거나 니트로글리세린을 설하 투여하면 대개 증상이 해소된다.

해설 ⑤ 협심증은 휴식을 취하거나 니트로글리세린을 설하 투여하면 대개 증상이 해소되지만 심근경색은 휴식이나 니트로글리세린의 설하 투여로도 해소되지 않는다.

11 다음 중 심근경색의 합병증으로 볼 수 없는 증상은?

① 전도장애　　② 동맥경화증
③ 심부전증　　④ 심인성 쇼크
⑤ 심장파열

해설　② 동맥경화증은 심근경색의 원인이다.

12 초기 심근경색 환자의 사망원인이 되는 흔한 합병증은?

① 부정맥　　② 심실파열
③ 폐색전　　④ 울혈성 심부전
⑤ 심근괴사

해설　심근경색의 가장 흔한 합병증은 부정맥이며, 그 외 일시적 심장정지, 울혈성 심부전, 심낭염, 폐전색, 하지정맥혈전증, 말초동맥전색, 심장파열, 가라앉지 않는 통증 등이 있다. 심장파열은 심근경색 후 1주일 이내에 주로 발생하는 합병증이다.

13 다음 중 심판막증의 원인을 모두 고르면?

　　㉠ 승모판 폐쇄부전
　　㉡ 승모판 협착
　　㉢ 대동맥관 폐쇄부전
　　㉣ 대동맥관 협착

① ㉠, ㉡, ㉢　　② ㉠, ㉢
③ ㉡, ㉣　　　④ ㉣
⑤ ㉠, ㉡, ㉢, ㉣

해설　㉠ 심근경색증, 확장성 심근병증, 심내막염에 의한 경우
　　　㉡, ㉣ 선천적 이상의 경우
　　　㉢ 대동맥 박리증, 상행 대동맥 확장증, 심내막염에 의한 경우

정답　11 ② 12 ① 13 ⑤

필수문제

14 다음 동맥경화증에 대한 설명으로 옳지 않은 것은?

① 동맥 혈관의 안쪽 벽에 콜레스테롤이 축적되어 혈관 내부가 좁아지거나 막혀 혈액의 흐름에 장애를 일으키고, 혈관 벽이 굳어지면서 발생하는 것이다.
② 일산화탄소는 동맥의 안쪽 벽을 손상시켜 동맥경화증의 원인으로 작용한다.
③ 단백질 섭취 과다 등이 원인이다.
④ 스트레스, 비만, 흡연, 과음, 폐경 등이 원인이다.
⑤ 고지혈증, 당뇨병, 고혈압 등이 원인이다.

[해설] ③ 단백질 섭취 과다보다는 지방 섭취 과다가 원인이다.

15 다음 중 동맥류의 형태로 묶인 것은?

㉠ 딸기 동맥류	㉡ 낭성 동맥류
㉢ 박리성 동맥류	㉣ 방추형 동맥류

① ㉠, ㉡, ㉢
② ㉠, ㉢
③ ㉡, ㉣
④ ㉣
⑤ ㉠, ㉡, ㉢, ㉣

[해설] 동맥류는 형태학적으로 동맥경화성은 방추형(Fusiform), 선천성은 낭성형(Saccular) 또는 딸기형(Berry), 그리고 동맥벽이 분리되는 박리성(Dissecting) 동맥류 등으로 구분할 수 있다. 동맥류의 원인으로는 동맥경화증과 중막의 괴사(마르팡 증후군), 그 외 매독성, 외상성, 결절성 동맥염 선천성 감염증 등에 의해 발생할 수 있다.

16 다음 중 동맥염의 종류가 아닌 것은?

① 폐색성 혈전혈관염
② 과민성 혈관염
③ 가와사키병
④ 베게너육아종증
⑤ 상피증

[해설] ⑤ 상피증은 피부가 코끼리 피부와 같이 딱딱해지는 증상으로 림프관에서 발생되는 질환이다.

17 가와사키 증후군(Kawasaki Syndrome)에 대한 설명으로 틀린 것은?

① 점막피부림프절 증후군(Mucocutaneous Lymph Node Syndrome)이라고도 한다.
② 주로 노인에게 호발하는 원인불명의 혈관염이다.
③ 관상동맥, 장골동맥에 많다.
④ 급성발열, 피부발진, 결막충혈 등의 증상을 보인다.
⑤ 비교적 예후는 좋으나 동맥류 파열 시 사망할 수도 있다.

[해설] 가와사키 증후군
1세를 전후로 하여 5세 미만의 어린이에게 호발하는 원인불명의 혈관염이다.

12 호흡계통

01 상기도를 구성하는 부위가 아닌 것은?

① 비 강 ② 부비동
③ 인 두 ④ 후 두
⑤ 폐 포

[해설] 호흡기계
- 상기도 : 비강, 부비동, 인두, 후두
- 하기도 : 기관, 기관지, 세기관지, 폐포

필수문제

02 상기도에서 발생하는 염증의 종류가 아닌 것은?

① 알레르기성 비염 ② 만성 비염
③ 아데노이드 ④ 부비동염
⑤ 육아종성 비염

[해설] ③ 아데노이드(Adenoid)는 인두편도의 '이상비대'이다.

[정답] 17 ② // 01 ⑤ 02 ③

03 다음 중 상기도에서 발생하는 악성종양이 아닌 것은?

① 유두종
② 상악암
③ 인두암
④ 후두암
⑤ 기관암

> 해설 ① 유두종은 양성종양으로 편평상피성 유두종은 후두에 많고, 이행상피성 유두종은 비강에 많다.

필수문제 1

04 알레르기성 비염과 관련있는 내용을 모두 고르면?

┌─────────────────────────────────┐
│ ㉠ 고초열(Hay Fever)   │
│ ㉡ 점막의 부종   │
│ ㉢ 모세혈관 확장   │
│ ㉣ 축농증(Empyema)   │
└─────────────────────────────────┘

① ㉠, ㉡, ㉢
② ㉠, ㉢
③ ㉡, ㉣
④ ㉣
⑤ ㉠, ㉡, ㉢, ㉣

> 해설 ㉣ 축농증(Empyema)은 상악동, 사골동, 전두동, 접형골동 등의 염증을 말하며, 부비동염이라고도 한다.

05 폐형성부전(Pulmoary Hypoplasia)의 발생원인과 관련 있는 항목은?

┌─────────────────────────────────┐
│ ㉠ 횡격막 탈장   ㉡ 기생충   │
│ ㉢ 무뇌아   ㉣ 결 핵   │
└─────────────────────────────────┘

① ㉠, ㉡, ㉢
② ㉠, ㉢
③ ㉡, ㉣
④ ㉣
⑤ ㉠, ㉡, ㉢, ㉣

> 해설 ㉡, ㉣ 폐낭포(Cystic Disease)의 원인이다.
> **폐형성부전(Pulmonary Hypoplasia)**
> 유전적 질환으로 무뇌증, 횡격막 탈장, 신장 요로 기형, 우심장 기형, 지속성 태아 순환계 등에 동반되는 질환이다.

03 ① 04 ① 05 ②

06 만성기관지염에 대한 설명으로 옳지 않은 것은?

① 만성기관지염이란 기관지의 만성적 염증으로 기도가 확장된 경우를 뜻한다.
② 원인은 흡연, 매연에 노출, 세균성 혹은 바이러스성 감염이다.
③ 환자는 가능한 한 오염된 공기에 노출을 피한다.
④ 증상은 호흡곤란으로 인해 호흡성 산독증, 저산소혈증, 우심부전을 초래한다.
⑤ 지나치게 뜨겁거나 차가운 음식, 자극적인 음식은 피한다.

[해설] 만성기관지염
기관지의 만성적 염증으로 기도가 좁아진 경우를 뜻한다. 따라서 호흡곤란에 시달리게 되고 만성염증으로 기관지벽이 파괴될 경우 일부 기관지는 오히려 비가역적으로 늘어나 기관지확장증이 되기도 한다.

07 만성기관지염 환자의 증상으로 옳은 것은?

㉠ 고 열	㉡ 피가 섞인 가래
㉢ 저산소혈증	㉣ 탄산과잉증

① ㉠, ㉡, ㉢ ② ㉠, ㉢
③ ㉡, ㉣ ④ ㉣
⑤ ㉠, ㉡, ㉢, ㉣

[해설] 만성기관지염 환자 증상
• 만성기관지염은 기관에 점액 분비가 과다할 때 생기며 특징적인 증상은 점액 또는 분비물을 동반한 만성적인 기침과 가래이다.
• 기관지에 세균이 감염되어 점막이 충혈되거나 짓무르면 가래는 고름같이 되고 때로는 피가 섞인 가래가 나오기도 하며 열이 나는 경우도 있다.
• 병이 어느 정도 진행되면 심한 기침이 나오고 비탈길이나 계단을 오를 때에는 호흡곤란, 저산소혈증, 탄산과잉증이 나타난다.

08 만성기관지염의 치료 및 예방에 대한 설명으로 옳지 않은 것은?

① 저산소혈증을 예방하기 위하여 처방된 낮은 농도의 산소를 투여한다.
② 탈수를 예방하기 위하여 따뜻한 생리식염수를 공급한다.
③ 금연을 시킨다.
④ 흉부에 얼음주머니를 올려준다.
⑤ 수분을 충분히 섭취하는 것이 가래를 묽게 하는 데 도움이 된다.

[해설] ④ 흉부에 얼음주머니를 올려주는 것은 만성기관지염을 더욱 악화시킨다.

필수문제

09 다음 폐렴에 대한 설명으로 옳지 않은 것은?

① 폐렴은 기관지 조직에 염증이 생긴 상태를 말한다.
② 세균이나 바이러스 등의 침범, 기도를 통한 이물질 흡입으로 인해 발생한다.
③ 증상은 고열, 기침과 흉통, 호흡곤란, 녹색의 농성 가래 등이 나온다.
④ 증상은 마른기침이나 짙은 가래를 뱉어내는 기침을 한다.
⑤ 증상은 감기정도의 가벼운 증상이나 두통, 근육통이 발생할 수도 있다.

[해설] ① 폐렴은 폐 조직에 염증이 생긴 상태를 말한다.

10 다음 천식의 증상으로 옳은 것은? [출제유형]

㉠ 호기성 천명음(숨을 내쉴 때 쌕쌕거리는 호흡음)
㉡ 점액 분비량의 증가
㉢ 흉부 압박감(가슴이 답답하거나 불쾌감)
㉣ 호흡 곤란

① ㉠, ㉡, ㉢   ② ㉠, ㉢
③ ㉡, ㉣   ④ ㉣
⑤ ㉠, ㉡, ㉢, ㉣

[해설] 천식의 증상에는 ㉠, ㉡, ㉢, ㉣ 외 기침, 기도경련, 알레르기성 비염 등이 있다.

11 다음 중 폐순환장애로 인한 폐의 질환이 아닌 것은?

① 폐울혈
② 폐출혈
③ 폐수종
④ 폐결핵
⑤ 폐고혈압증

[해설] ④ 폐결핵은 결핵균(Mycobacterium tuberculosis)에 의해 발병한다.

09 ① 10 ⑤ 11 ④ [정답]

필수문제

12 천식에 대한 설명으로 옳지 않은 것은?

① 천식은 기관지 조직에 염증이 생긴 상태를 말한다.
② 원인은 감기, 달리기 등의 운동 후, 흥분이나 스트레스 등이다.
③ 원인은 꽃가루, 집먼지진드기, 강아지나 고양이 털 및 배설물, 곰팡이 등이다.
④ 원인은 대기 오염, 자극적인 냄새, 담배 연기, 기후 변화 등이다.
⑤ 예방하기 위해서는 알레르기를 일으키는 요인에 대해 탈 감작화를 시키는 면역요법을 사용하여 천식발작을 사전에 예방한다.

[해설] ① 천식은 기관지 점막이 외부 자극에 대한 과민반응으로 경련을 일으키는 것이다.

13 폐결핵의 가장 흔한 전염경로로 옳은 것은?

① 결핵균의 오염된 식품의 섭취에 의한 감염
② 매개곤충의 의한 감염
③ 피부상처를 통한 감염
④ 주사기 등 기구에 의한 감염
⑤ 기침이나 재채기에 의한 비말감염

[해설] ⑤ 폐결핵은 기침이나 재채기 등으로 공기 중에 퍼진 병원균이 호흡 기관지나 폐포(肺胞)로 들어가 감염을 일으킨다.

필수문제

14 폐결핵의 원인으로 옳은 것은?

㉠ Mycobacterium Tuberculosis의 비말 흡입
㉡ 영양 부족, 건강의 약화
㉢ 당뇨병, 악성 종양, 만성 신부전 등과 같은 질병이 있는 노인
㉣ 스테로이드와 같은 면역 억제제 사용 시

① ㉠, ㉡, ㉢
② ㉠, ㉢
③ ㉡, ㉣
④ ㉣
⑤ ㉠, ㉡, ㉢, ㉣

[해설] 폐결핵의 원인에는 ㉠, ㉡, ㉢, ㉣ 외에 알코올 또는 약물중독 등이 있다.

정답 12 ① 13 ⑤ 14 ⑤

15. 폐결핵의 증상으로 옳은 것은?

㉠ 피로감, 식욕부진, 체중감소
㉡ 마른기침과 점액성, 화농성 객담과 흉막성 흉통
㉢ 기관지 확장증, 개방성 공동, 농흉 등의 합병증
㉣ 오후의 고열과 늦은 밤에 식은땀과 함께 열이 내리는 증상

① ㉠, ㉡, ㉢
② ㉠, ㉢
③ ㉡, ㉣
④ ㉣
⑤ ㉠, ㉡, ㉢, ㉣

해설 폐결핵의 증상에는 ㉠, ㉡, ㉢, ㉣ 외에도 호흡곤란과 흉막염, 객혈, 진균증 등이 있다.

16. 세균성 폐렴의 원인균은?

㉠ 포도상구균
㉡ 연쇄상구균
㉢ 폐렴간균
㉣ 바이러스

① ㉠, ㉡, ㉢
② ㉠, ㉢
③ ㉡, ㉣
④ ㉣
⑤ ㉠, ㉡, ㉢, ㉣

해설 폐렴의 원인
- 세균성 폐렴 : 포도상구균, 연쇄상구균, 폐렴간균, 레지오넬라균
- 바이러스성 폐렴 : 독감 바이러스 감염 또는 다른 바이러스성 감염질환
- 흡인성 폐렴 : 음식물 등 이물질이 기도 내로 넘어가 기관지나 폐에 염증을 유발한 경우

17. 우유나 그 외 수분이 기도 안으로 들어가서 생긴 폐질환은?

① 기관지 확장증
② 흡인성 폐렴
③ 폐농양
④ 폐 암
⑤ 폐기종

해설 ② 흡인성 폐렴은 기관지 및 폐로 이물질이 들어가 생기는 폐렴으로, 주로 병원 내 감염 폐렴의 중요한 원인이 된다.

15 ⑤ 16 ① 17 ②

필수문제

18 폐농양의 증상으로 틀린 것은?

① 식욕부진 ② 통 증
③ 출 혈 ④ 발 열
⑤ 빈 혈

해설 **폐농양**
- 폐농양은 폐조직의 염증과 괴사로 생긴 공동(직경이 2cm 이상인 공동이 1개 또는 그 이상 형성됨) 속에 고름이 고여 있는 상태이다.
- 서서히 발병하는 기침과 발열, 피로, 식욕부진과 체중감소, 흉부의 통증과 화농성 객담 청진 시 습성나음의 청취, 빈혈 등의 증상이 있다.

19 폐종양 환자에게 나타나는 임상적 특성이 아닌 것은?

① 흉부 방사선상 음영 ② 고 열
③ 화농성 객담 ④ 늑막 마찰음
⑤ 천명음

해설 ④ 늑막 마찰음은 만성늑막염의 증상이다.
폐종양
- 암종이 기관지 내에 국한되어 있을 때는 기침, 각혈, 천명음(흡기와 호기 시에 들을 수 있는 고음조의 율동적인 소리로 주로 천식발작이나 기관지 경련 시에 들림), 호흡곤란과 폐쇄성 폐렴이 발생한다.
- 폐암의 전이가 없이 생기는 전신적 증상으로는 식욕감퇴, 악액질, 체중감소, 발열 등의 증상이 있다. 이외 화농성 객담, X선상 암종 음영 등의 증상이 있다.

필수문제

20 호흡곤란을 유발하는 내과적 호흡기 질환으로 알맞은 것은?

> ㉠ 천 식
> ㉡ 급성 폐부종
> ㉢ 폐색전증
> ㉣ 긴장성 기흉

① ㉠, ㉡, ㉢ ② ㉠, ㉢
③ ㉡, ㉣ ④ ㉣
⑤ ㉠, ㉡, ㉢, ㉣

해설 **호흡곤란을 유발하는 내과적 호흡기 질환**
- 상기도 또는 하기도의 감염
- 만성폐쇄성 폐질환
- 기도폐쇄
- 과호흡
- 급성 폐부종
- 천식 또는 알레르기성 폐질환
- 폐색전증

정답 18 ③ 19 ④ 20 ①

21 기도에 이물이 들어갔을 때 합병증으로 알맞은 것은?

> ㉠ 폐기종
> ㉡ 무기폐
> ㉢ 만성기관지염
> ㉣ 세균성 폐렴

① ㉠, ㉡, ㉢
② ㉠, ㉢
③ ㉡, ㉣
④ ㉣
⑤ ㉠, ㉡, ㉢, ㉣

해설 ㉣ 세균성 폐렴은 세균에 의한 감염이다.

13 소화계통

필수문제

01 구강점막의 병변으로 인한 질환이 아닌 것은?

① 구개열
② 구내염
③ 대상포진
④ 베체트병
⑤ 점막백반증

해설 ① 구개열은 유전적 요인에 의한 형성이상이다.

02 쇼그렌(Sjogren) 증후군과 관련 있는 내용은?

> ㉠ 고환염
> ㉡ 구강건조증
> ㉢ 췌장염
> ㉣ 류마티스 관절염

① ㉠, ㉡, ㉢
② ㉠, ㉢
③ ㉡, ㉣
④ ㉣
⑤ ㉠, ㉡, ㉢, ㉣

해설 쇼그렌(Sjogren) 증후군
자가면역질환으로 알려져 있으며 류마티스 관절염, 안구건조증, 구강건조증 등의 증상이 나타난다.

필수문제

03 유행성 이하선염에 대한 설명으로 틀린 것은?

① 바이러스에 의한 감염으로 발생하는 감염질환이다.
② 타액선이 비대해지고 동통이 특징적이다.
③ 특효약이 없으므로 예방할 수 없다.
④ 고환염, 췌장염을 동반한다.
⑤ 잠복기는 약 2~3주간이며 30~40%는 증상이 없다.

[해설] ③ 유행성 이하선염은 MMR(홍역, 풍진, 유행성 이하선염) 예방접종을 통해 예방할 수 있다.

04 식도에서 순환장애로 인해 발병하는 질환으로 옳은 것은? **출제유형**

> ㉠ 식도정맥류
> ㉡ 역류성 식도염
> ㉢ Mallory-Weiss 증후군
> ㉣ 아구창

① ㉠, ㉡, ㉢
② ㉠, ㉢
③ ㉡, ㉣
④ ㉣
⑤ ㉠, ㉡, ㉢, ㉣

[해설] ㉡, ㉣ 염증질환에 해당한다.
Mallory-Weiss 증후군
심한 구토 중에(주로 음주 후에) 식도와 위의 경계부가 찢어지면서 혈관이 노출돼 출혈하는 경우를 말한다.

05 식도암에 대한 설명으로 틀린 것은?

① 50~60대 남성에서 많이 발생한다.
② 흡연자와 음주자와 관련이 깊다.
③ 생리적 협착 부위에서 발병한다.
④ 비상피성 종양이다.
⑤ 주로 음식을 삼키기 어려움 또는 통증이 주된 증상이나 증상이 없을 수도 있다.

[해설] ④ 식도암은 거의 대부분 편평상피세포암이다.

정답 03 ③ 04 ② 05 ④

06 다음 소화기계 질환의 하나인 위염에 대한 설명으로 옳지 않은 것은?

① 위염은 위 점막의 염증을 의미한다.
② 만성위염의 경우 식사 후 위가 무겁거나 부푼 듯한 느낌을 준다.
③ 위염은 급성위염과 만성위염으로 구분된다.
④ 만성위염은 급성위염이 완치되지 못하고 방치되거나 재발하는 경우이다.
⑤ 위염을 치료하기 위해서는 과식, 과음을 피하고 규칙적인 식사를 해야 한다.

해설 ② 급성위염의 경우 식사 후 위가 무겁거나 부푼 듯한 느낌을 주고, 만성위염은 식사 후 3~4시간이 지나 배가 고프기 시작할 때 명치부위에 심한 통증이 나타난다.

07 급성위염의 원인으로 옳은 것은? 출제유형

㉠ 과도한 흡연
㉡ 병원균이 포함된 부패한 음식 섭취
㉢ 알코올 과음
㉣ 아스피린 복용

① ㉠, ㉡, ㉢
② ㉠, ㉢
③ ㉡, ㉣
④ ㉣
⑤ ㉠, ㉡, ㉢, ㉣

해설 급성위염의 경우 자극적인 음식을 먹거나 잘못된 습관으로 음식물을 섭취하는 경우에 생기는 외인성 급성위염과, 독감 바이러스에 의한 감염 등에 의해 생기는 내인성 급성위염이 있다.

08 급성 위궤양의 원인으로 맞는 것은? 출제유형

㉠ 스트레스
㉡ 두부외상
㉢ 두개수술 후
㉣ 과도한 알코올

① ㉠, ㉡, ㉢
② ㉠, ㉢
③ ㉡, ㉣
④ ㉣
⑤ ㉠, ㉡, ㉢, ㉣

해설 급성 위궤양(Acute Ulcer)은 강한 스트레스와 쇼크 혹은 두부외상이나 두개골 뇌수술 후에 급격히 발생한다.

필수문제

09 위궤양 환자의 증상에 대한 설명으로 옳지 않은 것은?

① 주로 식전 또는 한밤중에 통증이 있다.
② 음식물에 의해 통증이 악화된다.
③ 빈혈, 토혈이나 흑색변을 보일 수 있다.
④ 신트림이 자주 올라오고 식욕이 떨어진다.
⑤ 명치부위가 쓰리거나 타는 듯한 통증을 호소하기도 한다.

해설 ① 주로 식후 30분 정도에 통증이 나타나게 되며, 공복 시에 통증이 나타나기도 하지만 제산제를 복용하면 사라진다. 잠들기 전에도 1~2시간 동안 통증을 느낄 수 있다.

10 다음 중 소화성 궤양이 생길 수 있는 부위가 아닌 것은?

① 식도하부
② 위와 장의 연결부위(Gastroenterostomy Site)
③ 소 장
④ 멕켈(Meckel)게실
⑤ 십이지장 말단부

해설 소화성 궤양이 생길 수 있는 부위
식도하부, 위절제술 후 위와 장의 연결부위(Gastroenterostomy Site), 멕켈(Meckel)게실, 졸링거-엘리슨(Zollinger-Ellison) 증후군에서는 십이지장 말단부와 공장에도 발생한다.

필수문제

11 위암에 대한 설명으로 틀린 것은?

① 선암이 대부분이다.
② 위벽의 점막층에서 발생한다.
③ 조기위암과 진행위암으로 나뉜다.
④ 조기위암은 대부분 증상이 없다.
⑤ 자극성 음식, 저염식이가 발생원인이다.

해설 ⑤ 저염식이보다는 염분이 많은 음식이 위암의 원인이다.

정답 09 ① 10 ③ 11 ⑤

필수문제

12 다음 중 위암의 증상으로 옳은 것은?

> ㉠ 체중감소
> ㉡ 복부 불편감
> ㉢ 빈 혈
> ㉣ 소화불량

① ㉠, ㉡, ㉢
② ㉠, ㉢
③ ㉡, ㉣
④ ㉣
⑤ ㉠, ㉡, ㉢, ㉣

해설 위암의 증상은 ㉠, ㉡, ㉢, ㉣의 증상이 있으나 서서히 진행되어 증상이 잘 나타나지 않는 특징이 있다.

13 장(Intestine)에서 발병하는 염증성 질환이 아닌 것은?

① 장티푸스
② 장폐색
③ 장결핵
④ 크론병
⑤ 충수염

해설 ② 장폐색은 위장관 내용물의 정상적인 흐름이 부분적이거나 완전히 방해받는 것을 말한다.

필수문제

14 대장암에 대한 설명으로 옳지 않은 것은?

① 대장암은 결장과 직장에 생기는 악성 종양을 말한다.
② 암이 발생하는 위치에 따라 결장에 생기는 암을 결장암, 직장에 생기는 암을 직장암이라고 한다.
③ 대부분은 대장의 점막에서 발생하는 선암이다.
④ 혈행성 전이는 뇌, 골, 폐, 간이다.
⑤ 증상은 장습관의 변화와 대변의 출혈, 폐색, 설사, 변비, 허약감, 체중감소, 점액 분비, 직장 출혈 등이 있다.

해설 ④ 혈행성 전이는 간, 폐, 골, 뇌이다.

정답 12 ⑤ 13 ② 14 ④

15 다음 중 대장암의 위험요인으로 옳은 것은?

> ㉠ 가족력이 있는 50세 이상
> ㉡ 선종성 용종
> ㉢ 염증성 장질환의 병력
> ㉣ 고칼로리 음식

① ㉠, ㉡, ㉢
② ㉠, ㉢
③ ㉡, ㉣
④ ㉣
⑤ ㉠, ㉡, ㉢, ㉣

[해설] 대장암 발병의 위험요인으로는 식이 요인, 비만, 유전적 요인, 선종성 용종, 염증성 장질환, 육체적 활동 수준, 음주, 50세 이상의 연령 등이 있다.

16 다음 중 간염의 전파경로로 부적당한 것은?

① 수 혈
② 주사침
③ 체 액
④ 공 기
⑤ 문 신

[해설] 간염의 전파경로
수혈, 성적 접촉, 체액, 칫솔, 문신, 주사 등

필수문제

17 B형간염에 대한 설명으로 옳지 않은 것은?

① 바이러스에 의해 발병한다.
② 전파양식은 주로 혈액이나 체액을 통해서 감염된다.
③ 만성간염이다.
④ E 항원이 양성일 때 전염력을 갖는다.
⑤ 급성간염의 경우 식욕감소, 구역질, 구토, 피로, 두통, 발열 등의 증상을 보인다.

[해설] B형간염은 급성간염이나 만성간염으로 진행될 수 있으며, 만성간염으로 진행되는 경우 상당수가 간경화를 거쳐 간암으로 발전하게 된다.

정답 15 ⑤ 16 ④ 17 ③

필수문제

18 알코올성 간장애의 증상으로 옳은 것은?

> ㉠ 면역능력 저하
> ㉡ 정신장애
> ㉢ 췌장장애
> ㉣ 급성간부전

① ㉠, ㉡, ㉢ ② ㉠, ㉢
③ ㉡, ㉣   ④ ㉣
⑤ ㉠, ㉡, ㉢, ㉣

해설 ㉣ 급성간부전은 급성 바이러스성 간염이나, 타이레놀 과다복용 같이 약물에 의한 손상이 원인으로 작용한다.

19 급성복증의 통증 위치가 틀린 것은?

① 담낭염 – 우측 하복부 전이통
② 골반염 – 양측 하복부
③ 충수돌기염 – 우측 하복부 전이통
④ 십이지장궤양 – 상복부의 중앙이나 등의 상부
⑤ 대동맥류(파열) – 등 또는 우측 하복부

해설 ① 담낭염 – 우측 상복부 전이통

20 담낭염(Cholecystitis) 및 담석증에 대한 설명으로 옳지 않은 것은?   `출제유형`

① 담낭(쓸개)의 세균감염에 의한 염증으로 대부분에서 담석증을 볼 수 있다.
② 우상복부 통증, 발열, 구역질과 구토 증상이 있다.
③ 원인이 되는 세균 중에서 가장 많은 것이 폐렴간균이다.
④ 급성담낭염과 만성담낭염이 있다.
⑤ 담석증은 비만한 중년여성에게 많다.

해설 ③ 원인이 되는 세균 중에서 가장 많은 것이 대장균이고, 포도상구균, 연쇄구균, 폐렴간균이 그 다음 순으로 많다.

18 ① 19 ① 20 ③ `정답`

필수문제

21 췌장염에 대한 설명으로 옳지 않은 것은?

① 췌장염의 흔한 원인은 담석과 알코올이다.
② 급성췌장염은 강렬한 복통 증상을 보인다.
③ 만성췌장염은 외분비기능 저하로 지방간, 당뇨병이 생긴다.
④ 심한 경우에는 신부전, 호흡부전, 패혈증 등의 합병증이 발생할 수 있다.
⑤ 통증을 완화시키기 위해 수분 공급을 제한한다.

[해설] ⑤ 급성췌장염의 치료는 금식이며, 이를 통해 췌장을 쉽게 해주는 것이 중요하다. 이때 통증을 완화시키기 위해 영양과 수분을 공급시켜준다.

22 복막염에 대한 설명으로 옳지 않은 것은?

① 알코올과 결석, 종양에 의해 발생한다.
② 복통이 가장 뚜렷한 증상이다.
③ 급성충수염의 천공이 가장 대표적이다.
④ 증상으로는 복부팽만, 역질, 구토, 호흡장애 등이 있다.
⑤ 정맥을 통해 수분, 전해질, 영양분, 항생제를 투여해야 한다.

[해설] ① 복막염은 소화관의 궤양천공, 세균에 의한 감염, 장기파열 등이 원인이다.

14 조혈 / 내분비 / 신경계 계통

필수문제

01 재생불량성 빈혈의 원인으로 볼 수 없는 것은?

① 항암제
② 항간질제
③ 방사선
④ 골수이식
⑤ 바이러스성 간염

[해설] ④ 골수이식은 재생불량성 빈혈환자에게 가장 적극적이며 좋은 치료방법이다.

02 골수의 적혈구 형성부전에 의한 빈혈로 맞는 것은?

> ㉠ 철결핍성 빈혈
> ㉡ 악성빈혈
> ㉢ 재생불량성 빈혈
> ㉣ 용혈성 빈혈

① ㉠, ㉡, ㉢
② ㉠, ㉢
③ ㉡, ㉣
④ ㉣
⑤ ㉠, ㉡, ㉢, ㉣

[해설] ㉣ 용혈성 빈혈은 용혈독에 의해 적혈구가 파괴되는 것이다.

필수문제

03 감염성 질환 시 공통적으로 나타나는 것은?

① 적혈구 증가
② 백혈구 감소
③ 농형성
④ 항생물질에 대한 양성반응
⑤ 백혈구 증가

[해설] ⑤ 백혈구는 체내로 들어온 병원체에 대항하기 위해 그 수가 증가한다.

필수문제

04 내분비선에서 분비되는 호르몬에 대한 내용으로 옳은 것은?

① 부신 – 알도스테론 – 혈압하강
② 뇌하수체 후엽 – ADH – 체내 수분조절
③ 갑상선 – 타이로칼시토닌 – 혈중 칼슘농도 상승
④ 뇌하수체 전엽 – 옥시토신 – 자궁수축 자극
⑤ 췌장 – 글루카곤 – 혈당저하

[해설] ① 부신 – ACTH – 부신겉질 발육 및 코르티코이드 분비 촉진
③ 갑상선 – TSH – 갑상선 발육 및 티록신 분비 촉진
④ 뇌하수체 전엽 – GH – 물질대사 촉진 및 신체 발육 촉진
⑤ 췌장 – 글루카곤 – 혈당상승

05 백혈구 수의 이상치를 보이는 주요 질환이 아닌 것은?

① 백혈병
② 세균감염증
③ 심근경색
④ 재생불량성 빈혈
⑤ 자반증

[해설] 백혈구 수의 이상치를 보이는 주요 질환으로는 백혈병, 세균감염증, 신부전, 심근경색, 재생불량성 빈혈, 간경변, 약물부작용 등이 있다. 자반증은 혈소판 수치 저하로 인하여 피부에 홍반이 생기는 자가면역성 질환이다.

필수문제

06 뼈 조직의 칼슘부족으로 인한 병리적 골절이 가장 흔히 일어나는 질환은?

① 갑상선 기능 항진증
② 부갑상선 기능 저하증
③ 당뇨병
④ 요붕증
⑤ 쿠싱증후군

[해설] **칼슘**
인과 더불어 뼈의 주요 구성성분이며 부갑상선 호르몬, 비타민 D의 영향을 받고 혈액 내의 총 단백치에도 영향을 받아 총단백이 높으면 같이 높아진다.
• 증가 : 부갑상선 기능 항진증, 비타민 D 과잉증, 다발성 골수증, 골수암
• 감소 : 부갑상선 기능 저하증, 급성췌장염, 신부전증

필수문제

07 췌장에서 분비되는 인슐린의 작용으로 옳은 것은?

① 혈액 내로 포도당의 이동을 자극한다.
② 당질이 세포에서 연소되는 것을 억제하여 혈액 내로 전환을 유도한다.
③ 포도당이 글리코겐으로 전환되어 간에 저장하도록 도와준다.
④ 지방조직의 분해나 지방의 이동을 상승시켜 지방이 포도당으로 전환되는 것을 증가시킨다.
⑤ 조직 내에서 단백질 합성을 억제한다.

[해설] **인슐린**
췌장에 있는 랑게르한스섬의 β세포에서 생성되는 호르몬이다. 기능은 당이 세포 내로 들어가도록 분해해서 간에 저장되도록 하는 것이다.

[정답] 05 ⑤ 06 ② 07 ③

08 성장이 지연되는 크레틴병은 어떤 호르몬 부족으로 나타나는가?

① 옥시토신
② 부갑상선 호르몬
③ 췌장호르몬
④ 갑상선 호르몬
⑤ 성장호르몬

해설 **크레틴병**
갑상선 호르몬은 태아기부터 태아의 두뇌 발달에 필수적인 호르몬이며, 출생 후에는 소아의 전신 성장 발달을 촉진시킨다. 크레틴병은 선천성 갑상선 기능 저하증이라고도 하는데, 태아기부터 갑상선의 형성부전이나 갑상선 호르몬의 합성장애 등과 같은 다양한 원인에 의해 갑상선 기능이 저하되는 상태를 말한다.

09 뇌의 허혈성 질환으로 맞는 것은? `출제유형`

> ㉠ 지주막하 출혈
> ㉡ 뇌동맥류
> ㉢ 고혈압성 뇌출혈
> ㉣ 뇌경색

① ㉠, ㉡, ㉢
② ㉠, ㉢
③ ㉡, ㉣
④ ㉣
⑤ ㉠, ㉡, ㉢, ㉣

해설 ㉠, ㉡, ㉢ 뇌혈관이 터져서 발생하는 뇌출혈에 해당한다.

10 다음 중 중추신경계의 감염성 질환이 아닌 것은?

① 백혈병
② 일본뇌염
③ 세균성 수막염
④ 뇌농양
⑤ 대상포진

해설 ① 백혈병은 뇌혈관성 질환이다.

11 다음 중 중추신경계의 퇴행성 질환이 아닌 것은?

① 알츠하이머병
② 파킨슨병
③ 다발성 경화증
④ 루게릭병
⑤ 삼차 신경통

[해설] 삼차 신경통
5번째 뇌신경 즉, 삼차 신경(Trigeminal Nerve)이라고 불리는 안면(얼굴) 신경에 발생하는 통증성 질환이다.

12 다음 중 말초신경계의 질환과 관련이 있는 것은?

출제유형

㉠ 안면 신경마비
㉡ 수근터널 증후군
㉢ 길랭-바레 증후군(Guilian-Barre Syndrome)
㉣ 헌팅턴 무도병

① ㉠, ㉡, ㉢
② ㉠, ㉢
③ ㉡, ㉣
④ ㉣
⑤ ㉠, ㉡, ㉢, ㉣

[해설] ㉣ 헌팅턴 무도병(Huntington's Chorea)은 상염색체 우성으로 유전되는 중추신경계 퇴행성 질환이다.

제1과목 기초의학

제3장 | 생리학

01 총론

01 인체를 구성하는 체계 중 가장 복잡한 것은?

① Molecule
② Organelle
③ Cell
④ Tissue
⑤ Organ

해설 인체의 체계
Atom(원자) − Molecule(분자) − Organelle(소기관) − Cell(세포) − Tissue(조직) − Organ(기관) − Organ System(기관계) − Organism(생명체)

02 인체를 구성하는 유기화합물로 맞는 것은?

㉠ 당(Sugar)
㉡ 지방(Fat)
㉢ 미오신(Myosin)
㉣ 미네랄(Mineral)

① ㉠, ㉡, ㉢
② ㉠, ㉢
③ ㉡, ㉣
④ ㉣
⑤ ㉠, ㉡, ㉢, ㉣

해설 인체의 구성
• 유기화합물 : 탄수화물(당, 전분), 지질(지방, 인지질), 단백질(미오신, 액틴), 핵산(DNA, RNA)
• 무기화합물 : 미네랄(Mineral)

138 | 제1과목 기초의학 01 ⑤ 02 ① 정답

03 동화작용(Anabolism)에 대한 기술이 아닌 것은?

① 대사분해과정
② 대사합성과정
③ 신체의 성장·유지
④ 광합성과정
⑤ 재생과정

[해설]　① 대사분해과정은 이화작용(Catabolism)이다.

04 이화작용(Catabolism)에 대한 설명으로 틀린 것은?

① 효소 촉매 반응에 의해 살아 있는 세포 속의 비교적 큰 분자가 작은 분자로 분해되는 과정이다.
② 생명체 활동에 소요되는 에너지를 제공한다.
③ 세포호흡을 통해 음식물로부터 에너지를 얻는다.
④ 글루코스와 지방산의 산화적 분해과정이다.
⑤ 핵산의 합성과정이다.

[해설]　⑤ 핵산의 합성과정은 동화작용(Anabolism)에 해당된다.

[필수문제]

05 인체의 각 계통(System)과 기능을 잘못 연결한 것은?

① 피부계통 : 피부보호, 체온조절
② 골격계통 : 신체지지, 혈액세포형성
③ 호흡계통 : 물질운반
④ 내분비계통 : 호르몬 분비
⑤ 근육계통 : 보행, 뼈대 움직임

[해설]　③ 호흡계통 : 혈액과 외부의 공기교환

[정답]　03 ①　04 ⑤　05 ③

필수문제

06 인체의 기본적인 해부학적 용어와 설명이 올바른 것은?

① Superior : 위, 머리에 가까운
② Inferior : 몸속
③ Anterior : 뒷면
④ Posterior : 앞면
⑤ Proximal : 정중선에 가까운

> 해설
> ② Inferior : 아래, Deep : 몸속
> ③ Anterior : 앞면
> ④ Posterior : 뒷면
> ⑤ Proximal : 몸통쪽·근위부, Medial : 안쪽, 중앙

필수문제

07 인체를 좌우로 분할한 면을 나타내는 해부학적 용어는?

① Cephalic
② Cervical
③ Frontal
④ Abdominal
⑤ Sagittal

> 해설
> ⑤ Sagittal : 시상면
> ① Cephalic : 머리부위
> ② Cervical : 목부위
> ③ Frontal : 관상면(앞, 뒤)
> ④ Abdominal : 배부위

08 항상성(Homeostasis)에 대한 설명으로 틀린 것은?

① 자신의 최적화 상태를 지속적으로 유지하려는 특성
② 네거티브 피드백 체제
③ 중추신경계가 담당
④ 생명유지 프로그램
⑤ pH, 삼투압, 체온 등을 일정하게 유지하려는 성질

> 해설 ③ 항상성(Homeostasis)은 호르몬과 자율신경계가 담당한다.

02 세포와 조직

필수문제

01 세포에 대한 설명으로 옳지 않은 것은?

① 모든 생물체의 기본 단위이다.
② 생체에서 독립적으로 생명을 영위하는 최소단위이다.
③ 몸의 기본적인 형태의 단위 및 신진대사의 단위가 된다.
④ 세포의 구조는 핵, 세포질, 세포막으로 구성된다.
⑤ 염색질과 핵소체를 제외한 물질로 단백질이 주성분인 콜로이드 상태이다.

[해설] ⑤ 세포는 원형질 덩어리로 되어 있으며 밖은 세포막으로 싸여 있다. 원형질 속에는 세포막과 핵막 사이에 있는 세포질과 핵막으로 둘러싸인 핵으로 구분된다.

02 다음 중 세포의 기능이 아닌 것은?

① 분비작용이 왕성하다.
② 수축성이 약하다.
③ 각종 자극을 전달한다.
④ 생식세포의 기능을 한다.
⑤ 동화작용에 의한 물질대사를 한다.

[해설] 세포의 기능
- 세포는 운동을 주로 하며 수축성이 강함
- 동화작용에 의한 물질대사
- 인지작용
- 생식세포의 기능
- 흡수작용
- 분비작용

필수문제

03 세포막의 투과성에서 농도차에 따르면서도 막 속에 존재하는 투과효소의 작용에 따라 예상보다 빠르게 물질분자가 통과하는 것을 무엇이라 하는가?

① 단순 확산
② 촉진 확산
③ 능동수송
④ 수동수송
⑤ 삼투

[해설] ① 물질이 농도차에 따라 막을 통과하는 경우이며 세포막은 내외의 농도차에 비례하는 속도로 물질분자를 통과시키며 그 속도는 물질에 따라 다르다.
③ 막을 사이에 둔 물질수송이 농도차로 역작용을 하게 되는 것을 말하는데 막에 존재하는 운반체인 효소가 ATP의 에너지를 소비하여 전기적 양·음이온의 결합과 분리현상에 의해 이동하는 것을 말한다.
⑤ 선택적 투과성이 있는 막을 통해 물분자의 농도가 높은 곳에서 낮은 곳으로 확산되는 것이다.

정답 01 ⑤ 02 ② 03 ②

04 세포질의 구성요소 중 이화작용과 동화작용에 의하여 에너지를 생산하는 동력원은?

① 미토콘드리아
② 리보솜
③ 골지체
④ 중심체
⑤ 핵소체

해설　미토콘드리아
　　　적혈구를 제외한 모든 세포에 존재하고 모습은 구형, 난원형, 간상형이 있으며 세포 내의 호흡생리에 관여를 하는데 이화작용과 동화작용에 의하여 에너지를 생산하는 동력원이다.

05 세포질의 구성요소로 한 쌍의 원통형 구조이며 핵 근처의 세포질에서 장축이 서로 직각을 이루고 있고 유사분열과 섬모형성에 관여하며 분극조절의 역할을 하는 것은?

① 리보솜
② 중심체
③ 미토콘드리아
④ 리소좀
⑤ 골지체

해설　분극작용
　　　핵의 염색체를 중심으로 염색체가 분열한 후 양극으로 끌어당기는 역할을 말하는데 이의 조절역할은 중심체가 한다.

06 다음 중 용해소체(리소좀)에 대한 설명으로 틀린 것은?

① 크기가 다양한 막으로 둘러싸인 구조로서 안에 가수분해 효소가 들어있다.
② 세포 내로 들어온 세균, 불순물 등을 소화 및 분해 처리한다.
③ 적혈구와 거대식세포에 많다.
④ 모든 신경세포의 세포에서 관찰된다.
⑤ 세포의 활동 상태에 따라 수명이 다된 소기관들과 물질을 소화하는 자가식작용과 외부로부터 물질을 포식하여 소화하는 이질식작용을 한다.

해설　③ 용해소체는 백혈구와 거대식세포에 많다.

필수문제

07 염색체에 대한 설명으로 틀린 것은?

① 세포분열을 할 때 비로소 그 모양이 나타나는 것으로서 중심부가 이어진 두 개의 실 모양을 하고 있다.
② 주성분은 RNA와 단백질이다.
③ 염색체의 길이는 사람에 있어서 약 4~6mm이며 직경은 0.2~2mm이다.
④ 유전의 기구, 유전의 정보전달을 설명하고 있다.
⑤ 모든 체세포에는 46개의 염색체가 있다.

[해설] ② 염색체의 주성분은 DNA와 단백질이다.

필수문제

08 다음 중 핵산에 대한 설명으로 잘못된 것은?

① 세포 내에 있는 핵산은 크게 DNA와 RNA로 구분한다.
② 핵 속에 있는 핵산은 주로 RNA이고 세포질 내에 있는 것은 주로 DNA이다.
③ 핵산은 유전에 관여한다.
④ 핵산은 단백질의 합성에 관여하고 있다.
⑤ 핵산은 뉴클레오티드라고 하는 기본 단위물질 여러 개가 1열로 연결되어 있는 물질이다.

[해설] ② 핵 속에 있는 핵산은 주로 DNA이고, 세포질 내에 있는 것은 주로 RNA이다.

09 체세포의 성장 · 분열은?

① 무사분열
② 직접분열
③ 감수분열
④ 유사분열
⑤ 생식분열

[해설] 유사분열(간접분열)
인체의 체세포는 모두 유사분열방식으로 증식되는데, 전기(Prophase), 중기(Metaphase), 후기(Anaphase), 말기(Telophase)의 4단계로 구분한다.

정답 07 ② 08 ② 09 ④

10 감수분열을 볼 수 있는 세포는?

① 근육세포
② 생식세포
③ 골세포
④ 신경세포
⑤ 뇌세포

해설   ② 감수분열은 염색체수가 반으로 감소하는 분열로 정자와 난자를 생산하는 생식세포에서 볼 수 있다.

필수문제

11 인체를 구성하는 네 가지 기본조직이 아닌 것은?

① 상피조직
② 결합조직
③ 근육조직
④ 신경조직
⑤ 세포조직

해설   인체의 기본조직
        상피조직, 결합조직, 근육조직, 신경조직

12 결합조직에 대한 설명으로 틀린 것은?

① 인체에서 가장 많은 양을 차지하고 있다.
② 상피조직과는 막으로 경계된다.
③ 기관 사이의 연결, 지지, 형태 유지 등을 한다.
④ 세포기질이 비교적 많다.
⑤ 교원섬유, 그물섬유, 탄력섬유의 종류가 있다.

해설   ④ 결합조직은 세포수에 비해 간질조직이 많고, 상피조직은 간질조직보다는 세포수가 많다.

13 다음 중 결합조직과 관련 있는 것을 고르면?　　　중제유형

> ㉠ 지방조직
> ㉡ 연 골
> ㉢ 뼈
> ㉣ 술잔세포

① ㉠, ㉡, ㉢　　　② ㉠, ㉢
③ ㉡, ㉣　　　　　④ ㉣
⑤ ㉠, ㉡, ㉢, ㉣

해설　㉣ 술잔세포(Goblet Cell)는 점액을 분비하는 홑세포샘으로 창자의 속면 상피에 존재한다.

필수문제

14 상피조직의 특징으로 잘못 기술된 것은?

① 상피조직은 서로 비슷한 모양의 세포가 모여서 견고하게 결합된 것으로 체표면과 내면을 싸고 있다.
② 상피조직은 덮개상피와 샘상피로 크게 나눌 수 있다.
③ 세포들이 밀집되어 있어서 세포사이 물질이 매우 적다.
④ 각각의 세포는 일반적으로 다면체(Polyhedron)의 형태이다.
⑤ 상피조직에는 혈관이 분포되어 있다.

해설　⑤ 상피조직에는 원칙적으로 혈관이 분포되어 있지 않기 때문에 산소와 영양의 공급은 인접한 결합조직의 혈관으로부터의 확산에 의한다.

필수문제

15 신경조직에 대한 설명으로 틀린 것은?

① 신경조직은 뉴런과 신경아교세포로 구성된다.
② 뉴런에는 큰 세포체(Cell Body)가 존재한다.
③ 세포체에는 핵이 있고 두 종류의 돌기가 시작된다.
④ 축삭(Axon)은 흥분을 받아들이는 돌기이다.
⑤ 상피막은 상피조직과 그 밑에 존재하는 단층의 결합조직으로 구성된다.

해설　④ 축삭(Axon)은 세포체에서 다른 곳으로 정보를 전달한다.

정답　13 ①　14 ⑤　15 ④

16 부종(Edema)의 원인으로 맞는 것은?

> ㉠ 조직액의 이상과다
> ㉡ 모세혈관 내 액압 상승
> ㉢ 림프관의 폐쇄
> ㉣ 혈장단백질의 증가

① ㉠, ㉡, ㉢
② ㉠, ㉢
③ ㉡, ㉣
④ ㉣
⑤ ㉠, ㉡, ㉢, ㉣

해설　㉣ 혈장단백질이 감소하면 혈장에서 삼투작용 후 조직으로 액체가 이동하여 부종이 발생한다.

03 피부계통

필수문제

01 다음 중 피부에 관한 설명으로 옳지 않은 것은?

① 피부란 인체의 외부표면을 덮고 있는 조직이다.
② 외부로부터 자극이나 유해물질이 침투하지 않게 하여 신체를 보호하는 역할을 한다.
③ 피부는 외분비기관에 속한다.
④ 피부는 혈액와 림프에 의하여 영양분을 공급받는다.
⑤ 피부는 체온조절을 하며 노폐물을 땀으로 내보낸다.

해설　③ 피부는 복합적인 내·외분비기관이며, 혈관이나 기타 맥관이 넓게 분포되어 있는 조직으로 인체 내부의 오장육부, 내분비선, 결합조직과 깊은 관계를 갖고 있다.

02 항상성을 유지하기 위한 피부의 기능으로 옳지 않은 것은?

① 감각수용기 존재
② 건조방지
③ 체온유지
④ 자외선 차단
⑤ 노폐물 배설

해설　④ 피부는 자외선과 반응하여 비타민 D를 합성한다.

필수문제

03 다음 중 피부의 구조에 관한 내용으로 옳지 않은 것은?

① 피부는 표피, 진피 그리고 피하조직으로 나누어진다.
② 표피는 5개의 세포층으로 되어 있으며 혈관이나 신경조직이 없다.
③ 표피는 알칼리에 강하고 산에 약하다.
④ 진피는 수많은 혈관과 말초신경이 있다.
⑤ 진피층에는 모낭, 피지선, 한선 등이 있다.

해설 피부의 구조

표피	• 피부의 외피로서 진피를 덮고 있으며, 주성분은 케라틴으로 되어 있다. • 혈관이나 신경조직이 없다. • 표피는 산에 강하고, 알칼리에 약하다. • 표피는 5개의 세포층으로 되어 있다(각질층, 투명층, 과립층, 유극층, 기저층). • 피지의 분비구를 겸하고 있는 모공과 땀을 분비하는 한공이 있다.
진피	• 피부의 90%를 차지한다. • 수많은 혈관과 말초신경이 있다. • 진피층에는 모낭, 피지선, 한선 등이 있다.
피하조직	진피의 결합조직을 내포하고 지방질을 지방세포 형태로 함유하고 있다.

04 다음 중 표피를 구성하는 세포에 대한 설명 중 옳지 않은 것은?

① 각질형성세포 – 피부의 각질을 만들어내며, 신경자극을 뇌에 전달한다.
② 랑게르한스세포 – 피부 이물질을 림프구에 전달하여 면역 역할을 담당한다.
③ 메르켈세포 – 표피의 기저층에 위치하며 주로 손바닥, 발바닥에 존재한다.
④ 멜라닌세포 – 자외선에 의해 기저층의 세포가 손상되는 것을 막아준다.
⑤ 부정형세포 – 랑게르한스세포와 같이 면역기능을 담당한다.

해설 ① 신경자극을 뇌에 전달하는 것은 인지세포(메르켈세포)의 기능이다.

필수문제

05 다음 진피의 구조에 대한 설명 중 옳지 않은 것은?

① 진피는 표피보다 10~20배가량 두꺼우며, 두께는 약 2mm이다.
② 진피의 수분 함유량은 표피의 수분함유량의 60~70% 정도이다.
③ 진피는 면역세포를 포함하고 있다.
④ 진피는 혈관, 림프관, 한선, 피지선, 모발 등을 포함하고 있다.
⑤ 진피는 인체의 탄력성과 강인성을 제공한다.

해설 ③ 면역세포는 표피의 구성세포이다.

정답 03 ③ 04 ① 05 ③

06 다음 중 표피에 속하는 피부 구조로 옳지 않은 것은?

① 기저층
② 망상층
③ 유극층
④ 과립층
⑤ 투명층

해설   표피는 각질층, 투명층, 과립층, 유극층, 기저층으로 구성되고, 진피는 유두층, 망상층으로 되어 있다.

07 다음 중 진피와 관련 있는 것으로만 묶인 것은?

㉠ 혈관신경, 피지선, 한선, 모낭
㉡ 교원섬유, 탄력섬유
㉢ 섬유모세포, 대식세포
㉣ 케라틴, 비만세포

① ㉠, ㉡, ㉢
② ㉠, ㉢
③ ㉡, ㉣
④ ㉣
⑤ ㉠, ㉡, ㉢, ㉣

해설   ㉣ 케라틴은 표피를 구성하는 성분이다.

필수문제

08 피부 구조에 대한 설명 중 옳은 것은?

① 과립층 : 수분유출 방지, 모세혈관으로부터 산소와 영양공급을 받음
② 각질층 : 무핵세포, 주성분은 케라틴알데히드 단백질, 천연보습인자 함유
③ 유극층 : 표피 중 가장 두꺼운 층, 림프액이 흐름, 랑게르한스세포 존재
④ 기저층 : 케라틴 단백질이 뭉쳐 만들어진 케라토하이알린 생성, 멜라닌 색소 포함
⑤ 유두층 : 표피의 하층으로 콜라겐, 엘라스틴으로 구성

해설   ① 과립층 : 이물질의 침투에 대한 방어막 역할과 피부내부로부터 수분 증발을 저지해주며, 케라토하이알린(Keratohyalin)이라는 과립상태의 물질이 형성되어 있다.
② 각질층 : 주성분은 케라틴 단백질, 지질, 천연보습인자로 구성되어 있다.
④ 기저층 : 진피층의 모세혈관을 통해 산소와 영양분을 공급받아 활발한 세포분열을 통해 새로운 세포를 생성하며 각질 형성세포인 멜라닌 형성세포가 있다.
⑤ 유두층 : 진피의 상층으로 콜라겐과 탄력섬유로 구성되어 있다.

09 진피의 기능으로 옳지 않은 것은?

① 외부로부터 인체를 보호한다.
② 수분을 흡수·저장하여 피부의 탄력성을 부여한다.
③ 피부의 두께와 주름을 결정한다.
④ 피부 재생능력은 결여되어 있다.
⑤ 혈관과 림프가 있어 표피에 영양을 공급해 준다.

해설   ④ 표피와 상호작용하여 피부를 재생한다.

10 다음 중 설명이 틀린 것은?

① 피지선 – 유지분을 분비하여 지방성 피부와 건조성 피부를 만든다.
② 한선 – 땀을 분비하여 체온조절 및 노폐물을 배출한다.
③ 모낭 – 피지선과 한선에 둘러싸여 서로 연결되어 있다.
④ 땀샘 – 피지가 분비된다.
⑤ 털 – 인체를 보호한다.

해설   땀 샘
건강한 성인의 경우는 1시간에 30cc 정도의 땀을 흘리는데 이 중 대부분은 체온조절을 위하여 피부 표면에서 증발해 버리고 나머지는 피지막을 만든다. 땀의 분비는 신장의 기능을 보충하여 수분과 노폐물의 배설을 돕는다.

11 피부의 탄력 및 신축력에 가장 중요한 역할을 하는 것은?

① 기저층
② 피하지방
③ 유두층과 망상층
④ 과립층과 유극층
⑤ 표피층

해설   피부의 탄력성은 표피와 진피의 경계에 있는 파상형으로 융기된 부분의 맞물린 표피융기와 진피의 유두층과 망상층의 교원섬유, 탄력섬유 등에 의해 유지된다.

정답   09 ④   10 ④   11 ③

필수문제

12 다음 중 피지선에 대한 설명으로 틀린 것은?

① 기름샘으로 수분손실을 막는다.
② 코 주위, 이마, 턱 등에 많이 존재하고 있다.
③ 털이 있는 곳에는 반드시 피지선이 있다.
④ 특정세균의 증식을 억제한다.
⑤ 손바닥, 발바닥 등에도 피지선이 존재한다.

해설 ⑤ 손바닥, 발바닥에는 존재하지 않는다.

13 피부의 표피층에 해당하지 않는 것은?

① 기저층
② 극세포층
③ 유두층
④ 각질층
⑤ 땀 샘

해설 **피부의 구조**
- 표피 : 각질층, 투명층, 과립층, 극세포층(유극층), 기저층(배아층)
- 진피 : 유두층, 망상층
- 피하조직 : 모낭, 땀샘 등

14 피부의 색을 결정하는 요소의 하나인 멜라닌이 존재하는 세포층은?

① 각질층
② 투명층
③ 기저층
④ 극세포층
⑤ 망상층

해설 **멜라닌세포**
멜라닌세포는 표피와 진피의 경계부분에 존재하고 기저 세포층에 있으며, 세포 내에서 만들어진 멜라닌 과립을 계속적으로 표피세포에 주어 그 양이 많고 적음에 따라 색이 흑색 또는 엷은 색이 된다.

15 다음 중 피부색을 결정하는 것으로 옳은 것은?

| ㉠ 멜라닌 | ㉡ 카로틴 |
| ㉢ 헤모글로빈 | ㉣ 아미노산 |

① ㉠, ㉡, ㉢
② ㉠, ㉢
③ ㉡, ㉣
④ ㉣
⑤ ㉠, ㉡, ㉢, ㉣

해설 피부의 색을 결정하는 것으로 멜라닌, 카로틴, 헤모글로빈 등이 있다.

16 피하조직에 대한 설명으로 틀린 것은?

① 지방세포로 되어 있다.
② 모낭과 땀샘들이 내포되어 있다.
③ 혈관이나 말초신경 같은 섬세한 구조들을 보호한다.
④ 체온보호기능은 있으나 에너지 저장기능은 없다.
⑤ 지방량은 인종, 연령, 성 또는 개인의 건강상태에 따라 변화한다.

[해설] **피하조직의 기능**
- 체온보호기능 : 지방세포들은 지방을 생산하여 체온의 손실을 막는다.
- 물리적 보호기능 : 외부의 압력이나 충격을 흡수하여 신체 내부의 손상을 막는다.
- 에너지 저장기능 : 인체에서 소모되고 남은 영양이나 에너지를 저장한다.

04 골격계통

[필수문제]

01 다음 중 골격의 기능이 아닌 것은?

① 지주기능　　② 보호기능
③ 재생기능　　④ 조혈작용
⑤ 운동기능

[해설] **골격의 기능**
- 지주기능 : 신체를 지지하여 체격을 유지하는 기능
- 보호기능 : 체강 속의 내부 장기들을 보호하는 기능
- 조혈작용 : 골수에서 혈구를 생산하는 기능
- 운동기능 : 근육과 협력하여 운동하는 기능
- 저장기능 : 무기물 등을 축적하였다가 혈류를 통하여 공급하는 기능

02 다음 성장기에 있어서 뼈길이의 성장이 일어나는 곳을 무엇이라 하는가?

① 골 화　　② 연골성골
③ 골단연골　　④ 골 단
⑤ 골 수

[해설] **뼈의 발생 및 성장**
- 골화 : 뼈가 처음 만들어질 때 단단하지 않은 조직이었다가 나중에 단단하게 바뀌는 것
- 연골성골 : 결합 조직에서 직접 골화되지 아니하고 일단 연골로서 뼈의 원형이 만들어진 후 그 일부에서 골화가 되는 뼈
- 골단연골 : 성장기에 있어서 뼈길이의 성장이 일어나는 곳
- 골단 : 연골의 성장이 멈추고 골단판은 완전한 뼈가 되는데 이때의 뼈 끝선, 즉 성인이 되면 뼈의 성장이 완전히 정지되고 더 이상 크지 않음

03 뼈의 구조 중 조혈기능을 하는 곳은?

① 골 막　　② 연 골
③ 골 수　　④ 골 격
⑤ 골 단

해설　③ 조혈이 진행되는 곳은 적골수이다.

04 골막에 대한 설명으로 틀린 것은?

① 골절 시에 뼈를 생산한다.
② 혈구를 생산하는 곳이다.
③ 뼈를 보호한다.
④ 단층의 특수결합조직이다.
⑤ 혈관, 림프관 및 신경을 통과시키는 바탕을 제공한다.

해설　② 혈구를 생산하는 곳은 골수이다.

05 뼈의 형성과 성장에 직접 관계가 없는 것은?

① 비타민 A
② 비타민 C
③ 비타민 E
④ 에스트로겐
⑤ 갑상선 호르몬

해설　뼈의 형성과 성장에는 비타민 A, C, D와 호르몬 중 GH, 에스트로겐, 테스토스테론, 갑상선 호르몬 등이 관여한다.

06 치밀뼈 조직에 대한 설명으로 옳은 것은?

㉠ 치밀하고 단단하다.
㉡ Haversian System으로 구성되어 있다.
㉢ Osteocyte(골세포)가 있다.
㉣ 뼈 심층부에 있다.

① ㉠, ㉡, ㉢
② ㉠, ㉢
③ ㉡, ㉣
④ ㉣
⑤ ㉠, ㉡, ㉢, ㉣

해설 ㉣ 뼈 심층부에 있는 것은 해면뼈(Spongy Bone)이다.

07 해면뼈(Spongy Bone)에 대한 설명으로 틀린 것은?

① Cancellous Bone이라고도 한다.
② 그물처럼 얽혀있다.
③ 공간은 골수로 채워져 있다.
④ 신생아의 경우 황색골수로 채워져 있다.
⑤ Epiphysis에 존재한다.

해설 ④ 신생아의 경우 적색골수로 채워져 있고 나이가 들수록 황색골수로 대체된다.

08 뼈의 발생 및 성장에 대한 설명으로 틀린 것은?

① 뼈는 이른 태생초기에 발생하기 시작한다.
② 뼈발생(Ossification)은 막 뼈발생(Membranous Ossification) 방식과 연골 뼈발생(Cartilaginous Ossification) 방식으로 구분한다.
③ 막 뼈발생(Membranous Ossification)은 납작한 모양의 머리뼈에서 흔히 볼 수 있는 방식이다.
④ 연골 뼈발생(Cartilaginous Ossification)은 머리뼈를 제외한 나머지 뼈 특히 팔다리 뼈처럼 길다란 뼈에서 볼 수 있는 방식이다.
⑤ 긴뼈의 경우는 양쪽 뼈끝(Epiphysis)에서 뼈발생이 시작되어 뼈몸통(Diaphysis)으로 진행한다.

해설 ⑤ 긴뼈의 경우는 흔히 뼈몸통(Diaphysis)의 한 가운데에서 뼈발생이 시작되어 양 끝으로 퍼져간다. 뼈발생이 좀 더 진행되면 나중에는 양쪽 뼈끝(Epiphysis)에도 뼈발생이 시작되는 부위가 각각 또 생겨난다. 뼈발생은 이 두 중심에서 시작되어 전체 뼈로 퍼져 나간다.

정답 06 ① 07 ④ 08 ⑤

09 뼈의 성장과정으로 올바른 것은?

① Osteoblasts - Osteocyte - Osteoclast - 뼈흡수
② Osteocyte - Osteoblasts - Osteoclast - 뼈흡수
③ Osteoclast - Osteoblasts - Osteocyte - 뼈흡수
④ Osteocyte - Osteoclast - Osteoblasts - 뼈흡수
⑤ Osteoblasts - Osteoclast - Osteocyte - 뼈흡수

해설   막뼈 성장과정
Osteoblasts(골모세포) - Osteocyte(골세포) - Osteoclast(파골세포) - 뼈흡수

10 사람의 뼈대에 대한 설명으로 틀린 것은?

① 사람의 뼈대는 축대뼈와 팔다리뼈로 구분한다.
② 척추뼈는 팔다리뼈에 속한다.
③ 축대뼈는 80개이다.
④ 팔다리뼈는 126개이다.
⑤ 사람의 뼈대는 총 206개이다.

해설   ② 척추뼈는 축대뼈(Axial Bone)에 속한다.

11 축대뼈(Axial Bone)에 대한 설명으로 옳지 않은 것은?

① Skull(머리뼈)는 22개의 뼈로 구성되어 있다.
② 척추뼈는 인체를 지지한다.
③ 갈비뼈는 심장과 허파 등 가슴 속 장기를 보호한다.
④ 26개의 척추뼈가 있다.
⑤ Skull(머리뼈)을 구성하는 대부분의 뼈들은 운동성 없는 관절인 봉합에 의해 연결되어 있다.

해설   ④ 척추뼈(Vertebrae)는 33개이다.

12 팔다리뼈대(Appendicular Skeleton)에 대한 설명으로 옳지 않은 것은?

① Pectoral Girdle은 팔은 축대뼈에 부착시킨다.
② 팔의 뼈는 위팔, 아래팔, 손목, 손에 존재한다.
③ Pelvic Girdle은 다리를 지지한다.
④ 다리뼈는 넙적다리, 무릎, 종아리, 발목, 발에 존재한다.
⑤ 발목뼈는 14개이고 발가락뼈는 7개이다.

[해설] ⑤ 발목뼈(족근골)는 7개이고 발가락뼈(지골)는 14개이다.

필수문제

13 관절(Joint)에 대한 설명으로 틀린 것은?

① 관절은 운동성에 따라 섬유관절, 복합관절, 가동관절로 분류할 수 있다.
② 섬유관절(Synarthrosis)은 머리뼈의 봉합이 대표적이다.
③ 복합관절(Amphidiarthrosis)은 뼈가 연골에 의해 결합되어 있다.
④ 가동관절(Diarthrosis)은 관절주머니로 싸여 있다.
⑤ 인대(Ligament)는 뼈 사이를 연결하는 섬유결합조직으로 관절의 운동성을 활성화시킨다.

[해설] ⑤ 인대(Ligament)는 뼈 사이를 연결하는 섬유결합조직으로 관절의 운동성을 제한한다.

14 윤활관절(Synovial Joint)의 종류별 운동범위로 잘못 연결된 것은?

① 융기관절 : 각을 이루는 운동, 회전
② 미끄럼관절 : 회전운동
③ 안장관절 : 운동범위가 넓다.
④ 경첩관절 : 신전 가능
⑤ 절구관절 : 운동범위가 가장 넓다.

[해설] 미끄럼관절(Gliding Joint)
가장 단순한 움직임으로서 두 뼈 사이에 각도가 달라지거나 회전 없이 평면상에서 서로 비비듯이 미끌어지는 관절이다. 대표적 부위인 손바닥의 손목뼈 사이 관절(Intercarpal Joints)이나 발의 발허리뼈 사이 관절(Intermetatarsal Joints)에서 볼 수 있다.

15 윤활관절(Synovial Joints)에 대한 설명으로 옳지 않은 것은? 〈출제유형〉

① 윤활관절은 두 뼈가 좁은 간격을 두고 떨어져 있고 그 바깥은 질긴 섬유로 된 관절주머니(Joint Capsule)라는 자루에 의하여 둘러싸여 있다.
② 관절주머니는 관절공간을 바깥과 완전히 차단하고 있는 주머니로서 겉은 결합조직의 섬유막(Fibrous Membrane)으로 되어 있고 속은 윤활막(Synovial Membrane)에 의하여 싸여 있다.
③ 관절주머니에 의하여 둘러싸인 관절공간(Joint Cavity) 속에 윤활액(Synovial Fluid)이 들어 있다.
④ 관절주머니에는 감각신경이 분포되어 있지 않다.
⑤ 관절연골(Articular Cartilages)은 혈관이 분포되어 있지 않은 투명한 유리연골에 속한다.

[해설] ④ 관절주머니에는 감각신경이 많이 분포되어 있기 때문에 관절의 손상이나 작은 기계적 자극에도 쉽게 통증을 느낀다.

05 근육계통

01 다음 중 근육의 기능으로 적당하지 않은 것은?

① 자세유지
② 운동의 기능
③ 감각기능
④ 배변 활동 기능
⑤ 열의 생산

[해설] ③ 감각기능은 신경계의 역할이다.

필수문제

02 다음 중 근육의 기능에 대한 설명으로 가장 옳지 않은 것은?

① 골격근섬유의 수축 및 이완을 통해 신체의 운동을 담당한다.
② 영양분과 노폐물을 운반하고 가스를 교환한다.
③ 혈관의 수축을 통해 혈액순환을 촉진한다.
④ 배변 및 배뇨 활동을 한다.
⑤ 소화관 운동 기능도 한다.

[해설] ② 산소와 이산화탄소를 교환하는 것은 폐의 기능으로서, 폐의 호흡에 의해 체내로 들어온 공기는 혈액과 폐포 사이에서 가스교환이 이루어진다.

근육의 기능
• 신체운동 기능
• 자세유지 기능
• 소화관 운동 기능
• 체열생산 기능
• 혈액순환 촉진 기능
• 배변 및 배뇨 활동 기능

03 다음 중 근육운동에 필요한 에너지의 형태는?
① ATP
② PTP
③ AHA
④ DNA
⑤ RNA

해설 ① 근수축 시 직접적인 에너지원은 ATP이다.

필수문제
04 골격근의 수축작용에 관련이 없는 것은?
① 액 틴
② 미오신
③ 칼 슘
④ 멜라닌
⑤ 아세틸콜린

해설 액틴과 미오신은 서로 엇갈려 미끄러짐으로써 근육수축운동을 한다. 멜라닌은 피부의 색소에 관여한다.

필수문제
05 다음 중 근육의 산소저장 단백질은?
① 알부민
② 감마글로불린
③ 미오글로빈
④ 아세틸콜린
⑤ 액틴 필라멘트

해설 ③ 미오글로빈은 헤모글로빈(Hb)보다 산소친화력이 강해 산소저장에 기여한다.

06 다음 중 근수축의 종류가 아닌 것은?
① 긴 장
② 강 축
③ 연 축
④ 마 비
⑤ 경 직

해설 ④ 마비(Paralysis)는 신경계의 손상 등으로 수의적으로 수축을 일으킬 수 없는 상태를 말한다.

정답 03 ① 04 ④ 05 ③ 06 ④

07 다음 중 단일 근육 자극으로 단기간에 일시적으로 나타나는 수축에 해당하는 것은?

① 연축(Twitch)
② 강축(Tetanus)
③ 긴장(Tonus)
④ 강직(Contraction)
⑤ 경직(Rigor)

해설
② 강축(Tetanus)은 짧은 시간 간격으로 반복된 자극에 의해 지속적인 연축이 일어나는 큰 수축이다.
③ 긴장(Tonus)은 약한 자극으로 가볍게 부분적으로 일어나는 약한 수축이다.
④ 강직(Contraction)은 활동전압이 일어나지 않은 채 근육이 단단하게 굳은 상태로서 병적 상태의 강축에 해당한다.
⑤ 경직(Rigor)은 근육이 불가역적으로 경화되는 경우, 즉 이상상태에서 활동전위가 발생되지 않고서도 강축을 일으킬 때를 말한다.

필수문제

08 다음 보기의 빈칸에 들어갈 내용으로 적절한 것은?

> 근육미세섬유인 근세사에는 가는 근육미세섬유인 (㉠)와(과) 굵은 근육미세섬유인 (㉡)이 있다.

	㉠	㉡
①	액틴(Actin)	미오신(Myosin)
②	미오신(Myosin)	액틴(Actin)
③	트로포닌(Troponin)	트로포미오신(Tropomyosin)
④	트로포미오신(Tropomyosin)	트로포닌(Troponin)
⑤	액틴(Actin)	트로포미오신(Tropomyosin)

해설 **근육의 구조**
- 근육은 근섬유(근육세포)가 모여 형성된 근육다발이 다시 여러 개의 다발을 이룬 형태로 나타난다.
- 근섬유는 근육섬유막인 근초(Sarcolemma)로 싸여 있으며, 내부에는 세포핵과 미토콘드리아(Mitochondria), 근원섬유의 다발, 근형질로 채워져 있다.
- 근원섬유는 근육미세섬유인 근세사로 구성되며, 근세사에는 가는 근육미세섬유인 액틴(Actin)과 굵은 근육미세섬유인 미오신(Myosin)이 있다.

09 근육섬유(Muscle Fiber)에 대한 설명으로 틀린 것은?

① Myofibril로 구성되어 있다.
② Myofibril은 Myofilament로 이루어져 있다.
③ Myofilament는 Myosin Filament와 Actin Filament로 되어있다.
④ Myosin Filament는 가는(Thin) Filament이다.
⑤ Myosin과 Actin은 수축성 단백질이다.

해설 ④ Myosin Filament는 굵은(Thick) Filament이고, Actin Filament는 가는(Thin) Filament이다.

10 다음 근수축 중 세동(Fibrillation)에 대한 설명으로 옳은 것은?

① 약한 자극으로 가볍게 부분적으로 일어나는 약한 수축이다.
② 개개의 근섬유가 비동시적으로 수축하는 비정상적인 현상이다.
③ 중추신경계와 말초신경계의 손상으로 자극이 전달되지 않을 때 수의적 수축이 불가능해진 상태이다.
④ 다양한 종류의 근육들이 불규칙적으로 일어나는 조화롭지 않은 강축이다.
⑤ 골격근에 직접, 또는 신경-근접합부의 신경에 전기적인 단일자극을 가하면, 자극이 유효할 때는 활동전위가 발생하여 급속한 수축이 일어난다.

해설 ① 긴장(Tonus), ③ 마비(Paralysis), ④ 경련(Convulsion), ⑤ 연축(Twitch)

11 골격근에서의 근육수축 과정으로 올바르게 설명되지 않은 것은?

① 운동뉴런의 말단에서 분비된 아세틸콜린에 의하여 근세포막이 탈분극된다.
② 세포막을 따라 온 활동전위는 T세관에 따라 근섬유로 전도된다.
③ 근소포체에 저장되어 있던 칼슘이온이 방출된다.
④ 방출된 칼슘이온과 Myosin Filament가 결합하면서 미오신의 활성부위가 노출된다.
⑤ ATP 분해효소의 활성 후 ATP 분해되면서 미오신은 고에너지 상태로 존재하며 액틴과 교차결합을 형성한다.

해설 ④ 방출된 칼슘이온과 Actin Filament가 결합하면서 액틴의 활성부위가 노출된다. 이 부위가 미오신이 부착되는 곳이다.

12 근육수축 기작에서 필요한 에너지에 대한 설명으로 틀린 내용은?

① 근육수축과정에서 ATP가 ADP와 Phosphate로 분해되면서 방출된 에너지이다.
② 근육세포에는 에너지 저장물질인 크레아틴인산이 존재한다.
③ 글루코스는 글리코겐의 형태로 근육세포에 저장되어 있다.
④ 산소공급이 충분하면 글루코스로부터 ATP와 크레아틴인산을 생산할 수 있다.
⑤ 노폐물인 젖산은 호기적 대사과정에서 생성된다.

해설 ⑤ ATP가 고갈되면 근육피로가 일어나며, 이때 노폐물인 젖산이 축적되는데 젖산은 포도당의 비호기적(Anaerobic) 대사과정에서 생성된다.

13 다음 중 호흡에 관여하는 근육으로 올바른 것은?

┌─────────────────────────────────┐
│ ㉠ 바깥갈비사이근(외늑간근)   │
│ ㉡ 속갈비사이근(내늑간근)   │
│ ㉢ 가로막(횡격막)   │
│ ㉣ 두힘살근(이복근)   │
└─────────────────────────────────┘

① ㉠, ㉡, ㉢   ② ㉠, ㉢
③ ㉡, ㉣   ④ ㉣
⑤ ㉠, ㉡, ㉢, ㉣

해설 ㉣ 두힘살근(이복근)은 음식을 씹는 데 관여하는 근육이다.

14 가로막(횡격막)에 대한 설명으로 틀린 것은?

① 흉강과 복강의 경계막이다.
② 횡격막의 기시는 흉골부, 요추부, 늑골부 3곳이다.
③ 중심건에 정지한다.
④ 지배신경은 흉신경이다.
⑤ 가로무늬근이다.

해설 횡격막은 경신경에서 분지되어 오는 횡격신경에 의해 지배된다.

15 상완(Arm)을 움직이는 근육으로 옳은 것은?

┌─────────────────────────────────┐
│ ㉠ 큰가슴근(대흉근)   │
│ ㉡ 작은가슴근(소흉근)   │
│ ㉢ 넓은등근(광배근)   │
│ ㉣ 관자근(측두근)   │
└─────────────────────────────────┘

① ㉠, ㉡, ㉢   ② ㉠, ㉢
③ ㉡, ㉣   ④ ㉣
⑤ ㉠, ㉡, ㉢, ㉣

해설 ㉡ 작은가슴근(소흉근)은 몸통근육이다.
      ㉣ 관자근(측두근)은 음식을 씹는 데 관여하는 근육이다.

16 다음 중 넓적다리를 움직이는 근육이 아닌 것은?

① 엉덩근(장골근)
② 큰볼기근(대둔근)
③ 긴모음근(장내전근)
④ 큰모음근(대내전근)
⑤ 넙다리근(봉공근)

해설   ⑤ 넙다리근(봉공근)은 종아리(하퇴, Leg)를 움직이는 근육이다.

06 신경계통(중추신경계/말초신경계)

필수문제

01 다음 중 신경계의 기능과 가장 거리가 먼 것은?

① 감각기능   ② 운동기능
③ 조정기능   ④ 심장박동
⑤ 생명유지기능

해설   ④ 근육의 기능이다.
신경계
모든 신체 기관을 조절하고, 균형을 잡아주고, 조화 있게 하며, 효율적으로 작용하게 하는 신체에서 가장 중요한 기관 중의 하나이다.

02 다음 중 우리 몸 속에서 가장 많은 혈액을 필요로 하는 기관은?

① 뇌   ② 간
③ 폐   ④ 근육
⑤ 뼈

해설   우리 몸 속에서 가장 많은 혈액을 필요로 하는 기관은 뇌이다.

정답   16 ⑤ // 01 ④ 02 ①

03 다음 중추신경계 중 신체의 평형을 유지하고 자세를 바로잡는 운동중추에 해당하는 것은?

① 대 뇌
② 중 뇌
③ 소 뇌
④ 간 뇌
⑤ 시상하부

해설
① 대뇌는 감각과 수의운동의 중추에 해당한다.
② 중뇌는 시각과 청각의 반사중추에 해당한다.
④ 간뇌의 시상은 감각연결의 중추, 시상하부는 생리조절의 중추에 해당한다.
⑤ 생체의 내환경을 조절하는 데 중요한 역할을 하며 뇌하수체 기능을 직접 조절함으로써 내분비계를 총괄하고 있다.

04 오감(시각, 후각, 미각, 촉각, 청각) 등의 자발적인 기능을 조절하며 수의근의 활동을 조절하는 뇌는?

① 대 뇌
② 소 뇌
③ 간 뇌
④ 중 뇌
⑤ 숨 뇌

해설 대뇌
지각, 시각, 청각, 후각 등의 중추와 운동중추가 있어 인체의 행동과 감정을 조절하는 기능을 갖는다.

05 간뇌 중 시상의 기능은?

① 온도조절
② 수분조절
③ 운동자극 촉진 억제
④ 뇌하수체 분비조절
⑤ 생물학적 시계역할

해설 간뇌의 구성 및 역할
• 시상 : 대뇌 겉질에서 오는 운동자극 촉진 억제
• 시상하부 : 온도조절, 수분조절, 뇌하수체 분비조절
• 송과체 : 생물학적 시계역할

06 다음 중 안구운동, 홍체의 운동을 조절하는 뇌는?

① 대 뇌
② 간 뇌
③ 소 뇌
④ 중 뇌
⑤ 교 뇌

해설 중 뇌
전뇌와 후뇌 사이에 위치하고 있는 운동신경의 조정장소이다. 중뇌는 안구운동, 홍체의 운동을 조절한다.

07 다음 중 연수작용에 속하는 것은?

㉠ 호흡작용
㉡ 심장박동
㉢ 위액의 분비조절
㉣ 수분조절

① ㉠, ㉡, ㉢
② ㉠, ㉢
③ ㉡, ㉣
④ ㉣
⑤ ㉠, ㉡, ㉢, ㉣

해설 연수(숨뇌)는 뇌의 가장 아랫부분으로 호흡작용, 심장박동, 타액과 위액의 분비조절 등의 작용을 한다.

08 다음 중 척수의 기능에 속하는 것은?

㉠ 분비조절
㉡ 호흡작용
㉢ 연수작용
㉣ 굴곡반사

① ㉠, ㉡, ㉢
② ㉠, ㉢
③ ㉡, ㉣
④ ㉣
⑤ ㉠, ㉡, ㉢, ㉣

해설 척수의 기능
굴곡반사, 신전반사 등

정답 06 ④ 07 ① 08 ④

09 다음 중 호흡과 수면조절을 담당하는 것은?

① 대 뇌
② 중 뇌
③ 간 뇌
④ 연수(숨뇌)
⑤ 교 뇌

해설 교뇌(Pons)
뇌줄기의 중간뇌와 숨뇌 사이를 연결하는 부분으로 호흡중추이다.

10 간뇌 시상하부의 기능이 아닌 것은?

① 체온조절
② 배란조절
③ 수면조절
④ 동공반사
⑤ 혈당조절

해설 시상하부의 기능
자율신경조절, 혈당조절, 체온조절, 식욕·포만조절, 배란조절, 수면조절

11 연수(숨뇌)의 기능과 관련이 없는 것은?

① 연하기능
② 타액분비
③ 체온조절
④ 발성기능
⑤ 재채기

해설 연수(숨뇌)의 기능
호흡, 심장, 혈관운동, 연하, 발성, 구토, 재채기, 타액분비, 위액분비

필수문제

12 신경세포(Neuron)에 대한 설명으로 옳지 않은 것은?

① 교세포는 뉴런을 보호하고 지지한다.
② 신경흥분상태로 신호를 받고 전달하는 특수화된 세포이다.
③ 신경세포의 돌기에는 Axon과 Dendrite가 있다.
④ Axon에서 신경전달물질을 분비한다.
⑤ Axon은 수초와 신경초에 의해 둘러싸여 있다.

해설 ④ 신경전달물질은 Axon에서 갈라져 나온 수많은 종말가지의 Synaptic Terminal에서 분비된다.

정답 09 ⑤ 10 ④ 11 ③ 12 ④

13 축삭(Axon)에 대한 설명으로 틀린 것은?

① 니슬소체가 없다.
② 수초가 싸여 있는 것을 무수신경섬유라 한다.
③ 수초 위에 슈반세포가 싸고 있다.
④ 수초가 없는 마디부를 랑비에 결절이라 한다.
⑤ 축삭의 다발이 신경을 형성한다.

[해설] ② 수초가 싸여 있는 것을 유수신경섬유라 한다.

14 활동전압을 일으킬 수 있는 최소의 자극강도를 무엇이라 하는가?

① 실무율
② 역 치
③ 안정막전압
④ 활동전압
⑤ 탈분극

[해설] 역 치
감각의 범위 내에 오는 최소한의 자극 한계값을 말한다.

15 신경신호전달 과정으로 가장 올바른 것은?

① 수용 – 전달 – 통합 – 행동반응
② 전달 – 수용 – 통합 – 행동반응
③ 수용 – 전달 – 통합 – 전달 – 행동반응
④ 전달 – 수용 – 통합 – 전달 – 행동반응
⑤ 수용 – 전달 – 행동반응 – 전달 – 통합

[해설] 신경신호전달
• Receptor : 감각 수용
• Transmission : 감각뉴런이 중추신경계의 사이신경세포에 정보 전달
• Integration : 적절한 반응 통합
• Transmission : 운동뉴런에 정보전달
• Actual Response : 행동반응

[정답] 13 ② 14 ② 15 ③

16 뉴런의 신경신호전달 과정에 대한 설명으로 잘못된 것은?

① 신경세포는 안정막전위를 갖는다.
② 안정막전위의 크기는 세포막 안팎의 나트륨과 칼륨이온의 농도차이에 의해 결정된다.
③ 형질막에 존재하는 Sodium-Potassium 펌프는 나트륨이온을 신경세포 안으로, 칼륨이온을 신경세포 밖으로 운반한다.
④ 활동전위는 탈분극의 파동이다.
⑤ 활동전위가 축삭을 따라 진행하면 그 뒤에는 재분극이 일어난다.

해설   ③ Sodium-Potassium 펌프는 나트륨이온을 신경세포 밖으로, 칼륨이온을 신경세포 안으로 운반한다.

17 뉴런의 시냅스(Synapse)상 신호전달 작용에 대한 설명으로 틀린 것은?   출제유형

① 시냅스는 두 신경세포 사이의 이음부이다.
② 신경세포는 신경전달물질을 이용하여 다른 세포에 신호를 전달한다.
③ 신경전달물질은 연접후신경세포의 수용체에 결합한다.
④ 연접후신경세포의 수용체는 화학물질에 의해 작동하는 이온통로이다.
⑤ 신경전달물질 수용체는 흥분신호만 전달한다.

해설   ⑤ 신경전달물질 수용체는 흥분신호 또는 억제신호를 보낸다.

18 다음 신경전달물질 중 중추신경계에서 합성되는 것이 아닌 것은?

① 아세틸콜린
② 노르에피네프린
③ 도파민
④ 세로토닌
⑤ GABA

해설   ① 아세틸콜린은 뇌신경세포, 운동신경세포에서 합성된다.

19 신경전달물질에 따른 작용을 잘못 연결한 것은?

① 아세틸콜린 : 심장근육 흥분작용
② 도파민 : 억제, 흥분 균형유지
③ 세로토닌 : 근육작용
④ 글루타민 : 뇌의 흥분성 신경전달물질
⑤ 엔도르핀 : 통증조절

해설   ① 아세틸콜린 : 뼈대근육 흥분작용, 심장근육 억제작용

20 사람의 뇌에 대한 생리작용을 잘못 기술한 것은?

① 연수(숨뇌)에는 생명중추가 들어있다.
② 다리뇌(Pons)에는 호흡과 수면중추가 있다.
③ 중간뇌에는 시각반사와 청각경로의 중추가 있다.
④ 소뇌는 운동의 조정을 담당한다.
⑤ 변연계는 행동의 이성적 측면에 영향을 미친다.

해설   ⑤ 변연계(Limbic System)는 행동의 감정적 측면에 영향을 미친다.

필수문제

21 중추신경계에 대한 설명으로 옳지 않은 것은?

① 척수(Spinal Cord)는 신체의 여러 가지 반사작용을 조절한다.
② 뇌척수막은 중추신경계를 보호하는 결합조직이다.
③ 뇌척수액은 물리적 손상으로부터 뇌를 보호한다.
④ 반사작용(Reflex Action)은 특정 자극에 대한 예측불가능한 반응이다.
⑤ 간뇌는 시상과 시상하부를 포함한다.

해설   ④ 반사작용(Reflex Action)은 특정 자극에 대한 예측가능하고 자동적인 반응이다.

22 다음 중 뇌와 척수를 보호하는 것은?

㉠ 백색질
㉡ 뇌척수막
㉢ 시상하부
㉣ 뇌척수액

① ㉠, ㉡, ㉢
② ㉠, ㉢
③ ㉡, ㉣
④ ㉣
⑤ ㉠, ㉡, ㉢, ㉣

[해설] 중추신경계통을 보호하는 장치로 뇌척수막과 뇌척수액이 있다.

23 말초신경계에 대한 설명으로 틀린 것은?
① 중추신경인 뇌 또는 척수에서 나오는 모든 신경
② 중추신경으로부터 메시지 전달
③ 신경세포 본체의 집합체
④ 뇌척수신경과 자율신경으로 구성
⑤ 뇌를 감각수용기나 근육에 연결

[해설] ③ 중추신경계에 대한 설명이다.

[필수문제]

24 말초신경계에 대한 설명으로 틀린 것은?
① 12쌍의 뇌신경이 뇌에서 시작된다.
② 20쌍의 척수신경이 척수에서 시작된다.
③ 자율신경은 인체내부의 균형을 유지한다.
④ 교감신경은 에너지를 동원한다.
⑤ 부교감신경은 에너지를 보존하고 회복한다.

[해설] ② 척수신경은 31쌍이다.

25 다음 중 교감신경에 대한 설명으로 옳지 않은 것은?

① 뇌간과 척수에서 시작되는 신경이다.
② 신체의 내부기관들이 균형 있게 적절히 활용될 수 있도록 유지한다.
③ 내부기관의 기능을 조절한다.
④ 대체로 밤에 활동하여 에너지를 발산한다.
⑤ 스트레스 상황에서 가장 활발히 작용한다.

해설 ④ 교감신경은 대체로 낮에 활동하여 에너지를 발산한다.

26 다음 중 부교감신경에 대한 설명으로 옳지 않은 것은?

① 뇌 및 선부에서 온다.
② 신경전달물질은 아세틸콜린이다.
③ 작용범위가 광범위하다.
④ 부교감신경이 흥분하면 소화액 분비가 촉진된다.
⑤ 교감신경과 여러 기관에서 상반된 작용을 나타낸다.

해설 ③ 부교감신경은 작용범위가 국소적이고, 교감신경의 작용범위가 광범위하다.

27 다음 설명 중 틀린 것은?

① 부교감신경을 자극하면 말초혈관의 수축을 일으킨다.
② 교감신경은 기관지를 확장하고 부교감신경은 기관지를 수축한다.
③ 교감신경은 동공을 확대하고 부교감신경은 동공을 수축한다.
④ 교감신경은 창자의 운동성을 억제하고 부교감신경은 창자의 운동성을 자극한다.
⑤ 교감신경은 땀샘을 자극한다.

해설 ① 교감신경을 자극하면 말초혈관의 수축을 일으키고, 부교감신경을 자극하면 말초혈관의 확장을 일으킨다.

정답 25 ④ 26 ③ 27 ①

07 순환계통

01 혈액의 일반적인 기능이라고 할 수 없는 것은?

① 호흡작용
② 조절작용
③ 운동작용
④ 보호작용
⑤ 배설작용

해설 　혈액의 일반적인 기능
　　　호흡작용, 조절작용, 보호작용, 영양작용, 배설작용 등

02 혈액의 역할에 대한 설명으로 옳지 않은 것은?

① 산소, 탄산가스, 영양물, 대사산물, 호르몬 등을 운반
② 신장, 간장의 협력을 얻어 몸 속의 pH를 일정하게 유지
③ 신장과 간장의 협력을 얻어 조직의 삼투압을 유지
④ 골격근 등에서 생긴 열을 전신으로 보내어 체온을 일정하게 유지
⑤ 항상성을 유지

해설 　③ 조직의 삼투압 유지는 신장과 피부의 협력을 얻어 하는 역할이다.

03 혈장의 성분 중 수분 다음으로 많이 들어 있는 것은?

① 단백질
② 무기염류
③ 당 분
④ 아미노산
⑤ 호르몬

해설 　혈장의 성분구성
　　　수분(90%), 단백질(7%), 기타 무기염류, 아미노산, 당분, 지방, 호르몬, 가스(3%)

01 ③　02 ③　03 ①

04 다음 중 혈장의 pH는?

① 약산성　　　　　　　　② 강산성
③ 약알칼리성　　　　　　④ 강알칼리성
⑤ 중성

[해설] 혈장은 엷은 황색의 끈기 있는 액체로 약알칼리이며, 혈액의 55%를 차지한다.

[필수문제]
05 다음 중 혈장에서 혈액응고에 중요한 역할을 하는 것은?

① 피브리노겐　　　　　　② 감마글로불린
③ 혈청　　　　　　　　　④ 헤모글로빈
⑤ 알부민

[해설] 혈장의 단백질 중 약 54%는 알부민, 38%는 글로불린, 7%는 피브리노겐으로 이루어져 있고 그중 피브리노겐은 혈액응고에 중요한 역할을 한다.

06 적혈구에 대한 설명으로 옳지 않은 것은?

① 산소를 운반한다.
② 수명은 약 120일 정도이다.
③ 핵이 없다.
④ 염증이 있을 때 증가한다.
⑤ 혈관 밖으로 나오면 출혈이라 한다.

[해설] ④ 백혈구에 대한 내용이다.

[정답] 04 ③　05 ①　06 ④

07 노쇠한 적혈구가 파괴, 처리되는 곳은?

> ㉠ 비 장
> ㉡ 간
> ㉢ 골 수
> ㉣ 위

① ㉠, ㉡, ㉢ ② ㉠, ㉢
③ ㉡, ㉣ ④ ㉣
⑤ ㉠, ㉡, ㉢, ㉣

해설 적혈구의 수명은 약 120일 정도이고 노쇠한 적혈구는 비장, 간 및 골수에서 파괴, 처리된다.

필수문제

08 다음 중 식균작용을 하는 것은?

① 백혈구 ② 적혈구
③ 혈소판 ④ 혈 청
⑤ 혈 장

해설 ① 백혈구는 체내에 들어온 세균을 처리하는 식균작용을 하여 병원균으로부터 우리 몸을 방어하는 역할을 한다. 또한 세균을 소화시키는 기능이 있다.

09 다음 헤모글로빈(Hb)이 함유하고 있는 성분은?

① Na ② Cu
③ Fe ④ P
⑤ Ca

해설 헤모글로빈(Hb)은 0.33%의 철(Fe)을 함유하고 있다.

필수문제

10 강한 식균작용이 있으며, 만성염증 시 증가하는 것은?

① 림프구 ② 호산구
③ 염기구 ④ 단핵구
⑤ 호중구

해설 ④ 단핵구는 단백질 분해효소를 함유하고 있기 때문에 세균 탐식능력이 강하며, 특히 결핵성 질환에 특이하게 증가한다.

07 ① 08 ① 09 ③ 10 ④ 정답

11 혈액응고방지에 관여하는 것은?

① 중성구
② 호산구
③ 염기구
④ 단핵구
⑤ 림프구

해설 ③ 염기구는 헤파린과 히스타민을 함유하여 혈액의 응고방지에 관여하고, 염증의 치유에도 관여한다.

12 혈소판의 주요 기능과 관계있는 것을 고르면?

> ㉠ 혈전 형성으로 지혈작용
> ㉡ 혈액응고 촉진
> ㉢ 섬유소 용해 억제
> ㉣ 호르몬과 약물 운반

① ㉠, ㉡, ㉢
② ㉠, ㉢
③ ㉡, ㉣
④ ㉣
⑤ ㉠, ㉡, ㉢, ㉣

해설 ㉣은 혈장의 기능이다.

13 혈장단백질의 생리적 기능과 관련이 없는 것은?

① 체세포의 영양물질로 작용
② 혈액의 교질 삼투압 조절
③ 혈액의 점성도 유지
④ 식작용으로 면역에 관여
⑤ 혈압 유지

해설 ④ 혈장의 면역글로불린은 식작용이 아닌 항원과 특이적으로 반응하는 항체로 면역에 관여한다.

[필수문제]

14 혈압에 영향을 주는 요소가 아닌 것은?

① 심박동수
② 혈액의 점성도
③ 혈액의 산소
④ 혈액량
⑤ 심박출량

해설 혈압에 영향을 주는 요소
심박동수, 혈액의 점성도, 혈액량, 심박출량, 혈관의 저항, 혈관의 직경 등

정답 11 ③ 12 ① 13 ④ 14 ③

15 수축기 혈압과 이완기 혈압의 차이를 무엇이라 하는가?

① 동맥혈압
② 평균혈압
③ 맥 압
④ 중심혈압
⑤ 정맥혈압

해설 ③ 맥압은 수축기 혈압과 이완기 혈압의 차이를 말하며, 정상수치는 35~45mmHg이다.

16 혈압이란 심장의 어느 곳의 압력과 관계가 깊은가?

① 좌심방
② 우심방
③ 좌심실
④ 우심실
⑤ 폐동맥

해설 전신순환 동맥의 압력은 좌심실의 수축과 이완에 의해 좌우된다.

17 다음 중 심박동수가 증가되는 경우가 아닌 것은?

출제유형

┌─────────────────────┐
│ ㉠ 에피네프린 분비   │
│ ㉡ 체온 상승   │
│ ㉢ 교감신경 흥분   │
│ ㉣ 아세틸콜린 분비   │
└─────────────────────┘

① ㉠, ㉡, ㉢
② ㉠, ㉢
③ ㉡, ㉣
④ ㉣
⑤ ㉠, ㉡, ㉢, ㉣

해설 ㉣ 아세틸콜린은 부교감신경의 전달물질이므로 심박동이 억제된다.

18 심전도에서 P파의 이상이 나타났다면 어느 곳에 이상이 있는 것인가?

① 심 방
② 심 실
③ 심 첨
④ 동 맥
⑤ 정 맥

해설
• P파 : 심방탈분극
• QRS파 : 심실탈분극
• T파 : 심실재분극

15 ③ 16 ③ 17 ④ 18 ① 정답

19 다음에서 동맥과 정맥의 비교로 옳지 않은 것은?

① 동맥은 벽이 두껍고, 정맥은 동맥보다 얇다.
② 동맥은 탄력이 정맥보다 떨어진다.
③ 동맥은 산소가 풍부한 혈액을 운반한다.
④ 정맥은 물질의 확산·삼투·여과작용을 한다.
⑤ 동맥은 정맥보다 혈류속도가 빠르다.

[해설] ② 동맥은 매우 강한 압력에 견딜 수 있도록 탄력성이 풍부한 벽으로 되어 있으므로 정맥보다 탄력섬유가 발달되어 있다.

20 폐순환에서 폐정맥은 어디로 유입되는가?

① 좌심방　　　　　　　　　　② 좌심실
③ 우심방　　　　　　　　　　④ 우심실
⑤ 폐

[해설] **폐순환**
우심실 → 폐동맥 → 폐 → 폐정맥 → 좌심방

필수문제

21 체순환(대순환) 과정을 올바르게 나타낸 것은?

① 좌심실 → 대동맥 → 온몸의 모세혈관 → 대정맥 → 우심방
② 좌심실 → 대정맥 → 온몸의 모세혈관 → 대동맥 → 우심방
③ 우심방 → 대동맥 → 온몸의 모세혈관 → 대정맥 → 좌심실
④ 좌심실 → 우심방 → 온몸의 모세혈관 → 대정맥 → 대동맥
⑤ 좌심실 → 대동맥 → 대정맥 → 우심방 → 온몸의 모세혈관

[해설] **체순환(대순환)**
좌심실 → 대동맥 → 온몸의 모세혈관 → 대정맥 → 우심방

[정답] 19 ② 20 ① 21 ①

필수문제

22 림프계의 주요 기능이 아닌 것은?

① 체액평형 유지 ② 지질흡수
③ 림프구 생산 ④ 상처치유
⑤ 질병으로부터 보호

[해설] 림프계(Lymphatic System)
여러 가지 항원 자극에 대해 면역 반응(Immune Response)을 나타내어 생체를 방어하는 계이다. 림프계에서 가장 중요한 역할을 하는 림프구 세포는 골수에서 생산된다.

23 다음은 림프의 순환과정에 대한 설명이다. 괄호 안에 알맞은 말은?

> 체액은 간질성 공간에서 모세림프관으로 이동하여 림프액이 된다. 모세림프관은 다른 모세림프관과 합쳐져서 림프관을 형성하고 림프절에 들어간 림프액이 여과되어, 림프관 줄기가 합쳐져 형성된 집합관을 통해 (   )으로 흘러들어 가서 혈액에 유입된다.

① 모세림프관 ② 림프관
③ 림프절 ④ 가슴관
⑤ 쇄골 하정맥

[해설] 림프의 순환
모세림프관 → 림프관 → 림프절 → 림프 본관 → 집합관 → 쇄골 하정맥

08 소화계통

01 소화에 대한 정확한 정의로 옳은 것은?

① 고분자 화합물을 저분자 화합물로 분해하는 과정
② 저분자 화합물을 고분자 화합물로 합성하는 과정
③ 분해된 산물을 혈액 내로 이동시키는 과정
④ 섭취된 음식물을 고분자화하는 과정
⑤ 체내에서 음식물이 이화작용을 하는 생리적 과정

[해설] 소 화
섭취된 음식물을 더 작은 분자로 분해한 후 혈액 내로 들어오게 하는 현상을 말한다.

02 타액 중에 있는 탄수화물 분해효소는?

① 아밀라아제
② 트립신
③ 리파아제
④ 레 닌
⑤ 락타아제

해설   타액에는 프티알린(Ptyalin)이라는 아밀라아제(Amylase)가 들어있다.

03 다음 중 위액에서 분비되는 물질이 아닌 것은?

① 펩 신
② 무 신
③ 염 산
④ 장 액
⑤ 리파아제

해설   ④ 소장에서 분비되는 것이다.

04 위에서 주로 볼 수 있는 운동은?

① 저작운동
② 공복수축
③ 융모운동
④ 분절운동
⑤ 연동운동

해설   **공복수축**
식사 3~4시간 후 위에 내용물이 없는 상태에서 계속적인 위의 수축운동

05 소장에서 볼 수 있는 운동은?

㉠ 융모운동
㉡ 분절운동
㉢ 연동운동
㉣ 집단수축운동

① ㉠, ㉡, ㉢
② ㉠, ㉢
③ ㉡, ㉣
④ ㉣
⑤ ㉠, ㉡, ㉢, ㉣

해설   ㉣ 집단수축운동은 대장에서 볼 수 있다.

정답   02 ①   03 ④   04 ②   05 ①

06 다음 중 소화효소의 분비가 없는 소화기계는?

① 위
② 소 장
③ 십이지장
④ 대 장
⑤ 침 샘

> [해설] 대장은 소화효소의 분비는 없고, 주로 장 내용물의 수분흡수가 일어나며, 반고체 상태인 변으로 배설하는 곳이다.

07 대장에서 분비되는 액은 어떤 성질의 것인가?

① 산 성
② 약산성
③ 중 성
④ 알칼리성
⑤ 강산성

> [해설] 대장에서 분비되는 액은 알칼리성으로 소화효소는 거의 함유되어 있지 않다.

[필수문제]

08 탄수화물이 근육과 간에 저장되는 형태는?

① 아미노산
② 지방산
③ 글리코겐
④ 펩타이드
⑤ 포도당

> [해설] 탄수화물이 근육과 간에 저장되는 형태는 글리코겐이다.

[필수문제]

09 간(Liver)의 기능이 아닌 것은?

① 해독작용
② 담즙생성
③ 면역글로불린 합성
④ 요소 합성
⑤ 식균작용

> [해설] 면역글로불린은 형질세포에서 합성·분비한다.

정답 06 ④ 07 ④ 08 ③ 09 ③

10 담즙에 대한 설명으로 틀린 것은?

① 지방의 소화촉진
② 교감신경에 의해 촉진
③ 지용성 비타민의 흡수촉진
④ 장관 내 음식물 부패방지
⑤ 비타민 K의 합성

[해설] 담즙산염은 지방산 분해효소인 리파아제의 활성화를 도와주는데 부교감신경에 의해 분비가 촉진된다.

11 췌장액의 주성분은 무엇인가?

① NaCl
② HCl
③ $NaHCO_3^-$
④ Cl^-
⑤ NH_3

[해설] 췌장액은 소화효소와 알칼리성 수용액의 혼합물로 많은 양의 HCO_3^-를 함유하고 있다.

09 내분비계통/비뇨계통

01 다음 중 외분비선과 내분비선의 설명으로 틀린 것은? [출제유형]

① 외분비선은 특수한 선을 가지고 있다.
② 내분비선은 어떤 특수한 선을 갖고 있지 않다.
③ 외분비선은 직접 혈류 속으로 분비물을 분비하는 선이다.
④ 내분비선에서 만들어진 분비물을 호르몬이라 한다.
⑤ 외분비선은 특수한 선 또는 분비물을 분비하는 선관을 통해 장기나 피부 밖으로 분비한다.

[해설] 외분비선은 특수한 선을 갖고 있으며 그 선 또는 분비물을 분비하는 선관을 통하여 장기나 피부 밖으로 분비하며, 내분비선은 특수한 선을 갖고 있지 않으며 직접 혈류 속으로 분비물을 분비하는 선이다.

정답 10 ② 11 ③ // 01 ③

필수문제

02 다음 중 갑상선의 역할로 올바른 것은?

① 칼슘대사의 중요한 조절기능
② 혈중 칼슘성분을 높이는 일
③ 심장 기능의 촉진
④ 세포의 대사율 조절
⑤ 혈당 조절

[해설] 갑상선은 목의 기관 바로 앞에 있으며 좌우 2엽으로 구성되는데 티록신이라는 호르몬을 분비하여 세포의 대사율을 조절한다.

03 다음 중 갑상선에서 분비하는 티록신이 과다할 경우의 영향이 아닌 것은?

① 바세도우씨병
② 기초대사 항진
③ 성장정체 현상
④ 이상 발한
⑤ 체중감소

[해설] 티록신 과다의 경우
　• 바세도우씨병
　• 기초대사의 항진
　• 이상 발한
　• 따뜻하고 축축한 피부
　• 체중감소

04 다음 중 바세도우씨병의 증상이 아닌 것은?

① 따뜻하고 축축한 피부
② 체중감소
③ 신경예민
④ 안구돌출 증상
⑤ 변 비

[해설] 바세도우씨병
갑상선에서 티록신이라는 호르몬이 과다 분비될 경우 발생하는데 이의 증상은 신경이 예민해지고, 축축한 피부, 체중감소, 안구돌출 등이다.

02 ④　03 ③　04 ⑤　[정답]

필수문제

05 다음 중 부신겉질호르몬의 기능으로 옳은 것은?

① 탄수화물의 대사 및 물과 전해질의 균형 조절
② 혈액 방출 증가
③ 혈관 수축 조절
④ 심장기능의 촉진
⑤ 기관지의 확장

[해설] 부신의 겉질·속질호르몬의 역할
- 겉질호르몬 : 탄수화물의 대사, 물과 전해질의 균형 조절
- 속질호르몬 : 에피네프린과 노르에피네프린 분비, 혈액 방출 증가, 혈관 수축 조절, 심장기능의 촉진, 당질 대사의 관여, 기관지의 확장

06 에피네프린의 작용이 아닌 것은?

① 혈압상승
② 심장활동 억제
③ 동공확대
④ 소화관 활동 억제
⑤ 혈관수축

[해설] ② 에피네프린은 심장 기능을 활성화한다.

필수문제

07 다음 중 췌장에서 분비되는 인슐린이 부족하면 나타나는 증상이 아닌 것은?

① 고혈당증
② 다 뇨
③ 갈 증
④ 체중증가
⑤ 다 음

[해설] 인슐린 부족 시 증상
고혈당증, 다음 및 갈증, 다뇨, 체중감소, 체액과 전해질 손실 등

08 다음 중 프로게스테론 결핍 시 나타나는 현상이 아닌 것은?

① 월경 주기 불규칙
② 자연유산
③ 멜라닌 색소 생성
④ 자궁수축 억제작용
⑤ 골다공증

[해설] ③ 프로게스테론의 과다 시 나타나는 현상이다.

정답 05 ① 06 ② 07 ④ 08 ③

09 에스트로겐 결핍 시 나타나는 현상으로 옳은 것은?

| ㉠ 월경의 불규칙 | ㉡ 불 임 |
| ㉢ 유방·자궁의 발육부진 | ㉣ 건성피부 |

① ㉠, ㉡, ㉢　　　② ㉠, ㉢
③ ㉡, ㉣　　　　　④ ㉣
⑤ ㉠, ㉡, ㉢, ㉣

[해설] 에스트로겐의 분비 영향
- 결핍 시 : 월경 불규칙, 유방·자궁의 발육부진, 2차 성징 소실
- 과다 분비 시 : 건성피부, 불임, 색소 침착

10 남성호르몬인 테스토스테론 과다 분비 시 나타나는 현상으로 맞는 것은? 〔출제유형〕

| ㉠ 대머리 | ㉡ 지루성 피부 |
| ㉢ 각질 증식 | ㉣ 표피세포 분열 증가 |

① ㉠, ㉡, ㉢　　　② ㉠, ㉢
③ ㉡, ㉣　　　　　④ ㉣
⑤ ㉠, ㉡, ㉢, ㉣

[해설] 테스토스테론
- 남성의 2차 성장기에 영향을 주는 남성호르몬으로 성적 자극, 남성생식기의 발육 등을 맡고 있다.
- 피지분비의 촉진, 혈압과 체온의 상승, 두정부의 모발발육 억제 등의 기능을 한다.
- 과다 분비 시 : 대머리, 지루성 피부, 각질 증식

11 다음 중 신장의 기능이 아닌 것은?
① 요소의 합성
② 수분의 재흡수
③ pH 조절
④ 전해질 수분대사
⑤ 혈압 유지

[해설] ① 간의 기능이다.

12 세뇨관에서 재흡수가 어려운 물질이 아닌 것은?

> ㉠ 나트륨
> ㉡ 포도당
> ㉢ 아미노산
> ㉣ 요소

① ㉠, ㉡, ㉢
② ㉠, ㉢
③ ㉡, ㉣
④ ㉣
⑤ ㉠, ㉡, ㉢, ㉣

[해설] ㉣ 요소는 단백질을 분해하여 생기는 노폐물로 혈액에서 가장 농도가 높아 다른 물질에 비해 여과량이 많다. 삼투압을 유지하기 위하여 확산에 의해 재흡수 되는데 그 비율은 약 50% 정도가 된다.
세뇨관에서 재흡수가 어려운 물질
Creatine, Urea 등

13 신장에서 오줌을 생산하는 기전은?

① 삼 투
② 확 산
③ 여 과
④ 능동적 운반
④ 선택적 운반

[해설] 사구체는 에너지가 소모되지 않는 단순한 여과 압력에 의해 혈장성분을 보먼주머니로 여과한다.

정답 12 ① 13 ③

제4장 해부학

01 총론

필수문제

01 다음 중 시상면(Sagittal Plane)을 가장 잘 기술한 것은?

① 시상면이란 지면에 직각인 면이다.
② 시상면이란 신체를 좌우로 나누었을 때 생기는 면을 말한다.
③ 시상면이란 이마와 평행이 되는 면이며 신체를 앞뒤로 나눈다.
④ 시상면이란 똑바로 서 있을 때 지표와 평행으로 되는 면이다.
⑤ 시상면이란 신체를 위아래로 나누는 면이다.

해설 ② 시상면이란 신체를 좌우로 나누었을 때 생기는 면을 말하며, 신체의 한 가운데를 지나가는 화살 모양면을 특히 정중면이라 한다.

02 다음 용어 중 골단이 비후해져서 관절면을 이루고 있는 곳을 말하는 것은?

① 관절융기(Condyle)
② 결절(Tuber)
③ 가시(Spine)
④ 돌기(Process)
⑤ 위관절융기(Epicondyle)

해설 ① 관절융기(Condylus) : 골단이 비후해져서 관절면을 이루고 있는 곳
② 결절(Tuber) : 주위와 비교적 잘 구분되는 둥근 돌출물
③ 가시(Spine) : 장미가시처럼 날카롭고 가느다란 돌기
④ 돌기(Process) : 뼈나 장기의 표면에서 돌출된 구조물
⑤ 위관절융기(Epicondyle) : 관절융기의 위쪽 돌출부

03 다음 용어 중에서 함몰된 구조를 나타내는 것이 아닌 것은?
① 선　　　　　　　　　　② 공동
③ 자국　　　　　　　　　④ 틈새
⑤ 오목

[해설]
- 함몰된 구조 : 오목, 패임, 자국, 고랑, 틈새, 구멍, 관, 길, 굴, 공동
- 돌출된 구조 : 융기, 거친면, 능선, 결절, 가시, 선, 돌기, 유두

04 다음 용어 중에서 돌출부를 나타내는 용어가 아닌 것은?
① 돌기　　　　　　　　　② 결절
③ 능선　　　　　　　　　④ 오목
⑤ 융기

[해설] ④ 오목은 뼈의 함몰부를 나타내는 용어이다.

필수문제

05 다음 중 인체를 좌우대칭으로 2등분하는 수직면은?
① 정중시상면　　　　　　② 수평면
③ 관상면　　　　　　　　④ 횡단면
⑤ 전두면

[해설] 정중시상면은 인체를 좌우로 2등분하는 면으로 시상봉합선을 지나고, 관상면(전액면)은 인체를 전후로 나누는 면으로 관상봉합선을 지난다.

06 해부학적 자세에서 손바닥의 위치는 어느 쪽으로 향하는가?
① 측면　　　　　　　　　② 전면
③ 후면　　　　　　　　　④ 상면
⑤ 하면

[해설] 해부학적 자세에서 손바닥의 위치는 항상 전면을 향하여 있다.

[정답] 03 ① 04 ④ 05 ① 06 ②

필수문제

07 다음 중 뼈의 표면에서 볼록하거나 돌출된 부위가 아닌 것은?

① 결절(Tuber)
② 경(Collum)
③ 돌기(Trochanter)
④ 공동(Cavity)
⑤ 고랑(Groove)

해설 ② 경(Collum)은 목과 같이 다른 부위보다 좁은 장소이다.

필수문제

08 다음 중 인체의 체강(Body Cavity)과 관계없는 것은?

① 복 강
② 흉 강
③ 자궁강
④ 두개강
⑤ 골반강

해설 인체의 체강(Body Cavity)
• 복측체강 : 흉강, 복강, 골반강
• 배측체강 : 두개강, 척수강

09 다음 중 중배엽성이 아닌 것은?

① 심 장
② 혈 관
③ 근 육
④ 간 장
⑤ 골 격

해설 간장은 내배엽성 장기이다. 중배엽성은 근육, 골격, 혈액, 혈관, 심장, 비뇨생식기이다.

10 다음 중 관절의 움직임에 관한 용어에 해당하는 것은?

㉠ 굴곡 및 신전
㉡ 시상 및 관상
㉢ 내전 및 외전
㉣ 근위 및 원위

① ㉠, ㉡, ㉢
② ㉠, ㉢
③ ㉡, ㉣
④ ㉣
⑤ ㉠, ㉡, ㉢, ㉣

해설 움직임에 관한 용어로 굴곡 및 신전, 내전 및 외전, 회내 및 회외가 있다.

02 세포 및 조직

01 세포의 구조 요소가 아닌 것은?

① 핵
② 세포질
③ 세포막
④ 세포면
⑤ 세포소기관

해설 세포의 구조는 핵, 세포질, 세포막, 세포소기관으로 구성된다.

필수문제

02 다음 중 세포막에 대한 설명으로 틀린 것은?

① 세포막은 단백질과 지질로 구성된 얇은 단위막이다.
② 세포막의 지질은 인지질이 이중층으로 되어 있다.
③ 세포에서 핵을 제외한 나머지 부분을 말한다.
④ 세포 내의 물질들을 보호하고 세포 간 물질 이동을 조절한다.
⑤ 세포막은 세포의 내부와 외부 사이에서 물질 이동이나 막전압 발생 등에 중요한 역할을 한다.

해설 세포막은 세포의 세포질 주위를 둘러싸고 있는 매우 얇은 막이다. 세포의 물질대사에 크게 이바지하고 있으며 세포막 외면에는 그 기능에 따라 여러 가지의 변형된 구조를 갖게 된다.

03 세포질은 세포에서 핵을 제외한 나머지 모든 부분을 말하는데 이의 성분이 아닌 것은?

① 물
② 전해질
③ 교 질
④ 탄수화물
⑤ 단백질

해설 세포질
성분은 물, 전해질, 단백질, 지질, 탄수화물이고 세포의 대사활동을 담당하고 있으며 구조가 없는 기질 속에 소기관의 포함 물질들이 있다. 구성요소로는 사립체(미토콘드리아), 형질내세망, 골지체, 중심체, 용해소체(리소좀), 분해효소(리보솜), 미세소관, 세사 등으로 구성되어 있다.

정답 01 ④ 02 ③ 03 ③

필수문제

04 다음 중 인체를 구성하고 있는 세포의 화학성분이 아닌 것은?

① 물
② 비타민
③ 핵산
④ 유기산
⑤ 무기질

해설 인체를 구성하고 있는 세포의 화학성분은 물, 단백질, 핵산, 지질, 무기질, 유기산 등이다.

05 세포소기관에 속하지 않는 것은?

① 미토콘드리아
② 리보솜
③ 모양체
④ 세포질그물
⑤ 중심소체

해설 모양체는 눈의 수정체 두께를 조절하는 부속기관이다.

06 세포의 직접적인 에너지원인 ATP를 생산하는 소기관은?

① 미토콘드리아
② 리보솜
③ 골지체
④ 중심체
⑤ 원섬유

해설 미토콘드리아는 세포에서 에너지원으로 쓰이는 ATP가 합성되는 세포소기관이다. 일련의 화학반응들을 통해서 ATP가 생성된다.

필수문제

07 식균작용으로 세포를 보호하는 소기관은?

① 과산화소체
② 리보솜
③ 용해소체
④ 골지체
⑤ 세포질그물

해설 용해소체(Lysosome)는 세포 내 소화작용 및 식균작용으로 세포를 보호한다.

정답 04 ② 05 ③ 06 ① 07 ③

08 세포의 구조유지에 관여하는 세포골격과 관련이 없는 소기관은?

① 미세소관 ② 미세필라멘트
③ 골지체 ④ 중간형 필라멘트
⑤ 원섬유

해설 골지체는 세포질그물에서 생산된 물질의 농축과 배출을 담당한다.

09 다음 중 핵이 없는 세포는?

① 적혈구 ② 백혈구
③ 신경세포 ④ 근육세포
⑤ 체세포

해설 대부분의 세포에는 핵이 1개씩 있으나 적혈구와 혈소판에는 핵이 없다.

필수문제

10 인체의 4가지 기본조직 중 구조적 지주역할을 하는 것은?

① 상피조직 ② 신경조직
③ 결합조직 ④ 근육조직
⑤ 지방조직

해설 조직의 4가지 기본조직
상피조직(표면보호), 결합조직(구조적 지주), 근육조직(수축운동), 신경조직(정보교환)

11 상피조직 중 원주 모양의 키가 큰 세포들로 구성되어 있으며 위장관의 점막에 있는 것은?

① 편평상피 ② 입방상피
③ 원주상피 ④ 이행상피
⑤ 섬모상피

해설 ① 비늘같이 납작한 세포층으로 피부, 구강 등을 덮고 있다.
② 높이와 넓이가 같은 세포들로 되어 있으며 대부분의 선상피가 여기에 속한다.
④ 한 겹, 여러 층으로 되어 내면을 보호하거나 흡수·분비기능을 한다.
⑤ 자궁내막, 세기관지 등에 분포한다.

정답 08 ③ 09 ① 10 ③ 11 ③

12 다음 표피 중 무핵층으로 맞는 것은?

> ㉠ 각질층
> ㉡ 투명층
> ㉢ 과립층
> ㉣ 기저층

① ㉠, ㉡, ㉢
② ㉠, ㉢
③ ㉡, ㉣
④ ㉣
⑤ ㉠, ㉡, ㉢, ㉣

해설
- 무핵층 : 각질층, 투명층, 과립층
- 유핵층 : 유극층(극세포층), 기저층

필수문제

13 다음 중 색소세포는 어느 조직에 속하는가?

① 상피조직
② 근육조직
③ 결합조직
④ 신경조직
⑤ 골조직

해설 색소세포는 피부나 눈동자, 모발의 색을 결정하는 역할을 한다.

14 단층편평상피로 되어 있는 것은?

① 구 강
② 식 도
③ 항 문
④ 폐 포
⑤ 성 대

해설
- 단층편평상피 : 가슴막, 심낭막, 폐포
- 중층편평상피 : 구강, 피부, 식도, 후두, 성대, 질

필수문제

15 다음 중 평활근조직으로 되어 있는 것이 아닌 것은?

① 폐
② 간
③ 혈 관
④ 심 장
⑤ 위

해설 심장은 심장근조직으로 되어있다.

정답 12 ① 13 ① 14 ④ 15 ④

16 다음 근육조직 중 수의근에 해당하는 것은?

> ㉠ 심근
> ㉡ 뼈대근
> ㉢ 민무늬근
> ㉣ 가로무늬근

① ㉠, ㉡, ㉢
② ㉠, ㉢
③ ㉡, ㉣
④ ㉣
⑤ ㉠, ㉡, ㉢, ㉣

해설 ㉠, ㉢ 불수의근에 해당한다.

17 다음 중 크고 작은 다발을 형성하며 모든 결합조직에 널리 퍼져 있는 것은?
① 교원섬유
② 세망섬유
③ 탄력섬유
④ 지방조직
⑤ 색소조직

해설
① 콜라겐으로 크고 작은 다발을 형성하여 모든 결합조직에 널리 분포되어 있고, 지지적인 역할을 하며, 체내에 수분을 함유하여 피부층의 보습 역할을 담당하는 섬유조직이다.
② 다발을 이루지 않고 조직과 세포 주위에 망상으로 분포되어 있다.
③ 엘라스틴이라는 단백질로 되어 있으며, 대동맥, 기관, 비장, 피부, 인대 등에 많이 분포되어 있다.
④ 지방세포가 모여 구성되고 있는 결합조직으로 피하나 장기의 주위에 다량의 지방을 축적하여 체온의 유지, 장기의 보호, 영양분의 축적 등의 역할을 한다.
⑤ 색소세포를 다수 포함하는 소성결합조직이다.

필수문제

18 다음 인체의 구성요소 중 유기물질이 아닌 것은?
① 호르몬
② 지방
③ 칼슘
④ 단백질
⑤ 비타민

해설 유기물질
탄소의 고분자화합물(단백질, 지방, 탄수화물, 호르몬, 비타민 등)

필수문제

19 다음 인체의 구성성분 중 무기물질이 아닌 것은?

① 산 소
② 지 방
③ 질 소
④ 나트륨
⑤ 칼 륨

해설　무기물질
- 탄소를 포함하지 않는 화합물과 탄산가스와 같은 단단한 탄소의 화합물을 총칭한다.
- 금속·비금속의 화합물이 해당된다(산소, 질소, 탄소, 수소, 유황, 칼슘, 칼륨, 나트륨, 마그네슘, 동, 철, 염소 등).

03 골격계통

01 골격계의 분류 중 불규칙골에 해당하는 것은?

① 대퇴골
② 이마뼈
③ 척 추
④ 무 릎
⑤ 위팔뼈

해설　형태에 따른 골격의 구분
- 긴뼈(장골) : 대퇴골, 상지, 하지
- 짧은뼈(단골) : 손목뼈, 발목뼈
- 납작뼈(편평골) : 갈비뼈, 어깨뼈, 이마뼈
- 불규칙골 : 척추, 광대뼈
- 종자골 : 무릎, 관절

필수문제

02 신체 각 부위를 구성하는 뼈의 수를 연결한 것 중 틀린 것은?

① 척추뼈 : 33개
② 상지골(팔뼈) : 60개
③ 늑골(갈비뼈) : 24개
④ 하지골(다리뼈) : 62개
⑤ 머리뼈 : 22개

해설　② 상지골(팔뼈) : 64개

정답　19 ② // 01 ③ 02 ②

필수문제

03 연골에 대한 설명으로 틀린 것은?

① 혈관이나 신경의 분포가 없다.
② 연골세포와 섬유들로 구성되어 있다.
③ 골격계통의 한 부분으로 상피조직의 일종이다.
④ 물렁뼈로 탄력성이 있다.
⑤ 초자연골은 인체에 가장 많이 분포한다.

[해설] ③ 연골은 결합조직의 일종이다.

필수문제

04 골격계의 구조 중 조혈기관으로서 적혈구나 백혈구를 생산하는 곳은?

① 골 막
② 골조직
③ 골 수
④ 골 단
⑤ 골세포

[해설] 골격계의 구조
- 골막 : 뼈의 외면을 덮고 결합조직으로 뼈의 굵기에 있어서의 성장이 일어나는 곳이다.
- 골조직 : 뼈의 단단한 부분을 이루는 실질 조직이다.
- 골수 : 혈구를 생산하는 곳으로 해면뼈의 엉성한 조직과 골수강을 메우는 조직으로 적혈구나 백혈구를 생산하는 곳이다.

05 뼈의 형태가 잘못 연결된 것은?

① 단골 : 손목뼈
② 장골 : 대퇴골
③ 편평골 : 가슴뼈
④ 불규칙골 : 광대뼈
⑤ 함기골 : 무릎뼈

[해설] 함기골 : 관자뼈·위턱뼈, 종기골 : 무릎뼈

06 다음 중 가장 먼저 골화가 시작되는 뼈는?

① 복장뼈
② 어깨뼈
③ 빗장뼈
④ 갈비뼈
⑤ 엉덩뼈

[해설] 빗장뼈(쇄골)는 S자 형태로서 인체에서 가장 먼저 골화되는 뼈이다.

[정답] 03 ③ 04 ③ 05 ⑤ 06 ③

07 다음 중 머리뼈 형성골이 아닌 것은?

① 서골(보습뼈)
② 후두골(뒤통수뼈)
③ 접형골(나비뼈)
④ 두정골(마루뼈)
⑤ 측두골(관자뼈)

[해설] 뇌두개 형성골
후두골(뒤통수뼈), 접형골(나비뼈), 측두골(관자뼈), 두정골(마루뼈), 전두골(이마뼈), 사골(벌집뼈)

필수문제

08 시상봉합이란 다음 중 어느 뼈와 어느 뼈의 봉합인가?

① 두정골(마루뼈)과 전두골(이마뼈)
② 두정골(마루뼈)과 후두골(뒤통수뼈)
③ 두정골(마루뼈)과 두정골(마루뼈)
④ 두정골(마루뼈)과 측두골(관자뼈)
⑤ 두정골(마루뼈)과 사골(벌집뼈)

[해설] ① 관상봉합, ② 인자봉합, ④ 인상봉합

필수문제

09 다음 중 관절이 없으며, 혀의 근육을 지지해 주는 뼈는?

① 하악골(아래턱뼈)
② 설골(목뿔뼈)
③ 누골(눈물뼈)
④ 구개골(입천장뼈)
⑤ 관골(관자뼈)

[해설] 설골(Hyoid Bone)은 말굽모형의 뼈로, 관절면이 없이 설골근에 의하여 유지된다.

10 안와(Orbit)를 형성하는 뼈가 아닌 것은?

① 이마뼈
② 위턱뼈
③ 관자뼈
④ 나비뼈
⑤ 벌집뼈

[해설] 안와(Orbit)를 형성하는 뼈
나비뼈, 이마뼈, 광대뼈, 벌집뼈, 위턱뼈, 입천장뼈

07 ① 08 ③ 09 ② 10 ③

11 다음 중 비중격을 이루는 뼈는?

① 사골(벌집뼈)과 서골(보습뼈)
② 사골(벌집뼈)과 비골(코뼈)
③ 서골(보습뼈)과 관골(관자뼈)
④ 서골(보습뼈)과 접형골(나비뼈)
⑤ 사골(벌집뼈)과 접형골(나비뼈)

[해설] 비중격
상부는 사골(Ethmoid), 하부는 서골(Vomer)

12 후두골(뒤통수뼈)의 대공을 통과하는 구조물이 아닌 것은?

㉠ 척수
㉡ 부신경
㉢ 추골동맥
㉣ 내경동맥

① ㉠, ㉡, ㉢
② ㉠, ㉢
③ ㉡, ㉣
④ ㉣
⑤ ㉠, ㉡, ㉢, ㉣

[해설] 후두골(뒤통수뼈)의 대공을 통과하는 구조물
척수, 추골동맥, 부신경 등

13 뇌와 척수의 경계부가 되는 것으로 후두골(뒤통수뼈)에 있는 것은?

① 대공
② 극공
③ 경정맥공
④ 정원공
⑤ 안와공

[해설] 대공(Foramen Magnum)
뇌와 척수의 경계부가 되는 것으로 척수와 부신경 및 추골동맥이 통과한다.

정답 11 ① 12 ④ 13 ①

14 뼈와 돌기의 연결이다. 틀린 것은?

① 측두골(관자뼈) : 치조돌기
② 접형골(나비뼈) : 익상돌기
③ 견갑골(어깨뼈) : 오훼돌기
④ 흉골(복장뼈) : 검상돌기
⑤ 상악골(위턱뼈) : 구개돌기

해설
- 측두골 : 유양돌기, 관골돌기, 경상돌기
- 상악골(위턱뼈) : 치조돌기

15 성인의 척추만곡은 모두 몇 개인가?

① 1개   ② 2개
③ 3개   ④ 4개
⑤ 6개

해설 성인에는 경부, 흉부, 요부, 천부 등 총 4개의 척추만곡이 있다.

필수문제

16 추골의 일반적인 구조로 틀린 것은?

① 기본구조는 추체, 추궁, 추공으로 구분된다.
② 상·하의 추체 사이에는 섬유연골인 추간원판이 끼워져 있다.
③ 각각의 추공은 서로 연결되어 척주관을 이룬다.
④ 추궁은 추근과 추간원판으로 구성된다.
⑤ 추골은 척주를 형성하는 뼈이다.

해설 ④ 추궁은 추근과 추궁판으로 구성되며, 돌기들의 기시부가 된다.

17 다음 중 환추(Atlas)에 해당하는 것은?

① 제1경추   ② 제2경추
③ 제7경추   ④ 제1흉추
⑤ 제3흉추

해설 제1경추는 추체와 극돌기 없이 고리모양 형태이며, 두개골을 받치고 있어서 환추라고 한다.

18 다음 중 요추천자(Lumbar Puncture) 부위는?

① 제1~2 요추(허리뼈) 사이
② 제2~3 요추(허리뼈) 사이
③ 제3~4 요추(허리뼈) 사이
④ 제4~5 요추(허리뼈) 사이
⑤ 제5~6 천골(엉치뼈) 사이

해설 뇌척수액을 검사하기 위한 요추천자는 제3~4 요추 사이에서 시행한다.

19 흉곽(가슴우리)을 구성하는 뼈로 맞는 것은?

> ⊙ 어깨뼈
> ⓒ 등척추뼈
> ⓒ 허리척추뼈
> ⓔ 갈비뼈

① ⊙, ⓒ, ⓒ
② ⊙, ⓒ
③ ⓒ, ⓔ
④ ⓔ
⑤ ⊙, ⓒ, ⓒ, ⓔ

해설 흉곽은 흉골(복장뼈) 1개, 늑골(갈비뼈) 24개, 흉추(등척추뼈) 12개로 구성되어 있다.

필수문제

20 검상돌기(Xiphoid Process)를 볼 수 있는 뼈는?

① 천골(엉치뼈)
② 흉골(복장뼈)
③ 상완골(위팔뼈)
④ 견갑골(어깨뼈)
⑤ 장골(엉덩뼈)

해설 검상돌기는 흉골(복장뼈) 하단으로 횡격막이 기시한다.

21 다음 중 팔뼈(상지골)로 분류되는 것은?

① 흉골(복장뼈)
② 쇄골(빗장뼈)
③ 늑골(갈비뼈)
④ 관골(관자뼈)
⑤ 미골(꼬리뼈)

해설 **팔 뼈**
빗장뼈, 어깨뼈, 위팔뼈, 자뼈(척골), 노뼈(요골), 손목뼈, 손허리뼈, 손가락뼈

정답 18 ③ 19 ③ 20 ② 21 ②

22 다음 중 하지골(다리뼈)로 분류되는 것이 아닌 것은?

① 엉덩뼈　　　　　　　　② 엉치뼈
③ 궁둥뼈　　　　　　　　④ 두덩뼈
⑤ 넙다리뼈

해설　다리뼈
볼기뼈(엉덩뼈, 궁둥뼈, 두덩뼈), 넙다리뼈(대퇴골), 무릎뼈(슬개골), 정강뼈(경골), 종아리뼈(비골), 발목뼈(족근골), 발허리뼈(중족골), 발가락뼈(지골), 발등(족궁)

23 골반골(Pelvic Bone)을 구성하는 뼈로 묶인 것은?　　출제유형

　ㄱ. 엉덩뼈
　ㄴ. 엉치뼈
　ㄷ. 궁둥뼈
　ㄹ. 꼬리뼈

① ㄱ, ㄴ, ㄷ　　　　　　② ㄱ, ㄷ
③ ㄴ, ㄹ　　　　　　　　④ ㄹ
⑤ ㄱ, ㄴ, ㄷ, ㄹ

해설　골반은 볼기뼈(엉덩뼈, 궁둥뼈, 두덩뼈)와 척주골인 천골(엉치뼈) 및 미골(꼬리뼈)로 구성되어 있다.

24 다음 중 공기뼈(Air Bone)가 아닌 것은?

① 접형골(나비뼈)
② 사골(벌집뼈)
③ 측두골(관자뼈)
④ 누골(눈물뼈)
⑤ 상악골(위턱뼈)

해설　공기뼈(함기골)
부비동 및 중이의 일부를 형성하여 공기의 가온, 가습, 공명작용, 무게 감소에 관여하는 뼈로 상악골(위턱뼈), 전두골(이마뼈), 사골(벌집뼈), 접형골(나비뼈), 측두골(관자뼈) 등이 있다.

25 다음 중 부비강동의 종류가 아닌 것은?

① 전두동(이마굴)
② 하악동(아래턱굴)
③ 사골동(벌집굴)
④ 상악동(위턱굴)
⑤ 접형골동(나비굴)

[해설] 부비강동의 종류로는 상악동(위턱굴), 사골동(벌집굴), 전두동(이마굴), 접형골동(나비굴)이 있다.

04 관절계통

01 다음 관절 중 구상관절에 해당하는 것은?

① 무릎관절(슬관절)
② 엉덩관절(고관절)
③ 팔꿈관절(주관절)
④ 환축관절(정중고리중쇠관절)
⑤ 노자관절(요척관절)

[해설] 대표적인 구상관절로는 어깨관절(견관절)과 엉덩관절(고관절)이 있다.

02 다음 중 활막성 관절에 해당하지 않는 것은?

① 섬유관절
② 안상관절
③ 차축관절
④ 구상관절
⑤ 활주관절

[해설] 활막성 관절의 종류
활주관절, 경첩관절, 차축관절, 과상관절, 안상관절, 구상관절 등

필수문제

03 다음 중 인체에서 가장 운동범위가 넓은 관절은?

① 발목관절
② 어깨관절
③ 무릎관절
④ 노자관절
⑤ 족근중족관절

[해설] 어깨관절은 대표적인 구상관절로 인체에서 최고로 운동범위가 넓다.

정답 25 ② // 01 ② 02 ① 03 ②

04 다음 중 관절반월을 볼 수 있는 골은?

① 팔꿉관절
② 어깨관절
③ 무릎관절
④ 엉덩관절
⑤ 발목관절

해설 무릎관절(Knee Joint)
• 구성골 : 넙다리뼈, 정강뼈, 무릎뼈
• 특징 : 섬유연골인 내·외측 관절반월이 있다.

필수문제

05 다음 중 상지관절에 해당되지 않는 것은?

① 복장빗장관절
② 어깨관절
③ 엉덩관절
④ 팔꿉관절
⑤ 손목관절

해설 ③ 엉덩관절(고관절)은 하지관절이다.

06 다음 중 두개골의 전후운동과 관계있는 관절은?

① 악관절(턱관절)
② 흉쇄관절(복장빗장관절)
③ 견관절(어깨관절)
④ 환추후두관절(고리뒤통수관절)
⑤ 견쇄관절(봉우리빗장관절)

해설 환추후두관절
• 구성골 : 제1경추(환추)의 상관절와와 후두골의 후두과
• 관절의 구분 : 과상관절
• 운동 : 약간의 두개골 전후 운동이 가능

07 다음 중 하지의 관절이 아닌 것은?

① 발목관절
② 요척관절
③ 정강종아리관절
④ 발허리사이관절
⑤ 엉덩관절

해설 요척관절은 요골과 척골 사이에 형성되는 상지의 관절이다.

08 관절의 운동 중 시상면을 따라 각이 작아지는 것은?
① 외전(벌림)
② 내전(모음)
③ 신전(확대)
④ 회내(엎침)
⑤ 굴곡

해설 관절의 운동
• 신전(확대) : 시상면을 따라 각이 커지는 운동
• 굴곡 : 시상면을 따라 각이 작아지는 운동
• 외전(벌림) : 관상면을 따라 각이 커지는 운동
• 내전(모음) : 관상면을 따라 각이 작아지는 운동

09 관절의 분류상 섬유성 관절에 속하는 관절은?
① 과상관절
② 인대결합
③ 연골결합
④ 활주관절
⑤ 가동관절

해설 섬유성 관절로는 인대결합, 봉합, 정식이 있다.

10 다음 중 운동이 가장 광범위하게 이루어지는 관절은?
① 경첩관절
② 구상관절
③ 안상관절
④ 활주관절
⑤ 과상관절

해설 구상관절은 다축성 관절로 운동범위가 가장 넓다.

11 다음 연결 중 옳지 않은 것은?
① 어깨관절 – 관절순
② 엉덩관절 – 십자인대
③ 환축관절 – 익상인대
④ 발목관절 – 종비인대
⑤ 발목관절 – 거비인대

해설 ② 무릎관절 – 십자인대

정답 08 ⑤ 09 ② 10 ② 11 ②

필수문제

12 다음 중 무릎관절의 형성에 관계없는 골은?

> ㉠ 무릎뼈
> ㉡ 넙다리뼈
> ㉢ 정강뼈
> ㉣ 종아리뼈

① ㉠, ㉡, ㉢ ② ㉠, ㉢
③ ㉡, ㉣ ④ ㉣
⑤ ㉠, ㉡, ㉢, ㉣

[해설] 무릎관절의 형성은 넙다리뼈, 무릎뼈, 정강뼈로서 구성되며, 종아리뼈는 관련이 없다.

13 다음 중 발목관절의 형성에 관계없는 골은?

> ㉠ 복사뼈
> ㉡ 정강뼈
> ㉢ 종아리뼈
> ㉣ 무릎뼈

① ㉠, ㉡, ㉢ ② ㉠, ㉢
③ ㉡, ㉣ ④ ㉣
⑤ ㉠, ㉡, ㉢, ㉣

[해설] 발목관절의 형성은 경골(정강뼈), 거골(복사뼈), 비골(종아리뼈)로서 구성된다.

14 다음 설명 중 옳지 않은 것은?

① 관절연골면은 골막을 볼 수 없다.
② 관절낭의 외막은 섬유막이고 내막은 활막이다.
③ 활액은 골막에서 분비된다.
④ 관절면은 초자연골로 되어 있다.
⑤ 관절은 관절낭의 연골, 관절강, 활액, 활액융모 등으로 구성된다.

[해설] ③ 활액은 관절강 내의 활액막에서 분비된다.

15 관절의 운동 중 손바닥이 앞으로 향하게 하는 것은 어느 것인가?
① 회 전
② 회외(뒤침)
③ 회내(엎침)
④ 외전(벌림)
⑤ 외번(가쪽번짐)

해설 관절의 운동
• 회전 : 고정된 한 축을 중심으로 원처럼 돌리는 운동
• 회외(뒤침) : 손등을 밖으로 돌리는 운동(손바닥이 앞쪽으로 가는 운동)
• 회내(엎침) : 손등을 안쪽으로 돌리는 운동(손바닥이 뒤쪽으로 가는 운동)
• 외전(벌림) : 중앙선에서 멀리 이동하는 운동(차렷 자세에서 팔을 90° 각도로 펴거나 다리를 벌리는 것)

16 다음 중 부동관절에 해당하는 것은?
① 봉 합
② 경첩관절
③ 어깨관절
④ 턱관절
④ 무릎관절

해설 봉합(Suture)은 머리뼈의 관절로 부동관절(섬유성 관절)에 속한다.

05 근육계통

01 다음 중 근육에 포함되지 않는 것은?
① 혈 관
② 신 경
③ 상 피
④ 근 막
⑤ 힘 줄

해설 근육
몸의 운동을 담당하는 조직이며 혈관, 신경, 근막, 힘줄 등을 통틀어 말한다. 근육은 신경자극에 의하여 수축과 이완을 할 수 있는 특수한 성질을 가진 구조물이다.

02 다음 중 근육의 종류에 들지 않는 것은?

① 수의근
② 심 근
③ 평활근
④ 대 근
⑤ 골격근

해설 근육은 인체 조직 중 수축성이 강한 조직으로서 뜻대로 움직일 수 있는 골격근(수의근)과 심장근(심근), 내장근(평활근) 등이 있다.

03 안면근에서 이마의 세로주름을 잡게 하는 근육은?

① 이근(턱끝근)
② 추미근(눈썹주름근)
③ 안륜근(눈둘레근)
④ 협근(볼근)
⑤ 후두근(뒤통수근)

해설 ① 턱에 주름을 지게 하거나 아랫입술을 앞으로 내밀게 하는 등 표정에 적극적으로 관여하는 근육이다.
③ 눈을 감는 경우 이루어지는 수축작용을 하는 근육이다.
④ 뺨의 근육을 이루고 있으며 수축으로써 뺨을 내측으로 당겨 음식을 씹을 때 이와 혀 사이에 음식물이 유지되도록 기능을 하는 근육이다.
⑤ 뒤통수를 덮어 두피에 주름을 만들어 주는 근육이다.

04 다음 중 목의 근육에 속하는 것은?

① 삼각근(어깨세모근)
② 교근(깨물근)
③ 광경근(넓은목근)
④ 승모근(등세모근)
⑤ 불근(협근)

해설 광경근(넓은목근)은 목의 굴절작용에 관여하는 가슴, 어깨, 턱 쪽으로 뻗은 근육을 말한다.

필수문제

05 다음 중 손목을 구부리고 손가락을 모으게 하는 근육은?

① 신근(폄근육)
② 굴근(굽힘근)
③ 회외근(손뒤침근)
④ 원회내근(원엎침근)
⑤ 방형회내근(네모엎침근)

해설 ① 손가락을 펴게 할 때 쓰인다.
　　　③ 손바닥을 바깥으로 할 때 쓰이는 근육이다.
　　　④ 손을 안쪽으로 돌려 손바닥이 몸을 향하게 할 때 쓰인다.
　　　⑤ 엎침작용을 한다.

06 다음 중 수축함으로써 콧등에 주름을 지게 하는 것은?

① 눈살근
② 어깨세모근
③ 폄 근
④ 굽힘근
⑤ 눈둘레근

해설 ①, ⑤ 안면근이다.
　　　② 팔을 올리거나 돌릴 때 쓰인다.
　　　③ 손가락을 펴게 할 때 쓰인다.
　　　④ 손목을 구부리고 손가락을 모으게 한다.

07 다음 중 평활근으로 구성된 것은?

① 간 : 혈관
② 혈관 : 심장
③ 혀 : 간
④ 혀 : 심장
⑤ 혀 : 자궁

해설 평활근(Smooth Muscle)은 근육 중에서 가로무늬가 없는 근으로 심장근 이외의 내장근은 모두 민무늬근이다.
　　　혀 : 골격근, 심장 : 심장근

정답 05 ② 06 ① 07 ①

필수문제

08 심장근에 대한 설명으로 틀린 것은?

① 불수의근
② 횡문근
③ 타원형 핵
④ 스스로 운동성을 가지고 운동한다.
⑤ 활동전압기간이 짧다.

해설 ⑤ 활동전압기간이 길기 때문에 불응기도 길다.

09 근초(Sarcolemma)란?

① 핵
② 근섬유
③ 근원섬유
④ 근세포막
⑤ 신경섬유

해설 근초(근세포막)는 신경조직처럼 매우 높은 흥분성과 전도성을 갖고 있다.

10 골격근 섬유의 구조단위인 근절(Sarcomere)은?

① H~H
② I~I
③ Z~Z
④ A~A
⑤ M~M

해설 근원섬유의 구조단위인 근절은 Z~Z 사이를 말한다.

필수문제

11 근육과 뼈를 연결해 주는 구조물은?

① 연 골
② 인 대
③ 건
④ 활 막
⑤ 근 막

해설 건(Tendon)은 뼈와 근육을 연결해 주고, 인대(Ligament)는 뼈와 뼈, 기관과 기관을 연결해 준다.

08 ⑤ 09 ④ 10 ③ 11 ③

12 골격근의 부속기관이라 할 수 없는 것은?

① 근 막
② 활액낭
③ 연 골
④ 활 차
⑤ 건 초

해설 골격근의 부속기관
근막, 종자골, 활액낭, 활차, 건초 등

13 안면근과 관계없는 근은?

① 이마근
② 관자근
③ 뒤통수근
④ 큰광대근
⑤ 입둘레근

해설 관자근(측두근)은 관자뼈(측두골)와 아래턱뼈(하악골)를 연결시키는 저작근이다.

필수문제

14 안면신경의 지배를 받는 근은?

① 위곧은근
② 윗눈꺼풀올림근
③ 눈둘레근
④ 위빗근
⑤ 가쪽곧은근

해설 ①, ② 눈돌림신경(동안신경)
④ 도르래신경(활차신경)
⑤ 가돌림신경(외전신경)

필수문제

15 다음 중 불수의근은?

① 눈둘레근
② 입둘레근
③ 모양체근
④ 어깨세모근
⑤ 배곧은근

해설 모양체근은 수정체의 굴절에 관여하며 자율신경의 지배를 받고 있다.

정답 12 ③ 13 ② 14 ③ 15 ③

16 머리를 움직이는 데 관여하는 근은?

① 큰가슴근(대흉근)   ② 목빗근(흉쇄유돌근)
③ 큰원근(대원근)   ④ 어깨세모근(삼각근)
⑤ 넓은등근(광배근)

해설   머리를 움직이는 데 관여하는 대표적인 근은 흉쇄유돌근(목빗근)과 승모근(등세모근)이다.

17 척주와 상지를 잇는 근육이 아닌 것은?

① 등세모근   ② 넓은등근
③ 어깨세모근   ④ 큰가슴근
⑤ 큰원근

해설   어깨세모근(삼각근)은 어깨뼈와 빗장뼈에서 위팔뼈를 잇는 근이다.

필수문제

18 뇌신경이 분포하지 않는 근은?

① 등세모근   ② 목빗근
③ 큰가슴근   ④ 배곧음근
⑤ 표정근

해설   큰가슴근(대흉근)은 내·외측 흉신경(척수신경)이 분포한다.

19 다음 중 흉부의 근육이 아닌 것은?

① 배곧음근   ② 배바깥빗근
③ 배속빗근   ④ 위빗근
⑤ 허리네모근

해설   위빗근(상사근)은 눈의 외안근이다.

16 ② 17 ③ 18 ③ 19 ④   정답

20 상지의 굴곡신전 및 외전에 주동적으로 작용하는 근은?

① 큰가슴근
② 위팔두갈래근
③ 위팔근
④ 어깨세모근
⑤ 어깨밑근

해설) 어깨세모근(삼각근)은 어깨뼈의 굴곡, 신전, 외전의 주동근이며 겨드랑이신경(액와신경, Axillary Nerve)의 지배를 받는다.

필수문제

21 어깨뼈를 움직이는 근육으로 틀린 것은?

① 어깨울림근
② 작은마름근
③ 앞톱니근
④ 빗장밑근
⑤ 가시위근

해설) 가시위근(극상근)은 상완을 움직이는 근육이다.

22 대퇴에 작용하는 둔부의 근육이 아닌 것은?

① 큰볼기근
② 넙다리근막긴장근
③ 엉덩근
④ 넙다리네모근
⑤ 바깥폐쇄근

해설) 엉덩근은 골반내측의 근육이다.

23 인체에서 흔히 근육주사를 놓은 근육 부위는?

① 작은볼기근
② 중간볼기근
③ 큰볼기근
④ 궁둥구멍근
⑤ 위쌍둥이근

해설) 큰볼기근(대둔근) 내측에는 궁둥(좌골)신경, 위볼기(상둔)신경, 아래볼기(하둔)신경, 위볼기동맥, 아래볼기동맥 등이 지나가므로 상외측 1/4 지점에 주사한다.

정답 20 ④ 21 ⑤ 22 ③ 23 ③

필수문제

24 대퇴에 작용하는 내측대퇴근으로 맞는 것은?

> ㉠ 큰허리근
> ㉡ 두덩근
> ㉢ 엉덩근
> ㉣ 큰모음근

① ㉠, ㉡, ㉢
② ㉠, ㉢
③ ㉡, ㉣
④ ㉣
⑤ ㉠, ㉡, ㉢, ㉣

해설 ㉠, ㉢ 대퇴에 작용하는 골반내측의 근육이다.

25 하퇴를 움직이는 앞쪽에 위치하는 근육이 아닌 것은?

① 넙다리빗근
② 넙다리곧은근
③ 안쪽넓은근
④ 가쪽넓은근
⑤ 넙다리두갈래근

해설 넙다리두갈래근(대퇴이두근)은 대퇴의 뒤쪽에 위치하는 폄근육이다.

필수문제

26 무릎관절(Knee Joint)을 신전시키는 근은?

① 넙다리네갈래근
② 넙다리두갈래근
③ 오금근
④ 반막모양근
⑤ 반건양근

해설 ① 넙다리네갈래근(대퇴사두근)은 무릎뼈를 감싸고 정강뼈거친면에 부착되어 있다.
②, ④, ⑤ 대퇴(넓적다리)의 뒤쪽에 있는 폄근육이다.
③ 오금근(슬와근)은 발과 발가락을 움직이는 근육이다.

27 아킬레스건을 구성하는 근으로 맞는 것은? [출제유형]

> ⊙ 가자미근
> ⓒ 장딴지근
> ⓒ 종아리세갈래근
> ⓔ 뒤정강근

① ⊙, ⓒ, ⓒ
② ⊙, ⓒ
③ ⓒ, ⓔ
④ ⓔ
⑤ ⊙, ⓒ, ⓒ, ⓔ

[해설] 아킬레스건은 종아리세갈래근(하퇴삼두근), 장딴지근과 가자미근으로 구성된다.

06 신경계통

[필수문제]

01 다음 신경계의 구성 및 기능상 기본단위는?
① 세 포
② 조 직
③ 뉴 런
④ 축 삭
⑤ 시냅스

[해설] 신경계의 기본단위는 뉴런(Neuron)이다.

[필수문제]

02 다음 중 중추신경계가 아닌 것은?
① 대 뇌
② 중 뇌
③ 시 상
④ 시상하부
⑤ 미주신경

[해설] 미주신경은 말초신경계에 속한다.

[정답] 27 ① // 01 ③ 02 ⑤

03 다음 중 뇌간에 속하지 않는 것은? [출제유형]

> ㉠ 중간뇌
> ㉡ 사이뇌(간뇌)
> ㉢ 연수(숨뇌)
> ㉣ 소 뇌

① ㉠, ㉡, ㉢
② ㉠, ㉢
③ ㉡, ㉣
④ ㉣
⑤ ㉠, ㉡, ㉢, ㉣

[해설] 뇌간이란 중간뇌, 사이뇌(간뇌), 연수(숨뇌)를 합쳐 부르는 말이다.

필수문제

04 중추신경계의 구성은?

① 교감신경과 부교감신경
② 자율신경과 타율신경
③ 뇌와 척수
④ 뇌와 말초신경
⑤ 체신경과 자율신경

[해설] 중추신경계는 뇌와 척수로 구성되어 있다.

05 다음 괄호 안에 적당한 말은?

> 대뇌와 소뇌의 표층(피질)은 (㉠)이고, 심층(수질)은 (㉡)이다.

① ㉠ 회백질, ㉡ 백질
② ㉠ 백질, ㉡ 회백질
③ ㉠ 백질, ㉡ 흑질
④ ㉠ 흑질, ㉡ 회백질
⑤ ㉠ 백질, ㉡ 황질

[해설] 대뇌와 소뇌의 표층(피질)은 회백질이고, 심층(수질)은 백질이다.

06 뇌하수체가 연결되어 있는 뇌는?
① 대 뇌   ② 중 뇌
③ 간 뇌   ④ 연수(숨뇌)
⑤ 소 뇌

해설 뇌하수체는 간뇌 시상하부에 연결되어 있다.

07 파킨슨병과 관련있는 끝내(종뇌)의 기저핵(Basal Ganglia)은?
① 바닥핵   ② 꼬리핵
③ 조가비핵   ④ 창백핵
⑤ 줄무늬체

해설 파킨슨병은 창백핵의 변성으로 발병한다.

08 뇌와 척수를 싸고 있는 가장 외막은?
① 경질막   ② 거미막
③ 연질막   ④ 공 막
⑤ 거미막밑공간

해설 뇌의 수막
- 경질막(외막) : 두겹의 섬유막
- 거미막(중간막) : 혈관이 없는 얇은 막
- 연질막(내막) : 혈관막으로 뇌의 표면을 덮고 있음

[필수문제]

09 다음 중 뇌신경에 속하지 않는 것은?
① 얼굴신경   ② 혀인두신경
③ 미주신경   ④ 대후두신경
⑤ 후각신경

해설 대후두신경은 척수신경에 속한다.

정답 06 ③ 07 ④ 08 ① 09 ④

10 척수신경은 모두 31쌍으로 되어 있고 감각신경과 운동신경으로 되어 있는데 그중 가장 많이 가진 것은?

① 목신경 ② 가슴신경
③ 허리신경 ④ 꼬리신경
⑤ 엉치신경

해설 척수신경

목신경(Cervical Nerves)	8쌍	(C1~C8)
가슴신경(Thoracic Nerves)	12쌍	(T1~T12)
허리신경(Lumbar Nerves)	5쌍	(L1~L5)
엉치신경(Sacral Nerves)	5쌍	(S1~S5)
꼬리신경(Coccygeal Nerves)	1쌍	C0

11 안면근을 수축하여 표정에 관여하는 신경은?

① 제Ⅲ뇌신경 ② 제Ⅶ뇌신경
③ 제Ⅹ뇌신경 ④ 제Ⅺ뇌신경
⑤ 제Ⅻ뇌신경

해설 ② 얼굴신경
① 눈돌림신경
③ 미주신경
④ 더부신경
⑤ 혀밑신경

12 다음 혀의 신경 중 앞쪽 2/3를 차지하는 신경은?

① 혀인두신경 ② 얼굴신경
③ 미주신경 ④ 더부신경
⑤ 혀밑신경

해설 혀의 앞쪽 2/3는 얼굴신경, 뒤쪽 1/3은 혀인두신경이 지배하고 있다.

13 혀에 분포하는 신경이 아닌 것은?

① 도르래신경　　　　　② 혀인두신경
③ 삼차신경　　　　　　④ 얼굴신경
⑤ 미주신경

> [해설] 혀에 분포하는 뇌신경
> • 감각신경 : 삼차신경, 얼굴신경, 혀인두신경, 미주신경
> • 운동신경 : 혀밑신경

14 다음 뇌신경 중 심장과 내장 등에 분포하는 부교감신경의 하나인 것은?　　[출제유형]

① 미주신경　　　　　　② 삼차신경
③ 더부신경　　　　　　④ 속귀신경
⑤ 갓돌림신경

> [해설] 뇌신경(12개)
> • 후각신경 : 냄새 감각을 담당
> • 시각신경 : 시각을 담당
> • 눈돌림신경 : 안구운동을 담당
> • 도르래신경 : 안구운동을 담당
> • 삼차신경 : 혀의 운동 및 안면의 일반감각을 담당
> • 갓돌림신경 : 안구운동을 담당
> • 얼굴신경 : 안면근육의 운동과 혀의 미각을 담당
> • 속귀신경 : 청각 및 평형감각을 담당
> • 혀인두신경 : 혀의 미각과 인두촉각 담당
> • 미주신경 : 좌신경 중 가장 긴 것으로 흉곽, 복강 등의 장기에 분포
> • 더부신경 : 등세모근 및 목빗근의 운동을 담당
> • 혀밑신경 : 혀의 운동을 담당

15 심장, 호흡 및 내장운동에 관여하는 신경은?

① 갓돌림신경　　　　　② 혀인두신경
③ 삼차신경　　　　　　④ 미주신경
⑤ 속귀신경

> [해설] 미주신경은 인두근과 흉부의 내장운동에 관여한다.

[정답] 13 ①　14 ①　15 ④

07 순환계통

필수문제

01 혈액의 조성에 대한 설명으로 틀린 것은?

① 혈액의 pH는 7.4이다.
② 혈구는 적혈구, 백혈구, 혈소판으로 구분한다.
③ 적혈구와 혈소판에는 핵이 없다.
④ 혈청에서 섬유소원을 제거한 성분을 혈장이라고 한다.
⑤ 백혈구는 과립구와 무과립구로 나눌 수 있다.

[해설] 혈장은 섬유소원(Fibrinogen)과 혈청으로 구분할 수 있다.

02 혈장에서 피브리노겐을 제외한 나머지 성분은?

① 감마글로불린
② 혈 청
③ 혈 구
④ 수 분
⑤ 림프구

[해설] 혈청은 혈장에서 피브리노겐을 제외한 나머지 성분을 말하는데 혈장과 혈청은 모두 투명한 황색을 띤다.

필수문제

03 혈액에서 혈장을 제외한 나머지 유형의 성분은?

① 피브리노겐
② 혈 청
③ 혈 구
④ 혈소판
⑤ 감마글로불린

[해설] 혈구는 혈액에서 혈장을 제외한 나머지 유형 성분이다.

01 ④ 02 ② 03 ③ [정답]

04 다음 중 혈구에 포함되는 것으로 맞는 것은?

> ㉠ 적혈구
> ㉡ 혈소판
> ㉢ 백혈구
> ㉣ 혈 청

① ㉠, ㉡, ㉢
② ㉠, ㉢
③ ㉡, ㉣
④ ㉣
⑤ ㉠, ㉡, ㉢, ㉣

[해설] 혈구는 크게 적혈구, 백혈구, 혈소판으로 나눈다.

필수문제

05 백혈구는 세포질 내 과립의 유무에 따라 과립 백혈구와 무과립 백혈구로 구분되는데 과립 백혈구의 종류에 들지 않는 것은?

> ㉠ 호중구
> ㉡ 호염구
> ㉢ 호산구
> ㉣ 림프구

① ㉠, ㉡, ㉢
② ㉠, ㉢
③ ㉡, ㉣
④ ㉣
⑤ ㉠, ㉡, ㉢, ㉣

[해설] 세포질 내 과립의 유무에 따른 백혈구의 분류
- 과립 백혈구 : 호염구, 호산구, 호중구
- 무과립 백혈구 : 림프구, 단핵구

06 백혈구 중에서 가장 많이 혈액에 포함된 백혈구는?

① 호중구
② 림프구
③ 단핵구
④ 호산구
⑤ 호염구

[해설] 혈액 속에 포함된 백혈구의 비율은 총 백혈구 중에서 호중구(65~70%), 림프구(25%), 단핵구(5%), 호산구(3%), 호염구(0.3%) 순이다.

[정답] 04 ① 05 ④ 06 ①

07 심장에 대한 설명으로 틀린 것은?

① 심장은 2겹의 막으로 싸여있다.
② 무게는 250~300g 정도이다.
③ 심장벽은 3층으로 되어 있다.
④ 심첨은 우심실에 해당한다.
⑤ 심저는 심장 상단의 넓은 부위를 말한다.

해설 심첨은 신장하단, 좌심실에 해당한다.

필수문제

08 심장벽의 구성으로 옳은 것은?

⊙ 심근내막
ⓒ 심근층
ⓒ 심바깥막
② 심중막

① ⊙, ⓒ, ⓒ
② ⊙, ⓒ
③ ⓒ, ②
④ ②
⑤ ⊙, ⓒ, ⓒ, ②

해설 심장벽은 매우 두꺼운 근육성 벽으로 3층으로 되어 있는데 안으로부터 심근내막, 심근층, 심바깥막으로 구분된다.

09 다음 중 심장벽의 구성요소로 심장벽 대부분의 두께를 차지하고, 자율신경의 지배를 받는 특수한 횡문근으로 되어 있는 것은?

① 심근내막
② 심근층
③ 심중막
④ 심바깥막
⑤ 방실판

해설 ① 엷은 내피로 된 막으로 심장의 내부를 안에서 싸고 있으며, 큰 혈관의 내피에 소속되어 있다.
④ 심장의 바깥면을 싸고 있는 장막이다.
⑤ 심장의 판막이다.

10 심장의 벽이 가장 두꺼운 곳은?

① 좌심방　　　　　　　② 우심방
③ 좌심실　　　　　　　④ 우심실
⑤ 이첨판

해설　좌심실이 우심실보다 약 3배가 두껍다.

11 심장근육에 산소와 영양을 공급하는 혈관은?

① 문 맥　　　　　　　② 폐정맥
③ 폐동맥　　　　　　　④ 관상동맥
⑤ 모세혈관

해설　관상동맥은 심장의 근육에 영양소(산소 등)를 공급하는 혈액이 흐르고, 대동맥의 밑뿌리에서 갈라져 한 쌍을 이루는데, 각각 좌관상동맥·우관상동맥이라고 한다.

12 순환계의 구성요소 중 혈액 내에서 산소를 각 장기로 공급하고 장기의 노폐물과 이산화탄소를 혈액 내로 유입하는 것은? 〔출제유형〕

① 심 장　　　　　　　② 동 맥
③ 정 맥　　　　　　　④ 모세혈관
⑤ 대동맥

해설　대순환은 산소화된 혈액이 동맥을 따라 전신을 돌면서 산소와 영양소를 조직에 공급하고, 조직 내의 노폐물과 이산화탄소를 흡수하여 정맥으로 돌아오는 과정이다.

13 일반적으로 혈압측정에 이용되는 동맥은?

① 노(요골)동맥　　　　② 위팔(상완)동맥
③ 자(척골)동맥　　　　④ 폐동맥
⑤ 폐정맥

해설　일반적으로 혈압측정은 상완동맥에서 한다.

정답　10 ③　11 ④　12 ③　13 ②

14 다음 중 폐순환 과정을 올바르게 나타낸 것은?　　[출제유형]

① 우심실 → 폐동맥 → 모세혈관 → 폐정맥 → 폐문 → 좌심방 → 좌심실
② 우심실 → 폐정맥 → 모세혈관 → 폐동맥 → 폐문 → 좌심방 → 좌심실
③ 좌심실 → 폐동맥 → 모세혈관 → 폐정맥 → 폐문 → 좌심방 → 우심실
④ 우심실 → 폐동맥 → 모세혈관 → 폐정맥 → 폐문 → 좌심실 → 좌심방
⑤ 우심실 → 폐동맥 → 폐정맥 → 모세혈관 → 폐문 → 좌심방 → 좌심실

[해설] 폐순환은 우심실에서 출발한 혈액이 폐동맥, 폐포의 모세혈관, 폐정맥, 좌심방을 거쳐 좌심실로 흐르는 과정이다.

15 다음 중 동맥내압이 가장 낮은 혈관은?

① 콩팥동맥
② 폐동맥
③ 속목동맥
④ 배대동맥
⑤ 폐정맥

[해설] 폐동맥은 우심실의 수축력으로 동맥압이 유지되므로 동맥내압이 낮다.

16 다음 중 체순환 과정을 올바르게 나타낸 것은?　　[출제유형]

① 우심실 → 대동맥 → 온몸의 모세혈관 → 대정맥 → 좌심방
② 우심방 → 대동맥 → 온몸의 모세혈관 → 대정맥 → 좌심실
③ 좌심실 → 대정맥 → 온몸의 모세혈관 → 대동맥 → 우심방
④ 좌심방 → 대동맥 → 온몸의 모세혈관 → 대정맥 → 우심실
⑤ 좌심실 → 대동맥 → 온몸의 모세혈관 → 대정맥 → 우심방

[해설] 체순환은 좌심실에서 신체를 돌아 우심방까지의 순환을 의미하며 좌심실 → 대동맥 → 동맥 → 모세혈관 → 정맥 → 대정맥 → 우심방으로 돌아오는 과정이다.

14 ① 15 ② 16 ⑤

17 태아순환에 대한 설명으로 틀린 것은?

① 좌심실은 상행 대동맥으로, 우심실은 폐동맥과 동맥관을 거쳐 하행 대동맥으로 연결된다.
② 우심실 박출혈류가 좌심실 박출혈류로 이어지지는 않는다.
③ 한시적인 동맥관, 타원구멍, 정맥관, 제대 혈관(동··정맥)을 필요로 한다.
④ 우심실과 폐동맥의 압력은 좌심실 및 대동맥과 동일하다.
⑤ 배꼽정맥은 태반에서 태아로 정맥혈을 운반하는 유일한 혈관이다.

[해설] ⑤ 배꼽정맥은 태반에서 태아로 동맥혈을 운반하는 유일한 혈관이다.

18 다음 중 림프절이 위치한 부위로 맞는 것은? [출제유형]

┌─────────────────────────┐
│ ㉠ 겨드랑이 부위   │
│ ㉡ 샅굴(서혜)부위   │
│ ㉢ 배대동맥   │
│ ㉣ 가슴림프관   │
└─────────────────────────┘

① ㉠, ㉡, ㉢   ② ㉠, ㉢
③ ㉡, ㉣   ④ ㉣
⑤ ㉠, ㉡, ㉢, ㉣

[해설] 림프절은 주로 ㉠, ㉡, ㉢, ㉣에 분포하며, 전신에 걸쳐 퍼져있다.

08 소화계통

[필수문제]

01 음식물의 섭취중추가 있는 곳은?

① 대뇌겉질   ② 중간뇌(중뇌)
③ 사이뇌(간뇌)   ④ 연수(숨뇌)
⑤ 소뇌

[해설] 음식물의 섭취중추는 사이뇌(간뇌)의 시상하부에 있다.

[정답] 17 ⑤ 18 ⑤ // 01 ③

02 소화계를 구성하는 장기가 아닌 것은?

① 타액선 ② 쓸개
③ 지라(비장) ④ 이자(췌장)
⑤ 간

[해설] 지라(Spleen)는 조혈장기이다.

필수문제

03 소화계의 발다이어고리(Waldeyer's Ring)와 관련 없는 것은?

㉠ 입술
㉡ 입천장편도
㉢ 치아
㉣ 혀편도

① ㉠, ㉡, ㉢ ② ㉠, ㉢
③ ㉡, ㉣ ④ ㉣
⑤ ㉠, ㉡, ㉢, ㉣

[해설] 발다이어고리(Waldeyer's Ring)
인두(Pharynx)의 목구멍 부위에는 입천장편도(Palatine Tonsil), 혀편도(Lingual Tonsil), 인두편도(Pharyngeal Tonsil), 귀인두편도(Tubal Tonsil) 등 많은 편도(Tonsil)가 목구멍을 고리처럼 둘러싸고 있는 것을 말한다.

---

04 혀의 미각에 관여하는 뇌신경은?

① 얼굴신경, 혀밑신경
② 혀밑신경, 미주신경
③ 혀밑신경, 삼차신경
④ 얼굴신경, 삼차신경
⑤ 얼굴신경, 혀인두신경

[해설] 혀의 미각에 관여하는 뇌신경은 얼굴신경과 혀인두신경이다.

05 치아의 구조에서 가장 단단한 부위는?

① 치근
② 치관
③ 에나멜질
④ 치수공간
⑤ 잇몸

[해설] 치관을 덮는 에나멜질이 가장 단단하며, 그 안은 상아질로 되어있다.

필수문제

06 음식물을 삼킬 때 기도로 들어가는 것을 막아주는 것은?

① 이관
② 후두덮개
③ 경구개
④ 혀
⑤ 코인두

[해설] 후두덮개
탄력성 연골로 음식을 삼킬 때 코인두, 즉 후두입구를 폐쇄시켜 음식물이 기도로 유입되는 것을 방지한다.

07 식도에 대한 설명으로 틀린 것은?

① 상단은 횡문근, 하단은 내장근이다.
② 내층은 중층편평상피 조직이다.
③ 상부는 인두, 하부는 위의 유문과 연결된다.
④ 식도와 척추 사이에 대동맥이 있다.
⑤ 식도는 3곳의 협착부가 있다.

[해설] ③ 하부는 위의 분문과 연결된다.

08 위의 구성에 대한 설명으로 틀린 것은?

① 용적은 약 1.0~2.5L이다.
② 좌상 복부의 횡격막 밑에 위치한다.
③ 오른쪽의 오목한 곳을 큰굽이(대만)이라고 한다.
④ 십이지장으로 이어지는 곳을 날문(유문)이라 한다.
⑤ 위바닥은 둥근천장 모양이다.

[해설] ③ 오른쪽의 오목한 곳을 작은굽이(소만)라고 하고, 좌측의 왼쪽 가장자리를 큰굽이(대만)라고 한다.

[정답] 05 ③ 06 ② 07 ③ 08 ③

필수문제

09 위벽의 구성성분 중 암호발 부위로 적절한 곳은?
① 위 샘
② 위바닥선
③ 분문선
④ 유문선
⑤ 점막하조직

해설 위바닥선은 위벽에서 가장 많이 분포하며 암호발 부위이다.

10 인체 내에서 음식물이 본격적으로 소화·흡수되는 기관은?
① 위
② 작은창자
③ 큰창자
④ 막창자
⑤ 곧창자

해설 소장은 인체 내에서 음식물이 본격적으로 소화·흡수되는 기관으로 장액, 췌장액, 담즙이 분비된다.

11 십이지장에 대한 설명으로 틀린 것은?
① S자 모양이다.
② 길이는 약 25cm이다.
③ 상부, 하행부, 수평부 및 상해부로 구분한다.
④ 운동성이 미약하다.
⑤ 배막뒤장기(Retroperitoneal Organ)이다.

해설 십이지장은 C자 모양으로 굽어 있다.

12 다음 중 작은창자(소장)의 구조에 대한 설명으로 틀린 것은?
① 점막, 점막하조직, 근층, 장막으로 구성되어 있다.
② 점막은 윤상주름이 발달해 있고, 점액성 알칼리성 액체를 분비한다.
③ 창자융모는 십이지장과 빈창자에 많다.
④ 점막하조직은 십이지장에만 있다.
⑤ 근층은 분절운동과 연동운동에 관여한다.

해설 점액성 알칼리성 액체를 분비(Duodenal Gland)하는 곳은 점막하조직이다.

정답 09 ② 10 ② 11 ① 12 ②

13 다음 소화기계 중 융모가 없는 것은?
① 작은창자
② 위
③ 큰창자
④ 십이지장
⑤ 빈창자

> 해설 큰창자(대장)는 막창자(맹장 ; Cecum), 막창자꼬리(충수 ; Appendix), 잘록창자(결장 ; Colon), 곧창자(직장 ; Rectum), 항문관(Anal Canal), 항문(Anus)으로 구성되어 있으며 미소융모는 있으나 작은창자(소장)처럼 뚜렷하지 않다.

14 다음 중 맹장이 있는 곳은?
① 위와 작은창자 사이
② 작은창자 부분
③ 작은창자와 큰창자 사이
④ 큰창자 부분
⑤ 십이지장과 이자 사이

> 해설 큰창자 부분에는 막창자(맹장), 잘록창자(결장), 곧창자(직장), 항문관 등이 있다.

필수문제
15 큰창자의 구조에서 배변을 원활하게 하는 것은?
① 곧창자팽대부
② 술잔세포
③ 내항문괄약근
④ 심외항문괄약근
⑤ 천외항문괄약근

> 해설 술잔세포(Goblet Cell)는 큰창자에서 액체의 흡수로 단단해진 음식물에 의해 손상되기 쉬운 점막의 표면을 미끄럽게 한다.

16 비타민 B와 K의 합성이 이루어지는 곳은?
① 십이지장
② 이 자
③ 큰창자
④ 작은창자
⑤ 돌창자

> 해설 큰창자는 소화효소가 없으나 장내 미생물에 의해 비타민 B와 K를 합성한다.

정답 13 ③ 14 ④ 15 ② 16 ③

17 주름창자(결장)에서 가장 길고, 운동성이 가장 좋은 부위는?

① 오름잘록창자
② 가로잘록창자
③ 내림잘록창자
④ S자 잘록창자
⑤ 구불잘록창자

해설 ① 20cm, ② 50cm, ③ 25cm, ④, ⑤ 45cm

필수문제

18 큰창자에 속하는 부위가 아닌 것은?

㉠ 돌창자
㉡ 막창자
㉢ 빈창자
㉣ 항 문

① ㉠, ㉡, ㉢
② ㉠, ㉢
③ ㉡, ㉣
④ ㉣
⑤ ㉠, ㉡, ㉢, ㉣

해설 ㉠, ㉢ 작은창자에 속한다.

필수문제

19 당뇨병을 일으키는 이자(췌장)의 구성요소로 가장 타당한 것은?

① 트립신
② 아밀라아제
③ 리파아제
④ α세포
⑤ β세포

해설 ⑤ β세포는 인슐린을 분비하여 혈당을 낮추는 작용을 하는데 만약 세포가 유전적인 요인 때문에 인슐린 분비가 저해되면 당뇨병을 일으킴
① 단백질 분해
② 탄수화물 분해
③ 지방 분해
④ 글루카곤(Glucagon)분비로 혈당을 높임

17 ② 18 ② 19 ⑤

20 혈관내벽에 식장용을 하는 Kupffer's Cell이 있는 간의 미세구조는?

① 굴모세혈관
② 고유간동맥
③ 문 맥
④ 소엽정간맥
⑤ 섬유아세포

해설 쿠퍼세포(Kupffer's Cell)는 굴모세혈관의 속막에 존재하여 유입된 세균을 잡아먹는다(포식작용).

09 호흡계통

01 인체의 각 조직에 산소를 공급하고 대사산물인 이산화탄소를 체내로부터 제거하는 곳은?

① 신경계
② 호흡계
③ 골격계
④ 혈관계
⑤ 내분비계

해설 호흡계는 기체의 가스교환에 관여하는 기관들로, 입, 인두, 후두, 기관, 기관지, 세(細)기관지, 폐, 늑골 등이 호흡에 관여한다.

02 인두(Pharynx)에 작용하는 뇌신경은?

① 혀밑신경, 더부신경
② 혀밑신경, 미주신경
③ 혀밑신경, 삼차신경
④ 얼굴신경, 삼차신경
⑤ 얼굴신경, 혀인두신경

해설 인두(Pharynx)는 혀밑신경과 미주신경의 지배를 받는다.

필수문제

03 다음 중 가장 큰 후두연골로 Adam's Apple을 이루는 것은?

① 갑상연골
② 반지연골
③ 후두개연골
④ 모뿔연골
⑤ 쐐기연골

해설 갑상연골은 후두를 이루는 가장 큰 연골로 후두 전측면 대부분을 이룬다.

정답 20 ① // 01 ② 02 ② 03 ①

04 호흡기의 구성 중 주로 감기와 관련 있는 것은?

㉠ 후 두
㉡ 기 관
㉢ 폐
㉣ 비 강

① ㉠, ㉡, ㉢
② ㉠, ㉢
③ ㉡, ㉣
④ ㉣
⑤ ㉠, ㉡, ㉢, ㉣

해설 ㉠, ㉡, ㉢은 폐렴, 기관지염과 관련 있다.

05 코 안의 부비동을 구성하는 공간이 아닌 것은?

① 나비동
② 벌집동
③ 이마동
④ 위턱굴
⑤ 아래턱굴

해설 부비동
코 주위의 나비동, 벌집동, 이마동, 위턱굴이라는 속이 비어있는 공간을 말한다.

필수문제

06 호흡계에 대한 설명 중 틀린 것은?

① 신체조직에 필요한 산소를 공급하고 이산화탄소와 노폐물을 배출한다.
② 이산화탄소나 노폐물은 폐정맥을 통해서 허파(Lungs)로 전달된다.
③ 모세혈관으로 운반된 노폐물이나 이산화탄소는 허파꽈리(폐포) 내로 배출되어 외부로 방출된다.
④ 주요 장기는 코, 입, 인후, 후두기관, 기관지, 허파로 구성된다.
⑤ 하부 기도를 구성하는 것은 세기관지, 허파꽈리(폐포)이다.

해설 ② 이산화탄소나 노폐물은 폐동맥을 통해서 허파(Lungs)로 전달된다.

필수문제

07 호흡을 할 때 공기가 허파꽈리(폐포)까지 도달하기까지 지나는 해부학적 구조물의 순서가 올바르게 된 것은?

① 입 → 인두 → 후두 → 기관 → 기관지 → 허파
② 입 → 인두 → 후두 → 기관지 → 기관 → 허파
③ 입 → 인두 → 후두 → 세기관지 → 기관 → 허파
④ 입 → 후두 → 인두 → 기관 → 기관지 → 허파
⑤ 입 → 후두 → 기관 → 인두 → 기관지 → 허파

[해설] 호흡계의 구조
- 상부기도 : 코 → 입 → 인두
- 하부기도 : 후두 → 기관 → 기관지 → 세기관지 → 허파꽈리(폐포)

08 호흡계를 이루고 있는 것을 모두 고르면? [출제유형]

> ㉠ 인두
> ㉡ 후두
> ㉢ 기관지
> ㉣ 늑막

① ㉠, ㉡, ㉢
② ㉠, ㉢
③ ㉡, ㉣
④ ㉣
⑤ ㉠, ㉡, ㉢, ㉣

[해설] 호흡계는 코 → 입 → 인두 → 후두 → 기관 → 기관지 → 세기관지 → 허파꽈리(폐포)로 구성된다.

09 호흡계의 구조 중 원위부에 위치하는 것은?

① 인 후
② 후 두
③ 기 관
④ 기관지
⑤ 세기관지

[해설] 말단세기관지는 원위부인 호흡세기관지, 폐포관, 폐포낭, 폐포로 나누어진다.

[정답] 07 ① 08 ⑤ 09 ⑤

10 허파의 구역과 구역기관지에 대한 설명으로 틀린 것은?

① 허파는 혈관과 기관지가 있는 허파문을 제외하고는 장막인 가슴막(Pleura)으로 싸여 있다.
② 허파는 꼭대기(Apex), 바닥(Base), 갈비면(Costal Surface) 및 안쪽면(Medial Surface)으로 구분한다.
③ 오른허파(Right Lung)는 위엽(Superior Lobe)과 아래엽(Inferior Lobe)으로 나뉘며, 왼허파는 위엽(Superior Lobe), 중간엽(Middle Lobe) 및 아래엽(Inferior Lobe)으로 나누어져 있다.
④ 허파동맥과 기관지동맥은 허파의 혈액을 공급한다.
⑤ 각 허파구역까지 이른 기관지(Bronchus)는 다시 나뉘고 또 나뉘어 세기관지(Bronchiole)로 된다.

해설   ③ 오른허파(Right Lung)는 위엽(Superior Lobe), 중간엽(Middle Lobe) 및 아래엽(Inferior Lobe)으로 나뉘며, 왼허파는 위엽(Superior Lobe)과 아래엽(Inferior Lobe)으로 나누어져 있다.

10 내분비계통

필수문제

01 내분비선과 외분비선은 어느 조직에 속하는가?

① 상피조직 – 샘상피
② 상피조직 – 표면상피
③ 상피조직 – 생식상피
④ 결합조직 – 교원섬유
⑤ 결합조직 – 탄력섬유

해설   상피조직의 샘상피는 여러 가지의 분비샘을 형성하고 있는데 내분비샘은 갑상샘, 뇌하수체, 부신, 송과체, 외분비샘은 침샘, 땀샘 등을 말한다.

02 다음 중 내분비기관이라고 할 수 없는 것은?

① 부 신   ② 이 자
③ 전립선   ④ 고 환
⑤ 갑상샘

해설   전립선은 생식기의 부속기관이다.

03 스테로이드 호르몬을 분비하는 것은?

① 부갑상샘 ② 갑상샘
③ 부신겉질 ④ 뇌하수체
⑤ 시상하부

[해설] ①, ②, ④ 펩타이드(Peptide) 호르몬

04 뇌하수체에서 분비되는 호르몬이 아닌 것은?

① FSH ② ACTH
③ 에스트로겐 ④ 옥시토신
⑤ 항이뇨호르몬(ADH)

[해설] ③ 에스트로겐은 난소의 난포에서 분비된다.
①, ② 뇌하수체 전엽, ④, ⑤ 뇌하수체 후엽

05 성장호르몬(GH)을 분비하는 곳은?

① 뇌하수체 전엽 ② 뇌하수체 중엽
③ 뇌하수체 후엽 ④ 송과체
⑤ 시상하부

[해설] 성장호르몬(GH)은 뇌하수체 전엽에서 분비되며, 표적세포는 모든 세포이다.

필수문제 1

06 피부색과 관련이 있는 호르몬은?

① FSH ② ACTH
③ MSH ④ LH
⑤ TSH

[해설] ③ 멜라닌세포자극호르몬
① 난포자극호르몬
② 부신피질자극호르몬
④ 황체형성호르몬
⑤ 갑상선자극호르몬

[정답] 03 ③ 04 ③ 05 ① 06 ③

07 다음 중 오줌대사에 관여하는 호르몬은?

① FSH
② ADH
③ LH
④ MSH
⑤ CCK

> [해설] ADH(항이뇨호르몬)
> 뇌하수체 후엽 호르몬으로 신장의 원위곡세뇨관과 집합관에서 수분의 재흡수에 관여한다.

08 갑상샘에서 분비되는 호르몬은?

① 티록신
② 인슐린
③ 안드로겐
④ 노에피네프린
⑤ 에스트로겐

> [해설] 갑상샘에서는 티록신이라는 호르몬을 분비하는데 출생 시 부족하면 크레티니즘을 유발하여 성장 정체현상을 일으키고 성인에게 부족하면 점액수종이 유발된다.

09 다음 중 칼슘대사 호르몬은?

① Insulin
② Thyroxine
③ Parathormone
④ Aldosterone
⑤ Prolactin

> [해설] Parathormone(부갑상선호르몬)
> 부갑상선에서 분비되는 호르몬으로 혈중의 칼슘이온 농도를 높인다.

필수문제

10 다음 중 부신의 구성성분은?

① 단백질과 스테롤
② 겉질과 속질
③ 지방과 비타민
④ 무기질과 비타민
⑤ 철분과 아미노산

> [해설] 겉질(피질)은 뇌하수체의 지배를 받으나 속질(수질)은 교감신경에 의해 분비를 조절한다. 부신겉질의 Glucocorticoids와 Mineralocorticoids는 생명유지에 필수적인 호르몬을 분비하고, 부신속질의 Epinephrine이나 Norepinephrine 호르몬을 분비한다.

정답: 07 ② 08 ① 09 ③ 10 ②

11 다음 중 부신겉질호르몬으로 구성된 것은?

> ㉠ 안드로겐
> ㉡ 코르티솔
> ㉢ 알도스테론
> ㉣ 에피네프린

① ㉠, ㉡, ㉢ ② ㉠, ㉢
③ ㉡, ㉣ ④ ㉣
⑤ ㉠, ㉡, ㉢, ㉣

해설 ㉣ 에피네프린은 부신속질호르몬이다.

12 부신겉질호르몬 중에서 미네랄과 무기질의 양을 조절하는 호르몬은?

① 코르티솔 ② 노르아드레날린
③ 아드레날린 ④ 알도스테론
⑤ 에피네프린

해설 코르티솔은 아미노산과 지질 유리, 포도당과 글리코겐 합성 촉진, 긴장 또는 위급 시 많이 분비된다.

13 다음 중 부신에서 분비되는 호르몬이 아닌 것은?

① 에피네프린 ② 알도스테론
③ 코르티솔 ④ 글루카곤
⑤ 노르에피네프린

해설 부신에서 분비되는 호르몬은 코르티솔, 알도스테론, 에피네프린, 노르에피네프린이다. 글루카곤은 이자에서 분비된다.

14 다음 혈액 중 당분의 양을 높이는 작용을 하는 호르몬은?

① 인슐린 ② 글루카곤
③ 에스트로겐 ④ 테스토스테론
⑤ 안드로겐

해설 글루카곤은 인슐린과 반대되는 역할을 한다.

정답 11 ① 12 ④ 13 ④ 14 ②

15 다음 중 이자에서 분비되는 호르몬으로 맞는 것은? <출제유형>

> ㉠ 인슐린
> ㉡ 세크레틴
> ㉢ 글루카곤
> ㉣ 가스트린

① ㉠, ㉡, ㉢   ② ㉠, ㉢
③ ㉡, ㉣   ④ ㉣
⑤ ㉠, ㉡, ㉢, ㉣

[해설] ㉡, ㉣ 소화기관에서 분비된다.

16 다음 중 여성호르몬은?

① 에스트로겐   ② 테스토스테론
③ 글루카곤   ④ 인슐린
⑤ 칼시토닌

[해설] 성호르몬 중 여성호르몬에는 에스트로겐, 프로게스테론이 있으며, 남성호르몬은 안드로겐(테스토스테론)이다.

[필수문제]

17 여성호르몬 중 분비과다 시 멜라닌 색소를 생성하는 호르몬은?

① 프로게스테론   ② 에스트로겐
③ 테스토스테론   ④ 글루카곤
⑤ 콜레시스토키닌

[해설] 프로게스테론
 • 임신 초에 많이 분비, 임신을 유지하며 체온상승작용을 한다.
 • 자궁 내 수정난자가 착상하게 도와준다.
 • 태반을 형성한다.
 • 임신 시 지루성 피부로 변하게 한다.
 • 결핍 시 월경 주기 불규칙, 자연유산, 자궁수축 억제작용을 한다.
 • 과다 시 멜라닌 색소를 생성한다.

18 다음 호르몬 중 여성의 2차 성징을 나타내는 것은?

① 에스트로겐
② 프로게스테론
③ 티록신
④ 안드로겐
⑤ 테스토스테론

해설 에스트로겐
• 임신 후기에 많이 분비하며 여성의 2차 성징을 나타낸다.
• 자궁, 질, 유방의 발육과 피하지방의 발육을 돕는다.
• 에스트로겐이 생산되는 곳은 여성의 난소이다.
• 난자가 수정한 뒤 착상할 수 있도록 해준다.
• 임신 중에 젖이 나오지 못하도록 방지한다.

19 광선의 시각자극에 의해 멜라토닌의 분비를 조절하여 생활주기를 조절하는 것은?

① 송과체
② 가슴샘
③ 부 신
④ 고 환
⑤ 뇌하수체

해설 송과체 세포
광선의 시각자극에 의해 멜라토닌의 분비를 조절하여 생활주기를 조절하며 뇌하수체의 생식샘자극 호르몬의 분비억제의 기능을 한다.

필수문제

20 이자액과 쓸개즙의 분비를 촉진시키는 호르몬은?

① 세크레틴
② 가스트린
③ 글루카곤
④ 아드레날린
⑤ 에스트로겐

해설 세크레틴은 이자액과 쓸개즙의 분비를 촉진시키는 호르몬이고 가스트린은 위액분비를 촉진하는 호르몬이다.

정답 18 ① 19 ① 20 ①

11 비뇨계통

01 다음 중 비뇨기계에 속하는 것으로만 묶은 항은?

㉠ 콩팥
㉡ 방광
㉢ 요관
㉣ 정관

① ㉠, ㉡, ㉢
② ㉠, ㉢
③ ㉡, ㉣
④ ㉣
⑤ ㉠, ㉡, ㉢, ㉣

[해설] ㉣ 정관은 정자의 이동로로서 생식관이다.

02 콩팥의 구조 및 구조상 최소단위는?

① Neuron
② Nephron
③ Sarcomere
④ Cell
⑤ Tissue

[해설] 콩팥단위(Nephron)는 콩팥소체와 콩팥세뇨관으로 구성된다.

03 신장 수질을 구성하는 요소로 맞는 것은?

㉠ 헨레고리
㉡ 세뇨관
㉢ 신우
㉣ 보먼주머니

① ㉠, ㉡, ㉢
② ㉠, ㉢
③ ㉡, ㉣
④ ㉣
⑤ ㉠, ㉡, ㉢, ㉣

[해설] 보먼주머니는 피질에 속한다.

정답 01 ① 02 ② 03 ①

필수문제

04 대부분의 수분이 재흡수되는 부위는?

① 집합관
② 먼쪽곱슬세관
③ 토리쪽곱슬세관
④ 헨레고리
⑤ 사구체

[해설] 토리쪽곱슬세관에서 수분의 80%가 재흡수 되고, 나머지는 먼쪽곱슬세관과 집합관에서 재흡수된다.

05 배뇨억제중추로 작용하는 것으로 올바른 것은?

① 대뇌겉질, 중간뇌
② 대뇌겉질, 시상하부
③ 중간뇌, 시상하부
④ 중간뇌, 교(Pons)
⑤ 대뇌겉질, 대뇌속질

[해설] 배뇨신경 지배
 • 배뇨억제중추 : 대뇌겉질, 중간뇌
 • 배뇨소통중추 : 시상하부, 교(Pons)

06 콩팥의 구조에 대한 설명으로 틀린 것은?

① 배막뒤 기관에 위치한다.
② 강낭콩모양이다.
③ 내부구조는 콩팥겉질과 콩팥속질로 되어 있다.
④ 콩팥단위는 콩팥소체와 콩판세뇨관으로 되어 있다.
⑤ 콩팥깔때기는 수많은 네프론으로 되어 있다.

[해설] ⑤ 콩팥깔때기는 큰콩팥잔과 작은콩팥잔으로 되어 있다.

필수문제

07 다음 중 비뇨생식계에 포함되지 않는 구조는?

① 직 장
② 콩 팥
③ 요 도
④ 요 관
⑤ 난 소

[해설] ① 직장은 소화계통이다.

[정답] 04 ③ 05 ① 06 ⑤ 07 ①

08 복막 뒤 기관에 위치하는 고형 장기는?

① 간 장
② 지 라
③ 콩 팥
④ 자 궁
⑤ 쓸 개

해설 콩팥은 복막 뒤 기관에 위치하며, 오른쪽 콩팥은 간 때문에 왼쪽보다 약간 낮게 위치한다.

09 요관(Ureter)에 대한 설명 중 틀린 것은?

① 각 요관은 콩팥깔때기에서 연속된다.
② 배막 뒤에서 하행하고 방광 저부까지 진행하여 방광후벽에서 열린다.
③ 요관은 중추신경계의 지배를 받는다.
④ 콩팥돌은 깔때기에서 형성된다.
⑤ 콩팥돌이 5mm 이상이면 콩팥내압이 증가하여 격렬한 통증을 일으킨다.

해설 ③ 요관은 교감신경, 부교감신경의 지배를 받는다.

필수문제

10 방광 및 요도에 대한 설명으로 틀린 것은?

① 남성의 경우 직장 앞에 방광이 위치한다.
② 여성의 경우 자궁과 질 앞에 방광이 위치한다.
③ 방광의 용적은 최대 300mL이다.
④ 여성요도는 3~4cm로 짧아 방광염, 깔때기콩팥염의 위험이 높다.
⑤ 남성요도는 전립선요도부가 가장 길다.

해설 ⑤ 남성요도는 전립선요도부, 막성요도부, 해면체요도부로 구성되고 그 길이가 대략 20cm 정도이다. 그중 해면체요도부가 15cm로 가장 길다.

12 생식계통

필수문제

01 남성생식기의 부속기관이 아닌 것은?
① 음낭
② 전립샘
③ 요도구샘
④ 대전정선
⑤ 정관

해설   대전정선은 여성생식기의 부속기관이다.

02 정자의 생성 및 성숙장소는?
① 정낭
② 정관
③ 정세관
④ 전립선
⑤ 부고환

해설   정세관은 정자발생세포와 지주세포로 구성된다.

필수문제

03 고환세포의 구성세포가 아닌 것은?
① 정자발생세포
② 지주세포
③ 간질세포
④ 난모세포
⑤ 라이디히세포

해설   난모세포는 난자의 근원이 되는 세포이다.

필수문제

04 남성호르몬인 테스토스테론을 분비하는 세포는?
① 정자발생세포
② 지주세포
③ 간질세포
④ 정모세포
⑤ 세르톨리세포

해설   테스토스테론은 내분비세포인 라이디히세포(Leydig Cell) 또는 간질세포(Interstitial Cell)에서 생성되어 분비된다.

정답   01 ④   02 ⑤   03 ④   04 ③

05 정관 및 정삭(Spermatic Cord)에 대한 설명 중 틀린 것은?

① 정관은 부고환에 연속된 관이다.
② 정관은 방광후면에서 팽대부를 만든 후 정낭에 연결된다.
③ 선단은 전립선 속으로 들어가서 가느다란 사정관으로 되어 요도전립샘부에서 개구한다.
④ 정삭은 고환에서 생성된 정자를 일시적으로 보관한다.
⑤ 정삭의 크기는 새끼손가락 정도이다.

해설   고환에서 생성된 정자를 일시적으로 보관하는 곳은 정낭이다.

필수문제

06 전립샘에 대한 설명으로 틀린 것은?

① 무게는 약 15g이다.
② 요도와 사정관이 관통한다.
③ 유백색의 산성 물질을 분비한다.
④ 정자에 활력을 준다.
⑤ 요도가 협착하면 전립선비대증이 나타날 수 있다.

해설   전립선은 정액 성분 중 특이한 냄새가 나는 알칼리성 물질을 분비한다.

07 여성의 생식기관이 아닌 것은?

① 음 핵
② 소음순
③ 요도구선
④ 수란관
⑤ 난 관

해설   요도구선은 남성생식기의 부속선이다.

정답   05 ④ 06 ③ 07 ③

필수문제

08 정자와 난자가 수정하여 일반적으로 착상하는 곳은?

① 난관벽
② 자궁벽
③ 수란관
④ 자궁경
⑤ 질(Vagina)

[해설] 수정란은 자궁후벽에 착상한다.

09 출산과 관계된 해부학적 구조물이 아닌 것은?

① 자 궁
② 질
③ 제 대
④ 전립샘
⑤ 태 반

[해설] 전립샘은 남성의 생식기관이다.

10 자궁(Uterus)에 대한 설명으로 틀린 것은?

① 자궁바닥, 자궁몸통, 자궁목으로 구성된다.
② 자궁벽은 점막, 근층, 장막으로 되어 있다.
③ 점막은 난소주기, 배란과 관련하여 주기적 변화를 계속한다.
④ 자궁근층은 자궁근종의 호발부위이다.
⑤ 자궁몸통은 자궁암의 호발부위이다.

[해설] 자궁암의 호발부위는 자궁목(Cervix)이다.

[정답] 08 ② 09 ④ 10 ⑤

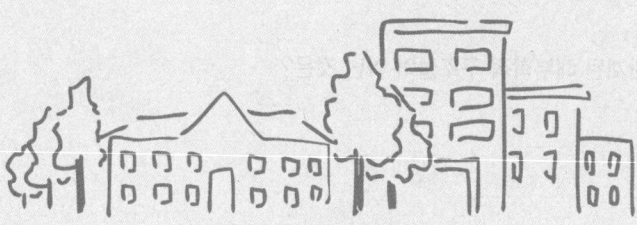

교육이란 사람이 학교에서 배운 것을 잊어버린 후에 남은 것을 말한다.

— 알버트 아인슈타인 —

제2과목
응급환자관리

제1장	건강과 환경
제2장	감염관리
제3장	활력징후 및 기본검사
제4장	호흡관리
제5장	체온유지관리
제6장	활동과 안위관리
제7장	수분과 전해질관리
제8장	배설관리
제9장	투약관리
제10장	응급수술관리
제11장	임종관리
제12장	기 록

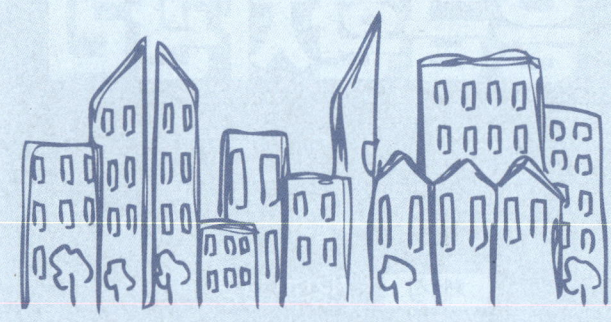

제1장 건강과 환경

01 건강의 개념을 가장 잘 설명한 것은?

① 허약하지 않은 상태
② 질병이 없는 상태
③ 정신적 · 육체적 · 경제적 안녕상태
④ 정신적 · 경제적 · 사회적 안녕상태
⑤ 육체적 · 정신적 · 사회적 안녕상태

해설 건강이란 질병이 없거나 허약하지 않을 뿐만 아니라 육체적 · 정신적 · 사회적으로 안녕한 상태이다(1998. WHO).

02 1998년 세계보건기구(WHO)에서 정의 내린 건강의 영역은? 〔출제유형〕

㉠ 신체적 측면	㉡ 정신적 측면
㉢ 사회적 측면	㉣ 지식적 측면

① ㉠, ㉡, ㉢
② ㉠, ㉢
③ ㉡, ㉣
④ ㉣
⑤ ㉠, ㉡, ㉢, ㉣

해설 1950년대 세계보건기구(WHO) 헌장에 나타난 건강의 정의는 신체적으로 질병이 없거나 허약하지 않을 뿐만 아니라 신체적, 정신적, 사회적으로 완전히 평안한 상태라고 정의하였다. 그러나 오늘날에 와서 좀더 넓은 의미에서의 건강은 개인이 모든 차원에서 평안한 상태를 유지하기 위해 그의 내적, 외적 환경변화에 적응하는 상태라고 할 수 있다. 이런 차원에서 건강이란 각 개인의 사회적인 역할과 임무를 효과적으로 수행할 수 있는 최적의 상태라고 할 수 있다. 다시 말하면 개인의 육체적인 면과 정신적인 면뿐만 아니라 개인의 사회적 역할 수행능력의 면까지도 고려되어야 한다는 것이 오늘날의 건강에 대한 개념이다.

정답 01 ⑤ 02 ①

03 세계보건기구(WHO)의 건강의 정의에서 '사회적 안녕(Social Well-being)'이 의미하는 것은?

① 보건교육제도가 잘 마련된 상태
② 국민경제가 고도로 성장된 상태
③ 사회에 도움이 되는 역할을 수행하고 있는 상태
④ 사회질서가 잘 확립될 수 있도록 법이 마련된 상태
⑤ 범죄가 없는 안정된 사회의 상태

해설   세계보건기구의 건강의 정의에서 사회적 안녕은 생활 건강을 의미하는 것으로 구성원 각자가 자기 자신의 역할을 제대로 수행하고 있는 상태를 의미한다.

04 일반적으로 인간의 건강생활에 가장 큰 영향을 미치는 것은?

① 인간의 생물학적 요소
② 인간의 물리적·사회적 환경
③ 인간의 생활습관
④ 보건의료체계
⑤ 의료정책

해설   개인의 건강생활에 영향을 미치는 요인은 무수히 많다. 이를 크게 유전적 요인(20%), 환경적 요인(20%), 개인의 생활습관(51%), 의료서비스(8%), 보건정책 등으로 구분한다. 현실적으로는 개인의 생활습관이 건강결정요인에서 51%의 비중을 차지함에도 불구하고, 오히려 의료서비스 개선에 가용 보건의료 자원의 90% 이상 투입되고 있어 자원의 낭비와 비효율적 사용이 이루어지고 있다.

필수문제

05 다음 중 건강의 개념에 대한 설명으로 가장 옳은 것은?

① 건강은 질병이 없는 신체적 건강상태를 말한다.
② 엄밀한 의미로 진단적 상태로서의 개념만을 나타낸다.
③ 개인의 건강 유지를 최고의 목표로 한다.
④ 윤리적 측면에서의 긍정적인 상태도 건강에 포함된다.
⑤ 과거부터 현재까지 병에 걸리지 않은 상태이다.

해설   ①, ⑤ 건강은 단순히 질병이 없는 상태만을 의미하는 것이 아닌 인간의 모든 건강영역, 즉 신체적·정신적·사회적 안녕상태를 포괄한다.
② 건강은 진단적 상태로서의 개념만을 의미하는 것이 아닌 환경에의 적응 및 건강관리능력까지 포괄한다.
③ 세계보건기구는 건강을 총체성의 관점, '전체로서의 인간'이라는 관점에서 본다.

06 다음 중 개인적 차원에서의 건강관리의 목적이 아닌 것은?

① 보건행사 기획
② 체력 증진
③ 건강유지 및 증진
④ 규칙적 생활
⑤ 질병 예방

[해설] 건강관리의 목적

개인적 차원	• 건강유지 및 증진 • 체력 증진 • 질병 예방	• 규칙적 생활 • 적응기제 향상
집단적 차원	• 건강유지 및 증진 • 보건행사 기획·주최	• 보건활동 추진 • 학습 환경 개선

07 최적의 건강(Optimal Health) 상태란 무엇인가?

① 질병이나 불구의 상태가 없이 건강한 상태이다.
② 신체, 정신, 사회, 정서적으로 완전한 상태이다.
③ 병원에서 퇴원 후 건강기관에서 추후 간호를 받는 상태이다.
④ 당뇨병이나 뇌졸중인 사람이 입원해서 전문가의 도움을 받는 상태이다.
⑤ 몇 가지의 건강결함을 가지고도 일상생활을 유지할 수 있는 상태이다.

[해설] 최적의 건강상태란 몇 가지의 건강결함을 가지고도 일상생활을 유지할 수 있는 상태로 현실적으로 도달할 수 있는 가장 높은 수준의 건강을 말한다.

필수문제

08 다음 중 건강진단의 목적과 가장 거리가 먼 것은?

① 질병의 유무를 검사하여 그 이상을 조기에 발견한다.
② 국민건강 유지 및 증진을 위한 정책을 수립·집행한다.
③ 개인 및 집단의 건강상태를 조사한다.
④ 건강 관련 교육·지도의 기초자료를 만든다.
⑤ 발육 및 건강상태에 대한 이해를 도모한다.

[해설] 건강진단의 목적
• 개인의 건강상태 및 집단의 건강실태에 대한 조사
• 질병의 유무 검사 및 그 이상의 조기 발견
• 발육 및 건강상태에 대한 이해 도모, 건강관리의 필요성 인식
• 건강관리 및 건강 관련 교육·지도의 기초자료 마련
• 통계적 방법을 통한 국민건강의 동향 파악

[정답] 06 ① 07 ⑤ 08 ②

09 건강과 관련된 가족의 기능으로 옳지 않은 것은?

① 적절한 의식주를 제공한다.
② 보건교육을 제공한다.
③ 적절한 보건의료기관을 선택한다.
④ 응급처치를 제공한다.
⑤ 치료약을 조제하고 투여한다.

[해설] 치료약의 조제와 투여는 의사의 업무이다.

10 바우만의 건강과 불건강의 판단기준이 되는 것은 어느 것인가? [출제유형]

| ㉠ 증상유무 | ㉡ 각자의 느낌 |
| ㉢ 일의 성과 | ㉣ 건강증진 |

① ㉠, ㉡, ㉢
② ㉠, ㉢
③ ㉡, ㉣
④ ㉣
⑤ ㉠, ㉡, ㉢, ㉣

[해설] 바우만의 건강과 불건강의 판단기준은 증상유무, 각자의 느낌, 일의 성과 등이다.

11 불건강의 단계에서 환자가 부정(Denial)을 나타내는 단계는?

① 초기단계
② 수용단계
③ 회복단계
④ 재활단계
⑤ 간호단계

[해설] 초기단계
가정에서 불쾌한 증상을 체험하거나 병원에 입원하여 다양한 검사를 받는 시기로, 대상자의 심리상태는 질병에 대하여 부정하고 또 적개심을 나타낸다. 진단결과 및 입원과 수술 여부를 기다리는 불안수준이 높은 상태이다.

12 불건강의 단계 중 환자가 수동적이고 의존적으로 되어 치료 및 간호에 잘 적응하는 단계는?

① 초기단계   ② 수용단계
③ 회복단계   ④ 재활단계
⑤ 간호단계

해설 **수용단계**
진단이 확정되고 치료를 시작하는 단계로서 환자가 자신의 에너지와 관심을 자신의 불건강 상태에 집중하게 된다. 대상자가 수동적이고 의존적이 되며 쉽게 수용하게 된다.

13 휴식과 수면은 매슬로우(Maslow)가 규정한 인간의 기본 욕구에 적용시키면 어느 단계에 해당되는가?

① 생리적 욕구   ② 존엄성 욕구
③ 자아실현 욕구   ④ 안전 욕구
⑤ 소속감과 애정 욕구

해설 **매슬로우(Maslow)의 기본 욕구(5단계)**
- 1단계 : 생리적 욕구(Physiological Needs) – 의, 식, 주의 가장 기본적 욕구(음식, 산소, 물, 체온, 배설, 신체활동, 소화흡수, 휴식 등)
- 2단계 : 안전 욕구(Safety Needs) – 생리적 욕구 충족 이후에 발생. 신체적, 감정적 위험으로부터 안전을 보장받고자 하는 욕구
- 3단계 : 소속감과 애정 욕구(Belongingness and Love Needs) – 생리적 욕구와 안전 욕구 충족 이후, 소속감이나 애정욕구가 지배적으로 나타남
- 4단계 : 존경 욕구(Esteem Needs) – 소속감 확보 후, 타인으로부터 존경, 집단 내 지위 확보 욕구
- 5단계 : 자아실현 욕구(Self-Actualization Needs) – 존경 욕구 충족 이후, 개인 능력을 발휘하거나 성취하고자 하는 욕구

14 인간은 질병 상태에서 종교적 예식이나 관습 등에 의존하려는 욕구가 일어난다. 이 욕구는 다음 중 어디에 속하는가?

① 소속감과 애정 욕구   ② 안전 욕구
③ 생리적 욕구   ④ 자아실현 욕구
⑤ 존엄성 욕구

해설 안전 욕구는 신체적, 감정적 위험으로부터 안전을 보장받고자 하는 욕구(종교, 관습 등)를 말한다.

정답 12 ② 13 ① 14 ②

15 A병원은 최근 환자와 의료진의 가운을 같은 옷감으로 통일하였다. 이는 매슬로우 욕구 5단계 중 무엇을 만족시키는 것인가?

① 자아존중감 욕구
② 안전 욕구
③ 소속감과 애정 욕구
④ 생리적 욕구
⑤ 자아실현의 욕구

해설   ③ 사회적 욕구로서 애정, 소속감 등 다른 사람에 의해 받아들여짐을 이르는 욕구이다.

16 위암초기환자가 간호사에게 "나는 환자처럼 살 수는 없어. 나는 극복할 수 있어"라고 말한다면 이 상황은 매슬로우(Maslow)의 어떤 욕구에 해당하는가?

① 안정의 욕구
② 생리적 욕구
③ 자존심의 욕구
④ 자아실현의 욕구
⑤ 애정과 소속감의 욕구

해설   자아실현의 욕구는 최고의 잠재력을 성취하고자 하는 욕구(자아완성을 위한 욕구)이다.

필수문제

17 다음 중 건강증진의 목적으로 가장 적절한 것은?

① 사람들이 스스로의 건강을 관리하고 향상시키는 능력증진
② 질병을 예방하여 치료비를 절감하고자 하는 노력
③ 질병을 예방하여 만족스러운 삶을 추구하고자 하는 노력
④ 집단에서의 건강증진을 향상하고자 하는 노력
⑤ 보건요원의 지도 아래 건강을 관리하고 향상시키는 능력증진

해설   **건강증진의 목적**
  • 건강증진(광의) : 건강을 위한 행동과 환경의 변화를 일으킬 수 있도록 만드는 건강교육과 그와 관련된 조직적, 정치적, 경제적 활동의 복합체(예방의학적, 환경보호적, 행동과학적 및 보건교육적 수단의 강구)
  • 건강증진(협의) : 사람들이 스스로 건강을 관리하고 향상시키는 능력을 증진시키는 과정

18 자궁절제술을 한 20대 미혼 환자가 "저는 이제 여자로서 지위를 잃었어요. 결혼은 어떻게 해요"라고 말하였다면 매슬로우(Maslow)의 기본 욕구와 관련있는 것은?

① 생리적 욕구
② 애정과 소속감의 욕구
③ 자아실현의 욕구
④ 안정의 욕구
⑤ 존엄성 욕구

[해설] 존엄성 욕구는 타인으로부터 존경, 집단 내 지위 확보의 욕구이다.

19 건강증진에 관한 설명으로 옳은 것은?

㉠ 건강증진은 의료인의 처방이나 약물로 성취할 수 있다.
㉡ 최적의 안녕에 대한 인간의 가능성에 초점을 두고 있다.
㉢ 개인의 건강 잠재력을 증가시키는 변화에는 한계가 있다.
㉣ 좋은 건강습관과 건강한 생활양식에 의한 행동변화로 성취된다.

① ㉠, ㉡, ㉢
② ㉠, ㉢
③ ㉡, ㉣
④ ㉣
⑤ ㉠, ㉡, ㉢, ㉣

[해설] 건강증진은 의료인의 처방이나 약물로 성취하지 못할 수도 있고, 개인의 건강 잠재력을 증가시키는 변화에는 한계가 없다. 즉, 건강증진의 목적은 안녕에 대한 인간의 가능성에 초점을 두고 있으며 개인적인 건강습관과 생활양식을 변화시켜 나아가는 데 있다.

20 건강증진사업의 필요성과 거리가 먼 것은?

① 국민의 건강에 관한 관심 및 욕구증대
② 만성퇴행성 질환 및 사고의 증가로 인한 삶의 질 저하
③ 건강증진사업이 건강향상 효과를 가져오므로
④ 세계보건기구에서 보건교육이 건강증진에 가장 중요하다고 하였으므로
⑤ 건강증진사업을 통해 의료비의 절감 효과를 가져올 수 있으므로

[해설] **건강증진사업의 필요성**
• 국민의 건강에 관한 관심 및 욕구증대
• 만성퇴행성 질환 및 사고의 증가로 인한 삶의 질 저하
• 건강증진사업의 건강향상 및 의료비 절감효과

21 다음 괄호 안에 알맞은 것은?

> 포괄적 건강사업은 (　　　), 질병예방, 질병의 발견과 치료 및 재활로 구성되어야 한다.

① 건강증진　　　　　　② 신체검진
③ 전인간호　　　　　　④ 임상간호
⑤ 응급의료

해설　포괄적인 건강사업은 건강증진, 질병예방, 질병의 발견과 치료 및 재활로 구성된다.

필수문제

22 건강증진사업의 목표에 해당하는 것을 모두 고르면?

> ㉠ 질병예방　　　　　　㉡ 건강증진
> ㉢ 재 활　　　　　　　㉣ 질병의 발견 및 치료

① ㉠, ㉡, ㉢　　　　　　② ㉠, ㉢
③ ㉡, ㉣　　　　　　　　④ ㉣
⑤ ㉠, ㉡, ㉢, ㉣

해설　건강증진사업의 궁극적인 목표는 건강수명 연장과 건강형평성의 제고이다.

23 최근에는 질병예방이나 건강증진 측면이 강조된다. 그 이유로 옳은 것은?

> ㉠ 일단 발병되면 잘 치료되지 않는 만성퇴행성 질환의 증가
> ㉡ 의사 및 의료시설의 부족
> ㉢ 의료비 증가를 막기 위해
> ㉣ 의료인에 대한 불신 증가

① ㉠, ㉡, ㉢　　　　　　② ㉠, ㉢
③ ㉡, ㉣　　　　　　　　④ ㉣
⑤ ㉠, ㉡, ㉢, ㉣

해설　건강증진사업의 필요성
　　　• 유병인구 비율의 증가
　　　• 의료비를 포함한 사회적 부담의 증가
　　　• 1차예방의 중요성
　　　• 개인생활습관의 중요성
　　　• 짧은 건강수명

24 다음 중 공중보건학의 목적으로 맞는 것은?

| ㉠ 질병예방 | ㉡ 수명연장 |
| ㉢ 신체적·정신적 건강 및 효율의 증진 | ㉣ 질병치료 |

① ㉠, ㉡, ㉢
② ㉠, ㉢
③ ㉡, ㉣
④ ㉣
⑤ ㉠, ㉡, ㉢, ㉣

[해설] 공중보건학은 조직적인 지역사회의 노력에 의하여 질병을 예방하고 수명을 연장시키며 신체적·정신적 효율을 증진시키는 기술과 과학이라고 정의할 수 있다.

25 공중보건을 '질병예방, 수명연장, 신체적·정신적 효율증진'으로 정의한 사람은?

① Pettenkofer
② Pasteur
③ Koch
④ Ramazzini
⑤ Winslow

[해설] 미국의 예일(Yeil)대학의 윈슬로우(Winslow) 교수는 "공중보건이란 조직적인 지역사회의 노력을 통해서 질병을 예방하고 생명을 연장시킴과 동시에 신체적·정신적 효율을 증가시키는 기술과 과학이다."라고 규정하였다.

26 Winslow가 정의한 공중보건학의 개념과 거리가 먼 것은?

① 수명연장
② 질병치료
③ 질병예방
④ 신체적 효율증진
⑤ 정신적 효율증진

[해설] 윈슬로우의 공중보건의 정의의 핵심은 질병예방, 수명연장, 신체와 정신의 효율증진이다.

[정답] 24 ① 25 ⑤ 26 ②

27 WHO는 "환경위생은 인간의 신체발육, (   ) 및 (   )에 유해한 영향을 미치거나 미칠 가능성이 있는 인간의 물리적 생활환경에 있어서의 모든 요소를 통제하는 것이다."라고 정의하고 있다. (   ) 안에 들어갈 말은?

① 건강, 생존
② 건강, 생활
③ 정신, 사회
④ 정신, 생활
⑤ 정신, 건강

해설 세계보건기구(WHO)의 환경보건전문위원회는 "환경위생이란 인간의 신체적 발육, 건강 및 생존에 유해한 영향을 미치거나 미칠 가능성이 있는 인간의 이화학적 환경요인 모두를 관리하는 것이다."라고 규정하였다.

28 공기의 정상 화학적 성분의 체적 백분율 중 틀린 것은?

① O_2 - 21%
② CO_2 - 0.03%
③ N_2 - 0.78%
④ Ar - 0.9%
⑤ Ne - 0.0018%

해설 정상 공기의 조성
체적 백분율로 질소(N_2)가 78.09%로 가장 많이 존재하며, 산소(O_2) 20.95%, 아르곤(Ar) 0.93%, 이산화탄소(CO_2) 0.03% 순으로 공기 중에 존재한다.

29 온도, 습도, 기류의 3가지 인자에 의해 이루어지는 체감을 무엇이라 하는가?

① 감각 온도
② 복사 온도
③ 온열 온도
④ 쾌적 온도
⑤ 지적 온도

해설 감각 온도
온도, 습도(100%), 기류(무풍)의 3가지 인자에 의해 이루어지는 체감 온도를 말한다. 예를 들어 온도 18℃, 습도 100%, 무기류에서의 감각 온도는 18℃이다.

30 다음 중 상대 습도를 나타낸 것은?

① 일정 온도의 공기 중에 포함될 수 있는 수증기의 상태
② 일정 공기가 포화 상태로 함유할 수 있는 수증기량
③ 현재 공기 $1m^3$ 중에 함유한 수증기량
④ (절대 습도 ÷ 포화 습도) × 100
⑤ 포화 습도 − 절대 습도

[해설] 상대(비교) 습도
현재 공기 $1m^3$가 포화 상태에서 함유할 수 있는 수증기량과 현재 그중에 함유되어 있는 수증기량과의 비를 %로 표시한 것을 말한다. 보통 공기 중의 절대 습도는 절대 온도의 상승에 따라 상승하나 상대(비교) 습도는 기온 변화와 반대이며, 안정 시 적당한 착의 상태에서 가장 쾌감을 느낄 수 있는 것은 온도 18℃, 습도 60~65% 정도이다. (절대 습도 ÷ 포화 습도) × 100으로 표시한다.

31 다음은 비교 습도를 설명한 것이다. 옳지 않은 것은?

① 절대 온도에 반비례한다.
② 비교 습도가 낮으면 상쾌감을 느낀다.
③ 공기 $1m^3$ 중에 함유된 수증기량이다.
④ 포화 습도에 대한 백분율(%)이다.
⑤ 비교 습도(RH) = $\dfrac{b}{F} \times 100$

[해설] 절대 습도
현재 공기 $1m^3$ 중에 함유한 수증기량 또는 수증기 장력을 말한다.

32 다음 중 불쾌지수를 구하는 방법으로 맞는 것은?

① (건구온도 × 습구온도)℃ × 0.72 + 40.6
② (건구온도 × 습구온도)℃ + 0.72 + 40.6
③ (건구온도 + 습구온도)℃ × 0.72 + 40.6
④ (건구온도 × 습구온도)℃ ÷ 0.72 + 40.6
⑤ (건구온도 − 습구온도)℃ × 0.72 + 40.6

[해설] 불쾌지수
• (건구온도 + 습구온도)℃ × 0.72 + 40.6
• (건구온도 + 습구온도)℉ × 0.4 + 15

33 자외선의 가장 대표적인 광선인 도노선(Dorno-Ray)의 파장은?

① 290~315Å
② 2,800~3,150Å
③ 29,000~315,000Å
④ 4,000~7,000Å
⑤ 400~700Å

해설 도노선(Dorno-Ray)
자외선 중 2,800~3,150Å의 전자파로서 강한 광화학 작용을 일으키며, 피부의 모세 혈관을 확장시켜 홍반을 일으키고, 표피의 기저 세포층에 존재하는 멜라닌 색소를 증대시켜 색소 침착을 가져온다. 또한 피부암이 유발되기도 하며, 안구에 작용하면 일시적인 시력 장애를 일으킨다.
※ 2,800~3,150Å = 280~315nm

34 다음 중 비타민 D 형성에 관여하는 광선은?

① 가시광선
② 적외선
③ 마이크로파
④ 자외선
⑤ X선

해설 ④ 자외선은 비타민 D의 형성을 촉진하여 구루병(곱추병)의 예방효과를 높인다.
- 적외선 : 7,600Å 이상의 파장을 가진 복사선열작용(열선) 피부온도의 상승, 혈관확장, 대사촉진, 피부홍반, 일사병(현기증, 시력장애, 혼수, 정신착란 등)을 일으킨다.
- 가시광선 : 복사선 중 13% 정도 사람의 눈으로 볼 수 있는 광선으로 7,600~3,900Å의 파장을 가진다. 시력저하, 눈의 피로, 능률저하, 근시(채광 부족 시), 현휘, 시력장애, 시야협착, 두통, 암적응능력 저하(강한 광선) 등에 영향을 준다.

35 자외선에 대한 설명으로 옳은 것은? 〈출제유형〉

㉠ 도노선 2,800~3,150Å
㉡ 살균효과 2,600~2,800Å
㉢ 피부암 유발 2,800~3,400Å
㉣ 비타민 D3 형성 3,200~3,400Å

① ㉠, ㉡, ㉢
② ㉠, ㉢
③ ㉡, ㉣
④ ㉣
⑤ ㉠, ㉡, ㉢, ㉣

해설 ㉣ 3,200Å 이하의 자외선은 비타민 D3를 생성한다.

36 지표에 도달하는 자외선 중 피부암과 관련이 깊은 자외선 영역은?

① UV-C
② UV-B
③ UV-A
④ UV-D
⑤ UV-E

[해설] 자외선
- 진공 및 원자외선(UV-C, 2,800Å 이하) : 살균, 각막염, 결막염
- 중자외선(UV-B, 2,800~3,200Å) : 비타민 D 형성(구루병 예방), 홍반, 색소침착, 피부비후(노화), 피부암, 각막염, 결막염, 전기성 안염, 백내장(수정체 혼탁), 설안염
- 근자외선(UV-A, 3,200~4,000Å) : 혈액 재생(적혈구, 백혈구, 혈소판 증가), 신진대사촉진

37 최근 냉매제의 과잉사용으로 인해 오존층이 파괴되면서 인체에 유해한 자외선이 지표에 도달하여 피부암 및 시력약화현상이 빈번히 발생하고 있다. 인체에 가장 유해한 자외선의 파장은?

① 2,900~3,500Å
② 4,500~5,500Å
③ 5,500~8,500Å
④ 8,500~9,500Å
⑤ 10,000Å 이상

[해설] 자외선은 근자외선(3,100~3,900Å)과 3,100Å 이하인 원자외선으로 구분하며, 피부홍반(2,400~3,200Å) 및 피부암(2,800~3,400Å), 색소침착을 야기하는 자외선의 파장은 3,400Å 부근에서 최고 수준이다.

38 다음 중 온열조건은?

① 기후, 기습, 기압, 복사열
② 기습, 기류, 복사열, 지형
③ 기후, 온도, 태양열, 기습
④ 기온, 기습, 기류, 복사열
⑤ 기후, 기습, 기류, 복사열

[해설] 공기의 물리적 성상인 기온, 기습, 기류 및 복사열을 온열인자 또는 4대 온열요소라 하며 이들 온열인자에 의하여 이루어진 종합적인 상태를 온열조건 또는 온열상태라 한다.

[정답] 36 ② 37 ① 38 ④

39 다음 중 호흡기 질환 예방을 위한 실내 온도 및 습도로서 가장 적절한 경우에 해당하는 것은?

출제유형

	온도	습도
①	18℃	30%
②	20℃	50%
③	22℃	60%
④	23℃	87%
⑤	25℃	80%

[해설] 실내 온도 및 습도의 이상적인 기준에 대해서는 학자들 간에 약간의 차이가 있지만, 보통 온도는 18~22℃, 습도는 40~60%로 본다.

40 감각 온도의 조건은 무엇인가?

① 기류가 0.5m/sec, 습도가 100%일 때
② 기류가 0.5m/sec, 습도가 40~70%일 때
③ 기류에 관계없이 습도가 100%일 때
④ 무풍이고 습도가 100%일 때
⑤ 무풍이고 습도가 0%일 때

[해설] 감각 온도
실효 온도 또는 체감 온도라고 하는데 기온, 기습, 기류의 요소를 종합한 체감 온도를 말하며, 포화습도(습도 100%), 정지 공기(0m/s, 무풍) 상태에서 동일한 온감(등온감각)을 주는 기온을 뜻한다.

필수문제

41 다음 중 단순히 산소결핍으로 인한 산소결핍상태를 일으키는 단순질식성 가스로 조합된 것은?

| ㉠ 메탄가스(CH_4) | ㉡ 이산화탄소(CO_2) |
| ㉢ 질소(N_2) | ㉣ 아황산가스(SO_2) |

① ㉠, ㉡, ㉢ ② ㉠, ㉢
③ ㉡, ㉣ ④ ㉣
⑤ ㉠, ㉡, ㉢, ㉣

[해설] 단순질식성 가스로는 H_2, He, Ar, N_2, CO_2, CH_4, 에탄(C_2H_5) 등이 있다.

42 공기의 자정작용에 관한 설명으로 잘못된 것은?

① 강우강설에 의한 희석작용
② 산소, 오존, 과산화수소에 의한 산화작용
③ 자외선에 의한 살균작용
④ 식물에 의한 여과작용
⑤ 비에 의한 세정작용

[해설] ④ 식물에 의한 탄소동화작용에 의한 CO_2와 O_2의 교환작용이다.
공기의 자정작용
- 희석작용 : 공기의 대류현상
- 세정작용 : 비에 의해 공기 중의 가스나 부유분진 제거
- 산화작용 : 산소, 오존, 과산화수소 등
- 살균작용 : 자외선
- 교환작용 : 식물의 탄소동화작용

필수문제

43 실내공기의 오염 정도를 측정하는 데 이용되는 것은?

① SO_2
② CO
③ CO_2
④ N_2
⑤ 비말핵

[해설] CO_2는 실내공기의 오탁도를 판정하는 기준으로 사용한다.

44 무색, 무취, 무자극성이면서 맹독성인 것은?

① CO
② CO_2
③ O_3
④ SO_2
⑤ NH_3

[해설] 일산화탄소(CO)는 무색, 무취, 무미의 가스로 불완전연소에 의해 발생하며, 헤모글로빈과의 친화력이 높아 저산소증을 일으킨다. SO_2는 무색, 자극성이 있다.

정답 42 ④ 43 ③ 44 ①

45 일산화탄소의 설명 중 틀린 것은?

① 일산화탄소는 공기보다 무겁다.
② 일산화탄소는 무색, 무취, 무미의 가수로 불완전 연소의 생성물이다.
③ 일산화탄소가 흡입되면 폐에서 헤모글로빈과 결합하여 카르복시헤모글로빈이 형성된다.
④ 일산화탄소는 환원성이 있다.
⑤ 일산화탄소는 식물에 적은 피해를 준다.

해설 ① 일산화탄소는 공기보다 가벼우며, 보온성이 있다(SO_2 > NO_2 > CO).

필수문제

46 일산화탄소 중독의 후유증과 관계가 가장 적은 것은?

① 뇌 장애
② 소화 기능 장애
③ 신경 장애
④ 시야 협소
⑤ 지각 기능 장애

해설 일산화탄소
불완전연소나 자동차의 공회전 시에 많이 발생하고 산소에 비해 Hb과의 결합력이 약 200~300배 강하며, 특히 신경 계통과 뇌 조직에 많은 피해를 준다.

CO가 인체에 미치는 영향
- 5ppm(20분) : 신경계 반사 작용 변화
- 100ppm(3시간) : 체내 혈액 10% 기능 상실, 지각 상실증
- 200ppm(5시간) : 격렬한 두통
- 300ppm(8시간) : 시각, 정신 기능의 장애
- 500ppm(4시간) : 시력 장애, 허탈감, 탈력감
- 2,000ppm(2시간) : 사망
- 3,000~4,000ppm(30분) : 사망 가능

47 수질오염의 생물학적 지표가 되는 것은?

① 경 도
② 탁 도
③ 대장균지수
④ 증발잔여물
⑤ 알칼리도

해설 생물학적 지표는 대장균지수이다.

48 대기 오염의 일반적인 지표로서 가장 많이 쓰이는 것은?

① CO_2
② O_2
③ SO_2
④ N_2
⑤ CO

해설 아황산 가스(SO_2)
- 우리나라 대기 오염의 환경 기준 물질로 대기 오염의 지표
- 환경 기준 : 아황산 가스 0.02ppm 이하(연간 평균치), 0.05ppm 이하(24시간 평균치)
- 환원성 표백제이며, 무색의 자극성이 강하고 액화하기 쉽다.
- 분진이나 액적 등과 동시에 흡입되면, 황산 미스트가 되어 독성이 약 10배 증가한다.
- 동물, 식물(지표식물-알팔파)에 피해를 주고, 건물이나 금속을 부식시킨다.

필수문제

49 대기 중의 함량이 높아질 경우 온실효과(Greenhouse Effect)를 일으키는 기체는 어느 것인가?

① CO_2
② CO
③ SO_2
④ NO_2
⑤ O_3

해설 온실효과
이산화탄소(CO_2)는 수증기와 같이 적외선 복사를 흡수한다. 태양 복사는 대부분 파장이 짧은 복사이므로 그대로 투과시키고 지구에서 내는 복사는 장파선 복사로서 적외선 복사이므로 대부분 CO_2에 의해서 흡수되기 때문에 CO_2의 증가는 지구가 온실 속에 갇힌 것처럼 기온의 상승을 뜻한다.

정답 48 ③ 49 ①

제2장 | 감염관리

필수문제

01 다음 중 질병발생의 주요 요인에 해당하는 것은?

| ㉠ 병인(Agent) | ㉡ 숙주(Host) |
| ㉢ 환경(Environment) | ㉣ 사고(Accident) |

① ㉠, ㉡, ㉢
② ㉠, ㉢
③ ㉡, ㉣
④ ㉣
⑤ ㉠, ㉡, ㉢, ㉣

[해설] 질병발생의 주요 요인으로는 '병인(Agent)', '숙주(Host)', '환경(Environment)' 등이 있다.

02 다음 중 질병의 발생과정을 순서대로 올바르게 나열한 것은?

① 감수성기 → 증상발현 전기 → 임상 질환기 → 장애기
② 증상발현 전기 → 감수성기 → 장애기 → 임상 질환기
③ 임상 질환기 → 증상발현 전기 → 감수성기 → 장애기
④ 장애기 → 임상 질환기 → 증상발현 전기 → 감수성기
⑤ 감수성기 → 임상 질환기 → 증상발현 전기 → 장애기

[해설] **질병의 발생과정**
감수성기(Stage of Susceptibility) → 증상발현 전기(Pre-Symptomatic Stage) → 임상 질환기(Stage of Clinical Disease) → 장애기(Stage of Clinical Disability)

필수문제

03 다음 중 병인(Agent)의 분류와 내용을 올바르게 연결한 것은?

① 생물학적 요인 – 독성물질
② 생화학적 요인 – 세균, 바이러스
③ 물리적 요인 – 열, 온도, 소음
④ 인적 요인 – 연령, 혈액형
⑤ 정신적 요인 – 각종 독성물질

[해설] 병인(Agent)의 분류
- 생물학적 요인 : 곰팡이, 세균, 바이러스, 기생충 등
- 생화학적 요인 : 각종 독성물질 등
- 물리적 요인 : 열, 채광, 온도, 소음 등
- 정신적 요인 : 우울증, 스트레스 등

04 다음 중 질병의 1차적 예방 중 적극적 예방단계에 속하는 것은?

① 즉시 치료
② 기능상실 방지
③ 환경위생관리
④ 재활
⑤ 사후 진료

[해설] 질병의 1차적 예방
- 적극적 예방 : 건강증진, 환경·위생개선, 영양개선, 규칙적인 생활 등
- 소극적 예방 : 예방접종, 특수예방 등

05 질병예방의 수준 중 1차 예방에 포함되는 것은? [출제유형]

① 재활치료
② 보건교육, 건강증진
③ 집단검진
④ 불구의 기능 극대화
⑤ 의료서비스

[해설] ② 이외에도 예방접종, 금연교육, 환경위생개선 등이 1차 예방에 포함된다.

질병의 예방

질병 전 단계	1차 예방	특수예방
질병기(발현기)	2차 예방	조기발견, 조기치료
회복기(재활기)	3차 예방	재활 및 사회복귀

정답 03 ③ 04 ③ 05 ②

06 질병예방의 차원 중 1차 예방에 해당되는 활동이 아닌 것은?

① 환경개선
② 건강개선
③ 집단검진
④ 특수예방
⑤ 예방접종

해설 집단검진, 조기치료는 2차 예방에 해당된다.

필수문제

07 다음 중 질병발생의 주요 요인으로서 숙주(Host)의 유전적 소인에 해당하는 것은?

㉠ 면역성	㉡ 인 종
㉢ 혈액형	㉣ 성 별

① ㉠, ㉡, ㉢
② ㉠, ㉢
③ ㉡, ㉣
④ ㉣
⑤ ㉠, ㉡, ㉢, ㉣

해설 숙주(Host)의 분류
- 유전적 소인 : 혈액형, 선천적 인자, 면역성 등
- 인적 요인 : 성별, 연령, 인종, 직업, 사회적 계급 등

08 다음 중 질병에 대한 2차적 예방에 대한 설명으로 옳은 것은?

① 신체의 기능장애나 질병보다는 생체의 조절기능이 변해가는 과정에 관심을 둔다.
② 의학적 재활 등을 통해 질병에 걸린 후 그 잔재효과를 최소화한다.
③ 사회봉사, 심리적·정신적 봉사, 영적 상담지도 등의 방법이 동원된다.
④ 질병의 조기진단 및 조기치료에 중점을 둔다.
⑤ 질병 전 단계로 특수예방에 해당된다.

해설 ①, ⑤ 1차적 예방
②, ③ 3차적 예방

09 질병의 자연사에 따른 각각의 예방수준이 다르기 마련인데 가장 효율적이고 적극적인 예방책은?

① 재 활
② 조기진단
③ 조기치료
④ 예방접종
⑤ 건강증진

[해설] 1차 예방이 가장 적극적이고 바람직한 방법이며, 그중에서도 건강증진 행위가 가장 이상적인 예방이다.

10 다음 중 3차 예방사업이 강조되는 것은?

① 예방접종사업
② 모자보건사업
③ 급성질환관리
④ 노인성 질병관리
⑤ 주민의 영양관리

[해설] 3차 예방에서는 질병에 이환된 사람의 사회복귀를 강조하고 재활을 추구한다. 따라서 신체 조직의 기능과 회복을 통해 정상적으로 살아갈 수 있도록 재활이 필요한 노인질환자에게 적합하다.

11 3차 예방은 질병의 자연사 단계 중 어디에 해당되는가?

① 초기병 원성기
② 불현성 감염기
③ 발현성 질환기
④ 회복기
⑤ 비병원성기

[해설] 3차 예방은 사회생활의 복귀를 의미하며 회복기에 해당한다.

정답 09 ⑤ 10 ④ 11 ④

필수문제

12 질병의 관리를 위한 예방대책 중 불현성 감염을 조기에 발견하기 위한 대책은?

① 환자진료 실시
② 집단검진 실시
③ 예방접종 실시
④ 재활의학 강화
⑤ 환경위생 개선

[해설] 불현성 감염을 예방하기 위해서는 조기진단과 조기치료가 필수적이며 이를 위해 집단검진이 필요하다.

필수문제

13 다음 중 병원소에 해당하는 것은?

| ㉠ 인 간 | ㉡ 가 축 |
| ㉢ 먼 지 | ㉣ 후생동물 |

① ㉠, ㉡, ㉢
② ㉠, ㉢
③ ㉡, ㉣
④ ㉣
⑤ ㉠, ㉡, ㉢, ㉣

[해설] 병원소에는 인간(환자, 보균자), 가축 등의 동물병원소, 흙, 먼지 등의 무생물병원소 등이 있다. 회충, 요충, 십이지장충 등의 후생동물은 병원체에 해당한다.

14 다음 세균의 종류 중 그 특징이 나머지 넷과 다른 것은?

① 콜레라균
② 장티푸스
③ 대장균
④ 디프테리아
⑤ 결핵균

[해설] ① 나선균(Spirillum), ②, ③, ④, ⑤ 간균(Rod)에 해당한다.

12 ② 13 ① 14 ①

15 다음 중 사상균과 연관된 것은?

① 결 핵
② 발진티푸스
③ 칸디다
④ 매 독
⑤ 유행성 이하선염

> [해설] 사상균은 곰팡이나 버섯, 효모 등과 같이 균사체를 형성하며 포자에 의해 번식하는 병원균의 일종이다. 무좀, 칸디다는 사상균에 의해 발병하는 대표적인 질병이다.

필수문제

16 다음 병원체에 의한 질병 중 그 발병 원인이 나머지 넷과 다른 것은?

① 장티푸스
② 말라리아
③ 장 염
④ 매 독
⑤ 폐 렴

> [해설] ② 말라리아는 말라리아 원충에 감염된 모기에게 물려 발생하며, 오한, 발열 등의 증상을 보인다.

병원체의 종류

세 균	간균(디프테리아, 장티푸스, 결핵균, 대장균 등), 구균(포도상구균, 화농균, 폐렴구균, 임균 등), 나선균(콜레라균, 매독균, 장염비브리오균, 헬리코박터균 등)
바이러스	소아마비, 유행성 일본뇌염, 인플루엔자, 홍역, 유행성 이하선염, 광견병, AIDS, 간염 등
진균, 사상균	무좀, 칸디다 등
리케치아	발진티푸스, 발진열, 양충병, 록키산홍반열 등
원생동물	말라리아, 아메바성 이질, 일본흡충병, 아프리카 수면병 등
후생동물	회충, 요충, 십이지장충 등

정답 15 ③ 16 ②

필수문제

17 다음 보기의 내용에 해당하는 감염병은?

> 생물테러감염병 또는 치명률이 높거나 집단 발생의 우려가 커서 발생 또는 유행 즉시 신고하여야 하고, 음압격리와 같은 높은 수준의 격리가 필요한 감염병

① 제1급감염병
② 제2급감염병
③ 제3급감염병
④ 제4급감염병
⑤ 기생충감염병

해설　② 제2급감염병이란 전파가능성을 고려하여 발생 또는 유행 시 24시간 이내에 신고하여야 하고, 격리가 필요한 감염병을 말한다.
③ 제3급감염병이란 그 발생을 계속 감시할 필요가 있어 발생 또는 유행 시 24시간 이내에 신고하여야 하는 감염병을 말한다.
④ 제4급감염병이란 제1급감염병부터 제3급감염병까지의 감염병 외에 유행 여부를 조사하기 위하여 표본감시 활동이 필요한 감염병을 말한다.
⑤ 기생충감염병이란 기생충에 감염되어 발생하는 감염병 중 질병관리청장이 고시하는 감염병을 말한다.

18 제1급감염병에 해당하지 않는 것은?

① 에볼라바이러스병
② 두 창
③ 페스트
④ B형간염
⑤ 디프테리아

해설　④ B형간염은 제3급감염병에 해당한다.
제1급감염병
에볼라바이러스병, 마버그열, 라싸열, 크리미안콩고출혈열, 남아메리카출혈열, 리프트밸리열, 두창, 페스트, 탄저, 보툴리눔독소증, 야토병, 신종감염병증후군, 중증급성호흡기증후군(SARS), 중동호흡기증후군(MERS), 동물인플루엔자 인체감염증, 신종인플루엔자, 디프테리아

19 전파가능성을 고려하여 발생 또는 유행 시 24시간 이내에 신고하여야 하고, 격리가 필요한 감염병은?

① 파상풍
② B형간염
③ 결 핵
④ C형간염
⑤ 말라리아

해설　③ 제2급감염병을 고르는 것으로 결핵이 해당한다.
①·②·④·⑤ 제3급감염병에 해당한다.

20 다음 중 감염병의 예방 및 관리에 관한 법률상 필수예방접종 대상 질병에 해당하지 않는 것은?

① B형간염
② 페스트
③ 폴리오
④ 유행성이하선염
⑤ 디프테리아

해설 필수예방접종 대상 질병
- 디프테리아
- 백일해
- 파상풍
- B형간염
- 풍 진
- 일본뇌염
- 폐렴구균
- A형간염
- 폴리오
- 홍 역
- 결 핵
- 유행성이하선염
- 수 두
- b형헤모필루스인플루엔자(Hib)
- 인플루엔자
- 사람유두종바이러스 감염증
- 그 밖에 질병관리청장이 감염병의 예방을 위하여 필요하다고 인정하여 지정하는 감염병

21 감염과정 중 초기증상과 징후가 나타나며 감염의 전형적인 증상이 나타나는 단계는?

① 잠복기
② 전구기
③ 질병기
④ 회복기
⑤ 순환기

해설
- 전구기는 가장 감염성이 크며 일반적으로 질병을 전파시킬 가능성이 높다.
  예) 불쾌, 피로, 약간의 발열, 흥분성
- 감염과정의 단계 : 잠복기 → 전구기 → 질병기 → 회복기

22 특이한 징후와 증상이 명확하게 나타나는 시기로 국소적 증상 또는 전신적 증상이 나타나는 감염의 단계는?

① 잠복기
② 질병기
③ 전구기
④ 회복기
⑤ 순환기

해설 질병기
감염 진행 증상들이 침범 전 신체 장기나 부위 또는 전신에 전형적인 증상이 나타나는 시기이다.

정답 20 ② 21 ② 22 ②

23 교차감염에 대한 설명으로 옳은 것은?

① 병원 내 미생물에 쉽게 감염되고 치료과정이 지연되는 것이다.
② 수술 시 부주의로 수술 받은 상처가 감염된 것이다.
③ 상처가 재감염되어 악화된 것이다.
④ 피부에 흔히 생기는 농포를 말한다.
⑤ 한 환자의 병원균이 다른 환자에게 옮겨지는 것이다.

> [해설] **교차감염**
> 어떤 증상을 가지고 병원에 이미 입원한 사람에게 2차적인 감염병이 부가되는 것. 즉 한 환자의 병원균이 다른 환자에게 옮겨지는 것을 말한다.

[필수문제]

24 교차감염을 예방하기 위해 손을 씻어야 하는 경우는?

> ㉠ 근무시작 전후
> ㉡ 환자와 직접접촉 전후
> ㉢ 환자의 붕대나 대소변기를 만지고 난 후
> ㉣ 가운이나 마스크를 착용하기 전후

① ㉠, ㉡, ㉢
② ㉠, ㉢
③ ㉡, ㉣
④ ㉣
⑤ ㉠, ㉡, ㉢, ㉣

> [해설] 병원에서 얻어진 감염을 병원감염이라고 하는데 어느 한 사람으로부터 다른 사람에게로 감염원이 전파된 것을 교차감염(Cross Infection)이라고 하고 동일인의 한 조직에서 다른 조직으로 감염원이 전파된 것을 자가감염(Self Infection)이라고 한다.

25 병원감염의 예방조치로서 올바른 내용은?

> ㉠ 감염성균을 제거시킨다.
> ㉡ 환자의 방어력을 증강시킨다.
> ㉢ 내과적 무균법과 외과적 무균법을 실시한다.
> ㉣ 전파될 유기체의 수와 종류를 최대화시켜야 한다.

① ㉠, ㉡, ㉢
② ㉠, ㉢
③ ㉡, ㉣
④ ㉣
⑤ ㉠, ㉡, ㉢, ㉣

> [해설] ㉣ 감염이 일어날 가능성이 있는 부위에 전파 될 유기체의 수와 종류를 최소화시켜야 한다.

26 예방접종이 감염병의 관리상 갖는 의미는?

① 병원소의 제거　　　　　　② 감수성 숙주의 관리
③ 감염원의 제거　　　　　　④ 환경의 관리
⑤ 유행여부의 파악

해설　예방접종은 감수성 있는 숙주를 차단시키는 것이다.

27 다음 중 병원균의 전파 방법으로서 가장 빈번한 경로로서 가장 올바른 것은?

① 음식물
② 곤 충
③ 토 양
④ 매개물
⑤ 직접적인 접촉

해설　각종 병원균의 전파 경로는 공기, 곤충, 사람, 환경 등 다양하나 접촉으로 인한 감염이 가장 빈번한 전파 경로이고, 손 접촉으로 인한 경로가 많은 부분을 차지하고 있다.

필수문제

28 병원체가 매개체를 통해 전파되는 것을 무슨 전파라 하는가?

① 직접전파
② 간접전파
③ 외적전파
④ 내적전파
⑤ 공기전파

해설　**직접전파와 간접전파**
　•간접전파 : 병원체가 매개체를 통해 전파되는 것으로, 장티푸스와 콜레라는 활성매개체인 파리, 바퀴벌레 등에 의해 전파된다.
　•직접전파 : 매개체 없이 직접 전파되는 것으로, 육체적 접촉이나 호흡기에서 나온 비말에 의한 전파가 있다.

29 다음 중 용어의 정의를 잘못 설명한 것은?

① 병원성 미생물을 죽이는 것을 소독이라 한다.
② 포자를 제외한 모든 미생물의 파괴상태나 과정을 멸균이라 한다.
③ 세균의 성장, 번식을 억제하는 것을 제균이라 한다.
④ 일단 물건이 멸균된 상태가 아니거나 불결해지게 된 것을 오염이라 한다.
⑤ 유해한 미생물의 성장, 번식, 전파를 억제하는 것을 방부라 한다.

해설) 멸균은 살아있는 세포, 포자, 바이러스 등을 완전히 파괴, 제거하는 과정이다. 유해성의 유무에 관계없이 모든 미생물을 사멸하는 경우로, 멸균된 도구에는 미생물이나 감염체 포자가 전혀 존재하지 않는다.

30 멸균과 소독에 관한 설명으로 옳은 것은? (출제유형)

㉠ 무균 – 감염되지 않은 상태로 병원성 미생물이 없는 상태
㉡ 소독 – 물체의 표면에 있는 세균의 아포를 제외한 모든 미생물을 죽이는 것
㉢ 방부 – 유해한 미생물의 성장과 번식, 전파를 억제하는 것
㉣ 멸균 – 아포를 제외한 모든 미생물을 사멸시키는 것

① ㉠, ㉡, ㉢
② ㉠, ㉢
③ ㉡, ㉣
④ ㉣
⑤ ㉠, ㉡, ㉢, ㉣

해설) ㉣ 멸균 – 아포를 포함한 모든 미생물을 사멸시키는 것

31 다음 중 용어의 설명으로 적합한 것은?

병원성 미생물의 생활력을 파괴시켜 감염력을 없애는 것

① 살 균
② 방 부
③ 소 독
④ 멸 균
⑤ 무 균

해설)
• 소독 : 병원성 미생물의 생활력을 파괴 또는 멸살시켜 감염 및 증식력을 없애는 것을 뜻한다.
• 멸균 : 강한 살균력을 작용시켜 모든 미생물의 영양형은 물론 포자까지도 멸살 또는 파괴시키는 조작으로 멸균은 소독을 의미하지만 소독은 멸균을 의미하지는 않는다.
• 방부 : 병원성 미생물의 발육과 그 활동성을 저지 또는 소멸시켜 식품 등의 부패 또는 발효를 방지하는 조작을 의미한다.

29 ② 30 ① 31 ③ 정답

32 아포형성균의 멸균에 사용되는 가장 확실한 방법은?

① 자비소독법
② 건열멸균법
③ 고압증기멸균법
④ 자외선멸균법
⑤ 저온소독법

[해설] 고압증기멸균법은 아포형성균의 멸균에 제일 좋은 방법으로, 실험실이나 연구실에서 가장 많이 사용되는 방법이다.

33 멸균과정이 요구되는 경우로서 올바른 것은?

> ㉠ 외과적 수술 시 사용되는 기기
> ㉡ 실험실에서 사용되는 실험용기기
> ㉢ 식품의 통조림 제조과정
> ㉣ 감염병 환자의 간호나 치료

① ㉠, ㉡, ㉢
② ㉠, ㉢
③ ㉡, ㉣
④ ㉣
⑤ ㉠, ㉡, ㉢, ㉣

[해설] 멸균과정이 요구되는 경우는 ㉠, ㉡, ㉢이며, ㉣ 감염병 환자의 간호나 치료 시 멸균과정이 현실적으로 불가능하다.

34 멸균 및 소독방법에 관여하는 요인으로 가장 거리가 먼 것은?

① 미생물의 종류
② 미생물의 수
③ 멸균할 기재의 종류
④ 소독량
⑤ 시설이나 자재의 보유상태

[해설] 멸균 및 소독방법에 관여하는 요인으로는 미생물의 종류와 특성, 미생물의 수, 멸균할 기재의 종류, 기재의 용도, 시설이나 자재의 보유상태와 경제성 등이다.

정답 32 ③ 33 ① 34 ④

35 무균법에 대한 지침으로 옳은 것은?

> ㉠ 멸균물품과 멸균물품이 접촉했을 때만 멸균상태로 간주한다.
> ㉡ 멸균물품과 깨끗하게 소독된 물품이 접촉했을 때 멸균상태로 간주한다.
> ㉢ 멸균물품과 오염된 물품이 접촉했을 때 오염상태로 간주한다.
> ㉣ 멸균된 물품이 젖어 있다 하더라도 멸균포를 개방하지 않았으면 멸균상태로 간주한다.

① ㉠, ㉡, ㉢
② ㉠, ㉢
③ ㉡, ㉣
④ ㉣
⑤ ㉠, ㉡, ㉢, ㉣

해설 ㉡ 소독과 멸균상태는 다르다.
㉣ 구멍나거나 찢어지거나 물기가 묻은 것은 오염된 것으로 간주한다.

36 뚜껑이 있는 소독용액 및 용기를 다루는 방법으로 옳지 않은 것은?

① 뚜껑은 열어서 멸균된 내면이 아래로 향하게 잡는다.
② 뚜껑을 열어서 바닥에 놓아야 할 경우에 멸균된 내면이 아래로 향하게 놓는다.
③ 용액을 따를 때는 먼저 소량의 용액을 따라 버린 후 용기에 따른다.
④ 멸균된 용액을 용기에 따른 후에는 원래 용기에 다시 붓지 않는다.
⑤ 필요할 때에만 열고 가능한 한 빨리 닫는다.

해설 ② 용기 뚜껑을 멸균되어 있지 않은 표면에 놓을 때는 뒤집어 놓는다.

37 소독과 멸균법의 원리로 옳은 것은?

> ㉠ 자비소독은 세균의 포자와 일부바이러스는 죽이지 못한다.
> ㉡ 건열은 섭씨 100도에서 30분 동안 소독하는 것이며 모든 미생물을 사멸시키지는 않는다.
> ㉢ 고압증기 멸균은 모든 미생물과 아포를 사멸시킨다.
> ㉣ E.O 가스는 인체에 독성이 없고 모든 미생물과 아포를 죽인다.

① ㉠, ㉡, ㉢
② ㉠, ㉢
③ ㉡, ㉣
④ ㉣
⑤ ㉠, ㉡, ㉢, ㉣

해설 ㉡ 건열은 멸균하려고 하는 재료를 전기용 건열멸균기에 넣어 온도를 높여 160℃가 되면 열원을 고정시켜 30분간 가열을 계속 하던가 180℃까지 온도를 높여 곧 열원을 끈다.
㉣ E.O 가스는 모든 종류의 미생물을 죽일 수 있고 고온, 고습, 고압을 필요로 하지 않으며 또한 기구나 물품에 손상을 주지 않는 장점이 있는 반면에 기구나 물품을 E.O 가스에 오래 노출시키면 이것을 다시 공기에 노출시키는 시간도 길게 하여야 하며 스팀멸균법에 비해서 경비가 많이 들고 액체성 E.O가 피부에 닿았을 때 빨리 제거하지 않으면 심한 화상을 입을 수 있는 단점이 있다.

38 E.O 가스에 대한 설명으로 틀린 것은?

① 열에 약한 물품 소독 시에 사용한다.
② 멸균시간이 증기보다 오래 걸리는 단점이 있다.
③ 가스는 상온에서 무색이며 가연성이 약하다.
④ 피부에 닿으면 발포성이 있고 흡입 시 자극이 심하다.
⑤ 멸균기 내에서 공기를 제거하고 약 139~150°F 정도로 열을 가한다.

해설 Ethylene Oxide(E.O) 가스는 상온에서 무색이며 가연성이 강하다.

39 E.O 가스의 장점이 아닌 것은?

① 비부식성이고 물품에 손상을 주지 않는다.
② 가스는 위험하지 않다.
③ 모든 미생물이나 아포를 죽인다.
④ 열에 약한 물품을 멸균하는 데 사용한다.
⑤ 멸균시간이 증기보다 오래 걸리지 않는다.

해설 ⑤ 멸균시간이 증기보다 오래 걸린다.

40 E.O 가스(Ethylene Oxide Gas)를 이용하여 멸균소독할 수 있는 것은?

㉠ 열에 민감한 제품	㉡ 금 속
㉢ 고무제품	㉣ 빠른 준비를 요하는 물품

① ㉠, ㉡, ㉢
② ㉠, ㉢
③ ㉡, ㉣
④ ㉣
⑤ ㉠, ㉡, ㉢, ㉣

해설 E.O(산화에틸렌) 가스
세포의 대사과정을 변화시켜 미생물과 아포를 파괴한다. 인간에게 독성이 강하여 멸균 후 적절한 환기가 필요하다. 섬세하고 세밀한 수술기구, 각종 플라스틱 및 고무제품, 각종 카테터 및 내시경 등 열에 약하고 습기에 예민한 기구의 소독법이다.
• 장점 : 모든 종류의 미생물을 파괴하므로 고온·고습·고압이 불필요하고, 기구나 물품에 손상이 없다.
• 단점 : 멸균시간이 장시간 소요되고 경비가 많이 들고 독성이 강하다.

41 화학적 방법에 의한 멸균 및 소독방법 중 틀린 설명은?

① E.O Gas는 플라스틱 제품, 고무제품, 내시경의 소독 등에 사용된다.
② C_2H_5OH는 75% 용액에서 살균력이 가장 강하나 아포에는 효과가 없다.
③ 염소제제는 강한 부식작용이 있어 금속류에는 사용하지 않는다.
④ 차아염소산염(Sodium Hypochloride)은 강력한 소독 표백작용으로 의료기구의 소독에 사용된다.
⑤ 붕산(Boric Acid)은 의료용으로 사용할 수 있으며 음료수나 수영장 소독에 사용된다.

해설 음료수나 수영장 소독에 쓰이고 있는 것은 표백분(Calcium Hypochloride)이다.

42 감염관리에 대한 물리적 방법 중 자비법에 대한 설명이 아닌 것은?

① 유리제품은 처음부터 찬물을 넣어서 소독한다.
② 고무제품 등을 소독할 때는 물이 끓은 후에 소독한다.
③ 중탄산소다를 넣어 끓이면 기재에 묻어 있는 기름기 등이 제거된다.
④ 물의 표면장력을 높여주기 때문에 보다 짧은 시간에 소독할 수 있다.
⑤ 증기가 발생하는 용기 안에 넣어 증기를 쐬어 소독하는 것이다.

해설 ⑤ 증기가 발생하는 용기 안에 넣어 증기를 쐬어 소독하는 것은 증기소독법이다.

43 증기를 압축하여 그 습열로 멸균하는 방법으로 아포를 포함한 모든 미생물을 빠른 시간 내에 죽이는 가장 경제적인 소독법은?

① 건열멸균법
② 증기소독법
③ 자외선조사법
④ 저온멸균법
⑤ 고압증기멸균법

해설 **고압증기멸균법**
고압증기멸균법은 멸균방법 중에서 가장 널리 사용되는 방법으로써 압축된 증기를 이용하는 방법이다. Autoclave에 의한 고열은 대부분의 세균을 즉시 사멸시키며 저항력이 강한 아포형성 세균도 20~30분 이내에 사멸한다.

44 고압증기멸균법에 대한 설명으로서 틀린 것은?

① 보통 100℃에서 20~30분간 소독하는 것을 말한다.
② 손상되지 않고 포화증기를 견딜 수 있는 물품이어야 한다.
③ 주로 기구, 의류, 고무제품, 약물 등에 사용한다.
④ 기름이나 가루 같은 무수물에는 사용할 수 없다.
⑤ 아포를 포함한 모든 미생물을 빠른 시간 내에 죽인다.

[해설] 고압증기멸균법은 보통 15파운드의 압력으로 121℃에서 15분간 소독하는 것을 말한다.

45 고압증기멸균 시 준비사항으로 옳지 않은 것은?

① 소독물품꾸러미에 물품명과 소독날짜를 기입한다.
② 예리한 날이 있는 기구는 끝을 거즈로 싼다.
③ 한 겹의 소독방포에 여러 물품을 함께 넣는다.
④ 건조물품이 든 통이나 병은 뚜껑을 열고 포장한다.
⑤ 소독할 물품은 철저히 세척한다.

[해설] 고압증기멸균기(Autoclave)를 사용하는 경우 한 겹의 소독방포에 여러 물품을 함께 넣지 않는다.

46 멸균할 기재를 뜨거운 공기에 노출시켜 미생물의 원형질을 산화하는 방법으로 예리한 바늘이나 주사기를 멸균할 때 사용하는 것은?

① 자외선 조사법
② 고압증기멸균법
③ 건열멸균법
④ 증기소독법
⑤ 소각법

[해설] 건열멸균법
건열멸균법(Sterilization by Dry Heat)은 160~170℃에서 1~2시간 동안 건열하여 미생물을 산화 또는 탄화시켜 미생물 및 아포를 완전히 멸균하는 방법을 말한다.

47 무균술에 대한 설명으로서 올바른 항목은?

> ㉠ 일반환경의 병원체로부터 취약자를 보호하는 것을 역격리라 한다.
> ㉡ 감염성 환자로부터 일반환경이 오염되는 것을 막는 것을 격리라 한다.
> ㉢ 역격리는 내과적 무균술이라 한다.
> ㉣ 신생아실의 조산아, 화상 환자, 백혈병 환자는 격리시켜야 한다.

① ㉠, ㉡, ㉢
② ㉠, ㉢
③ ㉡, ㉣
④ ㉣
⑤ ㉠, ㉡, ㉢, ㉣

해설 ㉣ 역격리는 일반환경의 병원체로부터 취약자(신생아실의 조산아, 화상환자, 백혈병 환자)를 보호하는 것을 말한다.

48 아포를 형성하지 않는 결핵균, 살모넬라균 등의 멸균방법으로 우유와 주류의 부패방지에 이용되는 멸균방법은?

① 저온멸균법
② 자비소독법
③ 고압증기멸균법
④ 증기멸균법
⑤ 화염멸균법

해설 저온멸균법은 결핵균, 소 유산균, 살모넬라균 등 포자를 형성하지 않은 세균의 멸균을 위해서 사용되는 방법으로 우유는 63℃에서 30분간, 아이스크림원료는 80℃에서 30분간, 포도주는 55℃에서 10분간 소독한다.

49 날이 있는 예리한 기계를 응급으로 사용할 때 적절한 소독 방법은?

① 70% 알코올에 소독한다.
② 고압증기멸균기에 소독한다.
③ 끝만 살짝 소독한 후 사용한다.
④ 0.1% 승홍수(염화제2수은)에 담가 소독한다.
⑤ 끝을 거즈에 싸서 넣고 자비소독한다.

해설 자비소독은 100℃ 물로 20~30분 끓여 소독하는 것으로 아포나 바이러스에 대한 멸균효과는 없다.

50 열이나 냉을 이용한 물리적 소독방법이 아닌 것은?

① 소각법
② E.O 가스법
③ 자비법
④ 건열멸균법
⑤ 고압증기멸균법

해설 소독방법
- 물리적 방법 : 자비법, 증기소독법, 고압증기멸균법, 건열멸균법, 자외선조사법, X선 조사멸균법, 소각법 등
- 화학적 방법 : E.O 가스, 페놀제제, 요오드제, 염소제제, 포름알데히드, 산화제, 계면활성제, 알코올류(C_2H_5OH), 붕산류(Boric Acid) 등

51 건열멸균법은 160~170℃에서 최소 얼마간 실시해야 하는가?

① 30분
② 1시간
③ 1시간 30분
④ 2시간
⑤ 3시간 이상

해설 건열멸균법은 유리기구, 주사기, 분말금속류, 자기류 등 습열이 침투하기 어려운 제품들의 소독에 사용하며, 보통 170℃에서 1시간, 140℃에서 1시간 30분간 실시한다.

52 다음 중 무균술에 대한 설명으로 맞지 않는 것은?

① 완전격리는 가운, 마스크, 장갑을 착용하여야 한다.
② 호흡기계 격리는 마스크를 착용하여야 한다.
③ 보호적 격리는 환자 주변의 환경과 무관하다.
④ 드레싱을 할 때 장갑을 바꾸어 착용할 경우에는 반드시 손을 씻도록 한다.
⑤ 손씻기는 가장 기본적이고 경제적이며 효과적인 방법이다.

해설 ③ 보호적 격리(역격리)는 감염에 민감한 환자를 위해 주위환경을 무균적으로 유지하는 것이다.

정답 50 ② 51 ② 52 ③

53 내과적 무균술의 기본원칙에 대한 설명으로 틀린 것은?

① 가장 적게 더럽혀진 곳을 먼저 깨끗이 하고나서 더러워진 영역을 깨끗이 한다.
② 오염된 드레싱을 제거하기 위해 장갑을 낀다.
③ 사용한 물품은 즉시 적절한 용기 속에 버린다.
④ 환자가 직접 다른 사람에게 기침, 재채기 또는 호흡하는 것을 피한다.
⑤ 더렵혀진 물품들을 바닥에 놓는다.

[해설] 내과적 무균법의 기본원칙
- 더렵혀진 물품들을 바닥에 놓지 않는다.
- 손을 자주 씻되 특히 음식물을 다루기 전, 손수건 사용 후, 화장실 사용 후, 각 환자와의 접촉 전·후에 씻는다.
- 더러워진 물품과 기구가 옷에 닿지 않도록 한다.
- 환자가 직접 다른 사람에게 기침, 재채기 또는 호흡하는 것을 피한다.
- 솔질할 때, 먼지를 털 때, 물건을 세척할 때 기구를 신체로부터 멀리 놓는다.
- 먼지를 일으키는 것을 피한다.
- 가장 적게 더렵혀진 곳을 먼저 깨끗이 하고나서 더러워진 영역을 깨끗이 한다.
- 사용한 물품은 즉시 적절한 용기 속에 버린다.
- 목욕물이나 양치물 같은 버려야 할 액체는 튀지 않게 주의하며 하수구에 붓는다.
- 병원체가 있는 것으로 의심되는 물품들은 멸균한다.
- 미생물 확산을 방지한다.

54 내과적 무균술의 설명으로서 올바르지 않은 것은?

① 최대한 병원균의 수를 줄이고 전파를 방지하는 것이다.
② 특정 병원성 미생물이 없는 상태를 조정 유지하는 기술이다.
③ 손끝이 위로 가게 하여 팔꿈치로 물이 흐르도록 한다.
④ 교차 감염을 피하기 위해 신체의 분비물과 접촉할 때마다 매번 장갑을 교환한다.
⑤ 솔질할 때, 먼지를 털 때, 물건을 세척할 때 기구를 신체로부터 멀리 놓는다.

[해설] ③ 팔꿈치를 높게 하고 손끝이 아래로 가게 하여 물이 아래쪽으로 흐르도록 한다.

55 다음 중 내과적 무균법에 해당하는 것은?

① 드레싱
② 개방성 창상 소독
③ 분만 보조 시 마스크 착용, 수술 전 장갑 착용
④ 역격리법
⑤ 수술부위에 멸균포를 덮는 것

해설 내과적 무균법(Medical Asepsis)
- 손씻기(Handwashing) : 세균의 확산을 예방하기 위한 가장 효과적인 방법으로 손의 먼지나 일시균을 제거하여 상주균이 되는 것을 방지한다.
- 마스크 사용법 : 비말이나 공기를 통해 호흡기로 이동되는 균이 전파를 방지하기 위함이다.
- 가운 사용법 : 취약한 대상자가 일반 환경에 의해 오염되는 것을 방지하기 위함이다.

56 마스크 사용법에 대한 설명 중 틀린 것은?

① 응급구조사의 비밀 감염으로부터 보호하기 위함이다.
② 보통 마스크는 한 번만 쓰고 버려야 한다.
③ 마스크가 젖으면 즉시 말려서 사용한다.
④ 마스크는 자주 교환하되 2~3시간 이상 사용해서는 안 된다.
⑤ 환자의 병원성 유기체로부터 의료요원을 보호하기 위함이다.

해설 ③ 마스크가 젖으면 곧 새 것으로 교환해야 한다.

필수문제

57 가운 사용법에 대한 설명으로서 올바른 것은?

> ㉠ 환자 접촉 시 의료요원의 유니폼이 오염되는 것을 막기 위함이다.
> ㉡ 의료요원의 복장에 의하여 취약자나 수술환자가 오염되는 것을 막기 위함이다.
> ㉢ 환자에게 노출되었던 가운의 바깥쪽이 일반 환경을 오염시키지 않도록 한다.
> ㉣ 환자의 병원성 유기체로부터 의료요원을 보호하기 위함이다.

① ㉠, ㉡, ㉢ ② ㉠, ㉢
③ ㉡, ㉣ ④ ㉣
⑤ ㉠, ㉡, ㉢, ㉣

해설 ㉣ 마스크 사용법의 목적이다.

정답 55 ④ 56 ③ 57 ①

58 역격리법에 대한 내용으로 옳은 것은?

① 외과적 무균법에 하나이다.
② 세균을 일정한 범위 밖으로 나가지 못하게 하는 것이다.
③ 전염병환자나 보균자로부터 전염병에 전파를 방지하기 위한 것이다.
④ 감염에 민감한 사람을 위해 주위환경을 무균적으로 유지하는 것이다.
⑤ 건강한 사람이 스스로 감염을 관리하는 것이다.

해설 역격리법은 감염에 민감한 사람을 주위환경을 무균적으로 유지해 주는 것으로, 내과적 무균법에 속한다.

59 역격리에 대한 설명으로 옳은 조합은?

ㄱ. 저항력이 낮은 환자를 감염에서 보호하는 것
ㄴ. 내과적 무균술이 이에 속한다.
ㄷ. 신생아, 화상환자, 백혈병 환자를 대상으로 한다.
ㄹ. 감염성 환자로부터 일반 환경 오염을 막는다.

① ㄱ, ㄴ, ㄷ
② ㄱ, ㄷ
③ ㄴ, ㄹ
④ ㄹ
⑤ ㄱ, ㄴ, ㄷ, ㄹ

해설
- 격리 : 감염된 환자로 확인되었거나 의심되는 개인으로부터 일반 환경이 오염되는 것을 막는 것이며 이를 막는 데 이용되는 내과적 무균술을 말한다.
- 역격리(보호적 격리) : 일반적인 병원체로부터 취약자(신생아, 화상환자, 백혈병환자 등)를 보호하는 것이다.

60 외과적 무균술에 대한 설명 중 옳지 않은 것은?

① 병원균은 물론이고 모든 미생물을 멸살시키고 이를 유지하는 기술이다.
② 손씻기는 마찰이 가장 중요하며 옷을 팔꿈치 위까지 올린다.
③ 흐르는 물에 충분히 손을 헹군 후 소독수로 5분 정도 닦는다.
④ 항상 손이 팔꿈치보다 높게 들어야 한다.
⑤ 손끝을 팔꿈치보다 낮게 하고 물이 팔 쪽에서 손으로 흐르도록 한다.

해설 ⑤ 손끝을 높게 하고 물이 손에서 팔 쪽으로 흐르도록 한다.

61 외과적 무균술에 요구되는 사항은?

> ㉠ 도뇨관 삽입   ㉡ 주사약 준비과정
> ㉢ 멸균품 다룰 때   ㉣ 관장할 때

① ㉠, ㉡, ㉢
② ㉠, ㉢
③ ㉡, ㉣
④ ㉣
⑤ ㉠, ㉡, ㉢, ㉣

해설 외과적 무균술의 3대 원리
 • 멸균된 물품끼리 접촉할 때만이 멸균 상태가 유지된다. 그러므로 멸균된 물품은 멸균된 장갑을 끼고 만지도록 한다.
 • 멸균된 물품이 오염(Contamination)되었거나 깨끗한 물품(Clean Object)에 접촉한 경우는 오염된 것이다.
 • 멸균된 것인지 오염된 것인지 의심스러울 때에는 오염된 것으로 간주한다.

62 이동섭자 사용방법으로 옳지 않은 것은?

① 이동섭자의 끝부분이 위로 향하게 든다.
② 이동섭자 사용 시에 허리 밑으로 내리지 않는다.
③ 소독솜을 주고받을 때 섭자끼리 닿지 않도록 한다.
④ 섭자통에는 섭자를 한 개씩 넣어서 사용한다.
⑤ 섭자통에서 꺼낼 때는 섭자 끝의 양쪽면을 맞물린 상태로 꺼낸다.

해설 ① 이동섭자의 끝부분이 아래로 향하게 든다.

63 외과적 무균술 중 이동섭자에 대한 설명으로서 맞지 않은 것은?

① 멸균물품을 옮길 때 사용하기 위함이다.
② 섭자의 끝이 닿지 않도록 수직으로 들어올린다.
③ 섭자의 끝 부분만 멸균상태로 간주한다.
④ 섭자의 위치는 항시 사용자의 시계 안에 있어야 한다.
⑤ 젖은 섭자의 끝은 항시 아래로 향하도록 한다.

해설 ③ 이동섭자 끝 1/3 부분만 멸균상태로 간주한다.

필수문제

64 외과적 무균법의 기본원리에 대한 설명으로 거리가 먼 것은?

① 멸균지역의 각 가장자리 2.5cm는 오염된 것으로 간주한다.
② 젖은 장소는 바로 밑 표면이 멸균이 아니면 오염된 것으로 간주한다.
③ 소독제에 담근 섭자는 멸균으로 간주되지 않는다.
④ 젖은 섭자의 끝은 항상 위로하여 섭자의 끝이 오염되지 않도록 한다.
⑤ 멸균 꾸러미를 열 때 포장의 첫 맨 끝을 사용자로부터 먼 쪽으로 편다.

[해설] ④ 젖은 섭자의 끝은 항상 아래로 향하게 들어 섭자의 끝이 오염되지 않도록 한다.

65 외과적 무균법의 기본지침으로 옳은 것은? 〔출제유형〕

㉠ 손씻기를 할 때 손끝을 팔꿈치보다 높게 한다.
㉡ 손씻기를 할 때 손끝을 팔꿈치보다 낮게 한다.
㉢ 멸균용액을 만들기 위해 사용되는 천이나 종이에 어떤 용액이든 흘리지 않도록 한다.
㉣ 사용할 기구들을 소독한다.

① ㉠, ㉡, ㉢
② ㉠, ㉢
③ ㉡, ㉣
④ ㉣
⑤ ㉠, ㉡, ㉢, ㉣

[해설] ㉡ 손씻기를 할 때 손끝을 팔꿈치보다 높게 하고 손이 몸으로부터 멀리 떨어져 있도록 한다.
㉣ 사용할 기구들은 멸균한다.

66 외과적 무균법으로 옳은 것은?

① 멸균된 물품이 깨끗한 다른 물품과 접촉했을 때 멸균이 유지된다.
② 멸균영역에 다른 멸균물품 첨가 시 멸균상태가 깨진다.
③ 멸균포를 펼 때 맨 처음자락이 간호사 쪽으로 오도록 한다.
④ 끝이 젖은 섭자를 들 때 끝을 위로해서 든다.
⑤ 용액을 따를 때 라벨 쪽을 잡고 따른다.

[해설] ① 멸균된 물품이 깨끗한 다른 물품과 접촉했을 때 오염된다. 즉, 멸균된 물품끼리 접촉할 때 멸균이 유지된다.
② 멸균영역에 다른 멸균물품 첨가 시 멸균상태가 유지된다.
③ 멸균포를 펼 때는 맨 처음 자락이 간호사 반대쪽으로 오도록 한다.
④ 끝이 젖은 섭자를 들 때 끝을 손잡이 아래로 든다.

정답 64 ④ 65 ② 66 ⑤

67 다음 상처에 대한 용어 설명으로 잘못된 것은?

① 조직이 찢어져서 톱니 꼴로 불규칙한 상태를 열상이라 한다.
② 피부나 점막의 외층이 손상을 떨어져 나간 상태를 찰과상이라 한다.
③ 못이나 철사와 같이 끝이 날카로운 기구에 의해 생기는 것을 절상이라 한다.
④ 망치와 같은 둔한 기구로 맞아서 피부의 파열 없이 생기는 상처를 타박상이라 한다.
⑤ 인체의 깊은 조직 속으로 어떤 물체가 관통을 한 상태를 관통상이라 한다.

[해설] ③ 자상에 대한 설명이다. 자상은 찔린 상처, 절상은 잘린 상처로 구분한다.

[필수문제]

68 염증(Inflammation)에 대한 설명으로 맞지 않은 것은?

① 염증은 손상에 대한 신체의 국소적인 방어반응이다.
② 염증은 손상세포를 제거하며 손상된 조직을 재생시키는 역할을 한다.
③ 손상 받은 부위에 혈액공급이 증가되어 충혈되는 시기를 삼출기라 한다.
④ 손상 받은 후 그 부위에 즉시 혈관수축이 일어나는 시기를 혈관기라 한다.
⑤ 손상조직세포가 새로운 재생조직으로 대치되는 시기를 재생기라 한다.

[해설] 염증(Inflammation) 발생과정
• 혈관기 : 손상 부위에 즉시 혈관수축이 일어나고 이완되어 그 부위에 혈액공급이 증가되어 충혈 상태가 되며 붉어지고 더워지게 된다.
• 삼출기 : 액체성 삼출물이 형성되는 시기이다.
• 재생기 : 손상조직세포가 새로운 재생조직으로 대치되는 시기로 상처치유라 한다.

69 염증의 국소적 증상으로 올바른 것은?

㉠ 부 종   ㉡ 발적증세
㉢ 발 열   ㉣ 식욕부진

① ㉠, ㉡, ㉢
② ㉠, ㉢
③ ㉡, ㉣
④ ㉣
⑤ ㉠, ㉡, ㉢, ㉣

[해설]
• 염증의 국소적 증상 : 발열, 발적증세, 부종, 통증, 압통
• 염증의 전신적 증상 : 발열, 식욕부진, 오심, 구토, 백혈구 증가

정답 67 ③ 68 ③ 69 ①

필수문제

70 염증의 전신적 증상으로 올바른 것은?

> ㉠ 발 열　　　　　　㉡ 종 창
> ㉢ 오 심　　　　　　㉣ 기능상실

① ㉠, ㉡, ㉢　　　　　② ㉠, ㉢
③ ㉡, ㉣　　　　　　④ ㉣
⑤ ㉠, ㉡, ㉢, ㉣

해설　㉡, ㉣ 염증의 국소적 증상이다.

필수문제

71 상처치유 과정에 대한 설명으로서 잘못된 것은?

① 상처치유 과정은 염증기, 섬유증식기, 성숙기로 구분된다.
② 염증기는 부위에 혈량이 심히 증가되고 혈류의 속도가 느려진다.
③ 섬유증식기는 분홍색을 띠게 되며 반흔 조직을 형성할 수도 있다.
④ 성숙기는 새로운 조직의 모세혈관이 없어지고 반흔조직이 수축되는 시기이다.
⑤ 성숙기에 혈관성 반응과 세포성 반응이 일어난다.

해설　⑤ 혈관성 반응과 세포성 반응은 염증기에서 일어난다.

72 상처치유 과정 중 염증기(지체기)에 해당되지 않는 것은?

① 지혈작용
② 부 종
③ 삼출물 형성
④ 육아조직
⑤ 혈량 증가

해설　④ 육아조직 형성은 증식성 단계에서 일어난다.

필수문제

73 상처를 치료하기 전 반드시 지켜야 하는 사항은?

㉠ 프라이버시 유지	㉡ 환자 정보제공
㉢ 내·외과적 무균술	㉣ 보호자에게 보고

① ㉠, ㉡, ㉢
② ㉠, ㉢
③ ㉡, ㉣
④ ㉣
⑤ ㉠, ㉡, ㉢, ㉣

[해설] 상처를 치료하기 전 반드시 지켜야 하는 사항은 프라이버시 유지, 환자정보 제공, 내·외과적 무균술 등이다.

74 드레싱의 목적과 거리가 먼 것은?

① 상처부위 보호
② 국소적 약물 사용
③ 병원균 예방
④ 배설물 배출
⑤ 적절한 압력

[해설] 드레싱의 목적
- 상처부위 보호
- 상처의 오염 예방
- 국소적으로 약물 사용
- 부위에 적절한 압력
- 상처로부터의 분비액 흡수

75 드레싱에 관한 내용이 아닌 것은? **출제유형**

① 드레싱의 종류에는 거즈, 접착드레싱, 외상용 드레싱이 있다.
② 솜뭉치나 단단히 뭉친 약솜은 드레싱으로 사용하지 않는다.
③ 접착끈은 자주 드레싱을 교환해야 하는 환자에게 사용한다.
④ 상처에 달라붙은 드레싱은 즉시 떼어낸다.
⑤ 상처에 드레싱을 하지 않은 이유는 신체에서 자연치유가 되기 때문이다.

[해설] ④ 상처에 달라붙은 드레싱을 떼지 않는다.

정답 73 ① 74 ④ 75 ④

76 붕대를 하는 목적으로 올바르게 설명한 것은?

㉠ 드레싱 고정	㉡ 출혈 억제
㉢ 압박 제공	㉣ 상처 보호

① ㉠, ㉡, ㉢
② ㉠, ㉢
③ ㉡, ㉣
④ ㉣
⑤ ㉠, ㉡, ㉢, ㉣

해설 붕대의 목적
- 드레싱 고정, 부목 고정
- 체액 흡수증진
- 상처 보호
- 출혈 억제하기 위한 압박
- 체액 소실 예방

77 붕대법을 실시할 때 유의사항으로서 틀린 것은?

① 붕대를 감는 사람과 마주한다.
② 말단 부위에서 중심부위로 붕대를 하며 안쪽에서 바깥쪽으로 감는다.
③ 한쪽 손으로 붕대를 잡고 다른 한쪽 손으로 붕대의 끝을 잡는다.
④ 붕대의 시작이나 끝맺음은 상처 부위에 한다.
⑤ 붕대로 인한 순환장애의 증상을 관찰한다.

해설 ④ 붕대의 시작이나 끝맺음은 직접 상처 위에서나 허벅지의 후면과 같이 환자가 압박을 받는 부위에서는 하지 않는다.

78 붕대에 관한 설명으로서 틀린 것은?

① 모든 붕대법의 시작과 맺음을 할 때 환행대를 한다.
② 굵기가 고른 신체 부위를 붕대넓이의 1/2~3/4 겹치게 감는 것을 사행대라 한다.
③ 굵기가 고르지 못한 부위에 사용하는 것을 나선절전대라 한다.
④ 관절부위에 이용되나 팔이나 다리붕대의 전체에 사용되지 않는 것을 8자대라 한다.
⑤ 손끝이나 발끝과 같은 신체의 말단부위에 사용하는 것을 회귀대라 한다.

해설 ② 굵기가 고른 신체 부위를 붕대넓이의 1/2~3/4 겹치게 감는 것을 나선대라 한다. 사행대는 부위를 돌려 감을 때 매번 겹치지 않게 비스듬히 감는 붕대법이다.

제3장 │ 활력징후 및 기본검사

01 활력징후에 관한 설명으로 옳은 것은?

① 호흡수는 나이가 많을수록 증가한다.
② 맥박수는 나이가 많을수록 증가한다.
③ 혈압은 나이가 많을수록 증가한다.
④ 호흡수가 감소하면 맥박수는 증가한다.
⑤ 호흡과 맥박의 비율이 2 대 1일 때 정상이다.

[해설] 혈압은 나이가 많을수록 증가한다. 출생 시 영아의 혈압은 수축압이 50~52mmHg, 이완압이 25~30mmHg 정도이나 성인이 되면 수축압이 120mmHg, 이완압이 80mmHg로 점차 상승한다. 호흡과 맥박의 비율은 대략 1 대 4~5일 때 정상이다.

02 신생아의 활력증상으로 옳지 않은 것은?

① 체온이 보통 36.1~37.7℃ 정도이다.
② 체온이 1℃ 상승하면 맥박이 15~20회 증가한다.
③ 최고 혈압은 80~90mmHg이다.
④ 호흡은 불규칙하여 35~50회/분이다.
⑤ 흉식 호흡을 한다.

[해설] ⑤ 흉식 호흡이 아니라 복식 호흡을 한다. 호흡수와 깊이는 불규칙하고 잠깐 동안의 무호흡이 흔히 있다.

정답 01 ③ 02 ⑤

03 겨드랑이 체온을 측정할 때 옳은 방법은?

> ㉠ 겨드랑이의 땀을 수건으로 가볍게 두드려 닦는다.
> ㉡ 측정 전에 수은이 최소 35℃ 이하로 내려가도록 체온계를 흔든다.
> ㉢ 체온계의 수은구가 겨드랑이 중앙에 밀착되도록 한다.
> ㉣ 수은 체온계를 3~5분간 삽입한다.

① ㉠, ㉡, ㉢
② ㉠, ㉢
③ ㉡, ㉣
④ ㉣
⑤ ㉠, ㉡, ㉢, ㉣

[해설] ㉣ 수은 체온계를 5~10분간 삽입한다.

04 측정시간이 짧으면서도 심부 체온을 정확하게 반영하는 체온은?

① 구강체온
② 겨드랑이체온
③ 항문체온
④ 피부체온
⑤ 고막체온

[해설] 심부체온 측정방법에는 고막체온(1~2초), 전자체온(10~20초), 직장체온(2~3분), 구강체온(3~5분), 겨드랑이체온(5~9분) 등 다양한 방법이 있다. 고막체온 측정법은 체온을 조절하는 뇌의 시상하부의 동맥혈과 같은 혈액을 공유하므로 체온을 정확히 반영한다.

05 구강으로 체온을 측정할 수 없는 환자는?

① 안정을 하고 있는 환자
② 노인환자
③ 열이 높은 환자
④ 호흡곤란이 있는 환자
⑤ 성인환자

[해설] 의식이 없는 환자, 정신병 환자, 구강 및 코 수술을 받은 환자, 기침이 심한 환자, 비강으로 산소 공급을 받고 있는 환자는 항문으로 체온 측정한다.

06 구강체온 측정방법에 대한 설명으로 올바른 것은? [출제유형]

┌───┐
│ ㉠ 입을 다물고 혀 밑에 체온계를 넣어 측정한다.
│ ㉡ 성인이나 어린 아이 누구나 측정할 수 있다.
│ ㉢ 뜨겁거나 찬 음식을 먹거나 마신 사람은 10여 분 후에 측정한다.
│ ㉣ 비위관을 삽입한 사람은 즉시 측정해도 무방하다.
└───┘

① ㉠, ㉡, ㉢
② ㉠, ㉢
③ ㉡, ㉣
④ ㉢
⑤ ㉠, ㉡, ㉢, ㉣

[해설] ㉡ 성인이나 성숙한 아이에게서만 적합하다.
㉣ 비위관을 삽입한 사람, 뜨겁거나 찬 음식을 먹거나 마신 사람 또는 흡연한 후 즉시 측정해서는 안 된다.

07 항문체온이나 겨드랑이체온 측정 방법에 대한 설명으로서 올바르지 않은 것은?

① 혼수상태의 환자에게 이용된다.
② 비위관을 삽입한 환자들에게 이용된다.
③ 비이성적인 환자들에게 이용된다.
④ 심장에 문제가 있는 환자는 부적당하다.
⑤ 항문체온 측정치는 겨드랑이체온 측정치보다 낮다.

[해설] ⑤ 항문체온 측정치는 겨드랑이체온 측정치보다 높다(항문 > 입 > 겨드랑이).

08 맥박수에 관한 설명으로 옳은 것은?

① 체온이 상승하면 맥박수는 감소한다.
② 저혈량 쇼크가 나타나면 맥박수는 감소한다.
③ 정서적으로 흥분하면 맥박수는 감소한다.
④ 운동선수는 정상인보다 맥박수가 느리다.
⑤ 식후에는 맥박수가 감소한다.

[해설] ① 체온이 상승하면 맥박수가 증가한다.
② 저혈량 쇼크가 나타나면 맥박수는 증가한다.
③ 정서적으로 흥분하면 맥박수는 증가한다.
⑤ 식후에는 맥박수가 증가한다.

정답 06 ② 07 ⑤ 08 ④

필수문제

09 맥박측정 시 주로 사용하는 동맥은?

① 위팔(상완)동맥
② 관자(측두)동맥
③ 넙다리(대퇴)동맥
④ 노동맥(요골동맥)
⑤ 대동맥

해설 **맥박 · 호흡 측정**
맥박을 측정할 때는 환자를 편한 자세로 눕힌 다음 집게손가락 · 가운데 손가락 · 약손가락 등 3개의 손가락을 가볍게 노동맥(요골동맥) 위에 대고 엄지손가락은 반대쪽에 살짝 댄다. 맥박의 수 · 리듬 · 강약에 주의하여 1분간 측정한다.

10 영아에서 맥박을 확인하기 위한 가장 적당한 동맥은?

① 목동맥(경동맥)
② 관자(측두)동맥
③ 노동맥(요골동맥)
④ 넙다리(대퇴)동맥
⑤ 위팔(상완)동맥

해설 영아는 목이 짧고 굵기 때문에 목동맥(경동맥)보다는 팔에 있는 위팔(상완)동맥을 촉지하는 것이 적당하다.

11 요골맥박을 측정하는 옳은 방법은?   출제유형

> ㉠ 손목 안쪽 엄지손가락을 연결하는 선 위에서 노동맥(요골동맥)을 찾는다.
> ㉡ 엄지손가락을 노동맥(요골동맥) 위에 놓고 맥박을 측정한다.
> ㉢ 맥박이 불규칙한 경우 1분간 맥박수를 잰다.
> ㉣ 심장 기능을 파악하기 위해 활동 직후 맥박을 측정한다.

① ㉠, ㉡, ㉢
② ㉠, ㉢
③ ㉡, ㉣
④ ㉣
⑤ ㉠, ㉡, ㉢, ㉣

해설 노동맥(요골동맥)은 엄지손가락을 연결하는 손목 안쪽에 있다. 둘째, 셋째, 넷째 손가락을 요골에 대고 부드럽게 동맥을 누르면 매심박동과 같이 동맥의 수축과 확장을 느낄 수 있다. 맥박이 불규칙한 경우 1분간 맥박수를 잰다.

09 ④ 10 ⑤ 11 ② 정답

12 환자에게 디기탈리스(Digitalis)를 투여하기 전 측정하는 것은?
① 혈압
② 맥박
③ 호흡
④ 체온
⑤ 체중

[해설] 디기탈리스(Digitalis) 성분인 '디곡신(Digoxin)'은 심근의 수축력을 증강시키는 강심제 또는 과다한 심박동수를 감소시키기 위한 심장억제제로서 심장관련 질환에 처방되는 약물이기 때문에 투여 전 맥박을 측정한다.

필수문제

13 심첨맥박 측정법으로 올바른 것은?

> ㉠ 환자를 앉게 하거나 눕게하여 측정한다.
> ㉡ 측정 시 강도와 규칙성을 측정한다.
> ㉢ 왼쪽 가슴을 노출시켜 청진기로 측정한다.
> ㉣ 10초간 잰다.

① ㉠, ㉡, ㉢
② ㉠, ㉢
③ ㉡, ㉣
④ ㉣
⑤ ㉠, ㉡, ㉢, ㉣

[해설] 심첨맥박
왼쪽 가슴 4~5번째 갈비뼈 사이와 빗장뼈 중심선이 만나는 지점에서 청진기를 사용하여 1분간 측정한다.

14 심첨맥박 측정과 관련된 내용으로 옳지 않은 것은?
① 환자를 눕게 하거나 앉게 한다.
② 왼쪽 가슴을 노출시킨다.
③ 좌측 빗장뼈 중앙선과 다섯 번째 갈비뼈가 만나는 부위에서 들을 수 있다.
④ 측정한 후 맥박수, 맥박의 강도와 규칙성 등을 평가한다.
⑤ 심장기능을 파악하는 데 가장 정확하다.

[해설] ④ 측정하는 동안 맥박수, 맥박의 강도와 규칙성 등을 평가한다.

정답 12 ② 13 ① 14 ④

15 심첨맥박은 왼쪽 가슴 아래인 빗장뼈 중앙선과 가슴뼈 중심으로부터 왼쪽 어디쯤 만나는 지점에서 측정하는가?

① 3번째 갈비뼈 사이
② 4번째 갈비뼈 사이
③ 5번째 갈비뼈 사이
④ 6번째 갈비뼈 사이
⑤ 7번째 갈비뼈 사이

해설 심첨맥박은 왼쪽 가슴 아래인 좌측 빗장뼈 중앙선과 가슴뼈 중심으로부터 왼쪽 5번째 갈비뼈 사이 지점에서 측정한다.

16 정상적인 신생아의 1분간의 심박동수는?

① 80~120회/분당
② 120~160회/분당
③ 160~200회/분당
④ 200~240회/분당
⑤ 240~280회/분당

해설 신생아는 체표면적이 크고 지방층의 발달이 부족하고, 혈관 조절 능력이 저하되어서 체온조절 능력이 취약하다. 호흡은 40~60회/분 복식호흡을 하며 코로 숨을 쉬고, 심박동수는 120~160회/분으로 빠르다.

17 맥박에 대한 설명으로 틀린 것은?

① 심박동 시 좌심실로부터 방출되는 혈액의 파동에 의해 생긴다.
② 심박이 빨라 1분에 100 이상일 때 빈맥이라 한다.
③ 심박이 느려 1분에 50~60 이하일 때 서맥이라 한다.
④ 혈액량이 감소하면 맥박이 빠르고 강해진다.
⑤ 심장의 박동수를 사정하는 한 수단으로서 맥박수, 리듬, 강도를 측정하는 것이다.

해설 ④ 혈액량이 감소하면(출혈의 경우) 맥박이 약해지고 작아진다.

18 맥박에 대한 설명으로 틀린 것은?

① 느리고 강한 맥박은 두부손상이나 열중증과 관련이 있다.
② 빠르고 강한 맥박은 흥분이나 부교감신경계가 자극되는 경우에 발생된다.
③ 불규칙적인 맥박은 심장 기능장애와 약물 등에 의해 과잉 자극되는 경우에 발생된다.
④ 맥박 측정부위는 관자동맥, 목동맥, 노동맥, 자동맥, 넙다리동맥 등이다.
⑤ 맥박수는 맥박 부위의 촉진과 심장이나 큰동맥의 청진, 초음파 장치 등으로 측정한다.

해설 ② 빠르고 강한 맥박은 흥분이나 교감신경계가 자극되는 경우에 발생된다.

필수문제
19 혈압을 증가시키는 변수로서 올바르게 엮어진 조합은?

| ㉠ 심박출량 감소 | ㉡ 말초혈관 저항 증가 |
| ㉢ 혈액점도 감소 | ㉣ 동맥의 탄력성 감소 |

① ㉠, ㉡, ㉢
② ㉠, ㉢
③ ㉡, ㉣
④ ㉣
⑤ ㉠, ㉡, ㉢, ㉣

해설 혈압을 증가시키는 변수
심박출량 증가, 말초혈관 저항 증가, 혈액량 증가, 혈액점도 증가, 동맥의 탄력성 감소 등

20 혈압을 감소시키는 변수로서 틀린 것은?

① 심박출량 감소
② 혈액량 증가
③ 혈액점도 감소
④ 말초혈관 저항 감소
⑤ 동맥의 탄력성 증가

해설 혈압을 감소시키는 변수
심박출량 감소, 말초혈관 저항 감소, 혈액량 감소, 혈액점도 감소, 동맥의 탄력성 증가 등

21 혈압은 기본적이면서도 매우 중요한 활력증상으로 이와 관련된 심각한 손상이 아닌 것은?

① 두부손상
② 타박상
③ 심장장애
④ 열중증
⑤ 스트레스

[해설] 혈압은 심장장애, 두부손상, 스트레스, 열중증, 고혈압 등 심각한 손상을 일으킬 수 있다. 스트레스 증가는 혈압을 상승시키며, 혈압저하로 인해 두부손상과 열중증이 일어날 수 있다.

필수문제

22 혈압계로 혈압측정 시 주로 이용되는 동맥은?

① 목동맥(경동맥)
② 관자(측두)동맥
③ 위팔(상완)동맥
④ 자동맥(척골동맥)
⑤ 관상동맥

[해설] **혈압측정**
- 팔을 심장높이로 유지하고, 혈압계 수은주가 '0'에 있는지 확인한다.
- 2, 3번째 손가락으로 위팔(상완)동맥을 찾아 혈압기 커프를 상완동맥 2~3cm 위에서 손가락 하나 정도 여유를 주고 감는다.
- 청진기를 위팔(상완)동맥 위에 놓고 혈압계 눈금을 평소 혈압보다 20~30mmHg 높게 한다. 서서히 커프의 압력을 낮추면서 최초 맥박음이 들리는 지점과 맥박음이 감소하는 지점의 압력을 읽어준다.

23 혈압측정에 관한 설명으로 틀린 것은?

① 팔 혈압측정 시 상완동맥
② 커프 폭 12~14cm
③ 7cm 위에 놓고 감는다.
④ 팔을 심장높이로
⑤ 혈압계 압력 2~3mmHg/sec로 떨어뜨린다.

[해설] 2, 3번째 손가락으로 상완동맥을 찾아 혈압기 커프를 상완동맥 2~3cm 위에서 손가락 하나 정도 여유를 주고 감는다.

21 ② 22 ③ 23 ③ [정답]

24 수축기압과 이완기압의 차이를 무엇이라고 하는가?

① 혈 압
② 맥 압
③ 맥 박
④ 체 압
⑤ 기 압

해설 수축기압과 이완기압의 차이를 맥압(Pulse Pressure)이라 한다.

25 정상 성인의 수축기 혈압과 이완기 혈압은?

① 80/120mmHg
② 90/110mmHg
③ 100/100mmHg
④ 110/90mmHg
⑤ 120/80mmHg

해설 정상 성인의 수축기 혈압은 120mmHg이고 이완기 혈압은 60~80mmHg 정도이다.

26 수축기 혈압이 낮게 측정되는 요인은? *출제유형*

| ㉠ 커프를 빨리 뺀 경우 | ㉡ 운동 직후 |
| ㉢ 넓은 커프 | ㉣ 청진 동안 공기 재주입 |

① ㉠, ㉡, ㉢
② ㉠, ㉢
③ ㉡, ㉣
④ ㉣
⑤ ㉠, ㉡, ㉢, ㉣

해설 심근의 수축에 의해서 심실 내의 혈액이 대동맥으로 박출될 때의 혈관 내 최고압력을 수축기 혈압이라고 하며, 커프의 공기를 지나치게 빨리 빼거나 커프가 너무 넓은 경우 수축기 혈압이 낮게 측정된다.

27 혈압측정 시 위팔(상박) 길이의 약 2/3를 덮는 커프를 사용하는 이유는?

① 커프의 공기가 빠지기 때문
② 심장박동음을 잘 듣기 위해
③ 혈압이 낮게 잘못 측정되므로
④ 혈압이 높게 잘못 측정되므로
⑤ 팔이나 대퇴를 고정하기 위해

해설 커프가 개인의 팔에 비해 너무 좁으면 혈압이 높게 잘못 측정되므로 팔이나 대퇴위의 약 2/3가 덮는 커프를 사용하여 정확한 혈압을 측정한다.

필수문제

28 혈압계의 커프 너비에 대한 설명으로서 맞는 것은?

① 팔의 중간지점 둘레의 30% 또는 팔의 직경보다 20% 정도 넓어야 한다.
② 팔의 중간지점 둘레의 30% 또는 팔의 직경보다 30% 정도 넓어야 한다.
③ 팔의 중간지점 둘레의 40% 또는 팔의 직경보다 20% 정도 넓어야 한다.
④ 팔의 중간지점 둘레의 40% 또는 팔의 직경보다 30% 정도 넓어야 한다.
⑤ 팔의 중간지점 둘레의 40% 또는 팔의 직경보다 40% 정도 넓어야 한다.

해설 혈압계 커프의 너비는 팔의 중간지점 둘레의 40%, 또는 팔의 직경보다 20% 더 넓은 것이 가장 이상적이다.

29 혈압계 커프 길이에 대한 설명 중 올바른 것은?

① 위팔 둘레의 50~100% 정도이다.
② 위팔 둘레의 60~100% 정도이다.
③ 위팔 둘레의 70~100% 정도이다.
④ 위팔 둘레의 80~100% 정도이다.
⑤ 위팔 둘레의 90~100% 정도이다.

해설 커프의 길이는 팔에 충분히 감을 수 있어야 하며, 위팔(상박) 둘레의 60~100% 정도이다.

필수문제

30 혈압에 대한 설명으로서 틀린 것은?

① 위팔을 이용하고 노동맥을 청진하여 측정하는 것이 가장 일반적이다.
② 넓적다리는 양팔을 이용하기 부적합할 때 이용할 수 있다.
③ 환자의 팔에 커프를 지나치게 조이지 말고 적절히 고정한다.
④ 동맥부위에 청진기를 대고 펌프질을 하여 커프를 부풀린다.
⑤ 넓적다리로 혈압을 잴 때는 오금동맥을 청진한다.

[해설] 혈압은 위팔(상완)동맥을 청진하여 측정하는 것이 가장 일반적이다.

31 다음 혈압측정에 대한 설명으로 틀린 것은?

① 커프 내의 압력은 대상자의 수축기압을 초과해야 한다.
② 동맥의 맥박이 없어진 후 20~30mmHg의 압력을 더 상승시킨다.
③ 압력계의 수치를 관찰하면서 커프의 압력을 3~4mmHg/sec 빼면서 청진한다.
④ 혈압측정을 다시 할 때는 10분 후 측정한다.
⑤ 촉진에 의한 혈압은 청진에 의한 혈압보다 약간 낮다.

[해설] ④ 혈압측정을 다시 할 때는 30초~2분 후 측정한다.

필수문제

32 소변검사에서 비정상적으로 검출되는 것은?

㉠ 요소	㉡ 단백질
㉢ 요산	㉣ 당질

① ㉠, ㉡, ㉢ ② ㉠, ㉢
③ ㉡, ㉣   ④ ㉣
⑤ ㉠, ㉡, ㉢, ㉣

[해설] 소변검사는 체내의 단백뇨, 잠혈, 당뇨 등을 검사하여 기본적인 신체상태를 체크하는 것이다.

정답 30 ① 31 ④ 32 ③

33 신생아의 아프가 점수(Apgar Score)와 관계있는 항목은?

㉠ 호흡	㉡ 피부색
㉢ 맥박	㉣ 소변

① ㉠, ㉡, ㉢
② ㉠, ㉢
③ ㉡, ㉣
④ ㉣
⑤ ㉠, ㉡, ㉢, ㉣

해설 **Apgar Score(아프가 점수)**
신생아의 상태를 평가하는 체계로서, 심박동, 호흡, 근긴장력, 반사반응, 피부색의 5가지 항목으로 이루어져 있고, 각 항목당 2점의 점수가 배당되므로 최고점수는 10점이다. 출생 후 1분, 5분에 평가하며 신생아 상태가 불안정하면 10분에 다시 평가한다.

제4장 호흡관리

01 호흡에 대한 설명으로 맞지 않은 것은?

① 비정상적인 호흡음에는 천식음, 협착음, 나음, 수포음 등이 있다.
② 호흡을 측정할 때는 환자의 호흡수, 깊이, 리듬, 호흡의 질을 평가한다.
③ 흡기와 호기상태를 환자의 가슴에 손을 올려놓은 상태에서 30초 이상 평가한다.
④ 맥박을 재면서 동시에 연속적으로 호흡을 측정하는 경우 환자가 알 수 있도록 해야 한다.
⑤ 맥박률을 측정한 후 계속 손가락을 맥박측정 부위에 댄 채로 대상자의 호흡수를 측정한다.

[해설] ④ 호흡 측정은 환자가 알아차리지 않도록 해야 한다.

02 성인 남자의 일회호흡량은 얼마인가?

① 300mL
② 500mL
③ 1,000mL
④ 1,200mL
⑤ 1,500mL

[해설] 일회호흡량
정상 1회 호흡 동안 성인의 폐로 들어가는 공기량은 500mL 정도이다.

03 폐활량의 범위로 가장 알맞은 것은?

> ⊙ 흡기예비량 ⓒ 일회호흡량
> ⓒ 호기예비량 ⓔ 잔기용량

① ⊙, ⓒ, ⓒ
② ⊙, ⓒ
③ ⓒ, ⓔ
④ ⓔ
⑤ ⊙, ⓒ, ⓒ, ⓔ

해설 폐활량(Vital Capacity ; VC)
최대 흡기상태에서 최대 호기까지 배출되는 용적으로 흡기예비량, 일회호흡량, 호기예비량을 합한 공기량이다.
- 잔기용량(Residual Volume ; RV) : 최대 호기 후에 남는 폐용적
- 호기예비량(Expiratory Reserve Volume ; ERV) : 상시호기말기와 잔기용량 사이의 용적
- 상시(일회)호흡량(Tidal Volume ; VT) : 매호흡 시의 흡기(또는 호기) 용적
- 흡기예비량(Inspiratory Reserve Volume ; IRV) : 상시흡기말기와 최대 흡기 사이의 용적

04 호흡에 대한 설명으로 틀린 것은?

① 정상적으로 폐포와 폐동맥의 혈액 간 산소분압 차이는 약 40mmHg이다.
② 호흡 가스의 확산은 폐포 모세혈관 막에서 교환된다.
③ 폐에서 조직으로의 산소이동은 적혈구수, 적혈구 용적률에 의해 영향을 받는다.
④ 정상 성인 남자의 적혈구 수는 혈액 1mL당 480만 개이다.
⑤ 적혈구 용적률은 혈액 전체 부피에 대한 적혈구의 부피비율이다.

해설 ④ 적혈구 수는 혈액 1mL당 성인 남자는 약 580만 개, 여자는 480만 개다.

05 호흡과정에 관한 내용 중 올바른 것은? 출제유형

> ⊙ 흡기 시 폐용적은 증가하고 폐내 압력은 감소한다.
> ⓒ 폐내압이 대기압과 같아질 때까지 공기가 폐로 들어오게 된다.
> ⓒ 총 폐용량는 최대의 흡식으로 폐내에 수용할 수 있는 공기량으로 폐활량과 잔기용적의 합이다.
> ⓔ 폐와 혈액 사이의 가스교환은 기도에서 일어난다.

① ⊙, ⓒ, ⓒ
② ⊙, ⓒ
③ ⓒ, ⓔ
④ ⓔ
⑤ ⊙, ⓒ, ⓒ, ⓔ

해설 ⓔ 호흡 과정에서 중요한 폐와 혈액 사이의 가스교환은 기도가 아닌 폐포 내에서 일어난다.

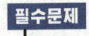

06 호흡에 대한 설명으로 옳지 않은 것은?

① 빈호흡은 호흡수가 정상보다 느린 것으로 대사성 산증이나 뇌압상승 환자의 경우에 나타난다.
② Biot 호흡은 무호흡이 불규칙적으로 나타나는 얕은 호흡으로서 중추신경계 질환자에게 나타날 수 있다.
③ 폐쇄성 호흡에서 환자는 충분히 숨을 내쉴 수가 없어서 가슴이 정상 이상으로 과잉 팽창하여 (Air-Trapping) 호흡이 얕아진다.
④ Kussmaul 호흡은 분당 20회 이상으로 호흡수와 깊이가 증가한 것이다.
⑤ Cheyne-Stokes 호흡은 매우 깊고 얕은 호흡과 무호흡이 깊고 짧게 반복되는 호흡양상이다.

해설 ① 서호흡에 대한 설명이다. 빈호흡은 정상 호흡보다 빠른 호흡이 급속도의 얕은 호흡으로 이루어지며 제한성 폐질환, 흉막통증, 횡격막 상승(Elevated Diaphragm) 등에서 볼 수 있다.

07 호흡에 관한 설명과 거리가 먼 것은?

① 호흡기계 비정상음은 나음, 수포음, 천명음, 마찰음이다.
② 나음은 폐포나 작은 기도에서 공기가 물 속으로 들어가는 것과 같은 소리를 내는 우발음이다.
③ 나음이 흡기 시 들리면 울혈성 심부전, 폐수종, 폐염 등이 있음을 의미한다.
④ 수포음과 천명음은 체액의 축적과 기도점막의 부종 및 평활근의 경련이 있을 때 나타나는데 기도개방이 어렵게 된다.
⑤ 마찰음은 흡기 시 코를 고는 소리가 나는 것이 특징이며, 상기도 폐쇄와 관련있다.

해설 ⑤ 협착음(Stridor)에 대한 설명이다. 마찰음은 흉막 표면의 염증에 의해 생기며 삐걱거리는 건조한 소리이다.

08 호흡기계 환자의 일반적인 처치 원칙에 해당하는 것은?

㉠ 심호흡과 기침	㉡ 안위증진
㉢ 호흡양상 확인	㉣ 기관내삽관

① ㉠, ㉡, ㉢ ② ㉠, ㉢
③ ㉡, ㉣ ④ ㉣
⑤ ㉠, ㉡, ㉢, ㉣

해설 호흡기계 환자의 일반적인 처치에는 심호흡과 기침, 호흡양상 확인, 안위증진, 약물 등이 있다.

09 호흡기계 환자의 정상 호흡을 유지하기 위한 일반적인 처치에 해당하는 것은?

㉠ 보행을 실시한다.
㉡ 체위변경을 자주 해서는 안 된다.
㉢ 진통제로 안위를 증진시킨다.
㉣ 약물은 부작용이 있으므로 많은 양을 복용하지 않는다.

① ㉠, ㉡, ㉢
② ㉠, ㉢
③ ㉡, ㉣
④ ㉣
⑤ ㉠, ㉡, ㉢, ㉣

해설 정상 호흡을 유지하기 위한 일반적 처치
- 흉부 팽창을 최대화하는 체위를 취해준다.
- 체위변경을 자주 한다.
- 보행을 실시한다.
- 진통제로 안위를 증진시킨다.

필수문제

10 호흡기계 환자의 정상호흡을 유지하는 방법 중 안위증진에 해당하는 것은?

㉠ 바른자세 유지
㉡ 좋은 영양소 공급
㉢ 적절한 수분섭취
㉣ 청결한 환경유지

① ㉠, ㉡, ㉢
② ㉠, ㉢
③ ㉡, ㉣
④ ㉣
⑤ ㉠, ㉡, ㉢, ㉣

해설 안위증진 방법에는 바른자세 유지, 적절한 수분섭취, 습화된 공기의 제공, 타진법, 진동법, 체위배액, 좋은 영양소의 공급, 청결한 환경유지 등이 있다.

필수문제

11 급성 호흡부전 환자에 대한 일반적인 응급처치로 틀린 것은?

① 기도는 항상 최우선 순위를 두어야 한다.
② 호흡장애가 있는 환자는 반드시 산소를 투여해야 한다.
③ 저산소증의 가능성이 있는 환자는 반드시 산소를 투여해야 한다.
④ 경추손상이 있는 외상환자는 경부를 고정한 채로 기도를 보호하고 유지해야 한다.
⑤ 만성폐쇄성 폐질환(COPD) 환자에게 산소를 투여해야 하는지에 관해 의문이 있을 경우 산소 투여를 제한한다.

해설 ⑤ 만성폐쇄성 폐질환(COPD) 환자에게 산소를 투여해야 하는지에 관해 의문이 있을 경우는 우선 산소를 투여한다.

12 동맥혈 가스분석 검사 시 PaO₂는 얼마인가?

① 35~40mmHg
② 35~45mmHg
③ 35~55mmHg
④ 60~80mmHg
⑤ 80~100mmHg

해설 동맥혈 가스분석
폐의 가스 교환 능력을 알아보는 가장 주된 방법이며 중환자를 평가하고 관리하는 데 가장 기본적으로 이용하는 검사이다. 동맥혈 가스분석은 $PaCO_2$, PaO_2를 측정하여 인공호흡기로 호흡하는 대상자와 COPD 등 폐질환을 갖고 있는 대상자의 호흡기능을 평가한다. $PaCO_2$는 35~45mmHg이고, PaO_2는 80~100mmHg이며 pH는 7.35~7.45가 정상이다.

필수문제
13 호흡기계 환자평가 중 기도 평가 시 원칙과 거리가 먼 것은?

① 기도가 막혔을 때 인공호흡은 효과가 없다.
② 질식 시 뇌는 단지 몇 분간만 생존할 수 있다.
③ 기도폐쇄를 인지한 경우 도움을 요청하기 위해 시간을 허비해서는 안된다.
④ 작은 숨소리는 거의 기도폐쇄를 의미한다.
⑤ 환자가 무호흡이라면 환자의 기도도 무용지물이다.

해설 ④ 시끄러운 숨소리는 거의 기도폐쇄를 의미하지만 기도가 폐쇄되어도 항상 시끄러운 소리를 내지는 않는다.

14 호흡기문제를 가진 대상자의 저산소증 예방은 대상자의 손상을 최소화할 수 있다. 저산소증의 조기 징후로 틀린 것은?

① 과대환기
② 빈 맥
③ 불안정
④ 청색증
⑤ 두 통

해설 저산소증
• 조기 증상 : 과대환기, 빈맥, 고혈압, 안절부절, 두통, 경미한 혼돈 등
• 중증저산소 : 청색증

필수문제

15 저산소증의 증상 및 징후에 해당하는 것은?

| ㉠ 빈 맥 | ㉡ 빠르고 얕은 호흡 |
| ㉢ 현기증 증가 | ㉣ 호흡곤란 |

① ㉠, ㉡, ㉢
② ㉠, ㉢
③ ㉡, ㉣
④ ㉣
⑤ ㉠, ㉡, ㉢, ㉣

해설   저산소증의 증상 및 징후는 빈맥, 빠르고 얕은 호흡, 호흡곤란, 현기증 증가, 의식혼란, 신경질 발작, 청색증 등이다.

필수문제

16 저산소증에 대한 설명으로서 틀린 것은?

① 체내 조직 내에 산소가 고갈된 상태를 의미한다.
② 혈액 내에 탄산가스가 축적되면 고탄산가스혈증을 초래한다.
③ 일회호흡량의 저하로 인한 부적절한 폐포 내 환기이다.
④ 빈혈저산소증은 동맥혈의 산소분압은 정상이나 조직의 혈액순환이 장애를 받아 나타나는 저산소증이다.
⑤ 폐렴, 폐부종 등 폐포에서의 가스 교환이 부적절하여 일어나는 경우 저산소성 저산소증(Hypoxic Hypoxia)이 나타난다.

해설   • 빈혈저산소증(Anemic Hypoxia)은 혈색소가 정상 이하로 감소한 경우, 일산화탄소 중독처럼 혈색소가 산소를 운반할 수 없는 경우에 나타나는 저산소증으로서 산소분압은 정상 범위 내에 있으나 동맥혈의 산소 함량이 크게 감소되어 있는 경우가 대부분이다.
• 울혈저산소증(Stagnant Hypoxia)은 동맥혈의 산소분압은 정상이나 조직의 혈액순환이 장애를 받아 나타나는 저산소증이다.

필수문제

17 산소투여에 관한 설명으로서 옳지 않은 것은?

① 비강캐뉼러는 2~3L/분의 속도로 만성폐질환이나 다른 질병이 있는 대상자에게 장기간 산소를 투여한다.
② 비강카테터는 단기간에 산소를 투여할수 있어서 가장 많이 사용한다.
③ 단순안면마스크는 응급상태에서 40~60%의 산소를 투여한다.
④ 비재호흡마스크는 12~15L/분의 속도로 고농도의 산소를 공급한다.
⑤ 벤츄리마스크는 만성폐질환 환자에게 사용하며 가장 정확하게 투여한다.

[해설] 비강카테터 대상자의 비공을 자극하고 삽입 시 불편하기 때문에 거의 사용하지 않는다.

필수문제

18 환자에게 산소투여 시 주의사항으로 맞는 것은?

| ㉠ 금 연 | ㉡ 성냥, 라이터 주의 |
| ㉢ 전열기 사용금지 | ㉣ 면침구 사용 |

① ㉠, ㉡, ㉢
② ㉠, ㉢
③ ㉡, ㉣
④ ㉣
⑤ ㉠, ㉡, ㉢, ㉣

[해설] **산소투여 시 주의사항**
(공기 중의 20%를 차지하는 산소는 폭발의 위험이 있으므로 다음의 주의사항을 지켜야 한다)
- 환자의 방에는 불꽃이 없어야 한다.
- 눈에 띄는 곳에 금연표시판을 설치한다.
- 방에서 사용하는 전기면도기, 라디오, 흡인기구와 같은 전기기구는 잘 작동되고 있는지, 전기스파크를 일으키지 않는지 확인한다.
- 정전기를 예방하기 위하여 합성섬유의 사용과 착용을 금한다.
- 기름의 사용을 금한다.

[정답] 17 ② 18 ①

제5장 | 체온유지관리

필수문제

01 다음 중 체온에 대한 설명이 잘못된 것은?

① 41℃ 이상을 고체온(Hyperthermia), 32℃ 이하를 저체온(Hypothermia)이라 한다.
② 46℃ 이상이거나 32℃ 이하이면 신체 조직의 손상으로 사망에 이르게 된다.
③ 체온조절 중추는 시상하부이다.
④ 중심체온 유지를 위해 열생산과 열소실의 균형이 맞아야 한다.
⑤ 대부분의 감각기 또는 감각수용기는 피부에 있다.

[해설] ① 41℃ 이상을 고체온(Hyperthermia), 35.8℃ 이하를 저체온(Hypothermia)이라 한다.

02 신체 열생산에 영향을 미치는 요인이 아닌 것은?

① 기초대사율
② 근육 운동
③ 부교감신경계 자극
④ 갑상선 호르몬
⑤ 체온 상승

[해설] ③ 교감신경계 자극이 맞다.

03 신체 열소실에 영향을 미치는 요인이 아닌 것은?

① 증 발
② 감 염
③ 전 도
④ 대 류
⑤ 복 사

[해설] 열소실 방법으로 복사(Radiation), 전도(Conduction), 대류(Convection), 증발(Evaporation) 등이 있다.

01 ① 02 ③ 03 ②

04 발열단계 중 발열기 환자에게 볼 수 있는 증상이 아닌 것은?
① 갈 증
② 따뜻하고 상기된 피부
③ 근육통
④ 피 로
⑤ 구강점막건조

[해설] **발열단계**
- 오한기(체온상승기) : 중심체온과 같아지기 위해서 오한발생, 차갑고 창백한 피부, 소름이 돋고 체온 상승 등
- 발열기(고온기) : 춥거나 덥게도 느끼지 않음, 갈증, 뜨거운 피부, 구강점막건조, 탈수가능성, 피로, 근육통, 졸리거나 안절부절, 열성경련 가능성 등
- 종식기(회복기) : 발한 및 오한감소, 탈수가능성, 따뜻하고 상기된 피부 등

05 체온상승의 발열단계에 대한 설명으로 틀린 것은? [출제유형]
① 오한, 피부에 소름이 돋고 체온상승이 나타나는 것을 오한기라 한다.
② 오한기에는 맥박과 호흡률의 증가로 갈증을 호소하게 된다.
③ 식욕을 상실하고 오심과 구토가 일어나는 것을 발열기라 한다.
④ 상승되었던 체온이 정상으로 하강하여 회복되는 시기를 종식기라 한다.
⑤ 종식기에는 발한 및 오한감소, 탈수가능성이 있다.

[해설] ② 발열기에는 맥박과 호흡률의 증가로 갈증을 호소하게 된다.

06 다음 설명 중 올바르지 않은 것은?
① 신체의 온도가 상승될 때 한선은 땀을 방출하며 피부표면으로부터 증발한다.
② 내부 온도가 낮으면 시상하부는 혈관수축을 일으키고 피부로의 혈류를 감소시킨다.
③ 시상하부의 후부에 위치한 열생산중추는 주로 교감신경을 통해 체열을 생산하는 기전이 일어난다.
④ 열감지 시 시상하부 앞부분에 있는 열소실중추는 체온을 낮추고 열소실을 감소시키기 위해 신호를 보낸다.
⑤ 신체의 피부, 시상하부에는 온도자극에 대해 1차적으로 반응하는 온도수용체가 있다.

[해설] ④ 열감지 시 시상하부 앞부분에 있는 열소실중추는 체온을 낮추고 열소실을 증가시키기 위해 신호를 보낸다.

정답 04 ② 05 ② 06 ④

07 다음 설명 중 틀린 것은?

① 이장열은 하루 중의 체온 차가 1℃의 이상 변동을 보이며 고열이 오르내리는 열형이다.
② 폐결핵, 패혈증 환자에서 이장열을 볼 수 있다.
③ 재귀열은 잠복기 없이 갑자기 오한이 나면서 발열한다.
④ 계류열은 고열상태가 수일 또는 수 주간 지속되는 상태이다.
⑤ 간헐열은 무열과 발열상태가 교대로 나타나는 열형이다.

[해설] 재귀열의 잠복기는 3~9일이며 갑자기 오한이 나면서 40℃ 전후로 발열한다.

08 열이 있는 환자의 중재와 거리가 먼 것은?

① 산소요법 제공
② 적당한 영양 섭취
③ 적절한 체온 유지
④ 수분과 전해질 균형
⑤ 활동 빈도 증가

[해설] **열이 있는 환자의 중재**
발열 원인 제거, 적정한 체온 유지, 적당한 영양섭취, 수분과 전해질 균형유지, 활동 빈도 감소, 산소요법 제공, 맥박이나 호흡 상태 관찰, 편안하게 안정 등

필수문제

09 이상기온으로 인해 뇌의 온도가 상승하는 현상을 의미하는 것은?

① 열사병
② 열허탈
③ 열피로
④ 열중증
⑤ 열화상

[해설] **이상기온으로 인한 증상**
- 열허탈 : 혈액순환 부전
- 열사병 : 체온조절 중추의 기능장애에 의해 뇌온의 상승
- 열피로 : 말초혈관운동 신경의 조절장애와 순환부전

10 열사병에 대한 설명으로서 타당하지 않은 것은?

① 장시간 직사광선을 받아 발생한다.
② 초기증상으로 두통, 현기증, 오심, 시력장애가 있다.
③ 뇌, 간, 신장에 손상이 생기면 사망한다.
④ 시원한 곳으로 환자를 옮기고 냉요법을 실시한다.
⑤ 저산소증, 쇼크, 신부전, 심부정맥과 출혈상태를 관찰한다.

해설 ① 일사병에 대한 설명이다. 열사병은 습도와 온도가 높은 환경에서 발생한다.

11 열사병일 때 취할 수 있는 응급처치 중 옳은 것은?

① 소금물을 먹인다. ② 얼음으로 마사지한다.
③ 서늘한 곳으로 옮겨 준다. ④ 하지를 올리고 쉬게 한다.
⑤ 포도당은 수액을 정맥으로 주입한다.

해설 열사병은 뜨겁고 붉게 상기된 피부와 힘없는 맥박, 신체 내부 온도가 44℃ 정도로 상승, 의식이 분명하지 못하고 체온이 몹시 높다. 따라서 찬 물수건으로 몸을 씻어 주던가 찬물에 몸을 담그게 하여 구강 내 체온을 30℃ 정도로 낮춘다.

12 다음 중 열사병의 응급처치로 옳은 것은? 〔출제유형〕

㉠ 빨리 서늘한 곳으로 옮긴다.
㉡ 환자의 머리에 찬물이나 얼음주머니를 대준다.
㉢ 옷을 벗기거나 느슨하게 풀어준다.
㉣ 따뜻한 물수건으로 전신마시지를 해준다.

① ㉠, ㉡, ㉢ ② ㉠, ㉢
③ ㉡, ㉣ ④ ㉣
⑤ ㉠, ㉡, ㉢, ㉣

해설 **열사병의 응급처치**
• 부상자를 신속히 시원한 장소로 옮긴다.
• 내복을 제외한 모든 옷을 벗긴다.
• 부상자에게 물을 뿌려주고 선풍기를 틀어준다.

정답 10 ① 11 ② 12 ①

필수문제

13 일사병에 대한 설명 중 틀린 것은?

① 증상은 주로 수분소실로 인하여 나타난다.
② 환자가 소금물을 섭취하면 대개는 증상이 없어진다.
③ 무더운 환경에서 심한 운동이나 활동할 경우 발생한다.
④ 환자는 무력감, 현기증, 두통, 식욕부진, 오심 등을 호소한다.
⑤ 생체징후는 정상이지만 얼굴은 창백해지고 피부는 차갑고 축축해진다.

[해설] ② 열경련과 관련있다.

14 다음 중 열중증의 종류가 아닌 것은?

① 열경련
② 열사병
③ 열쇠약
④ 열허탈증
⑤ 열소실증

[해설] 급성 열중증에는 열경련, 열허탈증, 열사병이 있고, 만성 열중증에는 열쇠약이 있다.

15 고온환경작업환경에서 순환기계의 이상으로 오는 증상은?

① 열경련
② 열허탈
③ 일사병
④ 열사병
⑤ 열쇠약

[해설] 열허탈은 말초혈관 운동신경의 조절장애와 심장의 박출량 부족으로 초래되는 순환기장애가 그 원인(=열피로)이다.

16 고온으로 인한 장애로 심한 운동을 한 경우에 탈수 및 염분감소로 발생하는 질환은?

① 열경련
② 열허탈
③ 열사병
④ 열쇠약
⑤ 일사병

[해설] 열경련은 체내 수분 및 염분의 손실이 원인이다.

필수문제

17 열중증 중에서 열경련의 주요원인으로 가장 합당한 것은?

① 순환기능의 부전
② 체내수분 및 염분손실
③ 체온조절의 부조화
④ 비타민 B_1 결핍
⑤ 단백질 부족

[해설] 체내수분 및 염분이 부족하면 열경련이 일어난다.

18 고온작업 시 비타민 B의 부족으로 발생하는 열중증은?

① 열사병　　　　　　② 열허탈
③ 열쇠약　　　　　　④ 열경련
⑤ 열피로

[해설] 열중증
　　　• 열허탈 : 말초혈관 운동신경의 조절장애와 심장의 박출량 부족으로 초래되는 순환기장애가 그 원인(=열피로)
　　　• 열사병 : 체온조절중추의 기능장애에 의해 뇌온의 상승
　　　• 열경련 : 체내수분 및 염분의 손실

정답　16 ①　17 ②　18 ③

19 다음 설명 중 틀린 것은?

① 열경련은 체온조절기능이 중단되면서 유발된다.
② 열사병의 경우 치료는 환자의 체온을 내리도록 해야 한다.
③ 극렬한 운동이나 활동 후 열경련이 발생하며 사지의 통증과 근육강직을 호소한다.
④ 열손상의 유형 중 가장 많은 것이 일사병이며 속치료와 같은 치료를 받아야 한다.
⑤ 일사병은 신체의 극심한 발한으로 인하여 많은 양의 수분과 전해질 고갈로 발생한다.

[해설] 열경련의 원인은 체내의 염분이 소실되어서 증상이 나타나는 것이다.

20 열경련이 있는 환자에서의 가장 적절한 치료는?

① 소금물을 먹인다.
② 생리식염수를 정주한다.
③ 급히 냉각요법을 시행한다.
④ 급히 병원으로 이송한다.
⑤ 오렌지 주스를 먹인다.

[해설] 열경련의 원인은 체내의 염분이 소실되어서 증상이 나타나는 것이므로 환자가 소금물을 섭취하면 대개는 증상이 없어진다.

필수문제

21 열적용의 생리적 반응이라고 볼 수 없는 것은?

① 혈관 확대
② 조직대사 증진
③ 혈액점도 상승
④ 근육긴장 완화
⑤ 모세혈관의 투과력 증진

[해설] ③ 혈액점도가 저하된다.

22 인체의 냉각온도는?

① 4도
② 0도에서 4도
③ 0도에서 영하 4도
④ 영하 4도
⑤ 0도에서 영하 2도

해설 인체의 냉각온도는 0도에서 4도이다.

필수문제

23 동상에 대한 설명으로 틀린 것은?

① 추위에 의해 발생되는 피하조직의 변화이다.
② 제1도는 피부가 충혈된다.
③ 제2도는 출혈과 부종이 생긴다.
④ 제3도는 피부나 피하조직이 괴사현상을 일으킨다.
⑤ 제4도는 상해를 받은 손가락이나 발가락 끝이 떨어져 나간다.

해설 부종이 생기는 것은 1도이며, 2도에서는 부종에 수포가 생긴다.

24 동상에 걸린 대상자의 응급조치로 틀린 것은?   출제유형

① 따뜻한 물에 전신 혹은 동상 부위를 담근다.
② 동상이 걸린 부위를 노출시켜서는 안 된다.
③ 환부를 비비거나 마사지하는 것은 좋지 않다.
④ 환부를 높이 올려놓으면 부기와 통증을 줄일 수 있다.
⑤ 수포가 생겼을 경우 터뜨리지 말고 환부를 감싸서 병원으로 옮긴다.

해설 ② 동상이 걸린 부위의 옷이나 신발 등을 벗겨 피부를 노출시킨다.

25 저체온증의 임상증상에 해당되지 않는 것은?

① 오 한
② 의식장애
③ 맥박감소
④ 호흡증가
⑤ 근육운동의 저하

해설   ④ 맥박이 느려지며 호흡이 감소하고 혈압이 저하된다.

필수문제

26 저체온증 환자에게 적절치 못한 응급처치는?

① 병원으로 이송한다.
② 더 이상의 체온 강하를 방지한다.
③ 환자를 조심스럽게 다룬다.
④ 환자의 몸을 문질러 체온회복에 도움을 준다.
⑤ 실온의 산소를 투여한다.

해설   저체온증 환자는 심근이 매우 불안정한 상태이므로 환자의 움직임을 최소화해야 한다.

27 다음 중 냉적용의 생리적 반응이 아닌 것은?

① 혈관수축
② 혈액점도 증가
③ 세포대사 증가
④ 국소마취
⑤ 근육긴장 감소

해설   ③ 세포대사 감소가 맞다.

28 냉적용의 생리적 반응과 치료적 이점이 올바르게 연결되지 않은 것은?

① 혈관수축 : 혈류 증가
② 국소마취 : 국소적 통증경감
③ 근육긴장 감소 : 통증경감
④ 세포대사 감소 : 산소 요구량 감소
⑤ 혈액점도 증가 : 혈액응고 증진

[해설] ① 혈관수축 : 손상부위로의 혈류 감소, 염증 감소, 부종형성 예방

29 열적용과 냉적용 시 주의사항으로 옳은 것은?

① 환자가 온도를 마음대로 조절하도록 한다.
② 환자가 상처에 손을 대거나 적용한 것을 움직이게 한다.
③ 적용할 동안 느끼게 될 감각에 대해 환자에게 설명해 준다.
④ 감각의 변화나 어떤 불편감이 나타나면 즉시 바꾸어준다.
⑤ 움직일 수 있는 환자는 혼자 남겨두어도 된다.

[해설] ① 환자가 온도를 마음대로 조절하지 않도록 한다.
② 환자가 상처에 손을 대거나 적용한 것을 움직이지 않도록 한다.
④ 감각의 변화나 어떤 불편감이 나타나면 즉시 보고하도록 한다.
⑤ 움직일 수 있거나 온도변화를 느낄 수 없는 환자를 혼자 남겨두지 않는다.

30 열요법에 관한 설명 중 틀린 것은?

① 열요법은 통증 및 관절강직을 경감시키기 위해 사용한다.
② 열은 혈관을 확대시켜 출혈을 증진시키므로 출혈 시에는 금기이다.
③ 열은 부종을 증진시키므로 비염증성 부종 시에는 주지 않는다.
④ 노인들은 열에 대한 내성이 낮으므로 화상 위험이 높다.
⑤ 열은 암세포의 전이를 감소시킨다.

[해설] ⑤ 열은 세포대사를 증진시키고 세포성장을 촉진하므로 암세포의 전이를 증가시킨다.

31 다음 중 열요법에 해당하지 않는 것은?

① 전기담요
② 냉 포
③ 핫팩(Hot Pack)
④ 열전등
⑤ 더운 물주머니

해설　② 냉포는 냉요법이다.

32 다음 열요법에 대한 설명 중 옳지 않은 것은 어느 것인가?

① 더운 물주머니는 성인의 경우 52℃의 물을 사용한다.
② 더운 물주머니는 무의식 환자의 경우 40.5~46℃의 물을 사용한다.
③ 열전등은 환자와 15~20cm 거리에서 사용된다.
④ 좌욕은 습열 방법의 하나로 40~43℃가 적당하다.
⑤ 전기 가열패드는 전기를 이용하여 건열을 국소 적용하는 기구로 쉽고도 비교적 사용이 안전하다.

해설　③ 열전등은 환자와 45~60cm 거리에서 사용되고, 치료시간은 15~20분간이 적당하다.

[필수문제]

33 냉요법에 대한 설명으로 올바르지 않은 것은?

① 근골격계와 관련된 질환에서 강력한 단기진통 효과를 가져온다.
② 화상 후 조직손상을 감소시키기 위하여 적용한다.
③ 류마티스성 관절염 환자에게는 금기이다.
④ 개방상처는 혈류량이 감소되어 조직손상이 악화될 수 있다.
⑤ 얼음이나 얼음찜질팩, 미온수 목욕 등 방법이 있다.

해설　냉요법은 염좌, 골절 등의 와상 후 종창 및 출혈을 억제하기 위해 사용되며, 류마티스성 관절염 환자에게도 많이 사용된다.

34 냉요법 중 얼음주머니에 대한 설명으로 타당하지 않은 것은?

① 얼음주머니에 얼음을 반 정도 채우고 공기를 뺀 후 입구를 꼭 묶는다.
② 마른 수건으로 싸서 아픈 부위에 15~20분간 적용한다.
③ 얼음주머니의 차가운 표면이 직접 피부에 닿지 않도록 반드시 싸개를 사용한다.
④ 재적용 시 1시간 정도 지난 후 적용하는 것이 효과적이다.
⑤ 혈액 순환장애의 증상이 있는 환자에게 사용할 수 있다.

해설 얼음주머니의 사용금지
혈액 순환장애의 증상이 있는 환자, 외상으로 조직이 파괴된 자, 빈혈환자, 소아 및 노인환자, 개방상처 환자

35 열요법과 냉요법에 대한 설명으로 틀린 것은?

① 열과 냉의 국소적 적용은 종종 근골격계 질환의 치료에 사용된다.
② 아픈 관절에 열·냉요법의 적용은 짧은 시간동안 통증이나 강직을 완화시킨다.
③ 열과 냉 모두 통증, 강직, 관절운동에 효과가 있다.
④ 열은 통증경감에 더 효과적이고, 냉은 관절운동에 더 효과적이다.
⑤ 열 또는 냉요법은 15~20분 정도가 적절하다.

해설 ④ 열은 관절운동에 더 효과적이고, 냉은 통증경감에 더 효과적이다.

정답 34 ⑤ 35 ④

제6장 | 활동과 안위관리

01 신체역학(Body Mechanism)에 대한 설명으로 틀린 것은?　　출제유형

① 신체를 안전하고 효율적으로 사용하도록 해준다.
② 활동에 필요한 에너지를 증가시켜 준다.
③ 근육을 안전하고 효과적으로 사용함으로써 균형을 유지시킨다.
④ 피로와 손상의 위험을 덜어준다.
⑤ 신체역학의 기본원칙은 움직일 때 뿐만 아니라 휴식을 취할 때도 활용된다.

해설　② 신체역학(Body Mechanism)은 활동에 필요한 에너지를 감소시켜 준다.

02 신체역학의 기본요소로 올바른 것은?

| ㉠ 중력중심 | ㉡ 중력선 |
| ㉢ 기저면 | ㉣ 횡단면 |

① ㉠, ㉡, ㉢
② ㉠, ㉢
③ ㉡, ㉣
④ ㉣
⑤ ㉠, ㉡, ㉢, ㉣

해설　**신체역학의 기본요소**
중력중심, 중력선, 기저면

03 신체역학의 원리에 대한 설명 중 옳지 않은 것은?

① 기저면이 넓고 무게중심이 낮을수록 물체의 안정성은 커진다.
② 사람이 움직일 때 무게중심은 신체가 움직이는 방향으로 변하게 된다.
③ 작은 근육을 사용하는 것이 큰 근육을 사용하는 것보다 덜 피로해진다.
④ 서 있는 자세보다 누워 있는 자세일 때 더 안정 상태를 유지할 수 있다.
⑤ 물체를 밀거나 잡아당기는 것이 물체를 드는 것보다 힘이 덜 든다.

해설 ③ 큰 근육을 사용하는 것이 작은 근육을 사용하는 것보다 덜 피로해진다.

04 신체역학의 원리로서 올바르게 설명한 것은?

① 근육은 평상시에도 약간 수축된 상태를 유지하고 있다.
② 기저면이 좁고 무게중심이 높을수록 물체의 안정성은 커진다.
③ 신체의 무게중심 가까이 있는 물체는 움직이기 어렵다.
④ 물체를 밀거나 잡아당기는 것이 물체를 드는 것보다 힘이 더 든다.
⑤ 환자를 움직일 때 옮기려는 사람의 체중이 환자의 체중과 상호작용을 하면 에너지가 더 소비된다.

해설 ② 기저면이 넓고 무게중심이 낮을수록 물체의 안정성은 커진다.
③ 신체의 무게중심 가까이 있는 물체는 적은 노력으로도 움직일 수 있다.
④ 물체를 밀거나 잡아당기는 것이 물체를 드는 것보다 힘이 덜 든다.
⑤ 환자를 움직일 때 옮기려는 사람의 체중이 환자의 체중과 상호작용을 하면 에너지가 적게 소비된다.

05 다음 중 운동의 원리로 올바르게 묶인 것은?

| ㉠ 안전성의 원리 | ㉡ 유효성의 원리 |
| ㉢ 과부하의 원리 | ㉣ 점증부하의 원리 |

① ㉠, ㉡, ㉢
② ㉠, ㉢
③ ㉡, ㉣
④ ㉣
⑤ ㉠, ㉡, ㉢, ㉣

해설 **운동의 원리**
안전성의 원리, 유효성의 원리, 과부하의 원리, 점증부하의 원리

정답 03 ③ 04 ① 05 ⑤

필수문제

06 근육의 반영구적인 수축상태를 무엇이라고 하는가?

① 근육이완   ② 위 축
③ 경 축   ④ 경 직
⑤ 수 축

[해설] 근육의 반영구적인 수축상태를 경축이라 한다.

07 적절한 운동으로 인한 여러 효과 중 잘못된 설명은?

① 식욕증진   ② 근육 강화와 뼈의 견고성 유지
③ 심장기능의 강화   ④ 호흡기계의 분비물 생산 억제
⑤ 신체조직의 기능 향상

[해설] ④ 적절한 운동은 호흡기계의 분비물 축적 방지 효과가 있다.
운동의 효과
- 심맥관계에 미치는 효과
- 근골격계에 미치는 효과
- 소화기계에 미치는 효과
- 피부에 미치는 효과
- 호흡기계에 미치는 효과
- 대사에 미치는 효과
- 비뇨기계에 미치는 효과
- 사회심리적 효과

08 근수축에 따라 운동을 분류할 때 관절은 움직이지 않고 근수축만 일어나는 운동을 무엇이라고 하는가? **출제유형**

① 등척운동   ② 등장운동
③ 등속운동   ④ 능동적 운동
⑤ 수동적 운동

[해설] 등척운동(Isometric Exercise)은 의식적으로 힘을 주어 근육만을 긴장시킴으로써 근육의 강화에는 효과가 있으나 근육의 길이에는 변화 없다.

09 근육이 수축하면서 단축되고 근육을 긴장시키는 운동은?

① 능동적 운동 ② 수동적 운동
③ 등척운동 ④ 등장운동
⑤ 등속운동

[해설] 등장운동(Isotonic Exercise)은 근육의 수축과 이완을 통해 근육의 힘과 긴장을 증대, 관절운동도 돕는 운동이다.

필수문제

10 다음 중 등장성 수축에 대한 설명으로 옳지 않은 것은?

① 근수축 시 근육에 주어지는 부하의 변화 없이 근육 자체의 길이가 변한다.
② 구심성 수축과 원심성 수축으로 구분된다.
③ 근이 수축하면서 단축되면 구심성 수축이다.
④ 근이 수축하면서 연장되면 원심성 수축이다.
⑤ '정적 수축' 또는 '유지 수축'이라고도 한다.

[해설] ⑤ '정적 수축' 또는 '유지 수축'은 등척성 수축과 연관된다.

11 다음 중 관절각이 동일한 속도로 움직이는 수축형태에 해당하는 것은?

① 구심성 수축
② 원심성 수축
③ 등척성 수축
④ 등속성 수축
⑤ 등장성 수축

[해설] ④ 등속성 수축은 관절각이 동일한 속도로 움직이는 수축형태로서, 특수한 기구나 장비에 의해 가능하다.

정답 09 ④ 10 ⑤ 11 ④

12 관절운동에 대한 설명으로 틀린 것은?

① 몸의 정중선 또는 정중면에서 사지가 가까워지도록 하는 운동을 내전운동이라 한다.
② 고정된 뼈와 움직이는 뼈 사이의 각이 감소하고 서로 가까워지는 운동을 굴곡운동이라 한다.
③ 발목을 움직여 발바닥이 몸 쪽을 향하게 하는 운동을 외번운동이라 한다.
④ 중심축을 두고 뼈를 돌리는 운동을 회전운동이라 한다.
⑤ 두 뼈 사이에 각도가 증가하도록 관절을 곧게 펴는 운동을 신전운동이라 한다.

[해설] ③ 발목을 움직여 발바닥이 몸 쪽을 향하게 하는 운동을 내번운동이라 한다.

13 다음 관절의 운동 중 보기의 내용에 해당하는 것은?

> • 시상면을 따라 고정된 뼈와 움직이는 뼈 사이의 각이 커지고 서로 멀어지는 운동이다.
> • 굽힌 팔꿈치나 무릎을 펴는 운동이 해당한다.

① 굴곡(Flexion) ② 신전(Extension)
③ 외전(Abduction) ④ 내전(Adduction)
⑤ 회전(Rotation)

[해설] 관절의 운동
• 신전(Extension) : 굴곡과 반대되는 것으로써, 시상면을 따라 고정된 뼈와 움직이는 뼈 사이의 각이 커지고 서로 멀어지는 운동이다.
• 굴곡(Flexion) : 시상면을 따라 고정된 뼈와 움직이는 뼈 사이의 각이 감소하고 서로 가까워지는 운동이다.
• 외전(Abduction) : 몸의 정중선 또는 정중면에서 사지가 멀어지도록 하는 운동이다.
• 내전(Adduction) : 외전과 반대되는 것으로써, 몸의 정중선 또는 정중면에서 사지가 가까워지도록 하는 운동이다.
• 회전(Rotation) : 뼈의 긴 축을 중심으로 도는 운동으로써, 내측회전과 외측회전이 있다.
• 회선(Circumduction) : 굴곡, 신전, 외전, 내전 등이 연속적으로 일어나는 것으로서 장축이 원추를 그리는 운동이다.

14 부동상태를 오래 지속할 경우 심맥관계에 미치는 영향으로 올바른 것은?

① 분비물 축적증가 ② 대사량 감소
③ 혈전형성 ④ 신장결석
⑤ 위 축

[해설] 심맥관계에 미치는 영향
심장보유량 감소, 체위성 저혈압, 의존성 부종, 혈전형성

15 부동상태를 오래 지속할 경우 근골격계에 미치는 영향으로 올바른 것은?

① 체위성 저혈압
② 의존성 부종
③ 혈전형성
④ 경축위험
⑤ 무력감

해설　①, ②, ③ 심맥관계에 미치는 영향
　　　⑤ 사회·심리적 영향

16 부동상태를 오래 지속할 경우 호흡기계에 미치는 영향으로 틀린 것은?

① 분비물 축적
② 호흡운동 감소
③ 폐기종
④ 골다공증
⑤ 가스교환 감소

해설　호흡기계에 미치는 영향
　　　호흡운동의 감소, 폐기종, 분비물 축적↑, 가스교환↓

17 부동상태를 오래 지속할 경우 비뇨기계에 미치는 영향으로 옳은 것은? **출제유형**

㉠ 요정체	㉡ 신장결석
㉢ 감 염	㉣ 대사량 감소

① ㉠, ㉡, ㉢
② ㉠, ㉢
③ ㉡, ㉣
④ ㉣
⑤ ㉠, ㉡, ㉢, ㉣

해설　**부동상태가 인체에 미치는 영향**
　　　• 심맥관계 : 심장부하량 감소, 체위성 저혈압, 의존성 부종, 혈전형성
　　　• 호흡기계 : 호흡운동의 감소, 호흡근의 약화, 분비물 축적↑, 가스교환↓
　　　• 근골격계 : 근육의 크기, 긴도, 힘, 관절가동성, 유연성↓, 경축위험↑
　　　• 대사계 : 대사량 감소, 위장기능 변화
　　　• 소화기계 : 변비, 영양과잉 or 영양부족
　　　• 비뇨기계 : 요정체, 감염위험, 신장결석
　　　• 피부 : 피부손상, 욕창
　　　• 신경계 : 감각자극제한으로 인한 사고과정변화, 혼돈
　　　• 사회·심리적 : 자아개념, 사회적 상호작용, 감각자극↓, 무력감, 우울↑

정답　15 ④　16 ④　17 ①

필수문제

18 배와 가슴을 위로 하고 반듯이 누운 자세는?

① Prone Position
② Supine Position
③ Fowler's Position
④ Sim's Position
⑤ Jack-Knife Position

해설   Supine Position은 바로 누운 자세로 휴식 또는 수면 시 사용된다.

19 응급구조사가 호흡곤란환자를 발견했을 때 환자를 편하게 호흡하게 하려면 어떤 자세가 좋은가?

① Sim's Position
② Supine Position
③ Fowler's Position
④ Prone Position
⑤ Dorsal Recumbent Position

해설   파울러씨 체위(Fowler's Position)
       상체를 수평에서 45° 올리고 양무릎을 올린 자세(배농 배액, 심장수술 호흡곤란)

20 노인환자가 호흡곤란을 호소하고 있을 때 어떤 체위를 취해주는 것이 바람직한가?

① 옆으로 돌려 눕히는 체위
② 상체를 올려주는 체위
③ 똑바로 눕는 체위
④ 엎드린 체위
⑤ 다리를 약간 올려주는 체위

해설   중력에 의해 횡격막을 아래로 밀어 폐의 확장을 도모함으로써 호흡곤란을 완화시킬 수 있는 체위는 파울러씨 체위로 침상 상부를 45~90° 올린다.

필수문제

21 다음 중 복부검사나 인공도뇨 시에 이용되는 체위는?

① Prone Position
② Trendelenburg's Position
③ Dorsal Recumbent Position
④ Side-Lying Position
⑤ Supine Position

[해설] 배횡와위(Dorsal Recumbent Position)
침상에 등을 대고 똑바로 누워 양팔을 머리 위로 올리거나 옆에 놓고, 다리를 약간 벌리고 발바닥이 침상에 놓여지게 무릎을 구부린 자세로 복벽에 긴장감을 감소시키는 체위이므로 복부검사, 질 검사, 인공도뇨 시에 이용된다.

필수문제

22 의식이 없는 환자의 토물이 흡인되는 것을 예방하고 구강으로부터 분비물의 배액을 돕는 체위는?

① 트렌델렌버그 체위
② 잭-나이프 체위
③ 파울러씨 체위
④ 바로 누운 체위
⑤ 엎드린 체위

[해설] 엎드린 체위(Prone Position)는 척추손상이나 심장 및 호흡기 질환자에게는 금기이다.

필수문제

23 휴식과 수면을 취하기에 편안한 자세이며, 체위변경을 할 때 많이 이용되는 체위는?

① Trendelenburg's Position
② Dorsal Recumbent Position
③ Sim's Position
④ Lithotomy Position
⑤ Side-Lying Position

[해설] 측위(Side-Lying Position)는 휴식과 수면을 취하기에 편안한 자세이며, 등마사지, 기관분비물 배출, 체위변경 시 많이 이용된다.

정답 21 ③ 22 ⑤ 23 ⑤

24 응급구조사가 뇌졸중으로 쓰러진 환자를 발견했을 때 환자에게 해주어야 할 체위는?

① 등 대고 똑바로 눕힘
② 환측의 반대편으로 눕힘
③ 두부를 신체의 나머지보다 낮게 유지함
④ 환자를 엎드린 자세를 유지함
⑤ 환자를 옆으로 눕힘

해설 음식물이나 분비물이 기도로 흡인되는 것을 막기 위해 환자의 체위를 측위로 취해주고 턱을 위로 당겨 기도를 잘 열리게 한다.

필수문제

25 체위변경이나 관장, 항문검사 시 주로 사용되는 체위는 어느 것인가?

① Lithotomy Position
② Side-Lying Position
③ Fowler's Position
④ Sim's Position
⑤ Dorsal Recumbent Position

해설 반복위(Sim's Position)는 수면을 취할 때나 의식이 없는 환자에게 흔히 이용되는 자세로 체위변경 시, 등근육 이완, 등마사지, 항문검사, 구강 · 상기도 분비물 배액 때도 이용된다.

26 위관영양 시의 자세로 옳은 것은?

① Fowler's Position
② Lithotomy Position
③ Prone Position
④ Sim's Position
⑤ Jack-Knife Position

해설 위관영양(Tube Feeding) 시 가능하면 좌위나 반좌위(Fowler's Position)를 취하게 한다.

27 항문수술 시 많이 사용되는 체위는 무엇인가?

① Knee-Chest Position
② Lithotomy Position
③ Sim's Position
④ Jack-Knife Position
⑤ Trendelenburg's Position

해설 Jack-Knife Position은 침상에 엎드린 자세에서 머리와 다리 부위를 낮추는 대신 둔부를 높게 조절하여 항문 부위가 노출되게 하는 자세로 항문수술 시에 많이 이용된다.

28 Trendelenburg's Position에 대한 설명으로서 옳은 것은? 출제유형

① 무릎을 꿇은 자세에서 머리와 가슴을 침상에 닿도록 한 후 머리는 옆으로 돌리고 둔부를 올려 대퇴와 다리는 직각이 되게 한 자세를 말한다.
② 등을 대고 바로 누운 상태에서 다리 부분을 45° 정도 높여서 다리 쪽을 어깨보다 높게 한 자세를 말한다.
③ 양쪽 다리를 약간 벌리고 무릎을 구부려 발바닥이 침상에 놓이게 한 자세를 말한다.
④ 둔부가 진찰대 끝에 오도록 눕힌 후 발을 진찰대 양쪽의 발 거는 곳에 올려놓도록 한 자세를 말한다.
⑤ 어깨를 약간 높인 후 대퇴가 복부에 직각이 되고 다리가 대퇴에 직각이 되도록 구부린 자세를 말한다.

해설 ① Knee-Chest Position
③ Dorsal Recumbent Position
④ Lithotomy Position
⑤ Back Jack-Knife Position

29 다음 중 인간의 수면에 대한 설명으로 틀린 것은?

① 수면은 REM과 NREM으로 구분한다.
② REM 수면 기간에는 안구가 빨리 움직이며 호흡률과 혈압이 상승한다.
③ NREM 수면은 깨어 있는 상태와 비슷하다.
④ 성인의 경우 REM 수면이 50~60%이다.
⑤ 신생아 수면의 50%는 REM 수면이다.

해설 ④ 성인의 경우 REM 수면이 20%, NREM 1~2단계의 얕은 수면이 50~60%, 깊은 3~4단계의 수면이 20%로 구성된다.

필수문제

30 다음 수면단계 중에 가장 깊은 숙면의 단계, 신체의 회복과 휴식, 근육의 완전한 이완 등이 일어나는 단계는?

① REM 단계
② NREM 1단계
③ NREM 2단계
④ NREM 3단계
⑤ NREM 4단계

해설 NREM(Non-Rapid Eye Movement)의 수면 4단계

1단계	• 가벼운 정도의 수면 • 소음으로 깰 수 있음	• 안검이 무겁고 이완되어 감
2단계	• 이완이 된 상태 • 전체 수면의 40~50% 차지	• 깨기 쉬움
3단계	• 깊은 수면 • 혈압과 심박동수 감소, 동공 수축	• 깨기 어려움 • 근육이 완전히 이완
4단계	• 가장 깊은 수면 • 근육이 완전히 이완 • 신체 회복에 많은 도움	• 깨기가 매우 어려움 • 몽유병, 야뇨증이 나타남

필수문제

31 NREM 수면에 대한 설명으로 틀린 것은?

① 자율신경계의 교감신경이 지배적이어서 호흡, 혈압, 체온 등이 상승한다.
② 1단계는 가벼운 수면상태로 소음으로 깰 수 있다.
③ 2단계는 전체 수면시간의 40~50%를 차지하고 잘 깨어날 수 있다.
④ 3단계는 쉽게 깨어나지 못하며 혈압과 심박동수가 감소한다.
⑤ 4단계는 델타(Delta)수면이라고도 하며 몽유증과 야뇨증이 나타난다.

해설 ① NREM 수면 동안에는 자율신경계의 부교감신경이 지배적이어서 심박동, 호흡, 혈압, 대사율, 체온 등이 저하된다.

32 REM 수면에 대한 설명으로 올바르지 않은 것은?

① 눈의 움직임이 빨라지고 수면 중이나 뇌파 활동이 활발하다.
② 전체 수면의 20~25%를 차지한다.
③ 혈압과 호흡률이 증가한다.
④ 신체 에너지를 보존한다.
⑤ 생생하게 기억나는 꿈은 새로운 통찰력과 정서 반응을 강화한다.

[해설] 기초대사율의 저하를 가져와 신체 에너지를 저장하는 단계는 NREM 단계이다.

33 다음 중 수면장애에 대한 설명으로 틀린 것은?

① 충분한 양과 질의 수면을 취할 수 없는 것을 불면증이라 한다.
② 수면 중에 발작적으로 일어나서 걸어 다니다가 다시 잠에 드는 증세를 몽유증이라 한다.
③ 잠이 들거나 깨어날 때 갑자기 몸을 움직일 수 없는 상태, 흔히 가위에 눌린다는 것을 수면마비라고 한다.
④ 낮 동안에 갑작스럽고 주체할 수 없을 만큼 잠이 쏟아지는 것을 기면증이라 한다.
⑤ 수면을 취하는 동안에 일시적으로 호흡이 중단되는 것을 수면발작증이라 한다.

[해설] 수면발작증
낮 동안에 갑작스럽고 주체할 수 없을 만큼 잠이 쏟아지는 것을 말한다. 수면을 취하는 동안에 일시적으로 호흡이 중단되는 것을 수면성 무호흡이라 한다. 수면성 무호흡은 편도선 비대, 코 안에 용종으로 인해 수면 중에 1~2분간 호흡이 중단되는 상태이다.

34 수면장애에 대한 설명으로 틀린 것은?

① 1차적 수면장애에는 불면증, 수면과다증, 수면발작증, 수면성 무호흡증 등이 있다.
② 2차적 수면장애는 여러 가지 질병으로 인한 수면장애이다.
③ 과수면증은 중추신경계 이상, 대사 장애가 있는 경우에 발생한다.
④ 수면성 무호흡은 수면 중 사망의 원인이 될수도 있다.
⑤ 갑상선 기능 저하는 1차적 수면장애를 일으킨다.

[해설] 2차적 수면장애
갑상선 기능 저하 또는 항진증, 만성 신부전증, 우울증, 정신분열증, 알코올 중독, 신경성 소화불량 등

필수문제

35 수면에 영향을 미치는 요인으로서 올바르게 묶여진 것은?

| ㉠ 연령 | ㉡ 약물 |
| ㉢ 식이와 영양 | ㉣ 환경적 요인 |

① ㉠, ㉡, ㉢
② ㉠, ㉢
③ ㉡, ㉣
④ ㉣
⑤ ㉠, ㉡, ㉢, ㉣

해설 수면에 영향을 미치는 요인
연령, 질병, 스트레스, 약물, 알코올, 식이와 영양, 흡연, 환경적 요인 등

36 수면을 돕는 방법으로 적당하지 못한 것은?

① 밤에 이뇨제 투여를 피한다.
② 통증이 있는 대상자는 수면 30분 전에 진통제를 투여한다.
③ 따뜻한 우유를 취침 전에 섭취하도록 한다.
④ 근육의 피로를 위하여 취침 바로 전에 운동을 하도록 한다.
⑤ 스트레스를 줄이기 위해서 낮에 적당한 운동을 한다.

해설 ④ 스트레스를 줄이기 위해서 낮에 적당한 운동을 하되 잠자기 2시간 전에 과도한 육체적 운동을 피한다.
수면을 돕는 방법
- 편안한 환경제공(밝은 조명, 소음은 피한다)
- 적절한 야식 제공(따뜻한 우유섭취 등)
- 수면제 등 약물 투여
- 커피·홍차·콜라 등 카페인 함유 음료 피하기
- 취침의식의 존중
- 이완 및 안위증진
- 낮잠 피하기

37 편안한 수면을 돕는 방법으로 옳은 조합은? **출제유형**

| ㉠ 약물 투여 | ㉡ 안위증진 |
| ㉢ 통증이완 | ㉣ 카페인 음료 |

① ㉠, ㉡, ㉢
② ㉠, ㉢
③ ㉡, ㉣
④ ㉣
⑤ ㉠, ㉡, ㉢, ㉣

해설 ㉣ 커피·홍차·콜라 등 카페인 음료를 피하는 것이 좋다.

38 통증에 대한 설명으로 틀린 것은?

① 통증부위에서 지각되어 주위나 인접 조직으로 퍼지는 것을 방사통이라 한다.
② 표재성 체성통증은 피부나 표재성 조직에서 생기는 통증이다.
③ 심재성 체성통증은 골막, 인대, 근육, 건 등 심부조직에서 생기는 통증으로 국소적이다.
④ 내장성 통증은 두개강, 복강과 흉강의 통증감수체의 자극에 의한 것이다.
⑤ 만성통증은 주로 심재성 체성통증에 속한다고 할 수 있다.

[해설] 심재성 체성통증은 표재성 체성통증보다 덜 국소적이다.

39 일반적인 통증 경로에 해당하지 않는 것은 어느 것인가?

㉠ 수 용	㉡ 전 달
㉢ 조 절	㉣ 판 단

① ㉠, ㉡, ㉢ ② ㉠, ㉢
③ ㉡, ㉣   ④ ㉣
⑤ ㉠, ㉡, ㉢, ㉣

[해설] 일반적으로 통증 경로는 수용, 전달 및 지각 그리고 조절 단계로 나눈다.

40 통증에 영향을 미치는 요인으로 올바르게 조합한 것은?

㉠ 환경적 요인	㉡ 정신적 요인
㉢ 심리적 요인	㉣ 신체적 요인

① ㉠, ㉡, ㉢ ② ㉠, ㉢
③ ㉡, ㉣   ④ ㉣
⑤ ㉠, ㉡, ㉢, ㉣

[해설] **통증에 영향을 미치는 요소**
 • 신체적 요인 : 종양
 • 정신적 요인 : 불안, 우울, 노여움
 • 심리적 요인 : 개인적 성격, 과거 통증경험
 • 환경적 요인 : 사회문화적 요인, 환경, 가치관 등

정답 38 ③ 39 ④ 40 ⑤

제7장 수분과 전해질관리

01 체액(Body Fluid)의 수분에 대한 설명으로 올바르지 않은 것은?

① 총 수분 중 약 75%가 세포내액(ICF)이고, 약 25%가 세포외액(ECF)이다.
② 세포외액(ECF)은 간질액과 혈장액으로 나뉜다.
③ 세포내액(ICF)은 세포기능에 필요한 영양분을 함유한다.
④ 세포외액(ECF)은 수분, 산소, 영양분, 전해질 등을 세포로 전달한다.
⑤ 탈수상태에서는 혈관에서 수분이 빠져나와 세포로 들어간다.

해설 ⑤ 탈수상태에서는 세포 내의 수분이 빠져나와 혈관으로 들어간다.

02 수분이 결핍되면 나타나는 일반적인 증상으로 맞는 것은?

| ㉠ 혈압상승 | ㉡ 체중 감소 |
| ㉢ 부 종 | ㉣ 피부와 점막 건조 |

① ㉠, ㉡, ㉢
② ㉠, ㉢
③ ㉡, ㉣
④ ㉣
⑤ ㉠, ㉡, ㉢, ㉣

해설 ㉠, ㉢ 수분 과잉 시 나타나는 증상이다.

03 전해질에 대한 설명 중 타당하지 않은 것은?

① 전해질은 세포외액(ECF)과 세포내액(ICF)에 분포한다.
② 수분량 유지와 삼투압을 유지한다.
③ 체온을 조절하며 산소와 영양분을 공급한다.
④ 세포내액의 주요 양이온은 K^+이고, 주요 음이온은 PO_4^-이다.
⑤ 세포외액의 주요 양이온은 Na^+이고, 주요 음이온은 Cl^-이다.

해설 ③ 체온을 조절하며 산소와 영양분을 공급하는 것은 수분의 기능이다.

04 수분의 조절기전에 대한 설명으로 옳지 않은 것은?

① 신장, 시상하부, 뇌하수체 후엽, 부신피질에서 조절된다.
② 신장의 사구체에서 재흡수가 일어난다.
③ 갈증을 조절하는 중추는 뇌의 시상하부에 있다.
④ 뇌하수체 후엽에서 분비되는 항이뇨호르몬(ADH)은 수분 재흡수를 조절한다.
⑤ 수분배설은 약 1,500mL를 소변으로 배설한다.

[해설] 재흡수와 분비가 일어나는 곳은 신장의 세뇨관이고, 사구체에서는 여과기능을 한다.

05 다음 설명 중 옳은 조합은 어느 것인가? `출제유형`

⊙ 신장계는 수분과 전해질의 균형을 위한 조절기관이다.
⊙ 수분과 전해질의 균형에 영향을 주는 것은 에스트로겐이다.
⊙ 항이뇨호르몬(ADH)은 뇌하수체 후엽에서 분비된다.
⊙ 알도스테론(Aldosterone)은 칼륨을 재흡수하고 나트륨을 배출한다.

① ㉠, ㉡, ㉢   ② ㉠, ㉢
③ ㉡, ㉣   ④ ㉣
⑤ ㉠, ㉡, ㉢, ㉣

[해설] ㉡ 수분과 전해질의 균형에 영향을 주는 호르몬은 항이뇨호르몬(ADH)과 알도스테론(Aldosterone)이다.
㉣ 알도스테론(Aldosterone)은 세뇨관에서 나트륨을 재흡수하고 칼륨을 배출한다.

06 수분의 불균형 중 세포외액 결핍의 원인으로 올바른 것은? `필수문제`

| ㉠ 출혈 | ㉡ 간경화 환자 |
| ㉢ 불충분한 섭취 | ㉣ 심부전이나 만성 신부전 |

① ㉠, ㉡, ㉢   ② ㉠, ㉢
③ ㉡, ㉣   ④ ㉣
⑤ ㉠, ㉡, ㉢, ㉣

[해설] 세포외액 과다의 원인
- 심부전이나 만성 신부전
- 간경화 환자
- 알도스테론 과다증
- 쿠싱 증후군
- 과량의 식염수를 정맥 내로 투여받는 환자
- 고나트륨 식이 섭취자

[정답] 04 ② 05 ② 06 ②

07 탈수의 초기 증상에 대한 설명으로 맞지 않는 것은?

① 체위성 저혈압이 온다.
② 피부에 탄력성이 저하된다.
③ 소변이 농축 및 소변량이 감소한다.
④ 혈압상승과 맥박이 증가한다.
⑤ 쇼크 및 신부전이 온다.

해설 ④ 혈압강하와 맥박이 감소된다.

08 체내 수분결핍의 일반적인 증상은?

㉠ 안구함몰	㉡ 체온저하
㉢ 약하고 빠른 맥박	㉣ 중심정맥압 상승

① ㉠, ㉡, ㉢
② ㉠, ㉢
③ ㉡, ㉣
④ ㉣
⑤ ㉠, ㉡, ㉢, ㉣

해설 탈수(불균형) 증상
소변량 감소, 소변농축, 헤마토크리트 상승, 체중저하, 안구함몰, 피부긴장도 감소, 체온상승, 약하고 빠른 맥박, 체위성 저혈압, 혈액량 저하, 점막 건조, 허약과 갈증 호소, 헤모글로빈 상승, 중심정맥압 저하 등

09 심한 탈수가 있을 때 투여 가능한 수액은 어느 것인가? [출제유형]

㉠ 5% 포도당 용액	㉡ 0.9% 생리식염수 용액
㉢ 하트만 용액	㉣ 5% 생리식염수 용액

① ㉠, ㉡, ㉢
② ㉠, ㉢
③ ㉡, ㉣
④ ㉣
⑤ ㉠, ㉡, ㉢, ㉣

해설 심한 탈수가 있을 때 투여 가능한 수액
5% 포도당 용액, 0.9% 생리식염수 용액, 하트만 용액으로 우리 몸의 체액 농도와 동일한 등장성 요액이다. 그러나 5% 생리식염수 용액은 고장성 용액으로 탈수의 가중을 초래한다.

10 급성 신부전증으로 눈꺼풀 부종, 호흡곤란, 소변량 감소를 나타내는 대상자에게 가장 우선적으로 고려할 수 있는 진단은?

① 체액 과다
② 영양 부족
③ 감염 위험성
④ 피부손상 위험성
⑤ 신체상 장애

[해설] 급성 신부전증은 신기능이 갑작스럽게 상실되어 몸 안의 수분배설이 불능해져 부종이 발생한다.

필수문제

11 다음 부종에 대한 설명 중 틀린 것은?

① 부종은 눈 주위에 연조직과 신체 말초 부위에 나타난다.
② 부종은 피부의 탄력이 감소하고 부풀어 있으며 체중이 증가한다.
③ 피부 조직 내에 림프액이나 조직의 삼출물 등의 액체가 저류되어 과잉 존재하게 되어 발생된다.
④ 전신적인 부종은 심장성, 신장성, 간성, 내분비성, 영양장애성의 부종으로 나눌 수 있다.
⑤ 국소성 부종은 혈관, 림프관의 폐색으로 인한 것과 혈관 운동성 부종 등이 있다.

[해설] ② 부종의 경우 피부가 부드럽게 부풀어 오른다.

12 다음 설명 중 올바르지 않은 것은?

① 중탄산기 결핍 시 얕고 느린 호흡, 부정맥, 경련 등이 나타난다.
② 나트륨 결핍 시 혈압의 상승, 강하고 빠른 맥박 등이 나타난다.
③ 나트륨 과다 시 식욕부진, 오심, 구토 등이 나타난다.
④ 칼륨 결핍 시 피로감, 권태감, 혼돈, 우울 등이 나타난다.
⑤ 칼륨 과다 시 감각장애, 근육경련 등이 나타난다.

[해설] 중탄산(HCO_3) 불균형
• 결핍 시(대사성 산독증) : 빠른 호흡, 심호흡, 지남력 변화 등
• 과다 시(대사성 염기성증) : 얕고 느린 호흡, 테타니, 부정맥, 경련 등

정답 10 ① 11 ② 12 ①

제8장 | 배설관리

필수문제

01 배설에 대한 설명으로 바르지 않은 것은?

① 체내 대사산물인 배설물을 제거하는 것이다.
② 배뇨나 배변을 뜻한다.
③ 생명유지에 중요한 활동이다.
④ 스스로 처리하지 못하면 자존감이 저하된다.
⑤ 대부분 타인의 도움으로 해결하고자 한다.

[해설] 일반적으로 배설물에 대해 불결하다고 생각하기 때문에 최대한 자기 힘으로 해결하고 싶어 한다.

02 정상 성인의 1일 평균 배뇨량은?

① 500~1,000cc
② 1,500~2,000cc
③ 3,000~4,000cc
④ 4,000~5,000cc
⑤ 5,000cc 이상

[해설] 사람의 하루 평균 배뇨량은 1,500~2,000cc 정도이며, 그 성분들을 살펴보면 비타민과 무기질·단백질·효소·호르몬·항체·아미노산 등으로 이루어져 있다.

03 배뇨에 대한 설명으로 틀린 것은?

① 배뇨는 신장, 요관, 방광, 요도의 기능에 의존한다.
② 신장의 기능적 단위인 네프론은 소변을 형성한다.
③ 소변 pH의 정상범위는 4.5~8.0이다.
④ 정상 소변은 엷은 볏짚 색깔이며 약간 암모니아 냄새가 난다.
⑤ 불투명하고 단 냄새가 나거나 혈뇨인 경우 단백질, 백혈구가 나온다.

[해설] ⑤ 불투명하고 단 냄새가 나거나 혈뇨인 경우 적혈구가 나온다.

04 다음 중 24시간 소변수집절차로 옳지 않은 것은?　　　중제유형

① 소변수집 시작시간에 배뇨한 소변부터 모은다.
② 대변으로 오염되지 않도록 배변 전에 배뇨하도록 한다.
③ 수집된 소변은 검사실로 보내기 전까지 냉장보관한다.
④ 화장실에 24시간 요검사물 채뇨중이라는 표시를 달아둔다.
⑤ 검사가 종료되는 24시간째까지의 소변도 검사물에 포함시킨다.

[해설] 첫 번째 배뇨한 소변은 버리고 그 후부터 24시간 동안 소변을 수집한다.

필수문제

05 배뇨장애의 원인으로서 가장 올바른 조합은?

| ㉠ 요실금 | ㉡ 전립선 비대증 |
| ㉢ 만성 방광염 | ㉣ 외분비계 질환 |

① ㉠, ㉡, ㉢　　　　　　　　　② ㉠, ㉢
③ ㉡, ㉣　　　　　　　　　　　④ ㉣
⑤ ㉠, ㉡, ㉢, ㉣

[해설] **배뇨장애의 원인**
• 남성의 경우 : 전립선 비대증, 전립선염, 요도협착, 신경인성 방광, 과민성 방광
• 여성의 경우 : 과민성 방광, 요실금, 만성 방광염, 여성 생식기 질환에 동반된 경우

---

06 단순도뇨법의 목적에 해당하지 않는 것은?

① 무균적으로 소변을 채취하여 검사하는 경우
② 다른 기관의 손상이 우려되는 경우
③ 자연배뇨가 불가능한 경우
④ 세균의 감염을 방지하기 위해
⑤ 방광에 있는 잔뇨의 양을 측정하기 위해

[해설] **단순도뇨법의 목적**
• 방광의 내용물을 비우기 위함
• 무균적으로 소변을 채취하기 위함
• 잔뇨를 측정하기 위함
• 수술 전 방광을 비워 인접 기관의 손상을 방지하기 위함

정답 04 ① 05 ① 06 ④

07 다음 중 도뇨법을 실시하여야 할 경우로 부적절한 것은?

① 진단적 검사를 위해 방광을 비워야 할 때
② 무균적인 검사물을 받을 때
③ 잔뇨량을 검사할 때
④ 수술 후 배뇨곤란이 있을 때
⑤ 당뇨병 환자의 소변을 채취할 때

[해설] 도뇨관이 삽입될 때 요도나 방광이 손상을 줄 수 있기 때문에 당뇨병 환자에게는 부적절하다.

08 단순도뇨방법에 관한 설명으로 틀린 것은?

① 외과적 무균술을 적용한다.
② 대상자에게 통증을 느낄 수 있다고 말해준다.
③ 여성의 경우 카테터를 5~8cm 삽입한다.
④ 남자의 경우 카테터를 21cm 정도 삽입한다.
⑤ 둔부를 들게 하여 방수지를 깔아 준다.

[해설] 도뇨관 삽입 시 정상적인 통증은 없으나 압박감이 있을 수 있다고 설명한다.

필수문제

09 유치도뇨법의 목적과 거리가 먼 것은?

① 장시간 자연배뇨가 불가능할 때
② 시간당 소변량을 측정하기 위해
③ 하복부 수술 시 방광의 팽창을 막기 위해
④ 방광의 내용물을 비우기 위해
⑤ 도뇨관 확장과 지혈시키기 위해

[해설] 유치도뇨법의 목적
• 장시간 자연배뇨가 불가능할 때
• 방광 내를 세척하거나 약물을 주입
• 시간당 소변 배설량을 측정하기 위해
• 하복부 수술 시 방광의 팽창을 막기 위해
• 회음부 수술 대상자의 수술 부위 오염을 방지

10 유치도뇨관의 사용 목적을 모두 고르면?

> ㉠ 시간당 소변량을 측정　　　㉡ 방광세척
> ㉢ 배뇨경로 확보　　　　　　　㉣ 시트나 의복의 오염방지

① ㉠, ㉡, ㉢
② ㉠, ㉢
③ ㉡, ㉣
④ ㉣
⑤ ㉠, ㉡, ㉢, ㉣

[해설] 유치도뇨관 사용 목적
- 장기간 배뇨가 불가능한 경우 계속적인 배뇨를 도움
- 수술환자에 있어 방광의 손상을 막음
- 시간당 소변량을 정확하게 측정
- 계속적 또는 간헐적인 방광세척

11 유치도뇨법의 설명으로 틀린 것은?

① 도뇨관 끝에 윤활제를 바른 다음 삽입한다.
② 도뇨관은 소변이 나오는 시작지점보다 2.5~5cm 더 깊이 넣는다.
③ 소독된 겸자로 요도를 둥글게 닦되 한 번 닦고 버린다.
④ 여자인 경우는 아래에서 위로 닦는다.
⑤ 소변이 잘 배출되도록 배뇨병을 침상에 고정시킨다.

[해설] ④ 여자인 경우는 위에서 아래로 닦는다.

[필수문제]

12 유치도뇨관 사용돕기 시 주의사항으로 틀린 내용은?

① 특별한 지시가 없는 한 수분섭취를 제한한다.
② 소변이 담긴 주머니를 방광 위치보다 높게 두지 않는다.
③ 유치도뇨관을 강제로 제거하면 요도점막에 손상을 입히므로 주의한다.
④ 유치도뇨관을 통해 소변이 제대로 나오는지, 소변량, 색깔을 매 2~3시간마다 확인한다.
⑤ 유치도뇨관을 통한 감염증이 생기기 쉬우므로 감염예방을 위한 관리에 세심한 주의를 기울여야 한다.

[해설] ① 특별한 지시가 없는 한 수분섭취를 권장한다.

[정답] 10 ① 11 ④ 12 ①

13 유치도뇨관 삽입환자의 소변주머니를 방광 위치보다 낮게 유지시키는 이유는?

① 소변의 역류방지
② 도뇨관과 연결관의 꼬임방지
③ 도뇨관과 연결관의 개방성 유지
④ 도뇨관과 풍선의 파열방지
⑤ 도뇨관과 연결관의 감염방지

해설 유치도뇨관 삽입환자의 소변주머니를 방광 위치보다 낮게 유지시키는 이유는 소변의 역류에 의한 신장감염을 방지하기 위한 것이다.

14 수술 전 유치도뇨관 삽입이 필요 없는 환자는?

① 국소마취를 하는 백내장 수술환자
② 전신마취를 하는 위장 수술환자
③ 다량의 수액공급을 계속 받아야 하는 정형외과 환자
④ 방광이 비워져야 하는 수술환자
⑤ 뇌수술환자

해설 ① 국소마취 시에는 유치도뇨관 삽입이 필요 없다.

15 유치도뇨관을 삽입하고 있는 환자의 소변배양검사를 할 때 소변을 채취하는 방법 중 가장 옳은 것은?

① 도뇨관을 소독솜으로 닦고 멸균 주사바늘을 도뇨관에 삽입하여 소변을 채취한다.
② 소변주머니에 고여 있는 소변을 멸균적으로 검사용기에 따라서 채취한다.
③ 도뇨관과 소변주머니를 분리하여 도뇨관 내에 고여 있는 소변을 검사용기에 따라서 채취한다.
④ 유치도뇨관을 제거하고 다시 도뇨하여 소변을 채취한다.
⑤ 주사기로 하복부의 복벽을 천자하여 직접 방광 안의 소변을 채취한다.

해설 ②, ③ 소변주머니와 도뇨관 내에 고여 있는 소변은 오염된 소변으로 간주한다.
④ 유치도뇨관을 제거, 도뇨관을 재삽입하여 검체하는 것은 요도의 손상과 감염의 가능성을 증가시킨다.
⑤ 하복부천자를 통한 검체는 다른 장기의 손상과 심한 통증을 유발한다.

필수문제

16 치매환자가 있는 가정을 방문했을 때 '배설양상 변화'에 대한 문제를 가족과 논의할 경우 가족에게 도움이 될 수 있는 교육내용으로 틀린 것은?

① 화장실과 가까운 곳에 대상자의 방을 둔다.
② 실금을 하였을 때 수용한다.
③ 일정시간 간격으로 화장실을 데리고 간다.
④ 배뇨횟수를 줄이기 위해서 수분 섭취를 제한한다.
⑤ 잠자기 전에는 항상 음료수를 마시게 한다.

[해설] 치매환자의 배설관리
- 용변이 용이한 의복을 입히고, 화장실과 가까운 곳에 대상자의 방을 둔다.
- 화장실의 위치를 정확히 설명하여 사용이 용이하도록 한다.
- 잠자기 전에는 음료수를 마시지 않도록 하며, 침대 옆에 간이 변기를 준비해 둔다.
- 배뇨횟수를 줄이기 위해서 수분 섭취를 제한하고, 환자의 실수에 화내지 않고 수용한다.

17 요의가 있을 때 배뇨하기 힘들어하는 환자의 자연배뇨를 돕는 방법이 아닌 것은?

① 따뜻한 물에 두 손을 담그게 한다.
② 방광이 충분히 찰 때까지 참도록 한다.
③ 물 흐르는 소리를 들려준다.
④ 회음부에 따뜻한 물을 흘려 준다.
⑤ 따뜻한 물속에 앉게 해준다.

[해설] ② 소변을 참지 말고 자연스럽게 보도록 한다.

필수문제

18 설사에 대한 설명 중 맞지 않은 것은 어느 것인가?

① 설사는 장관 내로 수분과 전해질의 과도한 분비가 일어날 때 일어난다.
② 갈증, 영양부족, 피로감, 전신권태 및 복통의 증상이 있다.
③ 수액요법, 전해질 균형을 유지시켜 주어야 한다.
④ 지방이나 섬유질이 많은 음식을 따뜻하게 해서 준다.
⑤ 비감염성 설사의 원인인 폭음, 폭식, 알코올 과음 등을 주의한다.

[해설] ④ 지방과 섬유질이 적은 소량의 음식을 따뜻하게 해서 준다.

[정답] 16 ⑤　17 ②　18 ④

19 심한 설사를 하는 어린아이에게 올바른 처치내용은?

① 단백질, 무기질공급
② 철분, 열량공급
③ 수분, 전해질 공급
④ 단백질, 전해질공급
⑤ 수분, 지방

해설 설사를 하면 체내의 수분을 급속도로 잃게 되므로 수분과 전해질을 충분히 공급해야 탈수를 예방할 수 있다.

20 다음 중 변비의 원인이 아닌 것은? 〈출제유형〉

① 섬유질 섭취과다
② 불규칙한 식사
③ 강한 정서반응
④ 항문질환이 있는 경우
⑤ 약물 복용이 있을 때

해설 변비의 원인

기능성 변비	• 섬유질 및 수분의 섭취부족 • 불규칙한 식사 • 운동부족 • 식사의 변화 • 임신	• 체중조절 등을 목적으로 한 식사량의 감소 • 배변욕구의 억제 • 주변환경의 갑작스러운 변화 • 장거리 여행
기질적 변비	• 대장의 폐쇄 유발 질환 : 대장암, 대장염, 선천성 거대결장, 대장게실 등 • 항문질환 : 치핵, 치루, 치열, 탈항 등 • 대사 및 내분비 장애 : 당뇨, 갑상선 기능저하, 요독증, 납중독 등 • 신경조직 장애 : 척추종양, 척추손상, 자율신경질환, 뇌종양 등 • 복부 수술 후 장애 • 약물 복용 : 항우울제, 진정제, 항고혈압제, 이뇨제, 철분제, 칼슘제, 제산제 등	

21 변비의 치료 및 예방을 위한 조치 중 올바르지 않은 것은?

① 익숙한 환경에서 매일 같은 시간에 대변을 본다.
② 배변은 가능한 한 단시간에 끝내지 않도록 한다.
③ 매일 규칙적으로 유산소운동과 윗몸 일으키기 등 복근강화운동을 한다.
④ 충분한 수분 섭취를 하도록 한다.
⑤ 매일 목욕이나 좌욕을 한다.

해설 ② 지나치게 오래 앉아 있는 경우 항문의 울혈을 초래하는 경우가 있기 때문에 배변은 가능한 한 단시간에 끝낸다.

22 정체관장의 목적은?

① 용액이 여러 시간 장 내에 머물러 있도록 하기 위해
② 연동운동을 자극시키기 위해
③ 외과수술을 하기 위해
④ 변비를 예방하기 위해
⑤ 화장실에 혼자 갈 수 없는 환자를 위해

[해설] 관장
- 정체관장(Retention Enema) : 여러 가지 이유로 장시간 동안 장 내에 머무르게 하는 것이다.
- 기름-정체관장(Oil-Retention Enema) : 대변과 장의 점막을 미끄럽게 해서 배변을 쉽게 만든다.
- 구풍관장(Carminative Enema) : 직장으로부터 방귀를 방출하는 것을 돕고, 가스팽창을 경감시킨다.
- 투약관장(Medicated Enema) : 약물치료제를 사용하는 관장을 말한다.
- 구충관장(Anthelmintic Enema) : 장의 기생충을 죽이기 위해 실시한다.
- 영양관장(Nutritive Enema) : 액체와 영양분을 주입할 목적으로 실시한다.

필수문제

23 관장에 대한 설명 중 올바르지 않은 것은?

① 관장의 적절한 체위는 심스 체위로 한다.
② 정체관장은 수분공급, 투약 시 할 수 있다.
③ 구풍관장은 장내 가스를 제거하는 목적으로 시행한다.
④ 투약관장은 장의 기생충을 죽이기 위해 실시한다.
⑤ 직장 튜브 끝 7~10cm에 윤활제를 바른다.

[해설] 투약관장은 약물치료제를 사용하는 관장이며, 장의 기생충을 죽이기 위한 관장은 구충관장이다.

24 배출관장에 대한 설명으로 틀린 것은?

① 관장용액으로 물, 생리식염수, 비눗물을 사용할 수 있다.
② 관장 실시 후 5~15분 정도 용액을 장내에 보유하도록 한다.
③ 관장용액의 높이는 직장으로부터 약 30~45cm 정도로 조절한다.
④ 관장튜브를 배꼽을 향해 항문 내에 약 20cm가량 삽입한다.
⑤ 영아의 관장튜브 삽입길이는 2.5~3.75cm이다.

[해설] 관장튜브의 삽입길이는 배꼽을 향한 일직선으로 10cm 정도 넣는다.

정답 22 ① 23 ④ 24 ④

25 관장용액을 주입하는 동안 대상자가 심한 복통을 호소하였다. 이때 적절한 조치는?

① 용액을 더 빨리 주입하고 끝낸다.
② 심호흡을 하게 하며 용액을 더 천천히 주입한다.
③ 대상자에게 둔부를 약간 움직이게 한다.
④ 일단 관장용액주입을 멈춘다.
⑤ 복부 마사지를 하며 계속 용액을 주입한다.

[해설] 대상자가 심한 통증을 호소하면 약 30초 정도 용액주입을 멈춘 후 다시 서서히 주입한다.

26 배변을 촉진시키기 위해 직장좌약을 사용할 경우에 지켜야 할 사항은? [출제유형]

㉠ 직장 벽에 닿도록 투여한다.
㉡ 삽입 전에 좌약을 따뜻하게 해서 투여한다.
㉢ 좌약에 윤활제를 발라 삽입한다.
㉣ 투여 즉시 화장실로 간다.

① ㉠, ㉡, ㉢
② ㉠, ㉢
③ ㉡, ㉣
④ ㉣
⑤ ㉠, ㉡, ㉢, ㉣

[해설] ㉡ 좌약은 사용하기 전 냉장고에 보관되어야 한다.
㉣ 좌약 삽입 후 보통 15~20분 정도 참고 배변 욕구를 억제하도록 한다.

제9장 | 투약관리

01 투약 시 기본원칙에 해당되지 않는 것은?

① 정확한 약물
② 정확한 투여경로
③ 정확한 용량
④ 정확한 날짜
⑤ 정확한 대상자

[해설] 투약의 5가지 원칙(5 Right)
- 정확한 약물(Right Drug)
- 정확한 용량(Right Dose)
- 정확한 시간(Right Time)
- 정확한 대상자(Right Client)
- 정확한 투여경로(Right Route)

02 투약의 기본지침으로 틀린 것은?

① 분량, 횟수, 시간, 복용방법에 대해 알아야 한다.
② 무슨 약인지 구분할 수 없는 것은 버린다.
③ 처방이 분명치 않거나 의문이 있으면 다시 확인한다.
④ 효과를 높이기 위해 한두 가지 이상의 약을 섞어 준다.
⑤ 투약을 할 수 없을 때에는 지도의사에게 보고하고 지시를 받도록 하며 기록한다.

[해설] ④ 특별한 지시가 없는 한두 가지 이상의 약을 섞어 주지 않는다.

정답 01 ④ 02 ④

03 다음 투약의 지침 중 옳은 것은?

① 헤파린은 피하주사 후에 마사지한다.
② 모르핀은 투여하기 전에 맥박을 측정한다.
③ 강심제는 투여 전에 호흡을 측정한다.
④ 인슐린은 주사부위를 바꿔가면서 피하주사한다.
⑤ 투약 시 대상자의 이름은 그리 중요하지 않다.

> 해설 ④ 인슐린은 조직손상의 최소화와 불편감을 없애기 위해 피하 부위를 바꾸면서 놓는다.
> ① 헤파린은 피하주사 후에 마사지하지 않는다.
> ② 모르핀은 투여하기 전에 호흡을 측정한다(과다투여 시 호흡마비 증상을 일으킬 수 있으므로).
> ③ 강심제는 투여 전에 맥박을 측정한다(60회/분 이하일 경우 투약금지).
> ⑤ 투약 전에 분명히 대상자의 이름을 확인한다.

04 잘못된 투약을 예방하기 위한 내용으로 옳지 않은 것은?

① 투약 전 대상자의 과거력 문진
② 대상자 가족력의 사전조사
③ 약품설명서에 기재된 부작용에 대한 사전 확인
④ 사전 피부반응검사 실시
⑤ 약물에 대한 환자의 선호도 조사

> 해설 잘못된 투약을 예방하기 위해서는 ①·②·③·④ 외에 투약준비, 투약절차 등이 올바른지 확인해야 한다.

05 잘못된 투약을 예방하기 위해 고려해야 할 사항으로 옳지 않은 것은? 〔출제유형〕

① 약물사용에 대한 과거력을 확인한다.
② 주사약제는 무균술을 적용하여 투여한다.
③ 의사의 처방내용이 의심될 때 처방내용을 확인하기 전에는 투여하지 않는다.
④ 약 복용하는 것을 잊어버리고 두 번 걸렀을 때에는 다음 회에 3회분을 한꺼번에 복용시킨다.
⑤ 과민반응을 일으킬 수 있는 주사약물을 투여할 때에는 반드시 피부반응검사를 해야 한다.

> 해설 ④ 다량의 약물을 복용하면 약물의 용량이 초과되어 독성과 부작용을 일으키기 쉬우므로 절대로 한꺼번에 복용해서는 안 된다.

06 투약처방에 사용되는 약어 중 '식전'에 속하는 것은?
① prn
② stat
③ ac
④ hs
⑤ bid

해설
① 필요시마다
② 즉 시
④ 취침시간
⑤ 하루에 두 번

07 투약과 관련된 용어 중 옳지 않은 것은?
① IM – 근육 내
② IV – 정맥 내
③ tid – 하루에 두 번
④ po – 경구
⑤ qh – 매시간

해설 ③ tid – 하루에 세 번

08 투약에 관한 용어가 순서대로 맞는 것은?

㉠ qid
㉡ ac
㉢ hs

가. 하루 두 번	나. 하루 네 번
다. 취침시간	라. 식사 전
마. 필요시마다	바. 식사 후

① ㉠ – 가, ㉡ – 라, ㉢ – 다
② ㉠ – 가, ㉡ – 다, ㉢ – 마
③ ㉠ – 나, ㉡ – 라, ㉢ – 다
④ ㉠ – 나, ㉡ – 라, ㉢ – 마
⑤ ㉠ – 나, ㉡ – 바, ㉢ – 다

해설
• qid : 하루 네 번
• ac : 식사 전(Before Meals)
• hs : 취침시간

정답 06 ③ 07 ③ 08 ③

필수문제

09 투약처방에 대한 설명으로 옳지 않은 것은?

① 투약처방의 기본요소는 대상자의 성명, 처방일시, 약물명, 약용량, 투여경로, 투여시간 및 투여횟수, 서명 등이다.
② 즉시 시행 처방은 처방이 내려진 즉시 투여하되 상황에 따라 투여되는 처방이다.
③ 일회처방은 특정한 시간에 한 번 투여되는 처방이다
④ 정규처방은 약물의 투여를 중단하라는 처방이 서면으로 내려질 때까지 계속 수행하거나 정해진 날짜까지 수행하는 것이다.
⑤ 필요시 처방은 실무자의 판단에 대상자에게 필요하다고 생각되는 경우에 투약할 수 있게 하는 처방이다.

[해설] ② 즉시 시행 처방은 처방이 내려진 즉시 투여하되 단 1회에 한해서만 투여되는 처방이다.

10 투약 시 관찰내용으로 옳은 것은? [출제유형]

㉠ 항생제의 투약시간이 되어 환자가 수면 중인 경우 투약을 임시 보류한다.
㉡ 항생제 투약 시 주사 전에 피부반응 검사하여 이상이 없는지 확인한다.
㉢ 환자에게 약물을 건네준 후 환자가 원하는 때에 복용하도록 한다.
㉣ 데메롤은 호흡을 억제시키므로 투여 전 호흡수를 확인한다.

① ㉠, ㉡, ㉢
② ㉠, ㉢
③ ㉡, ㉣
④ ㉣
⑤ ㉠, ㉡, ㉢, ㉣

[해설] ㉠, ㉢ 항생제나 약물은 투약시간을 정확히 지켜야 한다.

필수문제

11 경구투약 시 지켜야 할 주의사항은?

㉠ 정확한 약, 용법, 시간, 방법, 환자 등을 말한다.
㉡ 유제는 마시게 한 후 짙은 차 또는 설탕물을 준다.
㉢ 약장에서 꺼내어 준비할 때는 반드시 유효일자를 확인한다.
㉣ 액체 약제인 경우 남은 것은 다시 넣어 둔다.

① ㉠, ㉡, ㉢
② ㉠, ㉢
③ ㉡, ㉣
④ ㉣
⑤ ㉠, ㉡, ㉢, ㉣

[해설] ㉡ 유제를 먹인 후 뜨거운 차를 마시게 하거나 차게 해서 먹인다.
㉣ 액체 약제인 경우 병을 옮겨 담아서는 안 된다.

12 경구투약을 할 때 지켜야 할 지침이 아닌 것은?

① 약카드와 약병의 표시를 3번 확인한다.
② 액체약의 용량은 액량기를 눈의 높이에 들고 측정한다.
③ 환자가 약을 삼키는 것을 확인한다.
④ 자극성 약이나 치아가 착색될 염려가 있는 약은 빨대를 사용하도록 한다.
⑤ 시럽 투약 후 바로 음료를 주어야 한다.

[해설] ⑤ 시럽 투약 후 바로 음료를 주지 않는다(시럽은 구강 점막에 국소적 효과를 지님).

13 경구투약 시 지켜야 할 사항을 모두 고르면? 〔출제유형〕

> ㉠ 특별한 지시가 없으면 두 가지 이상의 물약과 함께 섞어주지 않는다.
> ㉡ 경구투약 전 대상자의 의식수준, 연하반사 유무 사정을 한다.
> ㉢ 투약처방 내용이 불분명한 경우는 확인하고 투여한다.
> ㉣ 대상자가 침상을 비운 경우, 나중에 복용하도록 침상 옆 탁자에 놓고 나온다.

① ㉠, ㉡, ㉢　　　　　　　　　② ㉠, ㉢
③ ㉡, ㉣　　　　　　　　　　　④ ㉣
⑤ ㉠, ㉡, ㉢, ㉣

[해설] **경구투약 시 지침**
- 의문이 가는 처방은 질문을 한다.
- 투여약과 대상자에 대하여 알아야 한다.
- 투여약이 대상자에게 적합한지 알아야 한다.
- 마약과 수면제는 이중잠금장치가 된 약장에 보관한다.
- 라벨이 분명한 용기의 약물만 사용한다.
- 액성 약물이 변질되었으면 약국에 반납한다.
- 투약 전에 분명히 대상자의 이름을 확인한다.
- 투여약물(Nitroglycerin, Cough Syrup 등은 제외)은 대상자의 침상에 두고 나와서는 안 된다.
- 투여약물이 대상자의 투여경로상태에 적합한가를 알아야 한다.
- 항지혈제, 인슐린 및 특별한 정맥 주입용 약물은 용량 확인을 다른 간호사에게 재확인한 후에 투여한다.
- 수술 전 투약은 중단되고 수술 후 새로운 처방에 의해 투약한다.
- 투약하지 못한 경우에는 그 이유와 사실을 기록한다.
- 투약과오가 발생하면 즉시 책임간호사에게 보고한다.

14 다음 중 경구투약의 단점과 거리가 먼 것은?

① 신체조직을 파괴한다.
② 맛이 나쁘고 치아에 영향을 미친다.
③ 위를 자극하여 구토, 오심을 유발한다.
④ 장내에서 흡수된 양을 측정할 수 없다.
⑤ 제한된 조건의 환자에게만 적용이 가능하다.

[해설] 경구투약의 장점은 신체조직을 파괴하지 않고 안전하다는 데 있다.

필수문제

15 비경구투약의 장점으로 맞는 것은?

① 약물효과가 빠르다.
② 투약과정이 비교적 간단하다.
③ 안전한 방법이다.
④ 비교적 경제적이다.
⑤ 사용방법이 편리하다.

[해설] ②, ③, ④, ⑤ 경구투약의 장점에 해당한다.

16 비경구투약의 단점이 아닌 것은?

① 에러가 나면 교정이 어렵다.
② 투약과정이 복잡하다.
③ 조직손상의 가능성이 있다.
④ 주사로 인한 통증과 불안을 느낀다.
⑤ 흡수된 약의 용량을 비교적 정확하게 측정할 수 없다.

[해설] ⑤ 흡수된 약의 용량을 비교적 정확하게 측정할 수 있다는 장점이 있다.

17 투약사고를 예방하기 위한 방법으로 틀린 것은?

① 가능한 한 서면처방보다는 구두처방을 받아서 투여한다.
② 약품사용 설명서의 주의사항을 잘 이해하고 투여한다.
③ 약물투여 시 약, 대상자, 용량, 경로, 시간을 정확히 확인하고 투여한다.
④ 투약의 다섯 가지 기본원칙을 지킨다.
⑤ 약품의 투여에 있어서 부작용을 예견할 수 있는 검사방법이 없는 경우에는 문진을 통해 과거의 부작용 여부를 확인한다.

[해설] 투약사고의 예방을 위한 방법
- 의사의 투약처방을 정확하게 확인 한다 : 투약지시는 의사의 서면처방이나 전산처방(전자기록 시)을 원칙으로 하며 응급 시 구두 및 전화처방은 의사의 이름과 처방을 정확히 확인 후 실시하며 빠른 시간 내에 서면 혹은 전산처방을 받는다.
- 비판적 사고를 생활화 한다 : 약의 작용기 전, 용량, 투여경로, 부작용 등을 알고 상황에 맞게 투여한다. 그리고 투약처방에 대해 의심이 들 때는 바로 확인하는 습관을 갖도록 한다.
- 투약의 다섯 가지 기본원칙을 지킨다 : 올바른 환자, 약, 경로, 시간, 용량을 확인하고 투여해야 한다. 단지 머릿속에서 외우는 것이 아니라 투약을 수행하는 가운데 올바로 실행해야 하는 중요한 사항이다.
- 약물과 관련된 지식에 대해 충분히 숙지 한다 : 약물에 대한 사용법, 부작용, 금기, 안정성, 적합성, 주의사항 등

18 주사바늘의 삽입 각도에 대한 설명으로 올바른 것은?

| ㉠ 피내주사 15° | ㉡ 정맥주사 30° |
| ㉢ 피하주사 45° | ㉣ 근육주사 60° |

① ㉠, ㉡, ㉢
② ㉠, ㉢
③ ㉡, ㉣
④ ㉣
⑤ ㉠, ㉡, ㉢, ㉣

[해설] ㉣ 근육주사 90°

19 피내주사에 관한 내용으로 옳지 않은 것은?

① 질병예방 및 진단목적이다.
② 약물흡수를 위해 마사지한다.
③ 15° 각도로 주사한다.
④ 주사약은 천천히 주입한다.
⑤ 앞팔에 주사한다.

해설 피내주사는 주로 투베르쿨린 반응검사나 예방접종 시 또는 약물에 대한 과민반응이 있는지 알기 위한 피부 반응 검사를 위해 사용되며, 약물의 흡수를 위해 마사지를 해서는 안 된다.

20 피내주사에 대한 설명으로서 올바르지 않은 것은?

① 투베르쿨린 반응검사나 예방접종 시 사용된다.
② 약물에 대한 과민반응 확인을 위한 피부반응 검사 시 사용된다.
③ 보통 15분 후에 반응을 관찰한다.
④ 피부층 사이에 삽입할 때 수포가 형성되어서는 안 된다.
⑤ 주사 바늘을 신속히 빼내고 마사지를 하지 않는다.

해설 주사기를 15° 각도로 피부층 사이에 삽입하여 수포가 형성될 때까지 주입한다.

21 피하주사에 대한 설명으로 옳은 것은?

> ㉠ 자주 사용되는 부위는 윗팔과 넓적다리 전면, 하복부, 어깨뼈 하부이다.
> ㉡ 2인치 주사바늘을 사용할 때는 90°로 주입한다.
> ㉢ 주사부위의 출혈이 있으면 몇 분간 눌러주어 멍들지 않게 한다.
> ㉣ 피하주사는 3~5cc 정도의 약물이 적당하다.

① ㉠, ㉡, ㉢
② ㉠, ㉢
③ ㉡, ㉣
④ ㉣
⑤ ㉠, ㉡, ㉢, ㉣

해설 **피하주사**
  • 바늘길이 5/8″는 45°, 1/2″는 90°로 주사한다.
  • 피하조직의 1/2 길이만큼 90°로 주사한다.
  • 피하주사는 일반적으로 2mL 이하의 약물이 사용된다.
  • 헤파린과 인슐린은 마사지하지 않는다.

필수문제

22 피하주사에 대한 설명 중 틀린 것은?

① 주사 가운데 가장 많이 사용하는 방법이다.
② 흡수된 약물의 양을 예측할 수 있다.
③ 피하의 모세혈관에서 흡수되어 그대로 정맥으로 들어가므로 작용이 빠르다.
④ 근육주사보다 흡수가 빠르다.
⑤ 내관을 뒤로 잡아당겨 본 후 약물 주입한다.

[해설] ④ 근육주사보다는 흡수가 느리지만 약물이 조직 속으로 완전하게 흡수된다.

23 인슐린 주사 시 주의사항이나 효과가 아닌 것은?

① 근육에 주사한다.
② 인슐린 주사 후 문지르지 말아야 한다.
③ 신경분포가 많지 않은 곳에 한다.
④ 주사 후 사우나는 삼가야 한다.
⑤ 속효성 인슐린은 손바닥으로 굴려서 사용한다.

[해설] 근육주사는 피하주사보다 흡수 속도가 빠르다. 따라서 인슐린 주사를 놓을 때는 근육에 들어가지 않도록 피부를 약 5cm 두께가 되도록 잡고 주사바늘을 45~95° 각도로 조정해 피하지방에 주사한다.

24 다음 주사에 대한 설명 중 틀린 것은?

① 헤파린 주사는 주사바늘을 뺀 후에도 마사지를 하지 않도록 한다.
② 인슐린 주사는 복부나 넓적다리 전면을 주사 부위로 한다.
③ 근육주사는 피하주사보다 흡수가 빠르다.
④ 피하주사는 근육주사보다 신경과 혈관 손상의 위험성이 높다.
⑤ 근육주사는 경구투여 불가능한 환자나 금식환자, 무의식 환자의 약물을 투여하기 위함이다.

[해설] ④ 근육주사는 피하주사보다 흡수가 빠르나 신경과 혈관 손상의 위험성이 높다.

필수문제

25 근육주사 시 가장 많이 사용되는 볼기부위(둔부)는?

① 큰볼기근(대둔근)　　② 중간볼기근
③ 작은볼기근　　　　　④ 궁둥구멍
⑤ 바깥볼기근

[해설] 큰볼기근(대둔근)은 볼기 가장 표면의 사각형의 두꺼운 근육으로 근육주사 시 가장 많이 사용되는 부위이다.

필수문제

26 근육주사 부위로서 올바르게 묶인 것은?

| ㉠ 넙다리곧은근 | ㉡ 바깥쪽넓은근 |
| ㉢ 어깨세모근 | ㉣ 볼기부 측면 |

① ㉠, ㉡, ㉢　　　　② ㉠, ㉢
③ ㉡, ㉣　　　　　　④ ㉣
⑤ ㉠, ㉡, ㉢, ㉣

[해설] 근육주사는 볼기부의 좌골신경을 피한 부위에 주사하는 것이 좋다.

27 근육주사에 대한 설명으로서 올바르지 않은 것은?　　**출제유형**

① 근육주사 부위에 주사기를 90°로 삽입하여 약물을 천천히 주입한다.
② 바깥쪽넓은근 부위는 근육주사 부위로 권장된다.
③ Z자형 근육주사법은 미량의 공기를 주입한다.
④ Z자형 근육주사법은 피부나 피하조직에 자극을 주지 않는다.
⑤ 공기폐쇄(Air-Lock) 방법은 약물 주입 후 주사침 내에 남아있는 약물을 주입하게 하기 위함이다.

[해설] ③ Z근육주사법의 목적은 피하조직과 피부조직에 심한 손상을 주는 약물을 근육주사하기 위해 사용한다.
Air-Lock(공기폐쇄) 방법의 목적
 • 근육주사 시 0.2mL의 공기를 더 재어 공기가 약물 주입 후 주사침 내에 남아있는 약물을 주입하게 하기 위함
 • 약물이 주사바늘 자국으로 역류되지 못하게 하기 위함

28 근육주사의 통증으로 줄이기 위한 방법으로 옳지 않은 것은?

① 약물을 뽑은 주사기 침은 새것으로 교환한다.
② 약물은 가능한 한 서서히 주입한다.
③ 주사침은 빨리 찌르고 빠르게 뽑는다.
④ 주사부위는 살짝 때려 근육이 수축한 상태에서 주사한다.
⑤ 주사부위는 충분히 문질러 준다.

해설 근육주사
엉덩이(둔부)의 엉덩이 바깥부분(외둔근)으로 좌골신경을 건드리지 않도록 근육이 두꺼운 일정한 부위에 주사한다. 주사바늘은 굵고 긴 것을 택하여 주사기를 연필 쥐듯이 하고 바늘은 수직으로 빠르게 깊이 꽂고 혈액의 역류여부를 확인한 다음 주입한다.

필수문제 1

29 정맥주사 부위로서 올바른 것은?

| ㉠ Digital Vein | ㉡ Cephalic Vein |
| ㉢ Basilic Vein | ㉣ Median Vein |

① ㉠, ㉡, ㉢   ② ㉠, ㉢
③ ㉡, ㉣   ④ ㉣
⑤ ㉠, ㉡, ㉢, ㉣

해설 정맥주사 부위
• 손가락정맥(Digital Vein)   • 중수정맥(Metacarpal Vein)
• 요측피정맥(Cephalic Vein) • 척측피정맥(Basilic Vein)
• 정중정맥(Median Vein)

30 정맥주사 시 주입속도에 영향을 미치는 요인에 해당하지 않는 것은?

① 수액튜브의 위치   ② 수액튜브의 개방성
③ 수액 누출 가능성   ④ 위팔의 위치
⑤ 수액병 높이

해설 주입속도에 영향을 미치는 요인
• 정맥주입하는 앞팔의 위치변환
• 수액튜브의 개방성과 위치
• 수액병의 높이(심장보다 50cm 높이)
• 침윤 또는 수액 누출 가능성

정답 28 ④ 29 ⑤ 30 ④

31 정맥주사의 장점이 아닌 것은?

① 약물을 즉각적으로 투여하여 최대한 효과를 얻는다.
② 수분과 전해질, 영양공급 및 균형유지에 유용하다.
③ 다른 투여방법이 대상자의 조직에 심한 자극을 줄 때 사용가능하다.
④ 약물을 농축하여 투여할 때 적합하다.
⑤ 많은 용량의 약물을 투여할 때 적합하다.

해설   ④ 정맥주사는 약물을 희석하여 주입할 때 적합하다.

32 정맥주사의 부작용으로서 올바르게 나열한 것은?

| ㉠ 정맥염 | ㉡ 조직 침윤 |
| ㉢ 패혈증 | ㉣ 알레르기 |

① ㉠, ㉡, ㉢
② ㉠, ㉢
③ ㉡, ㉣
④ ㉣
⑤ ㉠, ㉡, ㉢, ㉣

해설   정맥주사의 부작용
조직 침윤, 패혈증, 정맥염, 혈전증, 색전증, 급속한 쇼크, 체액과부담, 알레르기 등

33 수혈의 목적과 가장 관련이 없는 내용은?

① 순환혈액량을 감소시키기 위함이다.
② 수술, 외상 또는 심한 출혈에 따르는 쇼크를 예방하기 위함이다.
③ 혈액의 산소운반 능력을 증강시키기 위함이다.
④ 혈우병을 가진 환자에게 혈장응고 요소를 보충하기 위함이다.
⑤ 혈액 내 결핍성분을 보충하기 위함이다.

해설   **수혈의 목적**
- 순환혈액량을 보충하기 위함
- 혈액의 산소운반 능력을 증강시키기 위함
- 혈액응고 인자를 보충하기 위함
- 혈액의 결핍성분을 보충하기 위함

34 수혈 시 유의 사항이 아닌 것은?

① 혈액형 확인과 혈액병 라벨 확인
② 수혈주사부위 관찰
③ 수혈 시 부작용 관찰
④ 혈액 주입속도는 분당 60방울
⑤ 주사부위를 자주 관찰하여 침윤, 혈액유출 방지

[해설] 대상자의 혈액을 확인하고, 수혈 시작 후 첫 15분간은 분당 20방울로 떨어지는 속도를 조절한다.

35 부적합한 혈액형을 수혈할 경우 나타날 수 있는 부작용은?

① 발열성 반응　　　　　② 용혈성 반응
③ 알레르기 반응　　　　④ 정맥염
⑤ 침 윤

[해설] 부적합한 혈액형을 수혈할 경우 나타날 수 있는 부작용은 용혈성 반응이다. 즉, 용혈자의 혈액형과 수혈자의 혈액형이 서로 다른 것이 만났을 때 나타나는 부작용이다. 수혈의 부작용으로는 용혈성, 발열성, 알레르기성, 순환과 부담 등이 있다.

36 수혈 시 급성부작용으로 올바른 것은? 　　　　[출제유형]

| ㉠ 발열성 반응 | ㉡ 용혈성 반응 |
| ㉢ 두드러기 반응 | ㉣ 세균감염 |

① ㉠, ㉡, ㉢　　　　　② ㉠, ㉢
③ ㉡, ㉣　　　　　　　④ ㉣
⑤ ㉠, ㉡, ㉢, ㉣

[해설] ㉣ 세균감염은 비면역학적 지연성 수혈부작용이다.
수혈 시 급성부작용
두드러기 반응, 용혈성 반응, 발열성 반응, 순환부하, 저혈압 반응, 공기색전증, 신부전 반응, 혈관염 등

[정답] 34 ④　35 ②　36 ①

필수문제

37 다음은 환자가 섭취한 수분량이다. 수분 섭취량은 모두 얼마인가?

> • 오렌지 주스 5oz
> • 미음 1.5pint
> • 우유 1quart

① 700mL
② 1,250mL
③ 1,800mL
④ 1,900mL
⑤ 2,650mL

[해설] 1oz : 30mL, 1pint : 500mL, 1quart : 1,000mL
∴ 수분 섭취량 = (5 × 30mL) + (1.5 × 500mL) + (1 × 1,000mL) = 1,900mL

필수문제

38 Demerol 100mg을 체중이 15kg인 소아에게 줄 때 소아 약용량은?

① 10mg
② 22.5mg
③ 25mg
④ 40.5mg
⑤ 45mg

[해설] 소아 약용량 = $\dfrac{1.5 \times \text{소아체중}}{100} \times \text{성인용량} = \dfrac{1.5 \times 15}{100} \times 100\text{mg} = 22.5\text{mg}$

39 소아의 신장이 60cm, 체중이 15kg일 때 체표면적은 0.5m³이다. 성인 1회 용량이 200mg일 때 소아 약용량은? (단, 성인의 평균 체표면적은 1.7m³이다) **출제유형**

① 55.34mg
② 56.52mg
③ 57.56mg
④ 58.82mg
⑤ 59.84mg

[해설] 소아 약용량 = $\dfrac{1.5 \times \text{소아체중}}{100} \times \text{성인용량} = \dfrac{1.5 \times \text{소아체중}}{100} \times 200\text{mg} = 58.82\text{mg}$

정답 37 ④ 38 ② 39 ④

40 1,500mL를 6시간 안에 주입하려면 시간당 몇 mL를 주어야 하는가?

① 150mL/시간
② 180mL/시간
③ 200mL/시간
④ 250mL/시간
⑤ 300mL/시간

해설) 시간당 주입량 = $\dfrac{1,500}{6}$ = 250mL/시간

41 6시간 내에 1,500mL의 용액을 주입하려고 한다. Drip Factor가 12라면 분당 방울수는 얼마인가?

출제유형

① 12방울/분
② 15방울/분
③ 30방울/분
④ 50방울/분
⑤ 100방울/분

해설) 분당 방울 수 = $\dfrac{\text{전체주입량} \times \text{방울수}}{\text{총주입시간(분)}}$ = $\dfrac{1,500 \times 12}{360(\text{분})}$ = 50방울/분

정답 40 ④ 41 ④

제10장 응급수술관리

필수문제

01 전신마취 환자에게 가장 중요한 것은?

① 수 혈 ② 수액공급
③ 체위변경 ④ 기도유지
⑤ 호흡흥분제 투여

[해설] 전신마취 환자는 스스로 기도를 확보하고 유지하는 능력이 없으므로 기도유지가 중요하다.

02 수술 전 피부준비(Skin Preparation)를 위한 삭모 시 면도날의 방향은?

① 모발과 같은 방향 ② 모발과 반대 방향
③ 모발에 45° 방향 ④ 모발에 15° 방향
⑤ 어느 방향이든 상관없음

[해설] 삭모 시 솜털까지 완전히 제거하고 면도날 방향은 모발과 같은 방향으로 한다.

필수문제

03 전신마취 수술 후의 조치로 옳지 않은 것은?

① 활력증후를 계속 측정한다. ② 금식 상태를 유지한다.
③ 움직임을 최소화한다. ④ 의식 상태를 자주 확인한다.
⑤ 심호흡과 체위변경을 실시한다.

[해설] 움직임을 최소화하기보다는 걸을 수 있는 환자들은 조기이상을 하도록 격려하여 폐나 심장에 빠른 치유를 할 수 있도록 도와준다.

01 ④ 02 ① 03 ③ [정답]

04 전신마취로 수술한 환자의 호흡기 합병증예방을 위한 조치로 옳은 것은?

㉠ 기 침	㉡ 조기이상
㉢ 심호흡	㉣ 절대안정

① ㉠, ㉡, ㉢ ② ㉠, ㉢
③ ㉡, ㉣ ④ ㉣
⑤ ㉠, ㉡, ㉢, ㉣

해설 체위변경, 기침, 심호흡 등은 양손이나 베개로 수술부위를 잘 지지한 후 시행한다.

필수문제

05 상복부 수술환자의 호흡기 합병증을 예방하기 위한 방법은?

① 영양공급과 수분섭취를 권장한다.
② 신체청결 및 배설촉진을 권장한다.
③ 심호흡, 기침, 체위변경을 권장한다.
④ 하지운동을 권장한다.
⑤ 수술부위를 청결히 하도록 지도한다.

해설 상복부 수술환자의 호흡기 합병증 예방방법
- 심호흡 및 기침연습
- 체위변환
- 체위배액법
- 타 법
- 전동마사지법
- 흡입요법

---

06 수술 후 의식이 없는 환자의 머리를 한쪽으로 돌려 눕히는 이유는?

① 마취에서 빨리 깨게 하기 위해
② 분비물의 배출을 용이하게 하기 위해
③ 기침을 하기 위함
④ 심호흡을 용이하게 하기 위함
⑤ 편안을 도모하기 위함

해설 환자가 의식이 없는 경우에는 혀와 후두가 수축과 이완을 하지 못해 기도가 막힐 수 있다. 이를 방지하기 위하여 Air Way를 삽입한다. 분비물은 흡인기로 제거한다. 가능한 한 머리를 한쪽 옆으로 돌린다.

정답 04 ① 05 ③ 06 ②

07 수술 직후 금식해야 할 환자가 갈증 호소 시 해야 할 조치는?

① 바셀린을 입술에 발라준다.
② 빨대를 사용하여 주스를 준다.
③ 입술에 젖은 거즈를 대어준다.
④ 적은 양의 물을 스푼으로 자주 준다.
⑤ 정맥을 수액공급을 해주니 환자보고 참으라고 한다.

> [해설] 수술 후 가스가 나오기 전에는 물도 마실 수 없으므로 갈증을 느낄 때는 젖은 거즈 손수건으로 입술만 살짝 적시도록 한다.

필수문제

08 수술 후 환자의 위장관 튜브(L-Tube)를 제거하는 적절한 시기는?

① 오심, 구토가 없을 때
② 수분과 전해질 균형이 회복되었을 때
③ 소변배설량이 정상일 때
④ 장운동이 회복되었을 때
⑤ 기침을 원활히 할 수 있을 때

> [해설] 위장관 튜브는 상부 위장관의 수분이나 가스를 제거, 검사를 위한 위 내용물을 얻거나 위 장관으로 직접 약물이나 음식물을 투여하기 위해 사용한다. 위장관 튜브를 제거하는 적절한 시기는 장운동이 회복되었을 때이다.

09 조기이상의 치료적 효과는?

㉠ 폐렴과 같은 폐합병증 예방	㉡ 빠른 회복촉진
㉢ 혈전성 정맥염 예방	㉣ 빈혈예방

① ㉠, ㉡, ㉢
② ㉠, ㉢
③ ㉡, ㉣
④ ㉣
⑤ ㉠, ㉡, ㉢, ㉣

> [해설] 조기이상의 목적
> • 폐기능의 회복 강화
> • 운동 후 수면유도
> • 입원기간의 단축
> • 순환과 근수축 증진
> • 수술 후 위장관계 기능 회복 촉진
> • 일상생활 리듬의 유지
> • 혈전성 정맥염 방지

10 수술 후 환자 체위변경과 조기이상을 격려하는 이유는?

① 소화돕기
② 환자의 기분전환
③ 환자의 안정도모
④ 수술부위 감염 예방
⑤ 호흡기, 순환기 합병증 예방

해설   체위변경과 조기이상을 격려하는 이유는 수술 후 환자의 호흡기, 순환기 합병증을 예방하기 위함이다.

11 조기이상을 하도록 권유할 수 있는 환자는?

① 뇌종양 환자
② 뇌출혈 환자
③ 위수술 환자
④ 안구적출술 환자
⑤ 봉합이 불완전한 환자

해설   위수술 환자에게 조기이상을 격려하는 이유는 수술 후 합병증을 예방하고 빠른 회복을 유도하기 위함이다.

12 수술 후 합병증에 해당하는 것은?   출제유형

| ㉠ 발 열 | ㉡ 폐 렴 |
| ㉢ 상처감염 | ㉣ 심부정맥 혈전증 |

① ㉠, ㉡, ㉢
② ㉠, ㉢
③ ㉡, ㉣
④ ㉣
⑤ ㉠, ㉡, ㉢, ㉣

해설   **수술 후 합병증**
- 발열 및 감염
- 수술상처 합병증
- 호흡기계 합병증 : 폐렴, 폐흡인, 폐부종, 급성호흡부전
- 쇼크 : 패혈성 쇼크, 저혈량성 쇼크, 심인성 쇼크
- 순환기계 합병증 : 심부정맥 혈전증, 폐동맥 색전증
- 수분, 전해질, pH 불균형
- 소화기계 합병증 : 위팽만증, 위폐쇄, 십이지장 점막출혈, 대장염

정답   10 ⑤   11 ③   12 ⑤

13 수술 후 환자의 피부가 창백해지고 맥박이 빨라졌으며 혈압이 내려갔다. 다음의 어느 경우를 의심할 수 있는가?

① 종창
② 감염
③ 염증
④ 내출혈
⑤ 종양

해설　내출혈
기침이나 토할 때 또는 소변이나 대변에서 피가 발견될 수 있다. 출혈을 하면 피부가 차고 축축하며 창백해지고 맥박은 약해지고 빨라지며 어지러워한다. 내출혈의 경우 혈압이 정상(120/80mmHg)보다 떨어진다.

14 수술 직후 배뇨곤란을 경험하는 환자를 도울 수 있는 방법은? 　출제유형

| ㉠ 따뜻한 변기를 대준다. | ㉡ 물흐르는 소리를 듣게 해준다. |
| ㉢ 편안한 환경을 조성한다. | ㉣ 수분섭취를 증가시킨다. |

① ㉠, ㉡, ㉢
② ㉠, ㉢
③ ㉡, ㉣
④ ㉣
⑤ ㉠, ㉡, ㉢, ㉣

해설　수술 직후 배뇨곤란을 돕는 방법
• 배뇨반사의 자극
• 배뇨습관의 유지
• 적절한 수분섭취의 유지

15 수술당일환자 준비사항으로 옳지 않은 것은?

① 머리핀은 다 빼고 긴 머리는 양쪽으로 나누어 묶어준다.
② 의치는 제거하여 물그릇에 넣어 보관하도록 한다.
③ 귀중품은 잃어버리기 쉬우므로 몸에 꼭 지니도록 한다.
④ 속옷을 벗고 수술가운으로 갈아입힌다.
⑤ 손톱, 발톱의 매니큐어를 지운다.

해설　③ 귀중품은 잃어버리기 쉬우므로 따로 보관한다.

제2과목 응급환자관리

제11장 | 임종관리

필수문제

01 임종에 대한 설명으로 틀린 것은?

① 임종은 생명이 끝나가는 것, 또는 죽음이 임박한 것을 의미한다.
② 임종이 가까워지면 죽음에 직면한 대상자는 불안과 두려움을 느끼게 된다.
③ 임종은 죽음이 임박한 임종 대상자만을 대상으로 한다.
④ 대상자가 임종 전 만나길 원하는 사람들을 만날 수 있도록 한다.
⑤ 임종시기가 다가오면 품위 있고 안락한 죽음이 되도록 도와준다.

[해설] ③ 임종은 죽음이 임박한 임종 대상자는 물론 가족을 비롯한 주위 사람들의 불안과 두려움을 덜어주고 편안한 임종을 맞이할 수 있도록 지원하는 것이다.

02 죽음이 임박한 대상자에게서 나타나는 증상으로 잘못 설명된 것은?

① 축축한 피부 상태를 보인다.
② 체온은 떨어지고 동공은 확대되고 고정된다.
③ 코로 숨 쉬는 것이 어려워져 입으로 호흡을 하게 된다.
④ 임종 시에는 심장박동이 먼저 중단되고, 잠시 후 호흡이 정지된다.
⑤ 호흡은 점차 빨라지면서 무호흡과 심호흡이 교대로 나타나게 된다.

[해설] ④ 임종 시에는 호흡이 먼저 중단되고, 잠시 후 심장박동이 정지된다.

03 임종이 가까워진 대상자의 가장 마지막까지 남아 있는 감각은?

① 시 각
② 후 각
③ 미 각
④ 청 각
⑤ 촉 각

[해설] 대상자가 혼수상태인 경우에도 청각은 마지막까지 남아있으므로 임종 시에는 평상시와 같이 보고 듣는 것이 가능하다고 생각하면서 대상자를 보조해야 한다.

정답 01 ③ 02 ④ 03 ④

04 임종의 5단계 심리변화로 올바른 것은?

① 부정기 → 분노기 → 타협기 → 우울기 → 수용기
② 분노기 → 부정기 → 타협기 → 우울기 → 수용기
③ 부정기 → 우울기 → 분노기 → 타협기 → 수용기
④ 부정기 → 타협기 → 우울기 → 분노기 → 수용기
⑤ 부정기 → 수용기 → 분노기 → 타협기 → 우울기

해설 임종의 심리변화 단계
- 부정(Denial)기 : 자기의 병이 말기라고 해도 환자는 믿으려 하지 않고 다른 의사들을 찾아 다니는 시기이다.
- 분노(Anger)기 : 기진맥진해 입원한 환자가 의사·간호사·가족·친지에게 화를 내는 시기이다.
- 타협(Bargain)기 : 환자가 운명의 신에게 "이렇게 하겠으니…. 좀더 살려 달라"고 타협을 기도하는 시기이다.
- 우울(Depression)기 : 직장과 건강을 영구히 잃었음을 깨닫고 망연자실해져 멍하니 천장만 바라보고 누워 있는 시기이다.
- 수용(Acceptance)기 : 패배를 자인하는 체념과 더불어 정신은 오히려 맑아지는 시기이다. 죽음을 조용히 기다린다.

필수문제

05 임종을 앞둔 대상자의 감각변화로 맞는 것은?

> ㉠ 어두운 방보다는 밝은 방을 좋아한다.
> ㉡ 조용한 환경유지를 위해 대상자에게 속삭이듯이 설명한다.
> ㉢ 외부자극에 반응은 할 수 없어도 들을 수는 있다.
> ㉣ 감각기능 중에 청각이 가장 먼저 소실된다.

① ㉠, ㉡, ㉢
② ㉠, ㉢
③ ㉡, ㉣
④ ㉣
⑤ ㉠, ㉡, ㉢, ㉣

해설 ㉡ 대상자에게 말을 할 때에는 잘 듣지 못하면 불안해지기 쉬우므로 분명하게 말해주고 속삭이는 것은 피하 도록 한다.
㉣ 감각 중에 청각이 마지막에 상실되므로 끝까지 말하는 것을 들을 수 있다.

필수문제

06 임종대상자의 심리적·정서적 변화에 대한 설명으로 틀린 것은?

① 고통이 없는 가운데 편안히 임종을 맞이할 수 있도록 지원한다.
② 만날 수 있는 사람을 만날 수 있도록 돕는다.
③ 대상자의 의견보다는 가족이나 주변인의 의사결정을 존중한다.
④ 대상자와의 대화를 통해 임종장소, 장례식, 유언 등에 대해 의사소통해야 한다.
⑤ 임종이 임박한 대상자와 함께 있어 주면서 계속 함께 있을 것임을 알림으로써 편한 마음을 가지도록 돕는다.

[해설] ③ 대상자가 의사결정에 참여하고, 타인에게 도움을 줄 수 있는 기회를 제공하여 대상자의 자존심을 지키고 존중해 주어야 한다.

07 임종 시 신체적 증상으로 올바르지 않은 것은?

① 우선 잠을 자거나 의식을 차리지 못하는 시간이 길어진다.
② 몸은 점차 차가워진다.
③ 팔다리 경련이 심해지기도 한다.
④ 가족이 누구인지 알아보지 못하거나 다른 사람으로 혼동한다.
⑤ 소변량이 많아지며, 매우 옅은 빛깔을 띠는 수가 많다.

[해설] ⑤ 물을 잘 삼키지 못하고, 소변이 줄며, 소변이 매우 진한 빛깔을 띠는 수가 많다.

08 임종을 앞두는 대상자를 돕기 위한 바람직한 태도는?

① 대상자의 일에 관심을 보이며 잘 경청한다.
② 즐거운 일에 대해 이야기한다.
③ 위로하고 기운내라고 한다.
④ 추억을 회상하도록 한다.
⑤ 대상자의 요구대로 무조건 들어준다.

[해설] 임종대상자에게 충격을 줄 수 있는 자극적이고 격렬한 언어나 행동은 삼가고 항상 편안하고 조용한 분위기를 유지한다.

[정답] 06 ③ 07 ⑤ 08 ①

09 임종 시 임상적 징후에 해당하는 것은?

┌───┐
│ ㉠ 근육의 긴장도 상실   ㉡ 순환속도 저하 │
│ ㉢ 활력징후 변화   ㉣ 외부자극 무반응 │
└───┘

① ㉠, ㉡, ㉢   ② ㉠, ㉢
③ ㉡, ㉣   ④ ㉣
⑤ ㉠, ㉡, ㉢, ㉣

해설   ㉣ 외부자극에 대한 무반응은 사망지표이다.
임종 시 임상적 징후
근육의 긴장도 상실, 순환속도 저하, 활력징후 변화, 감각 손상, 의식수준(사람에 따라 차이) 등이다.

10 사망 시 임상적 징후에 대한 설명으로 틀린 것은?

① 반사가 없다.
② 감각손상 상태이다.
③ 뇌파가 일직선으로 변화가 없다.
④ 호흡과 근육의 움직임이 없다.
⑤ 외부자극에 대한 무반응이다.

해설   **사망 시 임상적 징후**
- 외부자극에 대한 무반응
- 호흡과 근육의 움직임 소실
- 무반사
- 뇌파소실

11 다음 중 사망상태를 나타내는 징후는?

┌───┐
│ ㉠ 시 반   ㉡ 사후강직   │
│ ㉢ 부 패   ㉣ 동공축소   │
└───┘

① ㉠, ㉡, ㉢   ② ㉠, ㉢
③ ㉡, ㉣   ④ ㉣
⑤ ㉠, ㉡, ㉢, ㉣

해설   사망의 징후는 시반, 사후강직, 부패, 동공확대이다.

12 사망 후 임상적 징후로서 올바르지 않은 것은?

① 온몸이 차가워진다.
② 맥박, 호흡이 없다.
③ 동공반사가 없다.
④ 사후강직은 사망 후 2~4시간 후부터 시작된다.
⑤ 죽은 직후 부패가 시작된다.

[해설] ⑤ 죽은 후 3~4일쯤 되면 부패한다.

필수문제

13 임종 시 사후강직에 대해 가장 올바른 설명은?

① 사망 직후부터 시작되어 약 76시간 지속
② 사망 직후부터 시작되어 약 96시간 지속
③ 사망 후 1~2시간 후부터 시작되어 약 48시간 지속
④ 사망 후 2~4시간 후부터 시작되어 약 96시간 지속
⑤ 사망 후 4~8시간 후부터 시작되어 약 96시간 지속

[해설] 사후 강직은 사망 후 2~4시간 후부터 시작되어 약 96시간 지속된다.

14 임종 대상자의 사후처치로 제일 먼저 할 일은?

① 전체목욕을 시킨다.
② 항문, 질 등을 솜으로 막는다.
③ 대상자의 머리를 빗긴다.
④ 대상자의 구강을 깨끗이 해준다.
⑤ 대상자를 반듯이 눕히고 베개를 뺀 후 사지를 똑바로 해준다.

[해설] 사체의 사후강직이 오기 전에 바른 자세를 취한다.

15 가족의 임종에 대한 정상적인 반응으로 묶은 것은?

> ㉠ 때때로 죄의식을 느끼고 다른 사람에게 분노를 느낀다.
> ㉡ 불면증에 시달리며, 임종 대상자의 꿈을 자주 꾼다.
> ㉢ 우울한 감정에 사로잡힌다.
> ㉣ 눈물을 흘리지 않는다.

① ㉠, ㉡, ㉢ ② ㉠, ㉢
③ ㉡, ㉣ ④ ㉣
⑤ ㉠, ㉡, ㉢, ㉣

[해설] ㉣ 가족의 임종에 대한 비정상적인 반응이다.

16 가족의 임종에 대한 정상적인 반응으로 틀린 것은?

① 죽음에 대하여 어떠한 말도 하지 않는다.
② 목이 조이거나 가슴이 답답함을 느낀다.
③ 안절부절못하고, 일에 몰두하지 못하고 건성으로 하게 된다.
④ 임종 대상자의 행동이나 버릇을 흉내낸다.
⑤ 임종 대상자가 유가족을 남겨두고 떠난 것에 대해 격분한다.

[해설] ① 가족의 임종에 대한 비정상적인 반응이다.

17 가족의 임종에 대한 비정상적인 반응으로 묶은 것은?

> ㉠ 장례식에 참여하지 않으며 무덤참배도 하지 않는다.
> ㉡ 자살을 기도한다.
> ㉢ 대인관계를 회피한다.
> ㉣ 불면증에 시달리며, 임종 대상자의 꿈을 자주 꾼다.

① ㉠, ㉡, ㉢ ② ㉠, ㉢
③ ㉡, ㉣ ④ ㉣
⑤ ㉠, ㉡, ㉢, ㉣

[해설] ㉣ 가족의 임종에 대한 정상적인 반응이다.

18 임종 대상자의 가족을 위해 지녀야 할 자세로 옳지 않은 것은?

① 마음을 열고 개방적인 자세를 취한다.
② 임종 대상자 및 가족 중심으로 생각한다.
③ 인격적인 관계를 형성하도록 노력한다.
④ 자신의 감정이 타인에게 전해지도록 노력한다.
⑤ 일방적인 자세를 버리고 임종 대상자 또는 가족들과의 의사소통에 주의를 집중한다.

[해설] ④ 자신의 감정을 조절하여 자신의 감정이 타인에게 전해지지 않도록 노력한다.

필수문제

19 임종 대상자의 가족을 위한 응급구조사의 역할로 가장 부적절한 것은?

① 돕는 자로서 도움을 제공한다.
② 가족들과 관계를 형성하면서 함께 있어준다.
③ 여러 가지 방법으로 가족을 지지한다.
④ 가족이 자신의 감정을 표현할 수 있도록 돕는다.
⑤ 가족의 태도와 행동을 판단한다.

[해설] ⑤ 가족의 태도와 행동을 판단하지 말고 중립의 자세를 유지한다.

필수문제

20 사후처치에 대한 설명으로 틀린 것은?

① 경건하고 엄숙한 태도로 한다.
② 가족에게 정신적, 신체적 지지를 해준다.
③ 사용했던 의료기구는 제거하고 분비물은 약솜으로 닦는다.
④ 의치를 제거하고 입을 다물게 하고 눈을 감긴다.
⑤ 사후강직이 오기 때문에 사체를 반듯하게 누인다.

[해설] ④ 제거했던 의치를 끼우고 입을 다물게 하고 눈을 감긴다.
사후처치의 목적
죽은 대상자의 외모를 가능한 한 단정하게 하여 정상적인 모습을 보존할 수 있도록 하기 위함이다.

정답 18 ④ 19 ⑤ 20 ④

제2과목 응급환자관리

제12장 | 기 록

필수문제

01 기록과 보고의 목적은?

① 행정적 자료
② 의사소통의 활성화
③ 감독기능의 활성화
④ 대상자의 정보공유
⑤ 대상자에게 원활하게 서비스를 전달하고 업무의 책임을 높임

해설   ①, ②, ③, ④는 기록과 보고의 중요성이다.

필수문제

02 기록과 보고의 중요성이 아닌 것은?

① 서비스 내용에 대한 문서화
② 효과적인 서비스를 위한 모니터
③ 서비스의 연속성 유지
④ 서비스의 표준화
⑤ 업무의 책임성 경감

해설   ⑤ 보고 체계는 기관의 책임성을 높인다고 할 수 있다.

03 업무를 진행하면서 정확한 기록을 행하는 것은 쉽지 않다. 그 이유가 아닌 것은?

① 글을 쓰는 것 자체에 대한 부담
② 업무에 대한 과중한 부담
③ 기록을 위한 시간을 내기 어렵기 때문
④ 기록하는 기법이 다양
⑤ 기록에 대한 구체적 지침이 부족

해설   ④ 기록하는 방법에 대한 기법이 부족하기 때문일 수도 있다.

01 ⑤ 02 ⑤ 03 ④   정답

04 기록의 문서화가 중요한 이유로 가장 관련이 없는 것은?

① 대상자에게 어떤 서비스를 제공해 왔는지 알 수 있다.
② 기록되지 않은 것은 행하지 않은 것으로 간주한다.
③ 응급구조사의 활동을 입증할 수 있는 자료이다.
④ 사회복지 프로그램에 대한 재정 지원을 정당화해 주는 역할이다.
⑤ 법정에서 대상자의 증언을 증명한다.

[해설] 기록은 법정에서 응급구조사의 증언을 증명하는 데에도 활용될 수 있다.

필수문제

05 기록과 보고의 중요성과 관련 없는 내용은?

① 행정적인 문제를 결정하는 데 중요한 자료
② 대상자 정보의 비밀 유지
③ 서비스의 효과에 대한 증거를 제공
④ 기관 내에서 이루어지는 서비스를 표준화할 수 있는 방법
⑤ 서비스의 중복성을 막고 시간을 절약함

[해설] ② 최근 소비자 권리를 존중하는 경향에서 기록을 대상자나 가족에게 공개하는 경우가 증가하고 있다.

06 기록과 보고의 중요성을 잘못 설명한 것은?

① 서비스의 질과는 크게 관련이 없다.
② 제공한 서비스를 검토, 평가하고 수정하는 데 중요한 역할을 한다.
③ 연계해서 지속적으로 서비스를 제공할 수 있다.
④ 전문적인 협조체계가 가능할 수 있도록 의사소통을 원활히 해준다.
⑤ 보고 체계는 기관의 책임성을 높인다고 할 수 있다.

[해설] 기록은 서비스의 질을 높이는 데 중요한 역할을 담당한다.

[정답] 04 ⑤ 05 ② 06 ①

07 다음 중 환자의 기록열람을 요청할 수 있는 사람은?

① 환자 방문객, 환자 직계존·비속
② 환자 본인, 환자의 간병인
③ 환자 본인, 환자의 직계존·비속
④ 환자 본인, 환자의 간병인, 환자의 배우자
⑤ 환자의 간병인, 환자의 대리인

해설 의료인, 의료기관의 장 및 의료기관 종사자는 환자가 아닌 다른 사람에게 환자에 관한 기록을 열람하게 하거나 그 사본을 내주는 등 내용을 확인할 수 있게 하여서는 아니 된다. 다만, 환자의 배우자, 직계존·비속, 형제·자매(환자의 배우자 및 직계존·비속, 배우자의 직계존속이 모두 없는 경우) 또는 배우자의 직계존속이 환자 본인의 동의서와 친족관계임을 나타내는 증명서 등을 첨부하는 등 요건을 갖추어 요청한 경우 그 기록을 열람하게 하거나 그 사본을 교부하는 등 그 내용을 확인할 수 있게 하여야 한다(의료법 제21조 제2항, 제3항).

08 보고하는 문서가 갖추어야 할 조건으로 맞는 것은?

① 간결성·정확성·신속성
② 정확성·신속성·경제성
③ 정확성·간결성·경제성
④ 간결성·신속성·경제성
⑤ 정확성·신속성·대표성

해설 보고하는 문서는 정확성·신속성·경제성을 갖추어야 한다.

필수문제

09 진료의 관한 기록 중 진료기록부의 보존기간은?

① 1년
② 3년
③ 5년
④ 10년
⑤ 15년

해설 진료에 관한 기록의 보존(의료법 시행규칙 제15조)
- 환자의 명부 : 5년
- 진료기록부 : 10년
- 처방전 : 2년
- 수술기록 : 10년
- 검사내용 및 검사소견기록 : 5년
- 방사선사진 및 그 소견서 : 5년
- 간호기록부 : 5년
- 조산기록부 : 5년
- 진단서 등의 부본(진단서·사망진단서 및 시체검안서 등 별도 구분하여 보존할 것) : 3년

10 환자명부의 법적 보존기간은?

① 2년
② 3년
③ 4년
④ 5년
⑤ 10년

[해설] 의료법에 명시된 환자의 명부 보존기간은 5년이다.

11 다음 중 기록보관이 3년인 것은?

① 진단서 등의 부본
② 처방전
③ 진료기록부
④ 수술기록부
⑤ 검사소견기록지

[해설] ① 진단서 등의 부본 : 3년
② 처방전 : 2년
③·④ 진료기록, 수술기록 : 10년
⑤ 검사소견기록 : 5년

12 의료기록 보존기간을 긴 것에서부터 짧은 순으로 배열한 것은?

① 진단서 부본 – 처방전 – 수술기록
② 진단서 부본 – 수술기록 – 처방전
③ 수술기록 – 처방전 – 진단서 부본
④ 수술기록 – 진단서 부본 – 처방전
⑤ 처방전 – 수술기록 – 진단서 부본

[해설] ④ 수술기록(10년) – 진단서 부본(3년) – 처방전(2년)

[정답] 10 ④ 11 ① 12 ④

13 의료법상 진료기록부의 기록 내용에서 제외되는 사항은?

① 체온, 맥박, 호흡, 혈압에 관한 사항
② 진료를 받은 자의 주소·성명·주민등록번호
③ 진료를 받은 자의 병력 및 가족력
④ 주된 증상, 진단결과, 진료경과
⑤ 치료 내용(주사·투약·처치 등)

해설 ① 체온, 맥박, 호흡, 혈압에 관한 사항은 간호기록부의 내용이다.
진료기록부의 내용(의료법 시행규칙 제14조 제1항)
- 진료를 받은 사람의 주소·성명·연락처·주민등록번호 등 인적사항
- 주된 증상. 이 경우 의사가 필요하다고 인정하면 주된 증상과 관련한 병력·가족력을 추가로 기록할 수 있다.
- 진단결과 또는 진단명
- 진료경과(외래환자는 재진환자로서 증상·상태, 치료내용이 변동되어 의사가 그 변동을 기록할 필요가 있다고 인정하는 환자만 해당한다)
- 치료 내용(주사·투약·처치 등)
- 진료 일시

14 환자기록에 관한 설명으로 옳지 않은 것은?

① 일정기간이 지나 가치가 없는 기록들이라도 폐기시킬 수 없다.
② 기록의 종류와 양식은 의료기관의 정책과 전산화 여부에 따라 일정하지 않다.
③ 올바른 환자기록은 신속성, 정확성, 명확성, 단순성, 완전성, 진실성이 있어야 한다.
④ 환자나 가족은 환자기록이 필요할 경우 서명이나 기타요청을 통해 기록의 사본을 볼 수 있다.
⑤ 환자기록은 사실에 관한 정보를 정확하고 간결하게 남겨서 하나의 객관적인 사실로 활용하고 보관하는 것이다.

해설 ① 기록은 일정기간 보관 후 폐기할 수 있다.

제3과목
응급처치학 총론

제1장 기본 응급처치학 총론
제2장 전문 응급처치학 총론

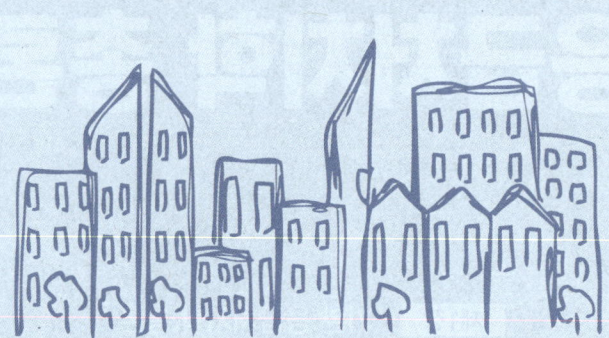

제1장 | 기본 응급처치학 총론

01 응급의료의 개요

필수문제

01 간접 의료지도에 해당하는 것들로 짝지어진 것은?

| ㉠ 교육훈련 | ㉡ 품질보증 |
| ㉢ 프로토콜 | ㉣ 생물원격전송 |

① ㉠, ㉡, ㉢
② ㉠, ㉢
③ ㉡, ㉣
④ ㉣
⑤ ㉠, ㉡, ㉢, ㉣

[해설]
- 간접 의료지도 : 프로토콜, 지침, 교육훈련, 품질보증 등
- 직접 의료지도 : 생물원격전송, 전화 및 무전기를 통한 지시 등

02 응급의료체계에 있어 근간을 이루고 있는 것에 해당하지 않는 것은?

① 병원 외 조치
② 전문적인 집중치료
③ 병원 내 응급처치
④ 응급의료통신망
⑤ 환자 이송체계

[해설] 응급의료체계의 근간을 이루는 것으로는 응급의료통신망, 환자 이송체계, 병원 전 응급처치, 전문적인 집중치료, 병원 내 응급처치가 있다.

정답 01 ① 02 ①

03 응급의료서비스체계의 구성요소로 옳게 짝지어진 것은?

┌───┐
│ ㉠ 불구율 증가   ㉡ 부서 간의 상호작용   │
│ ㉢ 재활치료   ㉣ 응급의료에 대한 교육   │
└───┘

① ㉠, ㉡, ㉢ ② ㉠, ㉢
③ ㉡, ㉣   ④ ㉣
⑤ ㉠, ㉡, ㉢, ㉣

해설 응급의료서비스체계의 구성요소에는 응급의료 교육 및 부서 간 상호작용 등이 있다.

필수문제

04 환자의 중증도 분류에 대한 내용 중 비응급환자를 의미하는 분류색은 무엇인가?

① 검은색   ② 흰 색
③ 녹 색   ④ 빨간색
⑤ 노란색

해설 중증도 분류에서 녹색은 비응급환자를 의미하며, 비응급환자는 수 시간에서 수 일에 치료해도 환자의 생명에는 크게 지장이 없는 환자를 말한다.

필수문제

05 환자의 중증도 분류에 대한 내용 중 긴급환자를 의미하는 분류색은 무엇인가?

① 흰 색   ② 노란색
③ 검정색   ④ 녹 색
⑤ 적 색

해설 중증도 분류에서 적색은 긴급환자를 의미하며, 긴급환자는 짧게는 수 분에서 수 시간 내에 응급처치를 요하는 중증 환자를 말한다.

06 주호소를 기술하는 병력조사 방법인 'OPQRST' 평가지표의 연결이 바르지 못한 것은?

① O : 통증의 발병상황 ② S : 통증의 강도
③ T : 통증의 발현시간 ④ P : 통증 유발요인
⑤ R : 통증의 소멸

해설 'OPQRST' 평가지표
- O(Onset) : 발병의 상황
- P(Provoke) : 통증의 유발요소
- Q(Quality) : 통증의 특성
- R(Radiation) : 통증의 전이
- S(Severity) : 통증의 강도
- T(Time) : 통증의 발현시간

07 'AMPLE'(과거병력 조사)의 연결이 옳지 못한 것은?

① P : 현재의 질병 ② A : 알레르기
③ E : 증상을 나타낸 사건 ④ M : 약물복용
⑤ L : 마지막 식사

해설 AMPLE(과거병력 조사)
- A(Allergies) : 알레르기
- M(Medications) : 약물복용
- P(Past Medical Problems) : 과거의 질병
- L(Last Oral Intake) : 마지막 식사
- E(Events) : 증상이 나타난 사건

08 글라스고우 혼수척도의 평가항목 중 개안반응에 속하는 것은 무엇인가?

① 통증을 가하면 통증을 피하기 위해 상대적인 방어적 자세를 보인다.
② 질문하고는 관련이 없는 말을 한다.
③ 질문에는 답을 하지만 내용이 부정확하다.
④ 통증을 가해도 눈이 뜨이지 않는다.
⑤ 사지에 힘에 없고, 별다른 반응이 없다.

해설 글라스고우의 혼수척도 중 개안반응
- 통증을 가해도 눈을 뜨지 않는다.
- 눈을 언제나 완전하게 뜨고 있다.
- 눈을 감고 있지만 통증이 오면 뜬다.
- 눈을 감고 있거나, 뜨라고 하면 뜬다.

정답 06 ⑤ 07 ① 08 ④

필수문제

09 대량재해로 인한 환자의 중증도 분류 구분이 잘못된 것은?

① 사망환자 – 흑색
② 긴급환자 – 적색
③ 위급환자 – 흰색
④ 비응급환자 – 녹색
⑤ 응급환자 – 황색

해설 중증도 분류
- 사망환자 – 흑색
- 긴급환자 – 적색
- 응급환자 – 황색
- 비응급환자 – 녹색

필수문제

10 환자 평가 시에 진행하는 이학적 검사의 순서를 옳게 나열한 것은?

① 시진 → 타진 → 청진 → 촉진
② 시진 → 촉진 → 타진 → 청진
③ 시진 → 청진 → 타진 → 촉진
④ 타진 → 시진 → 촉진 → 청진
⑤ 타진 → 청진 → 촉진 → 시진

해설 이학적 검사의 순서
시진 → 촉진 → 타진 → 청진

11 응급의료 중심체계에 있어서의 장점으로 옳게 짝지어진 것은?

| ㉠ 정부의 적극적 지원 | ㉡ 현장 응급처치의 신속 |
| ㉢ 유관기관들의 협조 | ㉣ 피해자 이송의 신속 |

① ㉠, ㉡, ㉢
② ㉠, ㉢
③ ㉡, ㉣
④ ㉣
⑤ ㉠, ㉡, ㉢, ㉣

해설 응급의료 중심체계에 있어서의 특징
- 현장 응급처치가 효율적이면서 신속하다.
- 환자를 여러 의료기관으로 분산이 가능하다.
- 구조 및 응급의료에 중점을 둔다.
- 재해진압 및 구조가 신속하다.
- 병원업무가 체계적이다.
- 운영비용이 높다.

12 다음은 'AMPLE' 방법 중 어떠한 부분에 대한 설명인가?

> 환자에게 어떠한 약품을 복용하는지에 대해 조사하고, 처방한 약을 미복용했다면 어떠한 부작용이 원인인지, 유효기간이 지났는지를 알아본다.

① E(Events)
② A(Allergies)
③ M(Medications)
④ P(Past Medical Problems)
⑤ L(Last Oral Intake)

해설   P(Past Medical Problems)
환자에게 어떠한 약품을 복용하는지에 대해 조사하고, 처방한 약을 미복용했다면 어떠한 부작용이 원인인지, 유효기간이 지났는지를 알아본다.

13 다음은 'OPQRST' 평가지표 중 어느 부분에 대한 내용인가?

> 환자의 아픔이 신체의 다른 곳으로 옮겨지거나 관련한 증상은 없는가?

① P(Provoke)
② Q(Quality)
③ T(Time)
④ O(Onset)
⑤ R(Radiation)

해설   R(Radiation)은 통증의 전이를 나타낸다.

14 환자에 대한 생체징후 중 호흡에 대해서 가장 관심을 기울여서 지켜봐야 하는 내용에 해당하지 않는 것은?

① 호흡상태
② 기도유지
③ 호흡양상
④ 호흡냄새
⑤ 분당호흡수

해설   환자에 대한 호흡에서 집중적으로 보아야 하는 사항
• 호흡상태
• 호흡냄새
• 호흡양상
• 분당호흡수
• 가래 색깔 및 양

정답   12 ④   13 ⑤   14 ②

15 다음 중 응급구조사가 지녀야 할 기본적인 요소에 대한 설명으로 옳지 않은 것은?

① 다친 환자들에게 도움을 줄 수 있는 응급차량의 사용법
② 응급의료진들의 지시 등을 적절히 수행할 수 있는 능력
③ 적절한 교육훈련과 경험
④ 유선통신장비의 조작 및 능력
⑤ 응급장비 사용능력 및 응급처치 등을 할 수 있는 능력

[해설] 응급구조사의 기본요소
- 다친 환자들에게 도움을 줄 수 있는 응급차량의 사용법
- 응급의료진들의 지시 등을 적절히 수행할 수 있는 능력
- 적절한 교육훈련과 경험
- 응급장비 사용능력 및 응급처치 등을 할 수 있는 능력
- 무선통신장비의 조작능력

[필수문제]
16 다음 응급구조사의 정신적인 스트레스 요인들로 바르게 짝지어진 것은?

| ㉠ 대량환자의 발생사고 | ㉡ 동료의 사망 |
| ㉢ 유기, 학대 | ㉣ 충분한 휴식 |

① ㉠, ㉡, ㉢　　② ㉠, ㉢
③ ㉡, ㉣　　　　④ ㉣
⑤ ㉠, ㉡, ㉢, ㉣

[해설] 응급구조사의 정신적인 스트레스 요인
- 영아돌연사증후군
- 유기 및 학대
- 동료의 사망
- 대량환자의 발생사고
- 인체의 처참한 변형을 유발하는 손상

17 기도의 유지, 호흡보조, 순환보조, 신경학적 검사, 노출 등의 단계로 응급환자를 평가하는 것을 무엇이라고 하는가?

① 5차 평가　　② 4차 평가
③ 3차 평가　　④ 2차 평가
⑤ 1차 평가

[해설] 1차 평가는 기도의 유지(Airway), 호흡보조(Breathing), 순환보조(Circulation), 신경학적 검사(Disability), 노출(Exposure) 등의 'ABCDE'로 불려진다.

18 다음 중 1차 평가에 관한 것으로 바르게 짝지어진 것은?

> ㉠ 1차 평가는 응급환자의 변화가 있을 때 또는 매시간 주요 응급처치를 한 후에 다시 시도해야 한다.
> ㉡ 평가의 마지막 단계는 응급환자를 계속 응급처치를 할 것인지 또는 즉각적으로 이송할지에 대해 우선순위를 결정해야 한다.
> ㉢ 1차 평가는 평가와 동시에 사고에 대한 보고가 이루어져야 한다.
> ㉣ 1차 평가의 실시 중 응급환자의 치료에 대한 이송이 지연되면 안 된다.

① ㉠, ㉡, ㉢
② ㉠, ㉢
③ ㉡, ㉣
④ ㉣
⑤ ㉠, ㉡, ㉢, ㉣

[해설] ㉠ 1차 평가는 응급환자의 변화가 있을 때 또는 매분 주요 응급처치를 한 후에 다시 시도해야 한다.
㉢ 1차 평가는 평가와 동시에 응급처치가 바로 이루어져야 한다.

19 사고현장 조사에 대한 설명으로 가장 거리가 먼 것은?

① 응급사고환자 수 파악
② 유무선 통신기기의 여부 파악
③ 사고현장에 대한 추가지원의 요구
④ 사고현장의 안전
⑤ 손상의 기전 및 질병의 특성

[해설] 응급사고현장 조사
- 응급사고환자 수 파악
- 사고현장에 대한 추가지원의 요구
- 사고현장의 안전
- 손상의 기전 및 질병의 특성

20 응급환자의 적당한 호흡기능이 확립되면 순환상태를 평가해야 하는데, 이는 1차 평가의 'ABCDE' 중 어느 부분에 해당하는가?

① A
② B
③ C
④ D
⑤ E

[해설] 응급환자의 적당한 호흡기능이 확립되면 순환상태를 평가해야 하는데, 이러한 순환상태는 1차 평가의 'ABCDE' 중 'C ; 순환보조(Circulation)'에 해당한다.

정답 18 ③ 19 ② 20 ③

21 위험한 문제들에 증상에 대해서 빠른 조사를 이행하기 위해서 신체를 노출시키는 것은 'ABCDE' 중 어느 부분에 해당하는가?

① A
② B
③ C
④ D
⑤ E

> 해설) 위험한 문제들에 증상에 대해서 빠른 조사를 이행하기 위해서 신체를 노출시키는 것은 1차 평가의 'ABCDE' 중 'E ; 노출(Exposure)'에 해당한다.

22 다음 호흡의 특성 기록 내용으로 바르게 짝지어진 것은?

| ㉠ 호흡의 리듬 | ㉡ 목의 주근육의 사용 여부 |
| ㉢ 호흡의 곤란 여부 | ㉣ 호흡의 시간당 횟수 |

① ㉠, ㉡, ㉢
② ㉠, ㉢
③ ㉡, ㉣
④ ㉣
⑤ ㉠, ㉡, ㉢, ㉣

> 해설) **호흡의 특성 기록**
> • 호흡의 곤란 여부
> • 호흡 시 잡음 여부
> • 호흡의 속도
> • 목의 보조근육 사용의 여부
> • 호흡의 리듬

필수문제

23 환자의 생명에 지장은 없지만, 치료를 하지 못하면 생명에 지장을 초래할 수 있는 내과적인 문제 및 손상 등과 관계가 되는 문제 등을 발견하기 위해서 시행하는 것은 무엇인가?

① 2차 평가
② 1차 평가
③ 3차 평가
④ 5차 평가
⑤ 4차 평가

> 해설) 2차 평가는 응급환자의 생명에 위협이 가해지지 않는 상황에서 환자의 머리부터 발끝까지 세밀하면서도 완전하게 이루어지는 평가를 말한다.

24 다음 중 1차 평가의 단계가 올바르게 배열된 것은?

① 환자의 의식상태 확인 → 환자의 호흡확인 → 환자의 기도유지 → 순환확인 → 의식수준의 평가 → 노출
② 환자의 의식상태 확인 → 순환확인 → 환자의 호흡확인 → 의식수준의 평가 → 환자의 기도유지 → 노출
③ 환자의 의식상태 확인 → 환자의 기도유지 → 순환확인 → 의식수준의 평가 → 환자의 호흡확인 → 노출
④ 환자의 의식상태 확인 → 환자의 기도유지 → 환자의 호흡확인 → 순환확인 → 의식수준의 평가 → 노출
⑤ 환자의 의식상태 확인 → 의식수준의 평가 → 환자의 기도유지 → 순환확인 → 환자의 호흡확인 → 노출

[해설] 환자의 의식상태 확인 → 환자의 기도유지 → 환자의 호흡확인 → 순환확인 → 의식수준의 평가 → 노출

25 정상적인 성인의 호흡수는 1분에 몇 회인가?

① 6~27회
② 8~25회
③ 10~23회
④ 12~20회
⑤ 14~30회

[해설] 정상적인 성인의 호흡수는 1분에 12~20회 정도이다.

26 신체검사에서 흉부의 검사항목으로 바르게 짝지어진 것은?

⊙ 호흡의 상태	ⓒ 두개골
ⓒ 늑 골	ⓔ 생식기

① ⊙, ⓒ, ⓒ
② ⊙, ⓒ
③ ⓒ, ⓔ
④ ⓔ
⑤ ⊙, ⓒ, ⓒ, ⓔ

[해설] 흉부의 검사항목
• 호흡의 상태
• 피 부
• 늑 골
• 심 장
• 흉 벽

27 정상적인 성인의 맥박수는 1분에 몇 회 정도인가?

① 20~60회
② 30~70회
③ 40~80회
④ 50~90회
⑤ 60~100회

[해설] 정상적인 성인의 맥박수는 1분에 60~100회 정도이다.

28 경동맥 촉지 시 동시에 양쪽의 경동맥 압박은 금지인데, 그 이유는 무엇인가?

① 응급환자의 기도 폐쇄 및 폐질환이 나타날 수 있기 때문
② 응급환자의 입 또는 코에서 공기의 흐름을 느낄 수 없기 때문
③ 수축기 압력이 오르고 맥압이 증가할 수 있기 때문
④ 맥압이 감소하고 수축기 압력이 감소할 수 있기 때문
⑤ 뇌혈류가 차단되어 응급환자가 의식을 잃을 수 있기 때문

[해설] 경동맥 촉지 시 동시에 양쪽의 경동맥 압박은 금지인데, 이는 응급환자의 뇌혈류가 차단되어 의식을 잃을 수가 있기 때문이다.

29 신체검진에서 경부의 검사 항목으로 바르게 짝지어진 것은?

| ㉠ 맥 박 | ㉡ 혈 관 |
| ㉢ 흉 벽 | ㉣ 기 관 |

① ㉠, ㉡, ㉢
② ㉠, ㉢
③ ㉡, ㉣
④ ㉣
⑤ ㉠, ㉡, ㉢, ㉣

[해설] **경부의 검사 항목**
- 혈 관
- 기 관
- 피 부
- 경 추

필수문제

30 다음 중 생체징후의 범위에 해당하는 것으로 바르게 짝지어진 것은?

㉠ 체 온	㉡ 기관지
㉢ 혈 압	㉣ 피부색

① ㉠, ㉡, ㉢ ② ㉠, ㉢
③ ㉡, ㉣ ④ ㉣
⑤ ㉠, ㉡, ㉢, ㉣

해설 생체징후의 범위에 해당하는 것으로는 호흡, 맥박, 체온, 혈압 등이 있다.

31 동공의 크기와 반사에 대한 설명으로 옳지 않은 것은?

① 환자가 사망한 경우 동공반사가 사라지며, 동공은 크게 확장된다.
② 축소된 동공은 중추신경계의 병변 또는 약물중독에 의한 환자에게서 관찰된다.
③ 환자의 양쪽 동공크기가 다른 경우 이는 뇌병변 또는 두부손상 환자로 볼 수 있다.
④ 확장된 동공의 경우 의식장애를 나타내며, 이는 주로 심정지 후 1분 내에 일어난다.
⑤ 환자의 눈에 불빛을 비추었을 때 환자의 동공이 수축하지 않는 경우 이는 약물중독, 질병 또는 시신경의 손상으로 볼 수 있다.

해설 ④ 확장된 동공의 경우 의식장애를 나타내며, 이는 주로 심정지 후 30초 내에 일어난다.

32 통상적으로 50세까지 남자의 정상혈압에서 수축기압은 얼마인가?

① 90~140mmHg ② 100~140mmHg
③ 110~140mmHg ④ 120~140mmHg
⑤ 130~140mmHg

해설 50세까지 남자의 정상혈압에서 수축기압은 100~140mmHg이다.

정답 30 ② 31 ④ 32 ②

33 통상적으로 50세까지 여자의 정상혈압에서 수축기압은 얼마인가?

① 70~130mmHg
② 80~130mmHg
③ 90~130mmHg
④ 100~130mmHg
⑤ 110~130mmHg

[해설] 50세까지 여자의 정상혈압에서 수축기압은 90~130mmHg이다.

필수문제

34 수축기압이 90mmHg 이하가 되었을 경우, 나타날 수 있는 현상으로 옳지 않은 것은?

① 고혈압
② 심부정맥
③ 폐부종
④ 저산소증
⑤ 실혈로 인한 저혈압

[해설] 수축기압이 90mmHg 이하가 되었을 경우, 나타날 수 있는 현상
- 심부정맥
- 폐부종
- 저산소증
- 실혈로 인한 저혈압

필수문제

35 수축기압이 160mmHg 이상인 경우, 나타날 수 있는 현상으로 옳은 것은?

① 갑작스러운 호흡량의 증가
② 고혈압 또는 뇌내압의 증가
③ 뇌사상태
④ 경련발작
⑤ 저혈압

[해설] 수축기압이 160mmHg 이상인 경우에는 고혈압 또는 뇌내압의 증가 현상이 있을 수 있다.

36 산소(O)와 이산화탄소(CO_2)는 무엇에 영향을 미치는 중요변수인가?

① 출 혈 ② 혈 압
③ 체 온 ④ 맥 박
⑤ 호 흡

해설 산소(O)와 이산화탄소(CO_2)는 호흡에 영향을 미치는 중요변수들이다.

37 다음 중 응급구조사의 스트레스 증상 및 징후에 해당하는 것으로 바르게 짝지어진 것은?

| ㉠ 집중력의 저하 | ㉡ 불안 및 죄책감 |
| ㉢ 식욕상실 | ㉣ 불면증 |

① ㉠, ㉡, ㉢ ② ㉠, ㉢
③ ㉡, ㉣ ④ ㉣
⑤ ㉠, ㉡, ㉢, ㉣

해설 응급구조사의 스트레스 증상 및 징후
• 불안 및 죄책감
• 식욕상실
• 불면증
• 집중력의 저하

필수문제

38 복부의 이학적 검사의 순서로 올바른 것은?

① 시진 → 타진 → 청진 → 촉진 ② 시진 → 청진 → 타진 → 촉진
③ 시진 → 촉진 → 타진 → 청진 ④ 시진 → 촉진 → 청진 → 타진
⑤ 시진 → 청진 → 촉진 → 타진

해설 복부의 이학적 검사의 순서
시진 → 청진 → 타진 → 촉진

정답 36 ⑤ 37 ⑤ 38 ②

39 일반적으로 성인의 정상체온범위는 얼마인가?

① 36.0~37.0℃ ② 36.5~37.0℃
③ 37.0~37.5℃ ④ 37.5~38.0℃
⑤ 37.0~38.0℃

해설 일반적인 성인의 정상체온범위는 36.5~37.0℃이다.

필수문제

40 죽음의 가까이에 있는 환자들이 겪는 감정의 단계로 옳은 것은?

① 부정 → 협상 → 분노 → 절망 → 수용
② 부정 → 절망 → 협상 → 분노 → 수용
③ 부정 → 분노 → 협상 → 절망 → 수용
④ 절망 → 분노 → 부정 → 협상 → 수용
⑤ 절망 → 부정 → 분노 → 협상 → 수용

해설 죽음의 가까이에 있는 환자들이 겪는 감정의 단계
부정 → 분노 → 협상 → 절망 → 수용

02 환자구조 및 운반

01 들것으로 다친 환자를 운반하는 요령으로 옳지 않은 것은?

① 허리에 의존해서 척추에 무리하게 힘을 가하지 않는다.
② 커뮤니케이션을 통해 구조자 및 팀 간의 이동에 대한 조정을 한다.
③ 환자의 체중 및 팀의 한계를 알 수 있도록 대화 및 신호를 통해 보조를 맞춘다.
④ 환자를 운반하고 있을 때는 몸을 비틀지 않아야 한다.
⑤ 구조자의 등을 구부린 자세를 유지하면서 환자의 체중을 최대한 구조자의 몸에 가까이 해야 한다.

해설 ⑤ 구조자의 등은 편 자세를 유지하면서, 환자의 체중을 최대한 구조자의 몸에 가까이 한다.

필수문제

02 구토 및 의식장애 등의 부위손상이 있을 시 적용 가능한 환자의 자세는?

① 측와위 자세
② 트렌델렌버그 자세
③ 슬굴곡위 자세
④ 앙와위 자세
⑤ 복와위 자세

[해설] **복와위 자세**
무의식 또는 구토환자의 경우에 측와위 자세 같이 질식방지에 효과적인 자세이다.

필수문제

03 쌀쌀한 환경하에서 환자의 체온을 유지하기 위해 사용되는 들것은 무엇인가?

① 바구니형 들것
② 분리형 들것
③ 바퀴달린 들것
④ 일체형 들것
⑤ 계단형 들것

[해설] **바구니형 들것**
추운 기상환경하에서도 환자의 체온을 유지하기 위해 사용되어지는 들것이며, 바구니형 들것은 환자들의 몸을 보호해주는 역할을 수행한다.

필수문제

04 의식장애가 있거나 손과 발에 상처가 있는 환자에게 적절한 자세는 무엇인가?

① 측와위 자세
② 앙와위 자세
③ 반좌위 자세
④ 복와위 자세
⑤ 두측고위 자세

[해설] **앙와위 자세**
신체에 상처가 많거나 또는 의식장애가 있을 때 적절한 자세이며, 신체의 골격 및 근육 등에 무리한 긴장을 가하지 않는다는 효과가 있다.

정답 02 ⑤ 03 ① 04 ②

05 복통이나 복부외상이 있는 환자에게 적절한 자세는 무엇인가?

① 두측고위 자세
② 복와위 자세
③ 측와위 자세
④ 슬굴곡위 자세
⑤ 앙와위 자세

해설) **슬굴곡위 자세**
복통, 복부외상이 있는 환자에게 적절한 자세이며, 이는 복부의 외장관 탈출 시 혈액장애를 방지해주며, 장관 괴사를 예방해주는 효과가 있다.

06 환자의 손을 잡고 환자의 팔을 구조자의 목 주위에 둘러서 환자의 안전을 확보하면서 이동 시 적절한 방법은 무엇인가?

① 차량 운반법
② 1인 부축법
③ 안기 운반법
④ 어깨 운반법
⑤ 의복 끌기법

해설) **1인 부축법**
구조자가 환자의 손을 잡고 환자의 팔을 구조자의 목 주변에 두르고, 또 다른 팔은 환자의 허리에 두르는 방법으로, 환자의 이송 시 안전하게 걸을 수 있도록 돕는 방법이다.

[필수문제]

07 사고가 난 환자를 이송 전에 헬멧을 벗겨내야 하는 경우에 해당하는 것은?

① 환자의 기도유지 필요가 있을 때
② 환자가 탈수증상을 보일 때
③ 환자가 구조자에게 헬멧을 벗겨달라고 요청할 때
④ 환자가 의식을 잃었을 때
⑤ 환자가 저체온 증상을 보일 때

해설) 환자의 기도 및 호흡관리에 있어 어려움이 따를 때 환자가 착용하고 있는 헬멧을 벗겨내야 한다.

08 쇼크, 실신 및 하지의 손상 등이 발생했을 시 적용 가능한 환자의 자세는?

① 앙와위 자세
② 트렌델렌버그 자세
③ 두측고위 자세
④ 복와위 자세
⑤ 슬굴곡위 자세

해설 트렌델렌버그 자세
환자의 심장 및 뇌의 주요 장기로의 혈액을 순환시키고, 증상에 대한 악화방지 및 하지출혈을 감소시키는 효과가 있는 자세이다.

필수문제

09 족측고위 자세는 족부측을 수평면보다 대략 몇 도 높인 상태로 해야 하는가?

① 15°
② 17°
③ 19°
④ 21°
⑤ 23°

해설 족측고위 자세는 족부측을 수평면보다 대략 15° 높인 상태로 해야 한다.

10 응급차량의 배차에 대한 설명으로 옳지 않은 것은?   출제유형

① 유류 및 폭발물 등을 적재한 차량으로부터 600~800m 밖에 위치해야 한다.
② 차량 화재의 경우에는 화재 차량으로부터 100m 밖에 위치해야 한다.
③ 유독가스가 누출될 때에는 바람을 등지고 있는 방향에 위치해야 한다.
④ 유류 또는 화학물질 등의 누출 시에는 해당 물질이 떨어지는 방향의 반대편으로 위치해야 한다.
⑤ 사고로 인해 전기줄이 도로에 노출되었을 경우에는 전봇대와 전봇대를 반경으로 한 원의 외곽에 주차시켜야 한다.

해설 ② 차량 화재의 경우에는 화재 차량으로부터 30m 밖에 위치해야 한다.

정답 08 ② 09 ① 10 ②

11 전염병에 걸린 환자를 다룰 때의 준수사항으로 옳지 않은 것은?

① 최적의 상태로써 자신의 건강을 유지해야 한다.
② 감염되었거나 오염된 것들은 철저하게 처리해야 한다.
③ 매각이 가능한 물품 및 일회용 장비를 사용하도록 한다.
④ 전염병 환자에 노출된 의복 등은 모두 땅에 묻는다.
⑤ 환자의 진료 시 반드시 깨끗하게 손을 씻는다.

해설 ④ 전염병 환자에 노출된 의복 등은 모두 세탁처리해야 한다.

12 소아환자를 다루는 원칙에 대한 설명으로 옳지 않은 것은?

① 소아에게 거짓말을 절대 하지 않도록 한다.
② 소아가 가까이 있는 장난감을 갖고 싶어 하면 갖고 있도록 하게 한다.
③ 소아의 눈높이에 맞추어서 얼굴을 갖다 댄다.
④ 소아에게 운반을 위해 구급장비를 사용할 때는 해당 장비를 무엇을 할지를 설명한다.
⑤ 성인이 미소를 짓는 것은 소아가 안심할 수 있게 하는 친숙함의 표현이다.

해설 ③ 소아의 눈높이에 맞추어서 무릎을 굽히거나 또는 앉는다.

필수문제

13 두측고위 자세에서 환자의 두부 측을 수평면보다 대략 몇 도 높인 상태로 해야 하는가?

① 9°
② 11°
③ 13°
④ 15°
⑤ 21°

해설 두측고위 자세에서 환자의 두부 측을 수평면보다 대략 15° 높인 상태로 해야 한다.

14 반좌위 자세에서 환자의 상반신을 대략 몇 도 정도 일으켜야 하는가?

① 40°
② 45°
③ 50°
④ 55°
⑤ 60°

해설 반좌위 자세에서 환자의 상반신을 대략 45° 정도 일으켜야 한다.

필수문제

15 구조자는 자신의 한 팔을 활용해서 서로의 다른 팔을 마주 잡아서 '━'자 형태의 안장을 만들고 나머지 한 팔은 환자의 등을 받치는 형태의 환자 운반법은?

① 업기 운반법
② 수평 운반법
③ 네손 안장법
④ 어깨 운반법
⑤ 양손 안장법

해설 양손 안장법
무릎과 엉덩이를 구부리며 다리를 지탱해서 이를 들어 올림으로써 균형 있으면서 손쉽게 들어 올릴 수 있는 운반법이다.

16 부상당한 환자를 일으켜 세워 구조자의 등에 닿게 한 후, 환자의 팔을 구조자의 어깨에 올리면서 가슴 부근에서 팔을 교차시키는 운반법은?

① 의자 운반법
② 양손 안장법
③ 매기 운반법
④ 업기 운반법
⑤ 부축법

해설 매기 운반법
될 수 있는 한 환자의 팔을 펴고 구조자의 어깨에 환자의 겨드랑이가 오게 한다. 환자의 팔목을 잡고 이를 구부려서 구조자의 등 위로 들어 올리는 운반법이다.

정답 14 ② 15 ⑤ 16 ③

필수문제

17 환자의 몸을 보호해주는 장점이 있는 들것은?

① 바구니 들것
② 구조 담요
③ 분리형 들것
④ 계단용 들것
⑤ 구조용 들것

해설   바구니 들것
차디찬 구조 환경하에서 사고환자의 체온을 유지하기 위해 사용되는 들것으로, 환자의 신체를 보호해주는 이점이 있는 장비이다.

18 다음 중 빠르게 외상을 입은 환자를 구조해야 하는 상황으로 옳지 않은 것은?

① 사고 차량으로부터 구출 전 환자에 대한 평가가 적절하게 이루어질 수 없을 때
② 타 심한 손상환자로의 접근을 막고 있는 상태일 때
③ 현장 및 차량 등이 안전한 상태가 아닐 때
④ 바로 병원으로 이송해야 하는 필요성이 없을 때
⑤ 사고환자를 앙와위 자세로 바로 바꾸어야 할 필요가 있을 때

해설   ④ 바로 병원으로 이송해야 하는 필요성이 있을 때이다.

19 다음 중 구급차 출동을 위한 준비에서 해당 장비 및 준비물에 속하지 않는 것은?

① 심폐소생술 보조장비
② 응급구조자의 수
③ 이송장비
④ 출산준비물
⑤ 산소치료 및 흡인장비

해설   구급차 출동을 위한 장비 및 준비물
• 심폐소생술 보조장비
• 이송장비
• 출산준비물
• 산소치료 및 흡인장비
• 골절상 고정장비와 준비물
• 환자감염을 통제할 수 있는 물품
• 기도유지 및 환기 등 소생술을 위한 장비

필수문제

20 다음 중 고리를 만드는 매듭의 방법에 속하지 않는 것은?

① 세겹고정매듭 ② 고정매듭
③ 두겹고정매듭 ④ 나비매듭
⑤ 역매듭

[해설] 고리를 만드는 매듭방법
- 세겹고정매듭
- 두겹고정매듭
- 고정매듭
- 나비매듭

21 사고현장에서의 의료진 요청에 대한 설명으로 옳지 않은 것은?

① 가스중독 및 많은 양의 출혈이 있는 경우
② 환자의 구출에 있어 단시간을 요하는 경우
③ 전문의료인에 의한 응급처치가 필요한 경우
④ 구조대원들의 구조 중 약품 및 부상으로 인한 오염이 예상되는 경우
⑤ 구조대원들의 안전관리상 필요한 경우

[해설] ② 환자의 구출에 있어 장시간을 요하는 경우이다.

필수문제

22 병원의 들것으로부터 환자를 옮기는 내용으로 옳지 않은 것은?

① 응급환자가 들것의 중앙에 위치했는지를 확인해야 한다.
② 엉덩이, 어깨, 무릎 근처의 지지점에서 모아진 담요를 잡고, 한 번에 병원의 들것으로 환자를 미끄러지듯이 이동시켜야 한다.
③ 응급환자를 안전하게 이동시키기 위해 환자 양쪽의 담요자락을 모아 붙잡아서 팽팽하게 잡아당겨야 한다.
④ 구급대원은 구급차의 간이침대를 높게 해서 병원의 들것 옆으로 이동시켜야 한다.
⑤ 구급차가 병원에 도착하면 들것으로부터 병원의 들것으로 환자를 옮기는데 이때, 환자의 이동을 위해 '휴대용 들것'을 사용한다.

[해설] ⑤ 구급차가 병원에 도착하면 들것으로부터 병원의 들것으로 환자를 옮기는데 이때, 환자의 이동을 위해 '변형된 시트 당기기법'을 사용한다.

정답 20 ⑤ 21 ② 22 ⑤

23 다음과 같은 효과가 나타나는 환자의 자세로 옳은 것은? 출제유형

- 환자의 심장 및 뇌 등의 주요 장기로의 혈액을 순환시킨다.
- 환자의 증상에 대한 악화의 방지 및 하지출혈을 감소시킨다.

① 앙와위 자세
② 복와위 자세
③ 트렌델렌버그 자세
④ 슬굴곡위 자세
⑤ 두측고위 자세

해설 트렌델렌버그 자세는 환자가 쇼크 및 실신 등이 발생했을 때 또는 하지의 손상이 발생했을 때 적용되는 자세이다.

필수문제

24 다음과 같은 효과가 나타나는 환자의 자세로 옳은 것은?

환자 복부의 근긴장을 완화시켜 주며, 복부 외장관 탈출 시 혈액의 장애를 방지하면서 장관괴사를 예방한다.

① 복와위 자세
② 두측고위 자세
③ 트렌델렌버그 자세
④ 앙와위 자세
⑤ 슬굴곡위 자세

해설 슬굴곡위 자세는 환자의 복통 및 복부외상 등에 적용되는 자세이다.

25 다음 중 손상된 환자의 헬멧을 제자리에 두어야 하는 경우가 아닌 것은?
① 헬멧을 제거하게 되면 환자에게 더 큰 손상을 입힐 수 있다.
② 응급구조사가 호흡 및 기도 문제에 접근하는 것에 방해되지 않는다.
③ 환자에게 있어 호흡 및 기도 문제가 급박하지 않으며, 과환기 및 소생술을 이행할 필요가 없다.
④ 응급구조사가 환자의 호흡 및 기도 문제에 접근하고 관리함에 있어서 헬멧으로 인한 어려움이 있다.
⑤ 헬멧 안에서 환자의 머리가 움직이지 않을 정도로 헬멧이 환자의 머리에 꼭 맞는다.

해설 ④ 손상환자의 헬멧을 제거해야 하는 경우에 대한 설명이다.

26 외상환자에 대해 헬리콥터 응급의료서비스에 대한 문헌이 많은 이유는 무엇인가?

① 지속적인 환자들의 분류기준을 향상시킴으로써 헬리콥터의 활용으로 인한 혜택을 많이 받는 환자를 구분하기 위해
② 헬리콥터 응급의료서비스 프로그램이 외상환자를 잘 이송하지 않는다는 것을 반영하기 때문
③ 시기적절한 헬리콥터 응급의료서비스의 사용을 위한 지속적인 노력이 이루어지기 때문
④ 지상 및 공중으로 이송되는 환자의 정확성의 차이를 통제할 수 있는 수단이 있기 때문
⑤ 헬리콥터 응급의료서비스를 활용한 환자이송이 지상으로의 이송에 비해 장점이 없기 때문

[해설] 외상환자에 대해 헬리콥터 응급의료서비스에 대한 문헌이 많은 이유는 지상 및 공중으로 이송되는 환자의 정확성의 차이를 통제할 수 있는 수단이 있기 때문이다.

27 다음 중 구급차 비치용 구급대원 개인보호장비 기준으로 바르게 묶인 것은? (출제유형)

㉠ 손세정제 1개	㉡ 마스크 10개
㉢ 보호안경(대원 1개)	㉣ 감염방지 가운 1세트

① ㉠, ㉡, ㉢
② ㉠, ㉢
③ ㉡, ㉣
④ ㉣
⑤ ㉠, ㉡, ㉢, ㉣

[해설] **구급차 비치용 구급대원 개인보호장비 기준**
- 마스크 10개
- 손세정제 1개
- 보호안경(대원 1개)
- 감염방지 가운 1세트
- 외과용 장갑 각 1세트
- 허리보호대(대원 1개)

[필수문제]

28 다음 중 항공기 접근방법에 대한 설명으로 옳지 않은 것은?

① 항공기 뒤쪽 및 뒤쪽 측면으로 접근하면 위험하다.
② 항공기 한쪽에서 또 다른 쪽으로 움직일 때에도 반드시 항공기의 전면을 끼고 움직여야 한다.
③ 환자의 탑승 후 의료진들은 안전지대로 움직이도록 해야 한다.
④ 항공기로부터 30m 내에는 담뱃불 및 화기 등의 점화물이 없어야 한다.
⑤ 항공기 날개가 움직이는 동안에는 상체를 숙인 채로 항공기 앞쪽 또는 조정석 측면으로 접근해야 한다.

[해설] ④ 항공기로부터 15m 내에는 담뱃불 및 화기 등의 점화물이 없어야 한다.

정답 26 ④ 27 ⑤ 28 ④

29 다음 중 환자를 항공으로 이송 시 주의해야 할 내용으로 옳지 않은 것은?

① 항공기가 계속적으로 상승할 경우에 온도는 떨어진다.
② 항공기가 고공으로 갈수록 환자의 상태는 점차적으로 완화되며 안정을 취하게 된다.
③ 항공기가 지속적으로 상승할 경우에 공기가 팽창하며, 산소가 희박해진다.
④ 항공기가 높이 올라갈수록 산소압이 저하된다.
⑤ 항공기가 높이 올라갈수록 일정한 용적 안의 공기는 팽창하게 된다.

[해설] ② 항공기가 고공으로 갈수록 중증의 환자 및 호흡곤란 환자들은 상태가 더욱 나빠질 수 있다.

30 척추 고정장비에 환자를 안전하게 고정시켰다. 이송 도중 환자가 구토를 하였을 경우의 처치법으로 옳은 것은?

① 전신고정끈을 풀러 머리를 옆으로 돌려준다.
② 두부고정대끈만 풀러 머리를 옆으로 돌려준다.
③ 척추 고정판과 함께 환자를 옆으로 돌린다.
④ 경구기도기를 삽입한다.
⑤ 가능하다면 보조 장치를 최대한 사용한다.

[해설] 척추 고정장비에 환자를 안전하게 고정시킨 후 이송 도중 환자가 구토를 하였을 경우에는 척추 고정판과 함께 환자를 옆으로 돌려야 안전하다.

31 다음 중 응급의료체계 장비들에 대한 기본전제로서 옳지 않은 것은?

① 응급현장에서의 인력들이 장비를 사용함에 있어 제대로 동작하고 안전한가?
② 고가의 장비로 구성되었는가?
③ 응급현장에서 제대로 동작하고 또 안전한가?
④ 안전한가?
⑤ 제대로 동작하는가?

[해설] **응급의료체계 장비들에 대한 기본전제**
 • 제대로 동작하는가?
 • 안전한가?
 • 응급현장에서 제대로 동작하고 또 안전한가?
 • 응급현장에서의 인력들이 장비를 사용함에 있어 제대로 동작하고 안전한가?

32 환자를 이동할 때 유리한 신체역학에 관한 설명으로 옳지 않은 것은?

① 환자나 들것을 운반할 때 걸음은 어깨너비보다 길거나 넓어야 한다.
② 가능하다면 보조 장치를 최대한 사용한다.
③ 가능하면 정상균형을 유지하기 위해 뒤쪽보다 앞쪽으로 이동한다.
④ 환자의 몸무게가 양쪽 발에 균등하게 나누어지도록 한다.
⑤ 전신 고정끈을 풀러 머리를 옆으로 돌려준다.

[해설] ① 환자나 들것을 운반할 때 걸음은 어깨너비보다 길거나 넓어서는 안 된다.

33 다음과 같은 효과가 나타나는 환자의 자세로 옳은 것은?

- 환자의 의식이 없을 때와 구토 시 혀의 이완을 방지한다.
- 환자의 분비물에 대한 배출이 쉬우면서도 질식을 방지함에 있어 유효하다.

① 슬굴곡위 자세 ② 트렌델렌버그 자세
③ 앙와위 자세 ④ 복와위 자세
⑤ 측와위 자세

[해설] 측와위 자세는 환자가 구토를 하거나 의식장애가 있을 때 적용되는 자세이다.

필수문제

34 로그롤 이동법이란 무엇인가?

① 응급구조사 1인이 위험한 환경에서 안전한 지역으로 환자를 신속히 이동시키는 방법이다.
② 환자의 기도유지를 위하여 환자를 좌측위로 위치시키면서 이동하는 방법이다.
③ 척추를 최대한 보호하면서 환자의 자세를 바꾸거나 이동하는 방법이다.
④ 환자의 호흡유지를 위하여 상체를 일으킨 자세로 환자를 이동하는 방법이다.
⑤ 두부나 척추 손상이 없는 무의식환자의 자세를 잡아주는 방법이다.

[해설] 통나무 굴리기(Log Roll)
로그롤 방법은 누워 있는 상태의 척추손상 가능성이 있는 환자를 움직여야 할 때 사용하는 것이며, 환자를 척추 고정장비에 올려놓을 때나 엎드려 있는 환자를 눕힐 때도 사용하는 방법이다.

정답 32 ① 33 ⑤ 34 ③

35 주로 고지대·저지대 구출용과 산악용으로 사용되는 들것은?

① 바스켓형 들것
② 유연성 있는 들것
③ 계단형 들것
④ 분리형 들것
⑤ 휴대용 들것

해설 바스켓형 들것은 주로 고지대·저지대 구출용과 산악용으로 사용된다.

36 다음 중 이송과 관련한 원칙으로 거리가 먼 것은?

① 중증환자의 경우에는 적절한 의료기관으로 이송시켜야 한다.
② 이송을 하기 전에 먼저 환자의 상태를 안정시킨다.
③ 환자들을 이송 수단으로 탑승 및 하차 시 안전한 움직임이 가능하도록 해야 한다.
④ 환자의 이송 중에 발생하게 되는 각종 문제들을 즉시 인식하고 치료할 수 있도록 해야 한다.
⑤ 환자 이송 중에는 중요 장기들의 기능을 계속적으로 지켜봐야 한다.

해설 ① 경증환자의 경우에는 적절한 의료기관으로 이송시켜야 한다.

37 MAST의 최대 압력은?

① 30mmHg
② 40mmHg
③ 50mmHg
④ 60mmHg
⑤ 80mmHg

해설 MAST의 압력은 최대 60mmHg를 넘지 않도록 해야 하며, 그 이상의 압력은 의료진의 지시를 받도록 한다.

38 주로 짧은 척추 고정판보다는 운용이 쉬우며, 응급환자의 운반이 편리한 들것은?

① 구출 고정대
② 구조용 들것
③ 휴대용 들것
④ 분리형 들것
⑤ 바구니 들것

[해설] 구출 고정대는 주로 짧은 척추 고정판보다는 운용이 쉬우며, 응급환자의 운반이 편리하며, 짧은 고정판과 동일한 용도로 활용된다.

39 환자를 항공으로 이송하기 전의 준비사항으로 옳지 않은 것은?

① 환자의 상태를 보고 필요시에는 인공호흡, 흡입, 산소투여 등을 실행할 수 있도록 준비해야 한다.
② 구토 가능성이 있는 환자에게는 하악견인법으로 기도개방을 유지한다.
③ 환자에 대한 척추고정 및 경부고정을 실행한다.
④ 환자의 상태를 보고 필요시에는 호흡보조기구 또는 기도삽관 등을 활용해서 기도를 확보해야 한다.
⑤ 환자의 상태를 보고 필요시에는 MAST를 착용시킨다.

[해설] ② 구토 가능성이 있는 환자에게는 위장관 튜브를 삽입해야 한다.

[필수문제]

40 환아의 이송 중에 도관이 삽입 부위에서 빠지거나 또는 움직여서 약물 및 수액 등이 제대로 주입되지 않을 위험이 있을 때 환아의 상태가 중증이라면 몇 개 이상의 혈관 경로를 확보하여야 하는가?

① 1개 이상
② 2개 이상
③ 3개 이상
④ 4개 이상
⑤ 5개 이상

[해설] 환아의 이송 중에 도관이 삽입 부위에서 빠지거나 또는 움직여서 약물 및 수액 등이 제대로 주입되지 않을 위험이 있을 때 환아의 상태가 중증이라면 2개 이상의 혈관 경로를 확보해야 한다.

03 기본응급처치술

필수문제

01 성인의 경우 분당 적절한 호흡수는?

① 12~20회
② 15~20회
③ 22~30회
④ 25~30회
⑤ 35~40회

해설 　성인의 경우에 분당 적절한 호흡수는 12~20회이다.

필수문제

02 다음 중 통상적인 호흡곤란의 징후로서 옳지 않은 것은?

① 호흡리듬에 변화가 있다.
② 호흡수에 변화가 없다.
③ 협착음 등이 난다.
④ 맥박수가 증가한다.
⑤ 창백하면서도 청색증을 띠는 피부변화가 나타난다.

해설 　통상적인 호흡곤란의 징후
- 호흡리듬에 변화가 있다.
- 맥박수가 증가한다.
- 호흡수에 변화가 있다.
- 창백하면서도 청색증을 띠는 피부변화, 의식상태의 변화 등이 나타난다.
- 콧구멍이 확장되는 변화가 나타난다.
- 협착음 등이 난다.

필수문제

03 말을 걸어도 답을 하지 못하고, 본능적으로 자신의 목을 잡고 어떻게라도 해보려고 하는 특징적인 자세를 취하며, 식사 중에 많이 발생하는 것은?

① 호흡질환
② 부분기도폐쇄
③ 심폐소생
④ 하임리히
⑤ 완전기도폐쇄

해설 　완전기도폐쇄는 말을 제대로 하지 못하며 기침을 하지 못하거나 숨을 헐떡거리고 통상적으로 식사 중에 많이 발생하며, 얼굴은 창백해짐과 동시에 수분 내에 산소가 결핍되는 특징이 있다.

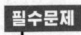

04 다음 중 외상환자에서의 도수기도유지에 해당하는 것은?

> ㉠ 변형된 하악견인법　　㉡ 삼중기도유지법
> ㉢ 하악견인법　　　　　㉣ 두부후굴-하악거상법

① ㉠, ㉡, ㉢　　　　　　② ㉠, ㉢
③ ㉡, ㉣　　　　　　　　④ ㉣
⑤ ㉠, ㉡, ㉢, ㉣

[해설] 외상환자에서의 도수기도유지
　　• 변형된 하악견인법
　　• 하악견인법

05 인공호흡의 진행 시 응급처치자가 불어 넣는 호기가스에 포함되어야 하는 산소 함유량은 얼마인가?

① 16%　　　　　　　② 20%
③ 30%　　　　　　　④ 6%
⑤ 36%

[해설] 인공호흡 시 16%의 산소만으로도 환자가 필요로 하는 최소의 산소를 공급하는 데에는 지장이 없다.

06 대다수 성인의 호흡 시 환기량은 얼마인가?

① 400~1,000mL　　　② 500~1,000mL
③ 600~1,000mL　　　④ 700~1,000mL
⑤ 800~1,000mL

[해설] 대다수 성인의 호흡 시 환기량은 700~1,000mL이다.

필수문제

07 중증도에 의한 환자의 중증 정도에서 긴급환자로 보기에 가장 적절한 것은?

① 중증 출혈 환자
② 다발성 골절 환자
③ 중증 화상 환자
④ 소량출혈 환자
⑤ 저체온증 환자

해설
- 통상적으로 저체온증 환자는 긴급환자에 속한다.
- 다발성 골절 · 중증 화상 · 중증 출혈 등은 응급환자에 속한다.

필수문제

08 환자의 중추신경계와 뇌는 몇 분 이상 환류가 없게 되면 영구적으로 신경세포가 손상을 받는가?

① 4~6분 이상
② 7~9분 이상
③ 10~12분 이상
④ 13~15분 이상
⑤ 16~18분 이상

해설 환자의 중추신경계와 뇌는 4~6분 이상 환류가 없게 되면 신경세포가 영구적으로 손상을 받게 된다.

09 환자의 쇼크 상태가 빠르게 교정되지 않고, 꾸준히 지속되게 되면 환자는 어떻게 되는가?

① 쇼크 상태가 지속되면 환자는 식물인간이 된다.
② 환자의 전체 세포가 그 기능을 잃고 사망하게 된다.
③ 뇌사상태에 빠지게 된다.
④ 언어장애가 유발하게 된다.
⑤ 시력 및 청각장애를 유발하게 된다.

해설 환자의 쇼크 상태가 꾸준히 지속되게 되면 환자의 전체 세포가 그 기능을 잃고 사망하게 된다.

10 보통 소량의 출혈은 출혈 후 몇 분 이내에 자동으로 지혈되는가?

① 2~5분 이내
② 3~5분 이내
③ 4~7분 이내
④ 5~10분 이내
⑤ 6~10분 이내

해설 통상적으로 소량의 출혈은 출혈 후 6~10분 이내에 자동으로 지혈된다.

11 다음 중 심장성 심정지의 원인질환에 해당하는 것으로 바르게 짝지어진 것은?

출제유형

㉠ 관상동맥 질환(관상동맥염, 관상동맥 박리)
㉡ 부정맥을 유발하는 질환(중추신경장애, Lev씨 병)
㉢ 심장 판막질환(승모판 탈출증, 심장내막염)
㉣ 선천성 심장질환(중증의 폐동맥, 선천성 관상동맥 질환)

① ㉠, ㉡, ㉢
② ㉠, ㉢
③ ㉡, ㉣
④ ㉣
⑤ ㉠, ㉡, ㉢, ㉣

해설 심장성 심정지의 원인질환
- 선천성 심장질환(중증의 폐동맥, 선천성 관상동맥 질환)
- 부정맥을 유발하는 질환(중추신경장애, Lev씨 병)
- 심장 판막질환(승모판 탈출증, 심장내막염)
- 심근비후를 초래하는 기관(대동맥 협착증, 고혈압)
- 관상동맥 질환(관상동맥염, 관상동맥 박리)

12 소아의 경우 분당 적절한 호흡수는?

① 5~15회
② 10~20회
③ 15~30회
④ 20~25회
⑤ 25~35회

해설 소아의 경우 분당 적절한 호흡수는 15~30회이다.

정답 10 ⑤ 11 ⑤ 12 ③

필수문제

13 근육 및 골격은 얼마동안 관류가 차단되면 영구적인 손상이 발생하는가?

① 30분 정도　　　　　　② 1시간 정도
③ 1시간 30분 정도　　　④ 2시간 정도
⑤ 3시간 정도

[해설] 근육 및 골격은 2시간 정도 관류가 차단되면 영구적인 손상이 발생한다.

14 영아의 경우 분당 적절한 호흡수는 얼마인가?

① 15~40회　　　　　　② 25~50회
③ 35~60회　　　　　　④ 45~70회
⑤ 55~80회

[해설] 영아의 경우 분당 적절한 호흡수는 25~50회이다.

필수문제

15 다음 중 비외상환자에서의 도수기도유지에 해당하는 것으로 바르게 짝지어진 것은?

| ㉠ 삼중기도유지법 | ㉡ 하악견인법 |
| ㉢ 두부후굴-하악거상법 | ㉣ 변형된 하악견인법 |

① ㉠, ㉡, ㉢　　　　　　② ㉠, ㉢
③ ㉡, ㉣　　　　　　　　④ ㉣
⑤ ㉠, ㉡, ㉢, ㉣

[해설] 비외상환자에서의 도수기도유지
・삼중기도유지법
・두부후굴-하악거상법

16 부목고정은 환자의 골절된 부위를 고정해 주며, 2차적으로 발생할 수 있는 위험을 방지해줄 수 있는데, 다음 중 2차적으로 발생 가능한 위험으로 바르게 짝지어진 것은? 출제유형

| ㉠ 근육손상 | ㉡ 신경손상 |
| ㉢ 혈관손상 | ㉣ 다량의 출혈 |

① ㉠, ㉡, ㉢
② ㉠, ㉢
③ ㉡, ㉣
④ ㉣
⑤ ㉠, ㉡, ㉢, ㉣

해설 부목고정은 2차적으로 발생할 수 있는 위험을 방지해줄 수 있는데 방지 가능한 위험으로는 근육손상, 신경손상, 혈관손상 등이 있다.

17 다음 중 과민성 쇼크의 발생경위에 속하지 않는 것은?

① 섭 취
② 흡 입
③ 벌에 쏘임
④ 피 부
⑤ 주 사

해설 과민성 쇼크의 발생경위
• 섭 취
• 흡 입
• 벌에 쏘임
• 주 사

필수문제

18 다음 중 출혈성 쇼크에 대한 설명으로 옳지 않은 것은?

① 출혈성 쇼크는 경정맥이 수축된다.
② 출혈성 쇼크는 맥박수가 감소한다.
③ 출혈성 쇼크는 피부온도가 차갑다.
④ 출혈성 쇼크는 신경마비가 없다.
⑤ 출혈성 쇼크는 혈압이 저하된다.

해설 ② 출혈성 쇼크는 맥박수가 증가한다.

정답 16 ① 17 ④ 18 ②

19 출혈성 쇼크 2기에서의 단계별 증상 및 징후에 대한 설명으로 바르게 짝지어진 것은? 출제유형

> ㉠ 쇼크 2기에서는 대략 15~30%의 혈액량이 소실된다.
> ㉡ 쇼크 2기에서 수축기 혈압의 상태는 정상이다.
> ㉢ 쇼크 2기에서 환자의 의식 상태는 불안감을 나타낸다.
> ㉣ 쇼크 2기에서는 맥박수가 정상이다.

① ㉠, ㉡, ㉢   ② ㉠, ㉢
③ ㉡, ㉣   ④ ㉣
⑤ ㉠, ㉡, ㉢, ㉣

해설 출혈성 쇼크 2기에서의 단계별 증상 및 징후
- 쇼크 2기에서는 대략 15~30%의 혈액량이 소실된다.
- 쇼크 2기에서 환자의 의식 상태는 불안감을 나타낸다.
- 쇼크 2기에서는 수액투여 등의 응급처치가 이루어져야 한다.
- 쇼크 2기에서 수축기 혈압의 상태는 환자의 체위에 따라 변화한다.
- 쇼크 2기에서는 맥박수가 증가한다.

20 폐포에 불충분한 산소가 공급되는 징후로 저산소증을 의미하는 호흡양상은?

① 서 맥   ② 비익확장
③ 널뛰기호흡   ④ 피부견인
⑤ 압 박

해설 서맥은 폐포에 불충분한 산소가 공급되는 징후로 저산소증을 의미한다.

필수문제

21 다음 중 심장성 쇼크에 대한 설명으로 옳지 않은 것은?

① 심장성 쇼크는 신경마비가 없다.
② 심장성 쇼크는 혈압이 증가한다.
③ 심장성 쇼크는 맥박수가 증가한다.
④ 심장성 쇼크는 피부온도가 차갑다.
⑤ 심장성 쇼크는 경정맥이 팽대한다.

해설 ② 심장성 쇼크는 혈압이 저하된다.

22 다음 중 신경성 쇼크에 대한 설명으로 옳지 않은 것은? 출제유형

① 신경성 쇼크는 피부온도가 따뜻하다.
② 신경성 쇼크는 신경마비가 있다.
③ 신경성 쇼크는 혈압이 저하된다.
④ 신경성 쇼크는 경정맥이 팽대하다.
⑤ 신경성 쇼크는 맥박수가 정상이거나 감소한다.

해설 ④ 신경성 쇼크는 경정맥이 수축된다.

23 다음 중 심정지 발생 시 관찰 가능한 심전도 소견에 해당하지 않는 것은?

① 무수축(Asystole)
② 중증 서맥성 부정맥(Severe Bradyarrhythmia)
③ 심실세동(Ventricular Fibrillation)
④ 중증 심실비후(Severe Ventricular Hypertrophy)
⑤ 무맥성 심실빈맥(Pulseless Ventricular Tachycardia)

해설 심정지 발생 시 관찰 가능한 심전도 소견
• 무수축(Asystole)
• 중증 서맥성 부정맥(Severe Bradyarrhythmia)
• 심실세동(Ventricular Fibrillation)
• 무맥성 심실빈맥(Pulseless Ventricular Tachycardia)
• 무맥성 전기활동(Pulseless Electrical Activity)

24 다음은 출혈성 쇼크 1기에서의 단계별 증상 및 징후에 대한 설명이다. 이 중 옳지 않은 것은? 출제유형

① 출혈성 쇼크 1기에서는 수액투여 등의 응급처치가 이루어져야 한다.
② 출혈성 쇼크 1기에서 수축기 혈압은 정상이다.
③ 출혈성 쇼크 1기에서는 맥박수가 증가하게 된다.
④ 출혈성 쇼크 1기에서 환자의 의식상태는 불안감을 보이거나 또는 명료하다.
⑤ 출혈성 쇼크 1기에서 소실된 혈액량은 15% 이내이다.

해설 ③ 출혈성 쇼크 1기에서는 맥박수가 정상이다.

25 출혈성 쇼크 3기에서의 단계별 증상 및 징후에 대한 설명으로 바르게 짝지어진 것은?

> ㉠ 출혈성 쇼크 3기에서는 맥박수가 정상이다.
> ㉡ 출혈성 쇼크 3기에서의 수축기 혈압은 50mmHg이다.
> ㉢ 출혈성 쇼크 3기에서는 50% 이상의 혈액량이 소실된다.
> ㉣ 출혈성 쇼크 3기에서는 환자에게 수액 및 수혈 등의 응급처치가 이루어져야 한다.

① ㉠, ㉡, ㉢　　　　　　　　　② ㉠, ㉢
③ ㉡, ㉣　　　　　　　　　　　④ ㉣
⑤ ㉠, ㉡, ㉢, ㉣

[해설] **출혈성 쇼크 3기에서의 단계별 증상 및 징후**
- 출혈성 쇼크 3기에서는 환자에게 수액 및 수혈 등의 응급처치가 이루어져야 한다.
- 출혈성 쇼크 3기에서는 맥박수가 증가한다.
- 출혈성 쇼크 3기에서의 수축기 혈압은 90mmHg이다.
- 출혈성 쇼크 3기에서는 30~40% 이상의 혈액량이 소실된다.
- 출혈성 쇼크 3기에서는 환자의 의식이 혼미상태로 빠져든다.

26 다음 중 쇼크 초기에 실행할 수 있는 응급처치의 원칙에 대한 설명으로 옳지 않은 것은?

① 쇼크환자의 체온을 유지해야 한다.
② 쇼크환자에 대한 신체징후측정을 지속적으로 한다.
③ 환자의 출혈부위를 지혈해야 한다.
④ 쇼크환자에게는 의식을 회복할 수 있도록 마실 것을 준다.
⑤ 환자의 골절부위를 부목으로 고정해야 한다.

[해설] **쇼크 초기에 실행할 수 있는 응급처치의 원칙**
- 쇼크환자의 체온을 유지해야 한다.
- 쇼크환자에 대한 신체징후측정을 지속적으로 한다.
- 환자의 출혈부위를 지혈해야 한다.
- 환자의 골절부위를 부목으로 고정해야 한다.
- 환자를 조심스레 다루어야 한다.
- 환자는 누워있는 상태를 유지해야 한다.
- 환자에게는 금식시켜야 한다.
- 환자에게 필요하면 산소를 공급하고 기도를 유지해야 한다.

27 출혈성 쇼크 4기에서의 단계별 증상 및 징후에 대한 설명으로 바르게 짝지어진 것은? [출제유형]

┌───┐
│ ㉠ 출혈성 쇼크 4기에서는 수액만을 투여하는 응급처치가 이루어져야 한다. │
│ ㉡ 출혈성 쇼크 4기에서 환자의 수축기 혈압은 60mmHg이다.   │
│ ㉢ 출혈성 쇼크 4기에서 소실된 환자의 혈액량은 80% 이상이다.   │
│ ㉣ 출혈성 쇼크 4기에서 환자는 혼수상태에 빠진다.   │
└───┘

① ㉠, ㉡, ㉢　　　　　　　　　② ㉠, ㉢
③ ㉡, ㉣　　　　　　　　　　　④ ㉣
⑤ ㉠, ㉡, ㉢, ㉣

[해설] 출혈성 쇼크 4기에서의 단계별 증상 및 징후
- 환자는 혼수상태에 빠진다.
- 환자의 수축기 혈압은 60mmHg이다.
- 소실된 환자의 혈액량은 40% 이상이다.
- 수액 및 수혈 등을 투여하는 응급처치가 이루어져야 한다.
- 환자의 맥박수는 증가 또는 감소한다.

[필수문제]
28 다음 중 비 심장성 심정지의 원인질환에 해당하는 것으로 바르게 짝지어진 것은?

┌───┐
│ ㉠ 선천성 심장질환(중증의 폐동맥, 선천성 관상동맥 질환)   │
│ ㉡ 대사질환(약물중독, 당뇨병성 케톤산증)   │
│ ㉢ 부정맥을 유발하는 질환(중추신경장애, Lev씨 병)   │
│ ㉣ 체온이상(저체온증 : 32℃ 이하, 고체온증 : 41℃ 이상)   │
└───┘

① ㉠, ㉡, ㉢　　　　　　　　　② ㉠, ㉢
③ ㉡, ㉣　　　　　　　　　　　④ ㉣
⑤ ㉠, ㉡, ㉢, ㉣

[해설] 비 심장성 심정지의 원인질환
- 대사질환(약물중독, 당뇨병성 케톤산증)
- 체온이상(저체온증 : 32℃ 이하, 고체온증 : 41℃ 이상)
- 호흡부전을 초래하는 질환(패혈증, 기도폐쇄)
- 중추신경계 질환(뇌졸중, 외상)
- 순환혈액량 감소를 초래하는 질환(탈수, 위장관 출혈)

[정답] 27 ③　28 ③

29 에피네프린 자동주사기의 성인 1회량은?

① 1.0mg ② 0.9mg
③ 0.7mg ④ 0.5mg
⑤ 0.3mg

해설 ⑤ 에피네프린 자동주사기의 성인 1회량은 0.3mg이다

30 에피네프린 자동주사기의 영아 및 소아의 1회량은?

① 0.11mg ② 0.15mg
③ 0.17mg ④ 0.19mg
⑤ 0.2mg

해설 ② 에피네프린 자동주사기의 영아 및 소아의 1회량은 0.15mg이다.

필수문제

31 소아에게 발생하는 심정지의 가장 흔한 원인으로 옳은 것은?

① 혈액손실 ② 당뇨병성 케톤산증
③ 약물중독 ④ 대사성 산증
⑤ 기도폐쇄에 의한 질식

해설 소아에게 발생하는 심정지의 가장 흔한 원인으로는 기도폐쇄에 의한 질식, 급성 영아사망 증후군이 있다.

필수문제

32 이물에 의한 기도의 부분 폐쇄로 인해 호흡곤란이 있으나 말은 할 수 있는 상태이다. 어떤 조치를 해야 하는가?

① 구강 대 구강법
② 흉부압박법
③ 기침 유도
④ 복부압박법
⑤ 어깨 압박

[해설] 환기상태가 비교적 양호하고 의식이 있는 환자에서는 환자상태를 관찰하면서 계속 기침을 하도록 유도한다. 지속적인 기침 후에도 이물질이 배출되지 않거나 발성이 불가능해지는 경우, 청색증이 발생하는 경우, 의식이 혼미해지는 경우에는 기도가 완전히 폐쇄된 것으로 판단해야 한다.

필수문제

33 의식이 있는 성인의 하임리히법에서 압박을 가하는 부위는?

① 검상돌기에서 두 손가락 넓이만큼 위쪽 흉골
② 흉골의 아래쪽 1/2 지점
③ 검상돌기와 제부(배꼽)의 중간지점
④ 양쪽 어깨의 중간지점
⑤ 흉골의 아래쪽 1/3 지점

[해설] 하임리히법
환자의 상복부(검상돌기 직하부)에 주먹을 쥔 손을 대고 다른 손으로 주먹을 감싼 후에 복부를 후상방으로 강하게 압박하는 방법이다.

필수문제

34 다음 중 의식이 없는 영아가 기도가 폐쇄된 경우 올바른 응급처치순서는?

① 반응확인 → 천천히 2회의 숨 불어넣기 → 5회 등 두드리기 → 5회 가슴밀기
② 반응확인 → 5회 등 두드리기 → 5회 가슴밀기 → 천천히 2회의 숨 불어넣기
③ 반응확인 → 5회 등 두드리기 → 천천히 2회의 숨 불어넣기 → 5회 가슴밀기
④ 반응확인 → 5회 가슴밀기 → 천천히 2회의 숨 불어넣기 → 5회 등 두드리기
⑤ 반응확인 → 천천히 2회의 숨 불어넣기 → 5회 가슴밀기 → 5회 등 두드리기

[해설] 의식이 없는 영아가 기도가 폐쇄된 경우 응급처치순서
반응확인 → 천천히 2회의 숨 불어넣기 → 5회 등 두드리기 → 5회 가슴밀기

[정답] 32 ③ 33 ③ 34 ①

필수문제

35 의식이 없는 환자의 경우에, 기도유지 후에도 호흡이 없는 경우 이물에 의한 기도폐쇄 여부를 확인하기 위하여 실시해야 하는 조치는?

① 두부후굴-하악거상법을 한다.
② 2회 인공호흡을 실시한다.
③ 하임리히법을 실시한다.
④ 흉부압박을 한다.
⑤ 10회 인공호흡을 실시한다.

해설 의식이 없는 환자에게는 근육이 이완되어 혀가 후방으로 내려오므로 기도가 폐쇄된다. 따라서 의식이 없는 환자에게서 기도를 확보하는 것은 매우 중요하다. 이러한 기도폐쇄는 두부후굴-하악거상법 등의 방법으로 기도를 유지해줄 수 있다. 그러나 기도유지 후에도 호흡이 없으면 이물에 의한 기도폐쇄를 의심해 보아야 하며, 2회의 인공호흡을 실시해 봄으로써 확인할 수 있다.

필수문제

36 기존에는 증상 등이 없던 사람이 갑작스레 급성심장사하는 경우에 심근병증의 가능성이 있는데, 다음 중 심근병증을 유발하는 위험요인이 아닌 것은?

① 중증 심실비후
② 급성심장사의 가족력
③ 폐동맥 고혈압
④ 원인불명의 재발성 실신
⑤ 비지속성 심실빈맥

해설 **심근병증을 유발하는 위험요인**
- 중증 심실비후
- 급성심장사의 가족력
- 원인불명의 재발성 실신
- 비지속성 심실빈맥

필수문제

37 다음 중 패혈성 쇼크에 대한 설명으로 옳지 않은 것은?

① 패혈성 쇼크에서 맥박수는 증가한다.
② 패혈성 쇼크에서 피부온도는 차갑거나 따뜻하다.
③ 패혈성 쇼크에서 경정맥은 수축된다.
④ 패혈성 쇼크에서 신경마비는 없다.
⑤ 패혈성 쇼크에서 혈압은 증가된다.

해설 ⑤ 패혈성 쇼크에서 혈압은 저하된다.

38 에피네프린 자동주사기로 인한 부작용으로 옳지 않은 것은?

① 심박동수 저하
② 창백함
③ 어지러움
④ 흥분
⑤ 구토

[해설] 에피네프린 자동주사기로 인한 부작용
- 창백함
- 흥분
- 두통
- 심박동수 증가
- 어지러움
- 구토
- 불안

필수문제

39 다음 중 저체액성 쇼크에 대한 설명으로 옳지 않은 것은?

① 저체액성 쇼크에서는 혈압이 저하된다.
② 저체액성 쇼크에서는 신경마비가 없다.
③ 저체액성 쇼크에서는 경정맥이 수축된다.
④ 저체액성 쇼크에서는 맥박수가 증가한다.
⑤ 저체액성 쇼크에서는 피부온도가 따뜻하다.

[해설] ⑤ 저체액성 쇼크에서는 피부온도가 차갑다.

40 다음 중 병원 외의 장소에서 심정지가 의심되는 사람을 발견했을 시 응급의료체계로 연락해서 알려주어야 하는 내용으로 가장 거리가 먼 것은?

① 필요한 응급처치
② 응급의료체계로 연락한 시각
③ 발생 상황
④ 환자에게 하고 있는 응급처치내용
⑤ 발생 위치

[해설] 병원 외의 장소에서 심정지가 의심되는 사람을 발견했을 시 응급의료체계로 연락해서 알려주어야 하는 내용으로는 필요한 응급처치, 연락하고 있는 곳의 전화번호, 환자에게 하고 있는 응급처치내용, 발생 위치, 발생 상황, 구조를 위해 필요로 하는 구조자의 수 등이 있다.

정답 38 ① 39 ⑤ 40 ②

필수문제

41 다음 기본소생술의 구성요소가 아닌 것은?

① 기도개방(Airway)
② 자동제세동(Defibrillation)
③ 인공순환(Circulation)
④ 인공호흡(Breathing)
⑤ 의식의 유무(Unresponsiveness)

해설 기본소생술의 구성요소
• 기도개방(Airway)
• 자동제세동(Defibrillation)
• 인공순환(Circulation)
• 인공호흡(Breathing)

42 비허혈성 확장성 심근증은 소생된 심정지 피해자의 몇 %를 차지하는가?

① 약 10%
② 약 20%
③ 약 30%
④ 약 40%
⑤ 약 50%

해설 비허혈성 확장성 심근증은 소생된 심정지 피해자의 약 10%를 차지하고 있다.

필수문제

43 응급구조사 및 의료진은 환자의 의식에 대한 확인과정에서 호흡의 유무와 더불어 비정상 호흡여부를 판단해야 하는데, 이때 맥박은 몇 초 안에 확인해야 하는가?

① 3초 이내
② 5초 이내
③ 10초 이내
④ 13초 이내
⑤ 15초 이내

해설 맥박은 10초 이내에 확인해야 한다.

44 가슴압박의 속도는 분당 몇 회를 해야 하는가?

① 20~40회　　　　　　　　② 40~60회
③ 60~80회　　　　　　　　④ 80~100회
⑤ 100~120회

[해설] 가슴압박의 속도는 분당 100~120회로 한다.

필수문제

45 심정지가 의심되는 환자한테는 몇 회의 흉부압박을 한 후에 몇 번의 인공호흡을 해야 하는가?

① 흉부압박 - 15회, 인공호흡 - 5번
② 흉부압박 - 20회, 인공호흡 - 4번
③ 흉부압박 - 25회, 인공호흡 - 3번
④ 흉부압박 - 30회, 인공호흡 - 2번
⑤ 흉부압박 - 35회, 인공호흡 - 1번

[해설] 심정지가 의심되는 환자한테는 흉부압박을 30회 한 후에, 2번의 인공호흡을 한다.

필수문제

46 환자의 혈액순환은 회복되었지만 호흡이 회복되지 않았을 경우에는 어떻게 하여야 하는가?

① 분당 10~12회의 속도로써 인공호흡을 하면서 혈액순환 상태를 체크해야 한다.
② 분당 13~16회의 속도로써 인공호흡을 하면서 혈액순환 상태를 체크해야 한다.
③ 분당 17~20회의 속도로써 인공호흡을 하면서 혈액순환 상태를 체크해야 한다.
④ 분당 21~24회의 속도로써 인공호흡을 하면서 혈액순환 상태를 체크해야 한다.
⑤ 분당 25~28회의 속도로써 인공호흡을 하면서 혈액순환 상태를 체크해야 한다.

[해설] 환자의 혈액순환은 회복되었지만 호흡이 회복되지 않았을 경우에는 분당 10~12회의 속도로써 인공호흡을 하면서 혈액순환 상태를 체크해야 한다.

정답 44 ⑤ 45 ④ 46 ①

47 의식이 있는 상태에서의 환자에게는 환기상태를 점검해서 기침을 지속적으로 유도하는데, 만약 환자의 환기상태가 악화되었을 때 가장 적절한 방법은?

① 기도를 폐쇄한다.
② 인공호흡을 실시한다.
③ 흉곽 압박을 실시한다.
④ 하임리히법을 실시한다.
⑤ 자동제세동기를 실시한다.

해설   의식이 있는 상태에서의 환자에게는 환기상태를 점검해서 기침을 지속적으로 유도하는데, 환자의 환기상태가 악화되었을 때에는 하임리히법을 실시한다.

필수문제

48 다음 중 영아(1세 이하)를 제외한 환자들에게서 이물질을 제거하기 위해 사용하는 방법은?

① 흉곽압박   ② 하임리히법
③ 인공호흡   ④ 심폐소생술
⑤ 등두드리기

해설   영아(1세 이하)를 제외한 환자들에게서 이물질을 제거하기 위해 사용하는 방법은 하임리히법이며, 영아에서의 경우에는 등 두드리기를 권장하고 있다.

49 백혈구 및 항체를 운반해서 질병 및 감염에 대비하도록 도와주는 것은 혈액의 기능 중 어느 부분에 대한 설명인가?

① 배 설   ② 조 절
③ 보 호   ④ 가스운반
⑤ 영 양

해설   보호는 신체의 백혈구 및 항체를 운반해서 질병 및 감염에 대비하도록 도와주는 기능이다.

50 쇼크를 치료하기 위해서 사용하는 것은 무엇인가?

① 아미오다론 ② 칼 슘
③ 아데노신 ④ 아트로핀
⑤ 링거액

해설 쇼크를 치료하기 위해서 쓰이는 것으로 링거액, 생리식염수 등의 등장성 정질액 등이 사용된다.

04 대량재해 응급의료

필수문제

01 다음 중 재해피해자의 생존율에 관련한 요소들로 바르게 짝지어진 것은?

| ㉠ 응급이송팀 | ㉡ 응급의료팀 |
| ㉢ 주민들에 대한 교육 | ㉣ 자연재해 |

① ㉠, ㉡, ㉢ ② ㉠, ㉢
③ ㉡, ㉣ ④ ㉣
⑤ ㉠, ㉡, ㉢, ㉣

해설 재해피해자의 생존율에 관련한 요소
- 응급이송팀
- 응급출동팀
- 응급의료팀
- 재해 응급의료체계의 확립
- 주민들에 대한 교육

필수문제

02 재해의료 대책에 대한 필요성의 내용 중 옳지 않은 것은?

① 재해확산의 방지 및 1차적인 재해방지를 해야 하기 때문에
② 정확하면서도 신속한 의료행위가 수행되어야 하기 때문에
③ 재해의 피해규모가 크며, 앞으로도 빈발할 것이 예상되기 때문에
④ 많은 피해자를 제한된 자원으로 구해야 하기 때문에
⑤ 재해가 닥쳤을 때 이를 헤쳐나갈 수 있는 능력을 키우고 최선의 방책을 실행해야 하기 때문에

해설 ① 재해확산의 방지 및 2차적인 재해방지를 해야 하기 때문이다.

필수문제

03 "인근 지역으로부터의 지원 등을 필요로 하는 재해"는 재해의 등급 중 어느 단계에 속하는가?

① 재해 5급
② 재해 4급
③ 재해 3급
④ 재해 2급
⑤ 재해 1급

[해설] "인근 지역으로부터의 지원 등을 필요로 하는 재해"는 재해 2급에 속한다.

04 다음 중 재해대책에 대한 수립 원칙에 해당하는 것으로 바르게 짝지어진 것은?

| ㉠ 주민들의 참여에 의한 피난 계획의 수립 | ㉡ 정보의 체계화 |
| ㉢ 정보센터 및 재해안내의 수립 | ㉣ 단방향 통신체계의 확립 |

① ㉠, ㉡, ㉢
② ㉠, ㉢
③ ㉡, ㉣
④ ㉣
⑤ ㉠, ㉡, ㉢, ㉣

[해설] **재해대책에 대한 수립 원칙**
- 정보센터 및 재해안내의 수립
- 정보의 체계화 및 일원화
- 주민들의 참여에 의한 피난 계획의 수립
- 재해대책 수립에 따른 경비의 최소화
- 상호통신체계의 확립
- 부서 간의 상호협조체계의 구축

필수문제

05 재해의 단계 중 복구단계에 속하지 않는 것은 무엇인가?

① 재해대책의 변경
② 중증도 분류
③ 현장에서의 철수
④ 직무로의 복귀
⑤ 비 평

[해설] **재해의 단계 중 복구단계**
- 상담 및 조언
- 재해대책의 변경
- 현장에서의 철수
- 비 평
- 직무로의 복귀

06 이송반의 임무에서 병원별 수용능력표를 매년 몇 회 이상 재조사해야 하는가?

① 4회　　　　　　　　　　② 5회
③ 2회　　　　　　　　　　④ 1회
⑤ 3회

[해설] 이송반의 임무에서 병원별 수용능력표를 매년 1회 이상 재조사하여야 한다.

07 다음 중 중증도 분류표에 기재되어야 하는 사항으로 바르지 않은 것은?

① 손상에 대한 사항　　　　② 환자의 이송사항
③ 사고현장에 대한 정보　　④ 환자에 대한 병력사항
⑤ 환자에 대한 인적사항

[해설] **중증도 분류표에 기재되어야 하는 사항**
- 환자에 대한 처치사항
- 환자에 대한 인적사항
- 손상에 대한 사항
- 사고현장에 대한 정보
- 환자에 대한 병력사항

08 다음 중 맥박을 활용해서 환자의 혈압을 추정하는 방법 중 대퇴동맥이 비록 촉지되지는 않았지만, 경동맥이 촉지되는 경우의 예상 수축기 혈압은?

① 20~30mmHg 사이　　　② 30~40mmHg 사이
③ 40~50mmHg 사이　　　④ 50~60mmHg 사이
⑤ 60~70mmHg 사이

[해설] 대퇴동맥이 비록 촉지되지는 않았지만, 경동맥이 촉지되는 경우의 예상 수축기 혈압은 60~70mmHg 사이이다.

09 다음 중 환자의 이송순서를 바르게 표현한 것은?

① 긴급한 환자 → 비응급환자 → 응급환자 → 지연환자
② 비응급환자 → 긴급한 환자 → 응급환자 → 지연환자
③ 긴급한 환자 → 응급환자 → 비응급환자 → 지연환자
④ 응급환자 → 긴급한 환자 → 지연환자 → 비응급환자
⑤ 응급환자 → 긴급한 환자 → 지연환자 → 비응급환자

해설   환자의 이송순서
      긴급한 환자 → 응급환자 → 비응급환자 → 지연환자

10 타 지역 또는 인근지역의 의료기관에 대한 정보의 내용으로 옳지 않은 것은?

① 각 병원(의료기관)별로 의료진들에 대한 소집의 여부
② 각 병원(의료기관)별로 지급이 가능한 의료장비의 여부
③ 각 병원(의료기관)별로 수용이 가능한 환자의 수
④ 각 병원(의료기관)별로 환자에 대한 수술이 가능한 중환자실의 여유 및 임상팀의 수
⑤ 인근의 1, 2, 3차 병원(의료기관)에서의 재해발생을 인식하였는지의 여부

해설   타 지역 또는 인근지역의 의료기관에 대한 정보
      • 각 병원(의료기관)별로 의료진들에 대한 소집의 여부
      • 각 병원(의료기관)별로 수용이 가능한 환자의 수
      • 인근의 1, 2, 3차 병원(의료기관)에서의 재해발생을 인식하였는지의 여부
      • 각 병원(의료기관)별로 환자에 대한 수술이 가능한 중환자실의 여유 및 임상팀의 수

11 다음 중 환자에 대한 이송지역 통제 및 구역 구분에 대한 파악의 내용 중 옳지 않은 것은?

① 유도자의 선정 및 항공기 착륙의 여부
② 사고환자 탑승 장소 및 응급차량 대기소의 구분 여부
③ 환자 이송로 및 응급차량의 진입로에 대한 확보 여부
④ 환자에 대한 이송지역을 통제할 수 있는 인원의 배치 여부
⑤ 사고지역 환자로의 출동이 가능한 응급차량의 숫자

해설   ⑤ 사고환자에 대한 이송수단에 대한 정보를 말한다.

12 다음 중 사고환자에 대한 이송 전 준비에 대한 설명으로 옳지 않은 것은?
① 응급환자에 대한 이송병원을 연락하고, 해당 응급차량의 소속을 알려야 한다.
② 고정장치 및 안전벨트 등이 응급환자의 가슴을 압박하는지의 여부를 확인해야 한다.
③ 응급환자의 이송 전에 측정한 생체징후는 안정되어 있는지를 확인하고 이를 기록해야 한다.
④ 사고를 당한 응급환자에 대해 출발 전 인사 및 소개로 환자를 안심시켜야 한다.
⑤ 사고를 당한 응급환자의 가방 및 개인 소지품 등이 모두 챙겨졌는지 확인해야 한다.

[해설] ① 응급환자 이송 중에 병원으로의 연락에 대한 내용이다.

필수문제

13 응급환자의 이송 중에 관찰해야 하는 내용으로 옳지 않은 것은?
① 이송 중에 응급환자의 구토 등에 대비해서 빈 통 및 흡입기 등을 바로 사용할 수 있도록 해야 한다.
② 응급환자의 상태를 주시하면서 차량운전자에게 운전방법 및 차량속도에 대해 조언을 해야 한다.
③ 차량에서 이송되어질 병원의 해당 의료진에게 및 응급환자에 대한 정보 및 그 외 중요한 내용들을 무선으로 연락을 취해야 한다.
④ 응급환자의 성별, 이름, 연령 및 사고를 당한 경위 등에 대해서 보고한다.
⑤ 응급환자에 대해 지속적으로 구강 내 이물질 제거 및 기도를 확보하는 등 처치를 계속적으로 해야 한다.

[해설] ④ 응급환자의 병원 이송 중에 취해야 하는 연락사항에 대한 내용이다.

14 다음의 내용을 특성으로 하는 부상정도에 해당하는 것은?

- 다발성 주요골절
- 단순 두부손상
- 중증의 화상

① 응 급   ② 사 망
③ 정 상   ④ 긴 급
⑤ 비응급

[해설] 응급의 특성으로는 척추손상, 다발성 주요골절, 중증의 화상, 단순 두부손상 등이 있다.

정답 12 ① 13 ④ 14 ①

15 다음 중 맥박을 활용해서 환자의 혈압을 추정하는 방법 중 대퇴동맥이 촉지되는 경우의 예상 수축기 혈압은 최소 몇 mmHg 이상인가?

① 50mmHg 이상
② 60mmHg 이상
③ 70mmHg 이상
④ 80mmHg 이상
⑤ 90mmHg 이상

해설 대퇴동맥이 촉지되는 경우의 예상 수축기 혈압은 최소 70mmHg 이상이어야 한다.

필수문제

16 다음 중 자연재해에 해당하는 것으로 바르게 짝지어진 것은?

| ㉠ 산업사고 | ㉡ 지 진 |
| ㉢ 화 재 | ㉣ 화산폭발 |

① ㉠, ㉡, ㉢
② ㉠, ㉢
③ ㉡, ㉣
④ ㉣
⑤ ㉠, ㉡, ㉢, ㉣

해설 자연재해 요소
- 지진성 재해(화산폭발, 지진)
- 기후적 재해(홍수, 태풍)

필수문제

17 다음 중 인적재해(사고성 재해)에 해당하는 것으로 바르게 짝지어진 것은?

| ㉠ 폭발사고 | ㉡ 태 풍 |
| ㉢ 화 재 | ㉣ 지 진 |

① ㉠, ㉡, ㉢
② ㉠, ㉢
③ ㉡, ㉣
④ ㉣
⑤ ㉠, ㉡, ㉢, ㉣

해설 인적재해(사고성 재해) 요소
- 폭발사고
- 화 재
- 교통사고
- 산업사고
- 화학적 · 방사능 사고

15 ③ 16 ③ 17 ②

18 다음 중 맥박을 활용해서 환자의 혈압을 추정하는 방법 중 요골동맥이 촉지되는 경우의 예상 수축기 혈압은 최소 몇 mmHg 이상인가?

① 70mmHg 이상 ② 80mmHg 이상
③ 90mmHg 이상 ④ 100mmHg 이상
⑤ 110mmHg 이상

해설 요골동맥이 촉지되는 경우의 예상 수축기 혈압은 최소 80mmHg 이상이어야 한다.

필수문제

19 다음 중 재해현장에서의 응급처치법으로 바르게 짝지어진 것은?

| ㉠ 척추고정 및 경추 | ㉡ 산소의 투여 |
| ㉢ 구강 내 이물질의 제거 | ㉣ 진통제의 투여 |

① ㉠, ㉡, ㉢ ② ㉠, ㉢
③ ㉡, ㉣ ④ ㉣
⑤ ㉠, ㉡, ㉢, ㉣

해설 재해현장에서의 응급처치
- 구강 내 이물질의 제거
- 대량 출혈 부위에 대한 압박지혈법
- 척추고정 및 경추
- 심폐소생술

20 다음의 내용을 특성으로 하는 부상정도에 해당하는 것은?

- 쇼크, 기도화상, 복부손상
- 호흡, 심장이상, 내과적 이상

① 정상 ② 응급
③ 사망 ④ 비응급
⑤ 긴급

해설 긴급의 특성으로는 기도, 호흡, 심장이상, 조절 안 되는 출혈, 개방성 흉부, 복부손상, 심각한 두부손상, 쇼크, 기도화상, 내과적 이상 등이 있다.

정답 18 ② 19 ② 20 ⑤

21 다음 중 사상자의 이송순서로 맞는 것은?

① 응급환자 → 긴급환자 → 사망자 및 비응급환자
② 긴급환자 → 응급환자 → 사망자 및 비응급환자
③ 긴급환자 → 사망자 및 비응급환자 → 응급환자
④ 응급환자 → 사망자 및 비응급환자 → 긴급환자
⑤ 사망자 및 비응급환자 → 응급환자 → 긴급환자

> **해설** 사상자의 이송순서
> 긴급환자 → 응급환자 → 사망자 및 비응급환자

필수문제

22 다음 중 대량환자 발생 시 의료체계 운영상의 문제로 옳지 않은 것은?

① 병원의 수용능력 미고려
② 위치홍보의 부적절성
③ 내부 참가자 문제
④ 구급차 외의 교통수단의 활용
⑤ 중증도 분류에 대한 인식의 부족

> **해설** 대량환자 발생 시 의료체계 운영상의 문제
> • 병원의 수용능력 미고려
> • 위치홍보의 부적절성
> • 구급차 외의 교통수단의 활용
> • 중증도 분류에 대한 인식의 부족
> • 외부 참가자 문제
> • 부상자의 감정 및 개별적인 판단
> • 수색 및 구조 활동과 연관된 문제
> • 광역재난 현장에서의 중증 분류체계 적용의 어려움

23 풍랑주의보는 해상에서 풍속 14m/s 이상이 몇 시간 이상 지속될 때 발효되는가?

① 3시간
② 5시간
③ 7시간
④ 9시간
⑤ 10시간

> **해설** 해상에서 풍속 14m/s 이상이 3시간 이상 지속되거나 유의파고가 3m 이상이 예상될 때 풍랑주의보가 발효된다.

24 폭염은 최고기온인 열파지수가 100 이상인 날이 얼마 이상 지속되는 경우를 말하는가?

① 3일 이상
② 4일 이상
③ 5일 이상
④ 6일 이상
⑤ 7일 이상

해설) 기상청에서 발표하는 최고기온인 열파지수가 100 이상인 날이 3일 이상 지속되는 경우를 폭염이라고 정의할 수 있다.

필수문제

25 다음 중 재해대책에 대한 수립 전에 파악해야 하는 사항으로 바르게 짝지어진 것은?

| ㉠ 통신체계 | ㉡ 인구분포도 |
| ㉢ 의료행위 | ㉣ 지형적인 특성 |

① ㉠, ㉡, ㉢
② ㉠, ㉢
③ ㉡, ㉣
④ ㉣
⑤ ㉠, ㉡, ㉢, ㉣

해설) 재해대책에 대한 수립 전에 파악해야 하는 사항
- 인구분포도
- 구조물
- 지형적인 특성

필수문제

26 현장응급의료소에서는 응급의학 전문의를 포함한 의사, 간호사 또는 1급 응급구조사, 지원요원이 각각 몇 명으로 편성되어야 하는가?

① 3명, 4명, 1명
② 4명, 2명, 1명
③ 3명, 3명, 2명
④ 3명, 1명, 1명
⑤ 2명, 3명, 4명

해설) 현장응급의료소에는 응급의학 전문의를 포함한 의사 3명, 간호사 또는 1급 응급구조사 4명 및 지원요원 1명 이상으로 편성한다. 다만, 통제단장은 필요한 의료인 등의 수를 조정하여 편성하도록 요청할 수 있다.

정답) 24 ① 25 ③ 26 ①

27 현장지휘관이 긴급구조활동에 필요한 자원을 집결 및 분류하여 자원대기소와 재난현장에 수송·배치하기 위해서 설치 및 운영하는 특정한 장소 또는 시설을 말하는 것은?

① 자원집결지
② 선착대
③ 수송대기지역
④ 기관별지휘소
⑤ 재난재해대책본부

해설 자원집결지
현장지휘관이 긴급구조활동에 필요한 자원을 집결 및 분류하여 자원대기소와 재난현장에 수송·배치하기 위해서 설치·운영하는 특정한 장소 또는 시설을 말한다.

28 다음 중 인적 재난의 특징으로 옳지 않은 것은?

① 인적 재난은 실제적인 위험이 크다 할지라도 이를 방심하거나 체감하지 못하는 경우가 많다.
② 산업 및 기술의 발달에 따라 발생빈도 및 피해규모가 다르다.
③ 노력과 관리에 따라 많은 부분들을 근절할 수 있다.
④ 재난의 발생 가능성 및 상황의 변화에 대한 예측이 쉽다.
⑤ 인적 재난은 과실이든 고의든 타인에게 끼친 피해에 따른 배상의 책임을 진다.

해설 ④ 재난의 발생 가능성 및 상황의 변화에 대한 예측이 어렵다.

29 초대형 태풍을 바르게 설명한 것은?

① 초속 10m/s 이상의 풍속이 미치는 영역이 반경 800km 이상인 경우
② 초속 15m/s 이상의 풍속이 미치는 영역이 반경 800km 이상인 경우
③ 초속 10m/s 이상의 풍속이 미치는 영역이 반경 500km 이상인 경우
④ 초속 20m/s 이상의 풍속이 미치는 영역이 반경 800km 이상인 경우
⑤ 초속 20m/s 이상의 풍속이 미치는 영역이 반경 500km 이상인 경우

해설 ② 초속 15m/s 이상의 풍속이 미치는 영역이 반경 800km 이상인 경우를 초대형 태풍이라고 한다.

30 다음 중 호우주의보의 발효기준은?

① 6시간 강우량이 80mm 이상 예상될 때
② 12시간 강우량이 110mm 이상 예상될 때
③ 6시간 강우량이 150mm 이상 예상될 때
④ 12시간 강우량이 150mm 이상 예상될 때
⑤ 10시간 강우량이 80mm 이상 예상될 때

해설   호우주의보는 3시간 이상 강우량이 60mm 이상 예상되거나 12시간 강우량이 110mm 이상 예상될 때 발효된다.

필수문제

31 다음 중 현장지휘소에 관련한 내용으로 옳은 것은?

⊙ 현장지휘소에서는 재해초기에 항공기를 활용해서 피해의 규모를 확인해야 한다.
ⓒ 현장지휘소의 위치는 유선통신의 사용에 있어서 장해가 없는 지역이어야 한다.
ⓒ 현장지휘소는 재해현장의 업무에 대한 권한이 없으며, 모든 업무를 정부의 지시에 따라 움직여야 한다.
② 현장지휘소의 책임자는 경찰서장이다.

① ⊙, ⓒ, ⓒ
② ⊙, ⓒ
③ ⓒ, ②
④ ②
⑤ ⊙, ⓒ, ⓒ, ②

해설   ⓒ 현장지휘소의 위치는 무선통신의 사용에 있어서 장해가 없는 지역이어야 한다.
② 현장지휘소의 책임자는 소방서장이다.

필수문제

32 다음의 내용을 특성으로 하는 부상정도에 해당하는 것은?

• 외상, 손상, 화상
• 경상의 합병증 없는 골절

① 사 망
② 긴 급
③ 비응급
④ 응 급
⑤ 정 상

해설   비응급의 특성으로는 경상의 합병증 없는 골절, 외상, 손상, 화상, 정신과적 문제 등이 있다.

정답   30 ②   31 ②   32 ③

33 산지에서 대설경보 발효기준은?

① 24시간 신적설이 5cm 이상 예상될 때
② 24시간 신적설이 10cm 이상 예상될 때
③ 24시간 신적설이 20cm 이상 예상될 때
④ 24시간 신적설이 30cm 이상 예상될 때
⑤ 24시간 신적설이 40cm 이상 예상될 때

해설 ④ 산지에서 대설경보 발효기준은 24시간 신적설이 30cm 이상 예상될 때이다.

34 건조경보 발효기준으로 올바르게 설명한 것은?

① 실효습도 45% 이하가 3일 이상 계속될 것이 예상될 때
② 실효습도 35% 이하가 3일 이상 계속될 것이 예상될 때
③ 실효습도 35% 이하가 2일 이상 계속될 것이 예상될 때
④ 실효습도 25% 이하가 2일 이상 계속될 것이 예상될 때
⑤ 실효습도 45% 이하가 4일 이상 계속될 것이 예상될 때

해설 ④ 실효습도 25% 이하가 2일 이상 계속될 것이 예상될 때 건조경보가 발효된다.

필수문제

35 태풍경보의 발효기준으로 옳은 것은?

① 태풍으로 인하여 강풍주의보 기준에 도달할 것으로 예상될 때
② 태풍으로 인하여 풍랑주의보 기준에 도달할 것으로 예상될 때
③ 태풍으로 인하여 폭풍해일 주의보 기준에 도달할 것으로 예상될 때
④ 태풍으로 인하여 총 강우량이 200mm 이상 예상될 때
⑤ 태풍으로 인하여 총 강우량이 100mm 이상 예상될 때

해설 **태풍경보**
태풍으로 인하여 다음 중 어느 하나에 해당하는 경우 태풍경보가 발효된다.
- 강풍(또는 풍랑) 경보 기준에 도달할 것으로 예상될 때
- 총 강우량이 200mm 이상 예상될 때
- 폭풍해일 경보 기준에 도달할 것으로 예상될 때

36 기상특보의 기준값이 지역별로 별도 지정되는 자연재해는?

① 대설특보
② 건조특보
③ 폭풍해일특보
④ 지진해일특보
⑤ 호우특보

[해설] 폭풍해일특보
천문조, 태풍, 폭풍, 저기압 등의 복합적인 영향으로 해수면이 상승하여 발효기준값 이상이 예상될 때 발효된다. 다만, 발효기준값은 지역별로 별도 지정한다.

37 괄호 안에 들어갈 내용을 순서대로 바르게 나열한 것은?

> 규모 (　) 이상의 해저지진이 발생하여 우리나라 해안가에 해일파고 (　) 이상의 지진해일 내습이 예상될 때 지진해일경보가 발효된다.

① 5.5, 0.5m
② 6.0, 1.0m
③ 6.5, 0.5m
④ 7.0, 2.0m
⑤ 8.0, 1.0m

[해설] 지진해일경보
규모 6.0 이상의 해저지진이 발생하여 우리나라 해안가에 해일파고 1.0m 이상의 지진해일 내습이 예상될 때 지진해일경보가 발효된다.

필수문제

38 강풍주의보의 발표기준은?

① 육상에서 풍속 14m/s 이상 또는 순간풍속 20m/s 이상이 예상될 때
② 육상에서 풍속 17m/s 이상 또는 순간풍속 24m/s 이상이 예상될 때
③ 산지는 풍속 20m/s 이상 또는 순간풍속 26m/s 이상이 예상될 때
④ 산지는 풍속 24m/s 이상 또는 순간풍속 30m/s 이상이 예상될 때
⑤ 산지는 풍속 28m/s 이상 또는 순간풍속 35m/s 이상이 예상될 때

[해설] 강풍주의보
육상에서 풍속 14m/s 이상 또는 순간풍속 20m/s 이상이 예상될 때, 다만 산지의 경우에는 풍속 17m/s 이상 또는 순간풍속 25m/s 이상이 예상될 때이다.

[정답] 36 ③ 37 ② 38 ①

제2장 | 전문 응급처치학 총론

01 응급의료의 개요

필수문제

01 응급의료체계에 있어서 근간을 이루고 있는 것에 해당하지 않는 것은?

① 환자의 이송체계
② 전문적인 집중치료
③ 응급의료통신망
④ 병원 내의 응급처치
⑤ 물리치료

[해설] 응급의료체계
- 환자의 이송체계
- 전문적인 집중치료
- 응급의료통신망
- 병원 내의 응급처치
- 병원 전 응급처치

02 다음과 같은 응급상황 발생 시 해당 응급환자는 어떠한 환자자세를 취해야 하는가?

> 흉부보다 상위의 손상, 두부외상 및 장애 등

① 트렌델렌버그
② 측와위
③ 앙와위
④ 복와위
⑤ 두측고위

[해설] 두측고위 자세
환자의 두부측을 높임으로 인해 환자에 대한 출혈 및 상반신의 울혈 등을 방지할 수 있다.

01 ⑤ 02 ⑤ 정답

03 간접 의료지도에 속하는 것으로 바르게 짝지어진 것은?

㉠ 프로토콜	㉡ 생물원격전송
㉢ 품질보증	㉣ 유·무선을 통한 지시

① ㉠, ㉡, ㉢
② ㉠, ㉢
③ ㉡, ㉣
④ ㉣
⑤ ㉠, ㉡, ㉢, ㉣

[해설] 간접 의료지도
- 프로토콜
- 교육훈련
- 지 침
- 품질보증
- 기록지 평가

04 의식수준의 평가를 하기 위한 AVPU 척도에서 "환자는 눈을 뜰 수 있으며, 묻는 질문에 대해 정확한 대답이 가능한 경우"에 해당하는 것은?

① A(Alert)
② V(Verbal)
③ P(Pain)
④ U(Unresponse)
⑤ 정답 없음

[해설] ① A(Alert : 의식의 명료) – 환자는 눈을 뜰 수 있으며, 묻는 질문에 대해 정확한 대답이 가능하다.

05 다음과 같은 응급상황 발생 시 해당 응급환자는 어떠한 환자자세를 취해야 하는가?

- 하지의 손상
- 쇼크 및 실신 등

① 두측고위
② 트렌델렌버그
③ 슬굴곡위
④ 복와위
⑤ 앙와위

[해설] 트렌델렌버그 자세
환자의 하지의 손상, 쇼크 및 실신 등에 적용되며, 이는 환자의 하지출혈의 감소, 증상의 악화방지, 심장 및 뇌 등의 중요 장기로의 혈액을 순환시키는 역할을 수행한다.

정답 03 ② 04 ① 05 ②

06 의식수준의 평가를 하기 위한 AVPU 척도에서 "환자는 자신의 이름, 장소, 현재 시간은 모를 수 있지만, 말을 걸 때에는 조리있는 대답이 가능한 경우"에 해당하는 것은?

① A(Alert)
② V(Verbal)
③ P(Pain)
④ U(Unresponse)
⑤ 정답 없음

해설 ② V(Verbal : 언어지시에 대한 반응) – 환자는 자신의 이름, 장소, 현재 시간은 모를 수 있지만, 말을 걸 때에는 조리 있는 대답이 가능하다.

07 다음 중 앉은 상태 환자의 경추 고정장비 적용 순서에 대한 설명으로 옳지 않은 것은?

① 앞에서 환자의 두경부를 고정한다.
② 경추 고정장비의 바닥을 댄다.
③ 환자의 목 주위로 경추 고정장비를 제 위치에 놓는다.
④ 경추 고정장비를 채운다.
⑤ 환자의 두경부에 도수고정을 유지한다.

해설 앉은 상태 환자의 경추 고정장비 적용 순서
- 환자의 뒤에서 두경부를 고정한다.
- 환자에게 경추 고정장비를 설치해주기 위해 적절한 각도를 취한다.
- 경추 고정장비의 바닥을 댄다.
- 환자의 목 주위로 경추 고정장비를 제 위치에 놓는다.
- 경추 고정장비를 채운다.
- 환자의 두경부에 도수고정을 유지한다.

08 다음과 같은 응급상황 발생 시 해당 응급환자는 어떠한 환자자세를 취해야 하는가?

- 환자의 흉부손상, 구토를 할 때
- 환자의 의식장애 발생 시

① 트렌델렌버그
② 슬굴곡위
③ 측와위
④ 앙와위
⑤ 복와위

해설 측와위 자세
환자가 의식이 없거나 또는 구토 시 혀의 이완을 방지하며, 동시에 질식방지 및 분비물의 배출이 용이하도록 하게 해준다.

09 다음 중 응급환자를 들것으로 이송하는 요령에 대한 설명으로 옳지 않은 것은?

① 이송해야 할 환자의 무게 및 구조팀 능력의 한계치를 알 수 있는지 서로 간의 대화 및 신호로써 보조를 맞추어야 한다.
② 계속적으로 커뮤니케이션을 유지하면서 구조자 및 타 팀 간에 이동에 대해서 조정을 해야 한다.
③ 구조자는 등을 편 자세로 응급환자의 무게를 가능한 한 구조자의 몸 가까이에 해야 한다.
④ 이송 중에는 환자의 안전을 고려해서 몸을 많이 비틀어야 한다.
⑤ 엉덩이 힘을 주고 무릎을 굽힌 후 허리에 의존해서 척추에 지나친 압력을 가하지 말아야 한다.

[해설] ④ 이송 중일 때는 환자의 몸을 비틀지 말아야 한다.

10 다음 중 빠른 외상환자의 구출이 요구되는 상황으로 옳지 않은 것은?

① 타 심각한 손상을 입은 환자에게로의 접근을 막고 있는 경우
② 즉시적인 환자에 대한 병원이송의 필요성이 없을 경우
③ 현장 또는 차량이 안전하지 않은 경우
④ 환자를 차량으로부터 구출하기 전에 환자에 대한 평가가 적절하게 이루어질 수 없을 경우
⑤ 환자를 당장 앙와위 자세로 바꾸어야 할 필요가 있을 경우

[해설] 빠른 외상환자의 구출이 요구되는 상황
• 타 심각한 손상을 입은 환자에게로의 접근을 막고 있는 경우
• 즉시적인 환자에 대한 병원이송의 필요가 있을 경우
• 현장 또는 차량이 안전하지 않은 경우
• 환자를 차량으로부터 구출하기 전에 환자에 대한 평가가 적절하게 이루어질 수 없을 경우
• 환자를 당장 앙와위 자세로 바꾸어야 할 필요가 있을 경우

필수문제

11 다음 중 병원 전 단계에서 응급의료 활동에 있어서 중추적인 역할을 수행하는 자는 누구인가?

① 의 사
② 응급환자
③ 물리치료사
④ 응급구조사
⑤ 최초의 반응자

[해설] 현장에서는 응급구조사, 최초의 반응자, 일반인에 의해서 구급차 출동, 현장에서의 응급처치가 이루어지고, 이송단계에서는 환자들에 대한 이송 및 응급처치에 대한 업무를 수행한다. 그러므로 병원 전 단계에서는 현장 및 이송단계이므로 응급구조사가 이 단계에서는 중추적인 역할을 담당한다.

12 다음 중 응급차량의 배차에 대한 설명으로 가장 거리가 먼 것은?

① 응급차량을 도로에 주차시켜야 할 때에는 차량 주위에 비상등 또는 안전표지판 등을 설치한다.
② 응급차량 전면이 주행차량의 전면을 향한 경우에는 비상등을 끄고 전조등 및 경광등만 켜야 한다.
③ 차량화재 발생 시 화재 차량으로부터 30m 밖으로 위치해야 한다.
④ 유류 또는 화학물질의 누출 시 해당 물질이 흐르는 반대방향에 위치해야 한다.
⑤ 유독가스의 누출 시 바람을 등진 방향에서 위치해야 한다.

[해설] ② 응급차량 전면이 주행차량의 전면을 향한 경우에는 비상등을 켜고 전조등 및 경광등은 꺼야 한다.

필수문제

13 의식수준의 평가를 하기 위한 AVPU 척도에서 "눈을 뜨지 않고, 피부를 꼬집어도 무반응인 경우"에 해당하는 것은?

① 정답 없음
② A(Alert)
③ V(Verbal)
④ P(Pain)
⑤ U(Unresponse)

[해설] 의식수준의 평가를 하기 위한 AVPU 척도
- A(Alert : 의식의 명료) – 환자는 눈을 뜰 수 있으며, 묻는 질문에 대해 정확한 대답이 가능하다.
- V(Verbal : 언어지시에 대한 반응) – 환자는 자신의 이름, 장소, 현재 시간은 모를 수 있지만, 말을 걸 때에는 조리 있는 대답이 가능하다.
- P(Pain : 통증자극의 반응) – 환자가 눈을 뜨지 않으면서, 묻는 질문에도 대답하지 않는다.
- U(Unresponse : 무반응) – 환자가 눈을 뜨지 않고, 환자를 꼬집어도 반응이 없다.

---

14 다음 중 PRICE 원칙에 해당하는 것으로 옳지 않은 것은? **출제유형**

① Protection
② Rest
③ Icing
④ Communication
⑤ Elevation

[해설] PRICE 원칙
- Protection : 보호
- Rest : 휴식 및 안전
- Icing : 냉각
- Compression : 압박
- Elevation : 거상

필수문제

15 다음 중 글라스고우 혼수척도에서 언어반응에 대한 평가항목으로 바르게 짝지어진 것은?

> ㉠ 전혀 반응이 없다.
> ㉡ 눈을 항상 명료하게 뜨고 있다.
> ㉢ 질문과는 상관없는 말을 한다.
> ㉣ 지시에 따라 사지를 움직인다.

① ㉠, ㉡, ㉢ ② ㉠, ㉢
③ ㉡, ㉣ ④ ㉣
⑤ ㉠, ㉡, ㉢, ㉣

[해설] **언어반응에 대한 평가항목**
- 질문과는 상관없는 말을 한다.
- 전혀 반응이 없다.
- 질문 등에 정확히 답변한다.
- 질문에 답을 하지만, 답이 부정확하다.
- 문장이 되지 않는 괴성 등을 지른다.

필수문제

16 다음 중 글라스고우 혼수척도에서 운동반응에 대한 평가항목으로 바르게 짝지어진 것은?

> ㉠ 사지에 힘이 없으며, 반응이 없다.
> ㉡ 지시에 따라 사지를 움직인다.
> ㉢ 사지를 꼿꼿이 편 자세로 있다.
> ㉣ 상지를 구부린 자세로 있다.

① ㉠, ㉡, ㉢ ② ㉠, ㉢
③ ㉡, ㉣ ④ ㉣
⑤ ㉠, ㉡, ㉢, ㉣

[해설] **운동반응에 대한 평가항목**
- 사지에 힘이 없으며, 반응이 없다.
- 사지를 꼿꼿이 편 자세로 있다.
- 상지를 구부린 자세로 있다.
- 지시에 따라 사지를 움직인다.
- 통증을 가하면 이러한 통증을 피하려는 방어적 자세를 취한다.
- 통증을 가하게 되면 가해진 상지를 움츠린다.

정답 15 ② 16 ⑤

17 다음 중 글라스고우 혼수척도에서 개안반응에 대한 평가항목으로 바르게 짝지어진 것은?

> ㉠ 전혀 반응이 없다.
> ㉡ 눈을 감고 있지만, 통증을 가하게 되면 눈을 뜬다.
> ㉢ 지시에 따라 사지를 움직인다.
> ㉣ 통증을 가해도 눈을 뜨지 않는다.

① ㉠, ㉡, ㉢   ② ㉠, ㉢
③ ㉡, ㉣   ④ ㉣
⑤ ㉠, ㉡, ㉢, ㉣

[해설] 개안반응에 대한 평가항목
- 눈을 감고 있지만, 통증을 가하게 되면 눈을 뜬다.
- 통증을 가해도 눈을 뜨지 않는다.
- 눈을 항상 명료하게 뜨고 있다.
- 눈을 감고 있거나 또는 뜨라면 뜬다.

18 다음 내용이 의미하는 것으로 가장 적절한 것은?

> 수많은 응급상황에서 응급구조사는 정신적 결함 내지 착란상태에 빠진 환자들을 자주 접하게 된다. 또한, 정신적으로 무능한 환자는 치료에 있어서도 응급처치에 대한 각종 정보가 제공되었다 하더라도 동의를 할 수 없다.

① 묵시적인 동의   ② 정신질환자의 동의
③ 치료거부권   ④ 미성년자의 치료에 있어서 동의
⑤ 명시적인 동의

[해설] 이런 증상의 경우에는 실질적으로 환자가 동의할 수 있는지의 여부를 정함에 있어서 반드시 체크되어야 한다.

19 다음 중 환자의 호흡에서 집중적으로 지켜보아야 하는 사항으로 바르게 짝지어진 것은?

┌───┐
│ ㉠ 분당 호흡수   ㉡ 호흡의 냄새   │
│ ㉢ 호흡상태   ㉣ 호흡정지 기간   │
└───┘

① ㉠, ㉡, ㉢
② ㉠, ㉢
③ ㉡, ㉣
④ ㉣
⑤ ㉠, ㉡, ㉢, ㉣

[해설] 환자의 호흡에서 집중적으로 지켜보아야 하는 사항
- 호흡상태
- 가래의 색깔과 양
- 분당 호흡수
- 호흡의 냄새
- 호흡의 양상

20 다음 중 외상환자의 1차 평가의 순서로 옳은 것은?

① 의식상태 확인 → 순환확인 → 기도유지 → 호흡확인
② 의식상태 확인 → 호흡확인 → 기도유지 → 순환확인
③ 의식상태 확인 → 기도유지 → 호흡확인 → 순환확인
④ 의식상태 확인 → 순환확인 → 호흡확인 → 기도유지
⑤ 호흡확인 → 순환확인 → 기도유지 → 의식상태 확인

[해설] 외상환자의 1차 평가의 순서
의식상태 확인 → 기도유지 → 호흡확인 → 순환확인

필수문제

21 응급구조의 활동순서 중 3C 원칙의 순서가 바르게 나열된 것은?

① 현장조사(Check) → 응급기관에 연락(Call) → 처치 및 도움(Care)
② 응급기관에 연락(Call) → 현장조사(Check) → 처치 및 도움(Care)
③ 처치 및 도움(Care) → 응급기관에 연락(Call) → 현장조사(Check)
④ 응급기관에 연락(Call) → 처치 및 도움(Care) → 현장조사(Check)
⑤ 현장조사(Check) → 처치 및 도움(Care) → 응급기관에 연락(Call)

[해설] 현장조사(Check) → 응급기관에 연락(Call) → 처치 및 도움(Care)의 순서가 원칙이나 상황에 따라서는 앞의 단계를 생략하거나 순서가 바뀔 수도 있다(산중에서 의식을 잃고 쓰러진 환자를 발견하였을 경우에는 먼저 Care의 단계를 실시하고 환자가 정신을 차리면 응급기관에 연락하고 현장조사를 실시할 수도 있는 것이다).

22 다음 중 응급처치 시 유의사항으로 가장 거리가 먼 것은?

① 함부로 환자에 대한 생사 판정은 하지 않는다.
② 사전에 반드시 환자 및 보호자의 동의를 구해야 한다.
③ 이는 어디까지나 응급처치로 그쳐야 하고, 그 후에는 전문의료진의 처치에 맡겨야 한다.
④ 처치원 자신의 안전을 확보해야 한다.
⑤ 원칙적으로 의약품을 사용해야 한다.

[해설] ⑤ 응급처치 시에는 원칙적으로 의약품을 사용하지 않는다.

필수문제

23 의식수준의 평가를 하기 위한 AVPU 척도에서 "눈을 뜨지 않고, 묻는 질문에도 답하지 않는 경우"에 해당하는 것은?

① A(Alert)
② V(Verbal)
③ P(Pain)
④ U(Unresponse)
⑤ 정답 없음

[해설] A : 의식의 명료, V : 언어지시에 반응, P : 통증자극에 반응, U : 무반응

24 1차 조사 및 신체검진을 끝낸 후에 필요한 응급처치를 마치면 환자의 병력조사를 하게 된다. 다음 중 부상자의 병력조사(SAMPLE)의 요소로 바르게 짝지어진 것은? 출제유형

| ㉠ Signs/Symptoms | ㉡ Mission |
| ㉢ Allergy | ㉣ Place |

① ㉠, ㉡, ㉢
② ㉠, ㉢
③ ㉡, ㉣
④ ㉣
⑤ ㉠, ㉡, ㉢, ㉣

[해설] 부상자의 병력조사(SAMPLE)
· Signs/Symptoms
· Allergy
· Medications
· Patient Past History
· Last Meal Intake
· Events Leading to the Injury or Illness

25 응급처치에 관한 다음 설명 중 옳지 못한 것은?

① 환자의 생명을 구하고 유지한다.
② 질병 등 병세의 악화를 방지한다.
③ 환자의 고통을 경감시킨다.
④ 환자의 치료, 입원기간을 단축시킨다.
⑤ 의료비 지출 등의 부담은 증가한다.

해설 응급처치의 중요성
- 환자의 생명을 구하고 유지한다.
- 질병 등 병세의 악화를 방지한다.
- 환자의 고통을 경감시킨다.
- 환자의 치료, 입원기간을 단축시킨다.
- 기타 불필요한 의료비 지출 등을 절감시킬 수 있다.

26 다음 중 응급의료체계의 요소에 해당하지 않는 것은?

① 병원 전 단계 응급처치
② 환자 후송 체계
③ 응급통신망
④ 재활치료
⑤ 집중치료

해설 응급의료체계의 요소
- 첫째, 사고현장에서 이루어지는 병원 전 단계 응급처치
- 둘째, 신속한 후송과 후송 중 치료가 이루어지는 환자 후송 체계
- 셋째, 환자의 질환 또는 부상을 판단하여 치료할 능력이 있는 병원으로 유도할 응급통신망
- 넷째, 병원 도착 후 적정 응급 진료를 제공하는 병원단계치료
- 다섯째, 중환자실에서 집중치료

필수문제
27 환자상태에 대한 평가에서 환자가 사망한 경우, 동공의 상태는?

① 동공이 축소된다.
② 빛을 비추어도 동공이 수축하지 않는다.
③ 동공이 크게 확장되고 동공반사가 사라진다.
④ 동공의 크기가 서로 달라진다.
⑤ 동공이 마비된다.

해설 ③ 환자가 사망한 경우에는 동공이 크게 확장되고 동공반사가 사라지게 된다.

정답 25 ⑤ 26 ④ 27 ③

28 환자의 병력을 조사하기 위한 SAMPLE에서 마지막 음식섭취와 관련이 있는 것은?

① A
② M
③ P
④ L
⑤ E

해설 부상자의 병력조사(SAMPLE)
- S(Signs/Symptoms) : 증상과 징후를 알아본다.
- A(Allergy) : 알레르기가 있는가?
- M(Medications) : 복용하는 약물이 있는가?
- P(Patient Past History) : 과거 병력이 있는가?
- L(Last Meal Intake) : 마지막 음식섭취는 언제 하였는가?
- E(Events Leading to the Injury or Illness) : 부상의 원인이 되는 시간은 무엇인가?

29 응급처치를 하다 응급환자를 그대로 두거나 또는 응급처치를 받을 수 있도록 필요한 조치를 하지 않고 처치를 그만두는 경우, 무엇에 해당하는가?

① 상 해
② 유 기
③ 방 임
④ 묵 인
⑤ 침 묵

해설 일단 응급처치가 시작되면 지속적인 처치가 필요하고 환자를 의료진에 인계할 때까지 절대로 환자를 방치해서는 안 된다. 그러나 응급환자를 그대로 두거나 응급처치를 받을 수 있도록 필요한 조치를 취하지 않고 처치를 그만 둘 때는 유기에 해당된다.

30 다음 중 응급처치의 일반 원칙으로 보기 어려운 것은?

① 위급하면서도 중증의 부상자를 먼저 처리한다.
② 많은 사람들이 부상을 당했을 때는 한 번에 모아서 일괄적으로 응급처리해야 한다.
③ 신속히 처리해서 환자들에게 신뢰감을 얻도록 한다.
④ 부상당한 환자의 경우 이러한 상처 등을 보이지 말고 환자 가족들이 건전한 정신상태를 가질 수 있도록 노력해야 한다.
⑤ 환자에 대한 충격방지 및 보온 등에 유의한다.

해설 ② 많은 사람들이 부상을 당했을 때는 이를 확인하는 대로 바로 응급처리해야 한다.

필수문제

31 제1차 평가(ABCDE)에서 AVPU 척도와 관련이 있는 단계는?

① A단계
② B단계
③ C단계
④ D단계
⑤ E단계

해설 환자의 의식 상태를 판정할 때 사용하는 AVPU 척도는 D단계와 밀접한 관련이 있다.

32 다음 중 정상적인 환경에서 정상인의 말초(모세)혈관 재충혈 시간은?

① 2~3초 이내
② 5초 이내
③ 5~7초 이내
④ 7~10초
⑤ 15~20초

해설 피부나 손톱을 누른 후 2~3초 이내에 핑크색으로 되돌아오면 정상이나 모세혈관 재충혈 시간이 지연될 경우 순환 이상을 암시한다. 모세혈관 재충혈은 영아와 어린이에 있어 순환기능의 지침으로써 가장 믿을만하다.

필수문제

33 환자의 병력을 조사하기 위한 SAMPLE에서 복용약물과 관련이 있는 것은?

① S
② A
③ M
④ P
⑤ E

해설 상자의 병력조사(SAMPLE)
M(Medications) : 복용하는 약물이 있는가?

정답 31 ④ 32 ① 33 ③

34 다음 중 어깨와 팔꿈치 사이에 안쪽 중앙선에서 촉지할 수 있으며 영·유아 CPR에 주로 사용되는 동맥은?

① 대동맥
② 경동맥
③ 대퇴동맥
④ 상완동맥
⑤ 관상동맥

해설 상완동맥
- 인체 내에 가장 큰 동맥으로 모든 동맥은 대동맥으로부터 혈액을 공급받는다.
- 목에 위치하며 뇌와 머리에 혈액을 공급한다. 목 중앙선에서 옆으로 촉지할 수 있다.
- 하지의 주요 동맥으로 장골동맥으로부터 분지되어 하지에 혈액을 공급한다.

필수문제

35 다음 중 환자의 병력을 조사하기 위한 SAMPLE에서 알레르기와 관련이 있는 것은?

① S
② A
③ M
④ P
⑤ E

해설 상자의 병력조사(SAMPLE)
A(Allergy) : 알레르기가 있는가?

36 우리의 몸을 이루는 뼈의 수는 모두 몇 개인가?

① 188개
② 206개
③ 242개
④ 312개
⑤ 500개

해설 우리 몸은 성인 기준 약 206개의 뼈로 이루어져 있다.

37 정상인의 호흡기능은 다음 중 어떤 것에 의해 주로 조절 되는가?

① 혈액 내의 이산화탄소 분압
② 혈액 내의 산소분압
③ 혈액 내의 적혈구 수
④ 혈액 내의 질소분압
⑤ 혈액 내의 수소분압

해설 정상인 호흡의 주요 자극은 동맥혈 이산화탄소의 농도이다. 동맥혈의 이산화탄소 농도에 의한 호흡조절은 아주 예민하기 때문에 정상적인 기본 호흡을 조절하게 된다.

필수문제
38 다음 중 의식이 없는 환자에게서 기도폐쇄가 발생하게 되는 가장 흔한 원인은 무엇인가?

① 이물질에 의한 폐쇄
② 혀의 이완에 의한 폐쇄
③ 출혈에 의한 폐쇄
④ 구토물의 역류에 의한 폐쇄
⑤ 청색증에 의한 폐쇄

해설 의식이 없는 환자의 경우에는 기도폐쇄의 가장 흔한 원인은 근육의 이완으로 인해 혀가 후방으로 밀리게 되는 것이다.

필수문제
39 심정지 후 몇 분이 지나면 두뇌손상의 가능성이 확실한가?

① 3분 경과 후부터
② 4분 경과 후부터
③ 6분 경과 후부터
④ 10분 경과 후부터
⑤ 15분 경과 후부터

해설 ③ 심정지 후 6분이 지나면 두뇌손상의 가능성이 확실하다.
  심정지 시간에 따른 환자의 상태
  • 0~4분 : 두뇌손상의 가능성이 없음
  • 4~6분 : 두뇌손상의 가능성이 높음
  • 6~10분 : 두뇌손상의 가능성 확실
  • 10분 이상 : 심한 뇌손상, 뇌사

정답 37 ① 38 ② 39 ③

40 다음 중 폐포에 불충분한 산소가 공급되는 징후로써 저산소증을 의미하는 호흡양상은?

① 서 맥
② 비익확장
③ 널뛰기호흡
④ 피부견인
⑤ 동맥경화

해설 서맥은 폐포에 불충분한 산소가 공급되는 징후로 저산소증을 의미한다.

41 통상적으로 성인 심정지 환자에게서 심정지 초기에 관찰되는 부정맥은 무엇인가?

① 무수축
② 서 맥
③ 심실세동
④ 완전 방실차단
⑤ 기도폐쇄

해설 심정지 환자의 60~80%에서 심정지 발생 초기에 심실세동 또는 무맥성 심실빈맥이 발생한다.

필수문제

42 다음 중 피부를 구성하는 각층을 바깥에서 심부로 맞게 나열할 것은?

① 진피 - 표피 - 피하조직
② 진피 - 피하조직 - 표피
③ 표피 - 진피 - 피하조직
④ 피하조직 - 표피 - 진피
⑤ 피하조직 - 진피 - 표피

해설 피부는 표피, 진피, 피하지방으로 되어 있다.

정답 40 ① 41 ③ 42 ③

43 다음 중 성인이 화재로 인해 두부와 몸통후면에 화상 및 상지 한쪽에 화상을 입은 경우, 화상의 범위는? (단, 9의 법칙을 적용한다)

① 9% ② 18%
③ 27% ④ 36%
⑤ 45%

해설 성인의 화상범위(%)
- 두부 : 9
- 몸통전면 : 18
- 하지(양쪽) : 18(총 36)
- 총계 : 100
- 상지(양쪽) : 9(총 18)
- 몸통후면 : 18
- 회음부 : 1

44 다음 중 고전압에 의한 전기화상 시 가장 위험한 요소는 무엇인가?

① 부정맥 또는 호흡마비 ② 사지의 손상
③ 뇌출혈 ④ 저혈량성 쇼크
⑤ 시력의 손상

해설 감전에 의한 급작스런 사망은 전류의 직접적인 영향에 의한 심장의 수축강직이나 심장세포손상에 의한 부정맥에 의해 발생할 수 있고, 호흡마비 후에 2차적으로 올 수도 있다.

필수문제

45 다음과 같은 특징이 있는 두통은 무엇인가?

- 아침잠에서 깨어날 때 심하다.
- 낮에는 점점 사라지는 경향이 있다.
- 후두부에 강한 두통이 생긴다.

① 고혈압성 두통 ② 긴장성 두통
③ 열성 두통 ④ 편두통
⑤ 군집성 두통

해설 고혈압성 두통은 둔하고 강타하는 듯한 후두부위의 동통으로 아침에 자고 일어날 때 나타났다가 낮에는 없어지는 경향이 있다.

정답 43 ④ 44 ① 45 ①

필수문제

46 다음 중 운동이나 스트레스 후 가슴을 쥐어짜는 듯한 통증이 유발된 환자에게 투여해야 할 약은?

① 니트로글리세린
② 에피네프린
③ 아트로핀
④ 5% 포도당
⑤ 인슐린

해설   협심증 환자에게는 니트로글리세린이라는 약물을 투여해야 한다. 니트로글리세린은 하얀색의 작은 알약으로서 아스피린 정제의 1/2 크기이며, 환자의 혀 밑에 넣으면 수초 내에 작용이 시작된다. 니트로글리세린은 혈관의 평활근을 이완시켜 심근의 산소요구량을 감소시키며, 관상동맥을 확장시켜 심근으로의 산소공급을 증가시킨다.

47 다음 중 고관절 탈구 시 취하는 응급처치법은?

① 탈구된 자세로 그대로 고정한 후 병원으로 이송한다.
② 발견 즉시 손으로 원래 위치로 맞춘다.
③ 견인을 시행해서 통증을 경감시킨다.
④ 다리를 외회전시켜 순환을 유지한다.
⑤ 기도를 폐쇄시킨다.

해설   고관절 탈구 시 신경계 손상이 동반되는 경우가 많다. 그러므로 탈구된 자세로 그대로 고정한 후에 병원으로 이송해야 한다.

필수문제

48 다음 중 간질환이 있을 경우 피부색에 대하여 맞는 것은?

① 붉은색
② 회 색
③ 푸르고 창백한 색
④ 노란색
⑤ 검은색

해설   피부색과 환자의 평가
- 붉은색 : 고혈압, 고열, 열사병 환자
- 창백하고 희거나 잿빛, 회색 : 충분치 못한 혈액순환, 쇼크, 공포, 추위에 노출된 환자
- 푸르고 창백한 색(청색증) : 혈액에 산소가 부족한 경우에 손가락 끝이나 입주위에서 관찰
- 노란색(황달) : 간질환

46 ①   47 ①   48 ④   정답

필수문제

49 다음 중 환자에 대한 평가에서 빠르면서도 약한 맥박의 경우에 내릴 수 있는 진단은 무엇인가?

① 혈압저하상태
② 혈관이 막히거나 손상된 상태
③ 부정맥 상태
④ 심한 쇼크 상태
⑤ 관상동맥 상태

해설   맥박을 촉진해서 내릴 수 있는 진단
- 빠르면서도 약한 맥박(혈압저하, 공포를 느끼거나 심한 통증)
- 맥박이 촉지되지 않을 경우(혈관이 막히거나 손상, 심장이 정지, 심근수축력 감소, 심한 쇼크 상태)
- 불규칙하게 반동(부정맥, 심질환)

필수문제

50 다음 중 의식이 있는 성인의 하임리히법에서 압박을 가하는 부위는 어디인가?

① 검상돌기에서 두 손가락 넓이만큼 위쪽 흉골
② 흉골의 위쪽 1/2 지점
③ 검상돌기와 제부(배꼽)의 중간지점
④ 양쪽 어깨의 중간지점
⑤ 오른쪽 어깨의 중간지점

해설   하임리히법은 환자의 상복부(검상돌기 직하부)에 주먹을 쥔 손을 대고 다른 손으로 주먹을 감싼 후에 복부를 후상방으로 강하게 압박하는 방법이다.

02 대량재해관리학

01 대규모재난의 수습 등에 관한 사항을 총괄·조정하고 필요한 조치를 하기 위하여 설치하는 기구는?

① 지역재난안전대책본부
② 지역사고수습본부
③ 대책지원본부
④ 중앙재난안전대책본부
⑤ 중앙사고수습본부

해설   대규모재난의 수습 등에 관한 사항을 총괄·조정하고 필요한 조치를 하기 위하여 행정안전부에 중앙재난안전대책본부를 둔다.

정답 49 ① 50 ③ // 01 ④

필수문제

02 응급처치소에서의 응급처치법으로 바르게 짝지어진 것은?

| ㉠ 폐쇄식 드레싱 | ㉡ 심기능의 감시 |
| ㉢ 대량 출혈 부위에 대한 압박지혈법 | ㉣ 진통제의 투여 |

① ㉠, ㉡, ㉢
② ㉠, ㉢
③ ㉡, ㉣
④ ㉣
⑤ ㉠, ㉡, ㉢, ㉣

[해설] 응급처치소에서의 응급처치법
심기능의 감시, 진통제의 투여, 수액의 투여, 산소의 투여

03 재해의 단계에서 임무수행의 단계에 해당하는 것으로 옳게 짝지어진 것은?

| ㉠ 중증도의 분류 | ㉡ 재해신고 |
| ㉢ 환자의 이송 | ㉣ 현장에서의 철수 |

① ㉠, ㉡, ㉢
② ㉠, ㉢
③ ㉡, ㉣
④ ㉣
⑤ ㉠, ㉡, ㉢, ㉣

[해설] 재해의 단계 중 임무수행의 단계
• 중증도의 분류
• 색출 및 구조
• 환자의 이송
• 최종 응급처치
• 안정화

04 에너지·통신·교통·금융·의료·수도 등 국가기반체계의 마비와 전염병 확산 등으로 인한 피해에 관련이 있는 재난은?

① 자연적 재난
② 사회적 재난
③ 인적 재난
④ 해외 재난
⑤ 법적 재난

[해설] 국가기반체계의 마비와 전염병 확산 등으로 인한 피해는 사회적 재난에 속하는 내용이다.

05 현재 재난에 대비해서 실시되고 있는 E-30 계획이란 무엇을 말하는가?

① 재난발생 시 피해를 최대한 30% 이상 줄일 수 있도록 하는 계획
② 재난특보는 반드시 발생 30분 이전까지는 발령할 수 있도록 하는 계획
③ 30개의 지정된 재난에 대한 대피 계획
④ 재난발생 시 피해를 최대한 30% 이하로 줄일 수 있도록 하는 계획
⑤ 재난발생(기상특보 발령) 후 30분 이내에 대피하는 30분 대피 계획

[해설] E-30 계획
재난발생(기상특보 발령) 후 30분 이내에 대피하는 30분 대피 계획을 의미한다.

06 다음 중 태풍의 강도 구분에 대한 설명으로 옳지 않은 것은?

① 태풍의 강도는 중심 부근의 최소풍속을 기준으로 분류한다.
② 약 단계에서의 최대풍속은 17m/s 이상~25m/s 미만이다.
③ 중 단계에서의 최대풍속은 25m/s 이상~33m/s 미만이다.
④ 강 단계에서의 최대풍속은 33m/s 이상~44m/s 미만이다.
⑤ 매우 강 단계에서의 최대풍속은 44m/s 이상~54m/s 미만이다.

[해설] ① 태풍의 강도는 중심 부근의 최대풍속을 기준으로 분류한다.

필수문제

07 다음 중 인적 재난의 발생원인으로 바르게 짝지어진 것은?

㉠ 해난사고	㉡ 붕괴사고
㉢ 항공기 사고	㉣ 홍수에 의한 사고

① ㉠, ㉡, ㉢ ② ㉠, ㉢
③ ㉡, ㉣   ④ ㉣
⑤ ㉠, ㉡, ㉢, ㉣

[해설] 인적 재난의 발생원인
• 해난사고   • 붕괴사고
• 항공기 사고   • 화재사고
• 산불사고   • 도로교통사고
• 철도 · 지하철사고 • 화생방 사고

정답 05 ⑤ 06 ① 07 ①

필수문제

08 다음 중 대설에 대한 정의를 가장 정확하게 설명한 것은?

① 짧은 시간에 많은 양의 눈이 내리는 현상으로서 이는 시간당 3~5cm 이상 또는 24시간 이내 7~30cm 이상(대설주의보 발표)의 눈이 내리는 현상을 말한다.
② 짧은 시간에 많은 양의 눈이 내리는 현상으로서 이는 시간당 1~3cm 이상 또는 24시간 이내 5~20cm 이상(대설주의보 발표)의 눈이 내리는 현상을 말한다.
③ 짧은 시간에 많은 양의 눈이 내리는 현상으로서 이는 시간당 4~6cm 이상 또는 24시간 이내 6~25cm 이상(대설주의보 발표)의 눈이 내리는 현상을 말한다.
④ 짧은 시간에 많은 양의 눈이 내리는 현상으로서 이는 시간당 1~3cm 이상 또는 24시간 이내 10~30cm 이상(대설주의보 발표)의 눈이 내리는 현상을 말한다.
⑤ 짧은 시간에 많은 양의 눈이 내리는 현상으로서 이는 시간당 7~9cm 이상 또는 24시간 이내 10~30cm 이상(대설주의보 발표)의 눈이 내리는 현상을 말한다.

해설　대설은 짧은 시간에 많은 양의 눈이 내리는 현상으로서 이는 시간당 1~3cm 이상 또는 24시간 이내 5~20cm 이상(대설주의보 발표)의 눈이 내리는 현상을 말한다.

필수문제

09 다음 중 폭염의 개념을 정확하게 설명한 것은?

① 최고기온인 열파지수가 100 이상인 날이 7일 이상 지속되는 경우
② 최고기온인 열파지수가 100 이상인 날이 6일 이상 지속되는 경우
③ 최고기온인 열파지수가 100 이상인 날이 5일 이상 지속되는 경우
④ 최고기온인 열파지수가 100 이상인 날이 4일 이상 지속되는 경우
⑤ 최고기온인 열파지수가 100 이상인 날이 3일 이상 지속되는 경우

해설　폭염은 기상청에서 발표하는 최고기온인 열파지수가 100 이상인 날이 3일 이상 지속되는 경우를 말한다.

10 지휘체계의 기능 중 작전계획기능으로 옳지 않은 것은?

① 작전 부수에 대한 책무 완수 및 규율 유지
② 사고 상황에 대한 자료 수집, 분석
③ 승인된 계획의 편집 및 배포
④ 사고 상황에 대한 정보 요약 작성, 전시
⑤ 정확한 자원통계자료 유지

해설　① 작전기능에 해당하는 내용이다.

11 다음 중 인적 재난의 특징에 관한 설명 중 옳지 않은 것은?

① 본인 및 가족과의 직접적인 재난에 대한 피해 외에는 무관심하다.
② 재난의 발생 가능성 및 상황 변화 등을 예측하기가 어렵다.
③ 실질적인 위험이 크다고 하더라도 그것을 체감하지 못하거나 방심한다.
④ 시간과 기술·산업 발전에 따라 발생 빈도 및 피해규모는 동일하다.
⑤ 인간의 면밀한 노력 및 철저한 관리에 의해 상당 부분 근절시킬 수 있다.

[해설] ④ 시간과 기술·산업의 발전에 따라 발생 빈도 및 피해규모는 다르다.

12 다음 중 태풍의 크기에 대한 설명으로 옳지 않은 것은?

① 태풍의 크기는 초속 15m/sec 이상의 풍속이 미치는 영역에 따라 분류한다.
② 소형 단계에서의 풍속 15m/sec 이상의 반경은 300km 미만이다.
③ 중형 단계에서의 풍속 15m/sec 이상의 반경은 200~400km 미만이다.
④ 대형 단계에서의 풍속 15m/sec 이상의 반경은 500~800km 미만이다.
⑤ 초대형 단계에서의 풍속 15m/sec 이상의 반경은 800km 이상이다.

[해설] ③ 중형 단계에서의 풍속 15m/sec 이상의 반경은 300~500km 미만이다.

필수문제

13 다음 중 재난위험성 분석에 대한 내용 중 위험성 규명요소로 옳지 않은 것은?

① 위험성의 빈도
② 위험성의 영향을 증가시키는 방법
③ 위험성의 충격의 강도
④ 위험성의 충격의 범위
⑤ 위험성의 지속 정도

[해설] **위험성 규명요소**
• 위험성의 빈도
• 위험성의 충격의 강도
• 위험성의 충격의 범위
• 위험성의 지속 정도
• 주민들에 대한 영향 정도
• 위험성의 중대성 유무
• 위험성의 영향을 감소시키는 방법
• 위험성으로부터 위협의 예측 방법
• 특정 지역에 대한 위험성의 영향 유무

정답 11 ④ 12 ③ 13 ②

14 다음 중 기상특보를 발표하게 되는 기상현상의 종류에 해당하는 것으로 바르게 묶은 것은?

| ㉠ 대 설 | ㉡ 호 우 |
| ㉢ 폭풍해일 | ㉣ 가 뭄 |

① ㉠, ㉡, ㉢
② ㉠, ㉢
③ ㉡, ㉣
④ ㉣
⑤ ㉠, ㉡, ㉢, ㉣

[해설] 기상특보를 발표하게 되는 기상현상의 종류
- 강풍 풍랑
- 대 설
- 폭풍해일
- 한 파
- 호 우
- 건 조
- 지진해일
- 태풍 황사

15 다음 중 초대형 태풍을 바르게 설명한 것은?

① 초속 10m/s 이상의 풍속이 미치는 영역이 반경 200km 이상인 경우
② 초속 10m/s 이상의 풍속이 미치는 영역이 반경 400km 이상인 경우
③ 초속 15m/s 이상의 풍속이 미치는 영역이 반경 800km 이상인 경우
④ 초속 15m/s 이상의 풍속이 미치는 영역이 반경 600km 이상인 경우
⑤ 초속 15m/s 이상의 풍속이 미치는 영역이 반경 400km 이상인 경우

[해설] 초대형 태풍은 초속 15m/s 이상의 풍속이 미치는 영역이 반경 800km 이상인 경우를 말한다.

필수문제

16 다음 중 인위적 위험요소로 바르게 짝지어진 것은?

| ㉠ 댐 제방의 붕괴 | ㉡ 모래바람 |
| ㉢ 연료 부족사태 | ㉣ 해 일 |

① ㉠, ㉡, ㉢
② ㉠, ㉢
③ ㉡, ㉣
④ ㉣
⑤ ㉠, ㉡, ㉢, ㉣

[해설] 인위적 위험요소에는 위험물사고, 화재폭발, 건축물의 붕괴, 댐 제방의 붕괴, 동력 공공시설의 손상, 연료 부족사태, 스모그, 교통사고 등이 있다.

필수문제

17 다음 중 자연적 위험요소로 바르게 짝지어진 것은?

| ㉠ 교통사고 | ㉡ 폭 풍 |
| ㉢ 화재폭발 | ㉣ 해충의 대량발생 |

① ㉠, ㉡, ㉢
② ㉠, ㉢
③ ㉡, ㉣
④ ㉣
⑤ ㉠, ㉡, ㉢, ㉣

[해설] 자연적 위험요소에는 가뭄, 혹한, 산림화재, 홍수, 눈사태, 지진, 산사태, 침식, 침강, 모래바람, 해일, 폭풍, 뇌우, 전염병, 해충의 대량발생 등이 있다.

18 다음 중 피해상황 분석체제에서의 구축사항으로 옳지 않은 것은?

① 상황분석 및 정보수집을 위한 연습계획
② 긴급구조기관 및 긴급구조지원기관이 확보한 재난상황 정보의 수집 및 종합 분석계획
③ 효율적인 상황분석을 위한 표준 상황분석 기법 및 서식
④ 안정적이고, 효과적인 정보통신체계
⑤ 재난현장 표준작전절차의 수립 및 관리

[해설] ⑤ 구조 진압체제에서의 구축사항에 해당하는 내용이다.
피해상황 분석체제에서의 구축사항
• 상황분석 및 정보수집을 위한 연습계획
• 효율적인 상황분석을 위한 표준 상황분석 기법 및 서식
• 안정적이고, 효과적인 정보통신체계
• 긴급구조기관 및 긴급구조지원기관이 확보한 재난상황 정보의 수집 및 종합 분석계획

19 다음 중 재난현장지휘의 목표에 해당하지 않는 것은?

① 중복된 대응활동을 예방한다.
② 사고관리를 위한 집중된 대응활동을 가능하게 한다.
③ 모든 대응기관들의 노력을 최적화시킨다.
④ 다수기관 간 정보의 교환을 증진한다.
⑤ 기능적·지역적인 복잡성을 증가시킨다.

[해설] ⑤ 기능적·지역적인 복잡성을 감소시킨다.

정답 17 ③ 18 ⑤ 19 ⑤

20 다음 중 위험성 평가의 결과를 표현하는 데 유용한 도구로써 그 지역의 일반지형 지도 위에 그 지형에 대응되는 비상작전체제를 덮어 씌워 만드는 것은?

① 위험성 지도
② 방재 지도
③ 소방안전 지도
④ 위험분석 지도
⑤ 작전분석 지도

[해설] 위험성 지도(Hazard Maps)는 풍수해, 지진, 홍수, 태풍 등의 각 재해별로 지도 위에 알기 쉽도록 표현한 지도로서 위험성 평가의 결과를 표현하기에 좋다.

필수문제

21 다음 중 대중정보 정보체제의 구축사항으로 옳지 않은 것은?

① 유언비어 통제계획
② 언론기관의 재난현장 취재활동의 관리계획
③ 소방차·구급차 및 경찰순찰차 등 방송이 가능한 차량을 활용한 비상경고전파체계
④ 방문자 관리계획
⑤ 대중정보센터 설치·운영계획

[해설] ③ 비상경고체제의 구축사항에 해당하는 내용이다.
대중정보 정보체제의 구축사항
- 유언비어 통제계획
- 언론기관의 재난현장 취재활동의 관리계획
- 방문자 관리계획
- 대중정보센터 설치·운영계획
- 긴급구조를 위한 실종자 정보의 수집 및 신고접수체제

22 다음 중 지휘체계의 기능 중 작전기능으로 옳지 않은 것은?

① 우발적 상황에 대처하기 위한 활동계획 수정
② 대응기관들 간 협조 및 통제
③ 전술적 작전지시·통제
④ 전략계획 작성과 지휘를 위한 현장 정보제공
⑤ 모든 지상 및 공중작전을 총괄

[해설] ② 지휘기능에 해당하는 내용이다.

23 지휘체계의 기능 중 지휘기능에 속하지 않는 것은?

① 자원요청 및 배치에 대한 승인
② 재난상황에 상응한 조직화 및 전술의 개발
③ 공중정보제공에 대한 승인
④ 전술적 작전지시 및 통제
⑤ 대응기관들 간 협조·통제

해설 ④ 작전기능에 해당하는 내용이다.

24 다음 중 재난과 관련한 언론의 역할에 대한 설명 중 언론의 역기능으로 옳지 않은 것은?

① 정보 확인절차의 생략
② 자원·시설제공 등 요구
③ 능숙한 현장대변인의 지정
④ 재난대응작전에 대한 방해 및 간섭
⑤ 드라마틱한 것에 몰두한 나머지 사실에 대한 왜곡

해설 재난에 관련한 언론의 역기능
  • 정보 확인절차의 생략
  • 자원·시설제공 등 요구
  • 재난대응작전에 대한 방해 및 간섭
  • 드라마틱한 것에 몰두한 나머지 사실에 대한 왜곡

25 재난현장에서 발생한 사상자의 상태가 '긴급'에 해당하는 경우 중증도 분류표는 무슨 색인가?

① 흰 색   ② 황 색
③ 흑 색   ④ 녹 색
⑤ 적 색

해설 분류반은 재난현장에서 발생한 사상자를 검진하여 사상자의 상태에 따라 사망(흑색), 긴급(적색), 응급(황색), 비응급(녹색)의 4단계로 분류한다.

26 다음 중 재난과 관련한 언론의 역할에 대한 설명 중 언론의 순기능으로 바르지 않은 것은?

① 타 통신수단이 무용지물이 되었을 경우 이에 대한 대안적 통신에 활용될 수 있음
② 자연적이면서 인위적인 위험에 대해 사회적 관심 유발 및 재난을 방지하거나 또는 완화시키는 작용에의 공공지원 자극
③ 신속한 복구의 지원이 가능한 타 지역으로부터의 지원 유발
④ 대중들에게 어떻게 재난의 영향을 줄이며 다룰 수 있는지에 대한 방법의 전달
⑤ 정보에 대한 확인절차의 생략

해설 ⑤ 재난에 관련한 언론의 역기능에 대한 설명이다.
재난에 관련한 언론의 순기능
- 타 통신수단이 무용지물이 되었을 경우 이에 대한 대안적 통신에 활용될 수 있음
- 자연적이면서 인위적인 위험에 대해 사회적 관심 유발 및 재난을 방지하거나 또는 완화시키는 작용에의 공공지원 자극
- 신속한 복구의 지원이 가능한 타 지역으로부터의 지원 유발
- 대중들에게 어떻게 재난의 영향을 줄이며 다룰 수 있는지에 대한 방법의 전달
- 재난의 규모 및 심각성 등에 대한 정확한 정보제공과 더불어 생존자의 명단을 발표함으로써 문의를 최소화

필수문제

27 다음 중 비상경고체제하에서의 구축사항으로 바르지 않은 것은?

① 기상청 기상예보 모니터링시스템
② 비상경고체제의 운용연습
③ 긴급구조 자원봉사자의 비상연락시스템
④ 재난유형별 및 단계별 비상경고 메시지의 예시
⑤ 청각장애인 및 외국인에 대한 비상경고 수단

해설 ② 비상경고체제하에서의 대비사항에 대한 내용이다.

필수문제

28 다음 중 자연재난인 폭풍의 풍속기준은?

① 40m/s 이상
② 20.8~24.4m/s
③ 24.5~28.4m/s
④ 25.5~27.5m/s
⑤ 28.5~32.6m/s

해설 폭풍은 보퍼트 풍력계급 11(28.5~32.6m/s)의 상태로 흔히 비가 섞여 세차게 쏟아진다.

29 지역통제단장은 다수의 사상자가 발생하는 재난에 대비하여 연 몇 회 이상 응급의료관련 기관 또는 단체가 참여하는 의료소의 설치운영 및 지역별 응급의료체계의 가동연습 또는 훈련을 실시해야 하는가?

① 1회　　　　　　　　　　② 2회
③ 3회　　　　　　　　　　④ 4회
⑤ 5회

> [해설] 지역통제단장은 다수의 사상자가 발생하는 재난에 대비해서 연 1회 이상 응급의료관련 기관 또는 단체가 참여하는 의료소의 설치운영 및 지역별 응급의료체계의 가동연습 또는 훈련을 실시하여야 한다.

[필수문제]

30 다음 중 긴급구조지휘대의 구성요원에 해당하는 것으로 바르게 짝지어진 것은?

| ㉠ 시·도지사　　　　　　　㉡ 안전담당요원 |
| ㉢ 경찰서장　　　　　　　　㉣ 신속기동요원 |

① ㉠, ㉡, ㉢　　　　　　　② ㉠, ㉢
③ ㉡, ㉣　　　　　　　　　④ ㉣
⑤ ㉠, ㉡, ㉢, ㉣

> [해설] 긴급구조지휘대의 구성요원
> ・안전담당요원　　　　　・신속기동요원
> ・통신지휘요원　　　　　・자원지원요원
> ・경찰파견 연락관　　　　・응급의료파견 연락관

31 중앙안전관리위원회가 심의하는 내용으로 옳지 않은 것은?

① 재난 및 안전관리에 관한 중요 정책에 관한 사항
② 국가안전관리기본계획에 관한 사항
③ 안전기준관리에 관한 사항
④ 재난사태의 선포에 관한 사항
⑤ 지방행정기관의 장이 시행하는 재난 및 사고의 예방사업 추진에 관한 사항

> [해설] ⑤ 중앙행정기관의 장이 시행하는 재난 및 사고의 예방사업 추진에 관한 사항

[정답] 29 ① 30 ③ 31 ⑤

32 다음은 기상특보의 발표기준을 설명한 것이다. 이 중 바르지 않은 것은?

	주의보	경보
① 건조	실효습도 35% 이하가 2일 이상 계속될 것이 예상될 때	실효습도 25% 이하가 2일 이상 계속될 것이 예상될 때
② 태풍	태풍으로 인해 강풍, 풍랑, 호우 현상 등이 주의보 기준에 도달할 것으로 예상될 때	태풍으로 인하여 다음 중 어느 하나에 해당하는 경우 • 강풍(또는 풍랑) 경보 기준에 도달할 것으로 예상될 때 • 총 강우량이 200mm 이상 예상될 때 • 폭풍해일 경보 기준에 도달할 것으로 예상될 때
③ 호우	12시간 강우량이 100mm 이상 예상될 때	12시간 강우량이 170mm 이상 예상될 때
④ 풍랑	해상에서 풍속 14m/s 이상이 3시간 이상 지속되거나 유의파고가 3m 이상 예상될 때	해상에서 풍속 21m/s 이상이 3시간 이상 지속되거나 유의파고가 5m 이상 예상될 때
⑤ 대설	24시간 신적설이 5cm 이상 예상될 때	24시간 신적설이 20cm 이상 예상될 때. 단, 산지는 24시간 신적설이 30cm 이상 예상될 때

[해설] 호우주의보는 3시간 강우량이 60mm 이상 예상되거나 12시간 강우량이 110mm 이상 예상될 때, 호우경보는 3시간 강우량이 90mm 이상 예상되거나 12시간 강우량이 180mm 이상 예상될 때 발표된다.

필수문제

33 다음은 폭발 손상의 기전에 대한 설명이다. 이 중 1차 손상의 유형으로 바르지 않은 것은?

① 안구파열
② 안구 관통상
③ 폭발성 폐 손상
④ 중이 손상 및 고막파열
⑤ 소화기관 파열 및 복강 내 출혈

[해설] 1차 손상의 유형으로는 안구파열, 폭발성 폐 손상, 중이 손상 및 고막파열, 소화기관 파열 및 복강 내 출혈 등이 있다.

34 한반도의 주변해역 등에서 규모 얼마 이상의 해저지진이 발생하여 우리나라에 지진해일 피해가 예상될 때 지진해일경보가 발효되는가?

① 6.0
② 6.5
③ 7.0
④ 7.5
⑤ 8.0

[해설] 한반도 주변해역 등에서 규모 6.0 이상의 해저지진이 발생해서 우리나라에 지진해일 피해가 예상될 때 지진해일경보가 발효된다.

필수문제

35 다음 중 조류독감이나 화물노조파업 등과 관련이 있는 재난은?

① 자연적 재난
② 인적 재난
③ 사회적 재난
④ 해외 재난
⑤ 응급 재난

[해설] 사회적 재난은 에너지·통신·교통·금융·의료·수도 등 국가기반체계의 마비와 전염병 확산 등으로 인한 피해를 의미한다.

36 다음은 응급센터의 효과적인 재난대응과 관련되어 발생할 수 있는 문제점들에 대한 내용이다. 이 중 바르지 않은 것은?

① 현장 및 대응병원 간의 통신상의 원활한 소통
② 가족 또는 친지들의 응급실로의 집중
③ 생화학무기 또는 외상 등의 특별한 응급실 환경에 익숙하지 않은 의료진의 응급실로의 집중
④ 명확한 지휘체계의 손실
⑤ 응급센터로의 응급구조사, 구조자, 방송 등의 집중

[해설] ① 현장 및 대응병원 간의 통신 부재이다.

37 다음 중 재난계획 시 신경을 써야 하는 부분으로 바르지 않은 것은?

① 치료비 및 물품비의 협상
② 물품의 부족
③ 통신의 두절
④ 부정확한 명령체계
⑤ 지연되거나 또는 부적절한 보고

[해설] 재난계획 시 신경을 써야 하는 부분
- 물품의 부족
- 통신의 두절
- 부정확한 명령체계
- 지연되거나 또는 부적절한 보고
- 부정확한 재난 확인
- 타 유관기관과의 협력부족

정답 35 ③ 36 ① 37 ①

38 지진단계에서 진도 4의 단계에 대한 설명으로 옳은 것은?

① 밤에는 잠을 깨운다.
② 많은 사람들이 놀라서 밖으로 뛰어 나간다.
③ 거의 모든 사람들에 의해 느낀다.
④ 떨어진 플라스터와 피해를 입은 굴뚝이 약간 있다.
⑤ 해일과 동반되어 발생한다.

해설) 진도 4의 단계
지진 동안 실내에 서 있는 많은 사람들이 느낄 수 있으나 옥외에서는 거의 느낄 수 없다.
- 밤에는 잠을 깨운다.
- 그릇, 창문, 문 등이 소란하며 벽이 갈라지는 소리를 낸다.
- 대형 트럭이 벽을 받는 느낌을 준다.
- 정지하고 있는 자동차가 뚜렷하게 움직인다.

39 다음은 폭발 손상의 기전에 대한 설명이다. 이 중 4차 손상의 유형으로 바르지 않은 것은?

① 압궤손상
② 저혈당 또는 고혈당
③ 개방성 또는 폐쇄성 뇌손상
④ 협심증
⑤ 외상성 절단

해설) 4차 손상의 유형으로는 압궤손상, 저혈당 또는 고혈당, 개방성 또는 폐쇄성 뇌손상, 협심증, 화상 등이 있다.

40 다음 MASS 중증도 분류(ID-ME 분류법)에서 "치명적이거나 또는 사지절단의 위험이 있는 손상"을 의미하는 것은 무엇인가?

① Delayed
② Dead
③ Expectant
④ Minimal
⑤ Immediate

해설) Immediate(긴급)는 사지절단의 위험이 있거나 또는 치명적인 손상 및 ABC의 지속적인 이상을 의미한다.

03 심폐소생술(쇼크 및 출혈 포함)

필수문제

01 인간 신체에서 심폐의 정지, 부전 등에 따른 비가역적인 뇌의 무산소증을 방지함을 목적으로 하는 것을 무엇이라고 하는가?

① 기도폐쇄
② 인공호흡
③ 심폐소생술
④ 기도확보
⑤ 기도유지

해설 심폐소생술
환자의 심정지가 의심될 때 이를 인공으로 혈액순환 및 호흡을 유지시킴으로써 신체조직으로의 산소공급을 하고, 생물학적 사망으로 바뀌는 것을 지연시키는 것을 말한다.

필수문제

02 응급환자의 머리를 가운데에 두고 환자의 턱 부분 각진 곳을 위로 잡아당기는 기도유지 방법은?

① 3중 기도유지법
② 심폐소생술
③ 자가 하임리히법
④ 하악견인법
⑤ 두부후굴–하악거상법

해설 하악견인법
응급환자의 머리를 자연스레 가운데로 유지시키고, 환자의 턱 부분의 각진 곳을 당겨서 기도를 유지시키는 것으로 이는 경추손상 환자에 있어서 머리 및 목을 움직이게 해서는 안 되는 방법이다.

03 사고 발생 시 응급환자의 이마를 젖히면서 이와 동시에 환자의 턱을 잡고 윗니 및 아랫니가 서로 거의 닿을 정도로 환자의 턱을 앞으로 당겨줄 때, 구강 대 비강호흡법을 사용하지 않는 한 해당 환자의 입이 닫히지 않도록 유의해야 하는 기도유지 방법은? **출제유형**

① 3중 기도유지법
② 수축기혈압
③ 하악견인법
④ 두부후굴–하악거상법
⑤ 심폐소생술

해설 두부후굴–하악거상법
연조직의 압박으로 인해 환자의 기도가 폐쇄될 가능성이 있기 때문에 응급환자의 턱을 당길 때 턱 밑에 있는 연조직에 압박을 가하지 않도록 해야 한다.

정답 01 ③ 02 ④ 03 ④

필수문제

04 다음 중 심폐소생술을 하기 위해 체크해야 하는 것으로 바르게 짝지어진 것은?

> ㉠ 간질증세 및 경련이 일어난다.
> ㉡ 의식이 있으며, 통증자극에 대한 반응이 있다.
> ㉢ 환자의 얼굴이 갑자기 창백해지거나 청색증이 나타난다.
> ㉣ 환자의 호흡운동이 있다.

① ㉠, ㉡, ㉢
② ㉠, ㉢
③ ㉡, ㉣
④ ㉣
⑤ ㉠, ㉡, ㉢, ㉣

[해설] 심폐소생술을 하기 위해 체크해야 하는 사항
- 간질증세 및 경련이 일어난다.
- 환자의 얼굴이 갑자기 창백해지거나 청색증이 나타난다.
- 환자의 호흡음을 들을 수 없다.
- 환자의 의식이 없으며, 통증자극에 대한 반응이 나타나지 않는다.

05 성인의 경우에 시행하는 흉부압박 및 인공호흡의 비율로 옳은 것은?

① 10 : 2
② 15 : 2
③ 20 : 2
④ 25 : 2
⑤ 30 : 2

[해설] 성인의 경우에 시행되는 흉부압박 및 인공호흡의 비율은 30 : 2이다.

06 지혈대를 활용할 때의 주의사항으로 옳지 않은 것은?

① 지혈대를 착용한 시각을 환자의 이마 및 기록지 등에 기재하도록 해야 한다.
② 지혈대를 착용하고 나면 병원에서 환자의 출혈을 조절할 때까지 이를 느슨하게 하면 안 된다.
③ 지혈대를 무릎 또는 팔꿈치 위로 착용시키지 않는다.
④ 환자의 피부에 손상을 가져다 줄 수 있는 재료 또는 폭이 좁은 것은 활용하지 말아야 한다.
⑤ 환자에게는 가능한 한 폭 넓은 것을 사용하도록 하며, 이를 조인 후에는 완전하게 조여졌는지 확인해야 한다.

[해설] ③ 지혈대를 무릎 또는 팔꿈치 아래로는 착용시키지 않는다.

07 응급환자에 대한 심폐소생술 시 발생할 수 있는 부작용으로 바르게 짝지어진 것은?

㉠ 내장 손상 및 간 열상	㉡ 위 내용물의 역류
㉢ 폐 손상	㉣ 혈액공급의 부족

① ㉠, ㉡, ㉢
② ㉠, ㉢
③ ㉡, ㉣
④ ㉣
⑤ ㉠, ㉡, ㉢, ㉣

[해설] 심폐소생술 시 발생할 수 있는 부작용
- 내장 손상 및 간 열상 등
- 위 내용물의 역류
- 폐 손상
- 중추신경계의 손상

08 다음 중 심폐소생술을 멈추게 되는 경우에 해당하지 않는 것은?
① 응급환자가 기도폐쇄 및 감전 등으로 인해 호흡이 정지되었을 때
② 구조자가 응급환자를 의사에게 인계할 때
③ 응급환자 스스로가 효과적인 호흡 및 순환을 회복하였을 때
④ 처치자가 지쳐서 더 이상 계속하는 것이 불가능할 때
⑤ 타 구조자에게 인계해서 해당 구조자가 심폐소생술을 계속하게 될 때

[해설] 심폐소생술을 멈추게 되는 경우
- 구조자가 응급환자를 의사에게 인계할 때
- 응급환자 스스로가 효과적인 호흡 및 순환을 회복하였을 때
- 처치자가 지쳐서 더 이상 계속하는 것이 불가능할 때
- 타 구조자에게 인계해서 해당 구조자가 심폐소생술을 계속하게 될 때

09 신생아의 경우에 시행하는 흉부압박 및 인공호흡의 비율로 옳은 것은?
① 1 : 1
② 2 : 1
③ 3 : 1
④ 4 : 1
⑤ 5 : 1

[해설] 신생아의 경우에 시행되는 흉부압박 및 인공호흡의 비율은 3 : 1이다.

필수문제

10 심폐소생술 실행 시 환자가 소생되지 않는 경우로 바르게 짝지어진 것은?

> ㉠ 혈액 공급이 부족하거나 심한 폐질환일 때
> ㉡ 뇌손상으로 전신경련 또는 대사성 산독증의 발생
> ㉢ 시간이 지연되었거나 심폐소생술의 방법이 부정확했을 때
> ㉣ 중추신경계의 손상

① ㉠, ㉡, ㉢ ② ㉠, ㉢
③ ㉡, ㉣ ④ ㉣
⑤ ㉠, ㉡, ㉢, ㉣

[해설] 심폐소생술 실행 시 환자가 소생되지 않는 경우
- 혈액 공급이 부족하거나 심한 폐질환일 때
- 시간이 지연되었거나 심폐소생술의 방법이 부정확했을 때
- 출혈 또는 심장압전 등으로 인해 혈액이 새어나갈 때

11 다음 중 혈액의 기능에 속하는 것으로 바르게 짝지어진 것은? `출제유형`

> ㉠ 조절 ㉡ 보호
> ㉢ 영양 ㉣ 출혈

① ㉠, ㉡, ㉢ ② ㉠, ㉢
③ ㉡, ㉣ ④ ㉣
⑤ ㉠, ㉡, ㉢, ㉣

[해설] 혈액의 기능
- 보호
- 조절
- 가스운반
- 영양
- 배설

12 영아의 경우에 시행하는 흉부압박 및 인공호흡의 비율로 옳은 것은?

① 30 : 2 ② 20 : 2
③ 7 : 1 ④ 8 : 1
⑤ 9 : 1

[해설] 영아의 경우에 시행되는 흉부압박 및 인공호흡의 비율은 30 : 2이다.

필수문제

13 다음 중 순환기계의 구성요소로 바르게 짝지어진 것은?

㉠ 혈관	㉡ 심장
㉢ 혈액	㉣ 배설

① ㉠, ㉡, ㉢
② ㉠, ㉢
③ ㉡, ㉣
④ ㉣
⑤ ㉠, ㉡, ㉢, ㉣

[해설] 순환기계의 구성요소
혈액, 심장, 혈관

14 다음 중 비출혈의 처치에 대한 설명으로 옳지 않은 것은?

① 국소적인 냉각치료 또는 환자의 코 위에 얼음물 주머니를 놓게 되면, 환자의 지혈에 많은 도움이 된다.
② 환자의 잇몸 사이 및 윗입술에 거즈를 둥글게 말아 위치시키거나 또는 손으로 눌러 압력을 가한다.
③ 비출혈의 혈액이 환자의 폐로 들어가지 않도록 환자의 자세는 앉게 한 상태에서 머리를 앞으로 기울이게 해야 한다.
④ 환자의 상태가 불안정하고, 혈압이 높게 되면 환자를 안정시켜야 한다.
⑤ 비출혈이 단시간 내에 그치거나 또는 비출혈이 뜸하게 발생할 때는 바로 병원으로 환자를 보내야 한다.

[해설] ⑤ 비출혈이 장시간 동안 지속되거나 비출혈이 종종 발생하게 되면 바로 병원으로 환자를 이송해야 한다.

15 내부출혈의 발생 시 현장에서의 응급처치에 대한 내용으로 옳지 않은 것은?

① 내부출혈 시 빠르게 환자를 병원으로 옮겨야 한다.
② 환자에게 산소를 넉넉하게 유입시켜야 한다.
③ 출혈 시 환자의 심장과 뇌로 혈액이 순환할 수 있도록 환자의 발을 지면에서 높게 위치시켜야 한다.
④ 최소 5분마다 환자의 신체징후를 측정하면서 기록해야 한다.
⑤ 환자 사지에 대한 손상이 발생했을 때에는 부목을 활용해서 이를 고정시켜야 한다.

[해설] ④ 내부출혈의 발생 시 최소 10분마다 환자의 신체징후를 측정하면서 기록해야 한다.

[정답] 13 ① 14 ⑤ 15 ④

16 다음 중 짧은 관류장애로 인해 영구적으로 손상이 발생가능한 장기로 바르게 짝지어진 것은?

㉠ 폐	㉡ 심장
㉢ 중추신경계	㉣ 간

① ㉠, ㉡, ㉢
② ㉠, ㉢
③ ㉡, ㉣
④ ㉣
⑤ ㉠, ㉡, ㉢, ㉣

[해설] 짧은 관류장애로 인해 영구적으로 손상이 발생 가능한 장기로는 폐, 심장, 중추신경계 등이 있다.

필수문제

17 다음 중 패혈성 쇼크의 발생에 대한 설명으로 옳은 것은?

① 먼저 어떤 물질로 인해 접촉되었을 때 이로 인한 항체가 형성되며, 후에 해당 물질과 접촉되었을 때 기존 항체가 면역반응을 보이며 반응하며 발생된다.
② 환자의 몸 안의 심장의 기능이 저하되거나 심장의 손상, 관상동맥 질환으로 인한 심근염 또는 심근경색증에 의해 발생된다.
③ 손실된 혈관벽을 통해 혈관의 광범위한 이완 및 많은 혈장의 소실로 인해 발생된다.
④ 열상 및 골절이 있는 환자들에게서 많이 나타나며, 흉부 및 복부 내 장기, 혈관 등의 손상으로 인해 발생한다.
⑤ 전해질 및 체액의 장애는 당뇨병 등의 대사성 장애가 존재하는 환자들에게서 자주 발생한다.

[해설] ① 과민성 쇼크, ② 심장성 쇼크, ④ 출혈성 쇼크, ⑤ 저체액성 쇼크

필수문제

18 성인에 대한 심폐소생술의 순서를 올바르게 나열한 것은?

① 환자반응확인 → 119신고 → 호흡확인 → 맥박확인 → 가슴압박 → 인공호흡
② 환자반응확인 → 119신고 → 가슴압박 → 호흡확인 → 맥박확인 → 인공호흡
③ 환자반응확인 → 호흡확인 → 119신고 → 맥박확인 → 가슴압박 → 인공호흡
④ 호흡확인 → 119신고 → 환자반응확인 → 맥박확인 → 가슴압박 → 인공호흡
⑤ 호흡확인 → 환자반응확인 → 119신고 → 맥박확인 → 가슴압박 → 인공호흡

[해설] 성인에 대한 심폐소생술의 순서
환자반응확인 → 119신고 → 호흡확인 → 맥박확인 → 가슴압박 → 인공호흡

19 소아에 대한 심폐소생술의 순서를 올바르게 나열한 것은?

① 의식확인 → 119신고 → 호흡, 맥박확인 → 기도개방 → 가슴압박 → 인공호흡
② 의식확인 → 119신고 → 호흡, 맥박확인 → 인공호흡 → 가슴압박 → 기도개방
③ 의식확인 → 119신고 → 호흡, 맥박확인 → 인공호흡 → 기도개방 → 가슴압박
④ 의식확인 → 119신고 → 호흡, 맥박확인 → 가슴압박 → 기도개방 → 인공호흡
⑤ 의식확인 → 호흡, 맥박확인 → 119신고 → 가슴압박 → 기도개방 → 인공호흡

[해설] 소아에 대한 심폐소생술의 순서
의식확인 → 119신고 → 호흡, 맥박확인 → 가슴압박 30회 → 기도개방 → 인공호흡 2회 → 가슴압박, 인공호흡 반복

20 신생아가 1분이 경과한 경우 아프가 점수가 얼마 이상이면 정상으로 보는가?

① 4점 ② 6점
③ 8점 ④ 10점
⑤ 15점

[해설] 아프가 점수
신생아의 건강상태를 알아보기 위해서 태어나자마자 시행하는 검사를 말한다. 신생아의 피부색깔, 심박수, 호흡, 근육의 힘, 자극에 대한 반응 등의 5가지 항목을 검사하며, 각 항목 당 2점씩 채점해서 10점 만점으로 한다. 10점 만점인 경우가 가장 좋으며 6점 이하인 경우엔 태아의 가사상태를 의미하여 즉시 응급처치가 필요하다. 아프가 점수의 채점은 생후 1분과 5분에 각각 2번 판정해서 점수를 산출한다.

21 심폐소생술 단계에서 구조호흡 중 공기저항이 느껴졌을 때 먼저 시행해야 할 조치는?

① 즉시 하임리히법을 시행한다.
② 환자의 체위를 옆으로 돌려서 재차 구조호흡을 실시한다.
③ 두부후굴-하악거상법을 다시 시도하여 본다.
④ 상복부를 손으로 눌러서 위에 있는 공기를 제거한다.
⑤ 응급의료체계에 연락한다.

[해설] 구조호흡 실시 중에 공기저항을 느낄 때는 기도유지를 다시 한 후에 인공호흡을 실시한다. 그래도 공기가 들어가지 않으면 이물질에 의한 기도폐쇄처리를 실시한다.

[정답] 19 ④ 20 ③ 21 ②

22 구조 호흡이나 심폐소생술을 실시할 때 원칙적으로 얼마 이상 멈춰서는 안 되는가?

① 3초
② 5초
③ 7초
④ 9초
⑤ 11초

해설   구조 호흡이나 심폐소생술을 실시할 때 원칙적으로 5초 이상 멈춰서는 안 된다.

23 다음 중 심폐소생술의 시행을 위해 확인해야 하는 사항으로 옳지 않은 것은?

① 경련증 및 간질증세가 나타난다.
② 만성 또는 말기질환에 의한 심정지 현상이 나타난다.
③ 심음·호흡음을 들을 수 없다.
④ 통증 자극에 반응이 없다.
⑤ 호흡운동이 없거나 발작성으로 나타난다.

해설   심폐소생술 시행을 위해 확인해야 할 사항
- 경동맥, 대퇴동맥, 요골동맥의 맥박을 촉지할 수 없다.
- 심음·호흡음을 들을 수 없고 호흡운동이 없거나 발작성으로 나타난다.
- 갑자기 창백하거나 청색증이 나타난다.
- 동공이 산대되어 있으며 의식이 없고 통증 자극에 반응이 없다.
- 경련증과 간질증세가 나타난다.

필수문제

24 다음 중 심폐소생술을 하지 않아도 되는 경우를 잘못 설명한 것은?

① 환자가 사망이 명백한 경우
② 구조자가 위험한 경우
③ 만성 또는 말기질환에 의한 심정지
④ 전시 또는 대량재해 시의 심정지
⑤ 환자의 얼굴이 갑자기 창백하거나 청색증이 나타나는 경우

해설   심폐소생술을 하지 않아도 되는 경우
- 환자의 사망이 명백한 경우
- 구조자가 위험한 경우
- 만성 또는 말기질환에 의한 심정지
- 전시 또는 대량재해 시의 심정지

25 아프가 점수에 해당되지 않는 사항은?

① 심장박동수 ② 호흡수
③ 피부색깔 ④ 혈 압
⑤ 호 흡

해설) 건강상태를 판정하는 점수인 아프가 점수의 적용은 심장박동수, 호흡, 근긴장력, 자극에 대한 반응, 피부색깔 이다.

26 다음 중 인간의 생물학적 사망을 초래할 수 있는 중요한 병리현상으로 바르게 묶은 것은?

> ㉠ 순환정지 ㉡ 폐동맥 색전증
> ㉢ 조직의 저산소증 ㉣ 심장눌림증

① ㉠, ㉡, ㉢ ② ㉠, ㉢
③ ㉡, ㉣ ④ ㉣
⑤ ㉠, ㉡, ㉢, ㉣

해설) 인간의 생물학적 사망을 초래할 수 있는 중요한 병리현상
순환정지, 조직의 저산소증

필수문제

27 다음 중 조직의 저산소증을 일으키는 원인으로 바르게 짝지어진 것은?

> ㉠ 인체 혈액 내의 산소량은 정상이지만, 인체 조직으로의 혈류량이 부족할 경우
> ㉡ 인체 조직으로의 혈류량은 정상이지만, 반면에 인체 혈액 내 산소량이 감소할 경우
> ㉢ 인체 혈액 내 산소량 및 순환량 모두가 감소할 경우
> ㉣ 신체조직으로의 포도당 공급이 중단된 경우

① ㉠, ㉡, ㉢ ② ㉠, ㉢
③ ㉡, ㉣ ④ ㉣
⑤ ㉠, ㉡, ㉢, ㉣

해설) 조직의 저산소증을 일으키는 원인
• 인체 조직으로의 혈류량은 정상이지만, 반면에 인체 혈액 내 산소량이 감소할 경우
• 인체 혈액 내의 산소량은 정상이지만, 인체 조직으로의 혈류량이 부족할 경우
• 인체 혈액 내 산소량 및 순환량 모두가 감소할 경우

정답) 25 ④ 26 ② 27 ①

28 신체조직의 비가역적 손상이 유발되는 것으로 옳지 않은 것은?

① 대량 실혈
② 세포 내의 칼슘 증가
③ 세포막의 기능상실
④ 허혈로 인한 ATP 생성의 중단
⑤ 세포막의 기계적 파괴

해설 신체조직의 비가역적 손상을 유발시키는 요인
- 세포 내의 칼슘 증가
- 세포막의 기능상실
- 허혈로 인한 ATP 생성의 중단
- 세포막의 기계적 파괴

필수문제

29 심실세동에 의해 심정지가 발생한 후에 경과는 심실세동 발생 후부터 시간경과의 흐름에 따라 구분된다. 다음 중 인체의 조직 내 손상이 없는 시기로서 심박동이 회복되면 신체의 조직에 손상이 없는 회복이 가능한 시기는 어느 단계인가?

① 순환 시기
② 손상 시기
③ 전기 시기
④ 사후 시기
⑤ 대사 시기

해설 시간의 경과에 따른 구분 중 첫 단계인 전기 시기(Electrical Phase)로써 심박동이 회복되어야 조직의 손상이 없으므로 최대한 빠른 시간 안에 제세동이 실행될 수 있도록 응급의료체계를 유지해야 하는 단계이다.

필수문제

30 다음 중 전문심장소생술의 주목적으로 바르게 묶은 것은?

| ㉠ 장기로의 원활한 혈류공급의 유지 | ㉡ 이탈박동의 관찰 |
| ㉢ 적절한 환기 유지 | ㉣ 환자의 호흡 및 피부색깔 |

① ㉠, ㉡, ㉢
② ㉠, ㉢
③ ㉡, ㉣
④ ㉣
⑤ ㉠, ㉡, ㉢, ㉣

해설 전문심장소생술의 주목적
- 장기로의 원활한 혈류공급의 유지
- 적절한 환기 유지
- 적정혈압 및 심박출량의 유지
- 부정맥의 조절

31 신체 조직이 비가역적으로 손상이 된 관계로 다시는 회복될 수 없는 상태를 무엇이라고 하는가?

① 임상적 사망
② 돌연 심장사
③ 심근경색증
④ 뇌손상
⑤ 생물학적 사망

[해설] 신체 조직이 비가역적으로 손상이 된 관계로 다시는 회복이 불가능한 상태를 생물학적 사망이라고 하며, 참고로 심정지가 초래된 직후의 상태를 임상적 사망이라고 한다.

필수문제

32 다음 중 2020년 개정된 심폐소생술 국제 지침에 대한 내용으로 옳지 않은 것은?

① 일반인 구조자의 가슴압박소생술 강화
② 가슴압박 중단의 최소화를 권장
③ 소아의 가슴압박의 깊이는 3cm로 권장
④ 가슴압박 속도는 성인과 소아에서 분당 100~120회로 권장
⑤ 응급의료전화상담원 역할의 중요성 강조

[해설] 2020년 가이드라인에서는 소아의 가슴압박의 깊이는 4~5cm로 권장한다.

33 상적으로 일반인에 의한 제세동 프로그램의 대상은 응급상황의 발생에 반응해야 하는 인력이 우선적으로 교육의 대상이 된다. 다음 중 우선 교육대상으로 바르게 짝지어진 것은?

| ㉠ 경 찰 | ㉡ 소방대원 |
| ㉢ 경비요원 | ㉣ 심장질환자의 가족 |

① ㉠, ㉡, ㉢
② ㉠, ㉢
③ ㉡, ㉣
④ ㉣
⑤ ㉠, ㉡, ㉢, ㉣

[해설] 응급상황의 발생에 반응해야 하는 인력이 우선적으로 교육의 대상이 되는데, 우선 교육대상으로는 경비요원·소방대원·경찰·항공기 승무원·해상 및 스키장 안전요원이며, 그 이후 교육대상으로 확장시키면 심장질환자의 가족·산업안전요원이 교육의 대상이 된다.

정답 31 ⑤ 32 ③ 33 ①

34 입-마스크 인공호흡 시 성인(500~600mL)의 경우 1회 호흡량은 몇 mL/kg이어야 하는가?

① 4~5mL/kg
② 6~7mL/kg
③ 8~9mL/kg
④ 10~11mL/kg
⑤ 12~13mL/kg

[해설] 입-마스크 인공호흡 시 성인의 경우 1회 호흡량은 6~7mL/kg(성인에서는(500~600mL)을 유지해야 한다.

필수문제

35 심실세동이 발생한 환자로부터 제세동(Defibrillation)은 가장 중요한 치료법인데. 심실세동 발생으로부터 1분이 경과할 때마다 제세동의 성공률은 몇 %씩 감소하는가?

① 3~6%
② 4~7%
③ 5~8%
④ 6~9%
⑤ 7~10%

[해설] 심실세동 발생으로부터 1분이 경과할 때마다 제세동의 성공률은 7~10%씩 감소된다. 또한, 심실세동의 발생 후 1분 이내에 제세동이 실행되면 생존율이 90%라고까지 알려져 있다.

필수문제

36 다음 중 패혈증으로 인한 사망원인은 무엇인가?

① 고혈압
② 질식사
③ 호흡곤란
④ 급성 출혈
⑤ 다발성 장기부전

[해설] 패혈증으로 인한 궁극적인 사망원인으로는 다발성 장기부전이 있다.

37 가슴압박에서 압박수축기와 압박이완기의 비율은 얼마로 유지하여야 하는가?

① 70 : 30
② 30 : 70
③ 60 : 40
④ 40 : 60
⑤ 50 : 50

해설 가슴압박에서 압박수축기와 압박이완기의 비율은 50 : 50 정도로 유지해야 한다.

38 창백해 보이고 맥박이 약한 영아 또는 소생술 등에 반응하지 못하는 영아는 혈량 증량이 필요하거나 저혈량 상태일 수가 있는데, 이때 처방할 수 있는 가장 좋은 수액은 무엇인가?

① 염산날록손
② LR 또는 NS 등의 등장성 정질액
③ Dextrose
④ 중탄산
⑤ 에피네프린

해설 창백해 보이고 맥박이 약한 영아 또는 소생술 등에 반응하지 못하는 영아가 혈량 증량이 필요하거나 저혈량 상태일 때 가장 유용한 수액은 LR 또는 NS 등의 등장성 정질액이며, 이는 정맥 통로를 만든 후 10mL/kg의 수액을 5~10분에 걸쳐 천천히 주입해야 한다.

필수문제

39 신생아의 경우 심박수 확인이 되지 않은 상태에서 10분간의 심박수가 확인되지 않은 경우에는 소생술을 중지해야 한다. 이때, 10분 이상 심박수의 확인이 되지 않은 상태에서 지속적인 소생술을 할 경우에 고려해야 하는 사항으로 바르게 짝지어진 것은?

| ㉠ 약물 치료 | ㉡ 합병증 유무 |
| ㉢ 호흡기계 | ㉣ 심정지 병인 |

① ㉠, ㉡, ㉢
② ㉠, ㉢
③ ㉡, ㉣
④ ㉣
⑤ ㉠, ㉡, ㉢, ㉣

해설 10분 이상 심박수의 확인이 되지 않은 상태에서 지속적인 소생술을 할 경우에 고려해야 하는 사항으로는 합병증 유무, 심정지 병인, 신생아 재태연령, 치료적 저체온증의 잠재적 역할 등이 있다.

정답 37 ⑤ 38 ② 39 ③

40 다음 중 신생아의 저혈압 및 쇼크에 대한 위험 인자로 옳지 않은 것은?

① 경련
② 제대 탈출
③ 저체중
④ 급성 실혈
⑤ 주산기 패혈증

> [해설] 신생아의 저혈압 및 쇼크에 대한 위험 인자
> • 제대 탈출
> • 저체중
> • 급성 실혈
> • 주산기 패혈증

41 다음 중 신생아 경련을 일으키는 대사 장애에 해당하지 않는 것은?

① 저칼슘혈증
② 고나트륨혈증
③ 저혈당증
④ 동맥 고혈압
⑤ 고암모니아혈증

> [해설] 신생아 경련을 일으키는 대사 장애 요인
> • 저칼슘혈증 • 고나트륨혈증
> • 저혈당증 • 고암모니아혈증
> • 저마그네슘혈증 • 저나트륨혈증

[필수문제]

42 다음 중 보상성 쇼크(Compensated Shock)의 징후로서 바르게 묶인 것은?

| ㉠ 중심동맥에 비해서 약한 말초동맥의 맥박 | ㉡ 빠른 맥 |
| ㉢ 차디찬 사지 | ㉣ 느린 맥 |

① ㉠, ㉡, ㉢
② ㉠, ㉢
③ ㉡, ㉣
④ ㉣
⑤ ㉠, ㉡, ㉢, ㉣

> [해설] 보상성 쇼크(Compensated Shock)의 징후
> • 중심동맥에 비해서 약한 말초동맥의 맥박
> • 차디찬 사지
> • 빠른 맥
> • 정상 혈압
> • 모세혈관 재충전의 지연

43 다음 중 삽관되어 있던 환자의 상태가 나빠졌을 때에 그 이유로써 고려할 수 있는 가능성으로 옳지 않은 것은?

① 기계의 고장
② 이산화탄소의 과다 흡입
③ 관(Tube)의 이동
④ 기흉
⑤ 관(Tube)이 막히는 경우

해설 삽관되어 있던 환자의 상태가 나빠졌을 시 고려할 수 있는 것
- 기계의 고장
- 관(Tube)의 이동
- 기흉
- 관(Tube)이 막히는 경우

44 다음 중 성인의 기본소생술에 대한 설명으로 옳지 않은 것은?

① 심폐소생술의 순서는 C-A-B이다.
② 구조자가 교육을 받지 못했거나 또는 설령 교육을 받았다 하더라도 능숙하지 못할 때에는 지속적으로 흉부압박을 한다.
③ 압박의 깊이는 적어도 5cm이다.
④ 호흡이 없거나 또는 임종호흡만 있는 경우에 인지한다.
⑤ 흉부압박 및 환기의 비율은 30 : 2이다.

해설 ④ 성인은 반응이 없는 경우 호흡이 없거나 또는 정상적인 호흡이 없는 경우에 인지한다.

45 외상에 따른 심정지 환자의 소생술에 있어 중요하게 고려되는 사항으로 옳지 않은 것은?

① 간접 압박법으로 환자의 외부 출혈을 지혈한다.
② 환자 척추의 움직임을 줄이기 위해 고정판에 허벅지, 골반 및 어깨를 고정한다.
③ 피 또는 다른 이물질에 의해서 환자의 기도 막힘증이 나타날 수 있음을 예상해서 필요하면 도구를 활용해서 흡인한다.
④ 될 수 있으면, 외상을 심하게 입은 환아의 경우에는 소아 전문가가 있는 외상센터로 옮겨야 한다.
⑤ 전문적인 구조자들은 머리를 기울이지 말고 턱 밀어올리기로 기도를 열어준다.

해설 ① 직접 압박법으로 환자의 외부 출혈을 지혈한다.

정답 43 ② 44 ④ 45 ①

46 다음 박스 안에 내용이 설명하는 것으로 가장 적합한 것은?

> 이것을 활용해서 환자에 대한 심폐소생술을 할 경우 응급구조자가 쉽사리 지치지 않으면서, 환자에 대한 또 다른 조치 및 방법 등을 취할 수 있으며 환자에 대한 제세동의 실행 시에도 가슴압박을 지속할 수 있다는 이점이 있다.

① 심폐우회술
② 자동 가슴압박기
③ Open-chest CPR
④ 이중혈류유발 심폐소생술
⑤ Load-distributing Band

해설 자동 가슴압박기는 사람이 환자를 압박하는 것보다 균일한 힘의 가슴압박을 할 수 있으며, 헬기 및 구급차로 응급환자를 이송하는 도중에도 활용이 가능하다.

47 다음 중 소생 후 안정화(심정지 후 치료)의 목적으로 옳지 않은 것은?

① 심정지의 원인 진단 및 치료
② 위가 팽창되는 것을 막거나 또는 해소시키기 위한 것
③ 신경학적 기능의 유지
④ 최상의 생리적인 상태로 소아 전문 3차 의료기관에 도착할 수 있도록 하는 것
⑤ 2차적인 기관의 손상을 예방

해설 소생 후 안정화(심정지 후 치료)의 목적
• 심정지의 원인 진단 및 치료
• 신경학적 기능의 유지
• 2차적인 기관의 손상을 예방
• 최상의 생리적인 상태로 소아 전문 3차 의료기관에 도착할 수 있도록 하는 것

48 다음 중 수동제세동기의 활용을 위해 고려해야 하는 것으로 옳지 않은 것은?

① 패들 위치
② 접촉면
③ 에너지 양
④ 패들 크기
⑤ 패들 길이

해설 수동제세동기의 활용을 위한 고려사항
• 패들 위치
• 접촉면
• 에너지 양
• 패들 크기

49 통상적인 자동제세동기의 작동방법으로 옳은 것은?

① 전원켜기 → 패드부착 → 심전도 분석 → 제세동
② 전원켜기 → 심전도 분석 → 제세동 → 패드부착
③ 전원켜기 → 제세동 → 패드부착 → 심전도 분석
④ 전원켜기 → 심전도 분석 → 패드부착 → 제세동
⑤ 전원켜기 → 패드부착 → 제세동 → 심전도 분석

해설 통상적인 자동제세동기의 작동방법은 전원켜기 → 패드부착 → 심전도 분석 → 제세동의 과정으로 이루어져 있다.

50 환자에 대한 표준 심폐소생술을 실행할 때보다 훨씬 더 강한 힘(압력)으로 환자의 흉곽을 압박할 수 있으므로 평균 동맥압과 압박기 동맥압을 표준 심폐소생술보다 높게 유지할 수 있는 이점이 있는 것을 무엇이라고 하는가?

① Load-Distributing Band
② Extracorporeal CPR(ECPR)
③ Cough CPR
④ Vest CPR
⑤ Prone CPR

해설 Prone CPR은 환자를 엎드리게 한 상태로 이를 유지한 후에 환자의 흉곽 후면을 압박하는 심폐소생술의 방법을 말한다.

51 다음 중 보조기구 등을 활용하지 않고 현 심폐소생술의 방법을 변형한 것으로 바르게 짝지어진 것은?

| ㉠ Cough CPR | ㉡ High Frequency CPR(H-CPR) |
| ㉢ Prone CPR | ㉣ Open-Chest CPR |

① ㉠, ㉡, ㉢
② ㉠, ㉢
③ ㉡, ㉣
④ ㉣
⑤ ㉠, ㉡, ㉢, ㉣

해설 보조기구 등을 활용하지 않고 현 심폐소생술의 방법을 변형한 것
• High Frequency CPR(H-CPR)
• Prone CPR
• Cough CPR
• Interposed Abdominal Compression CPR(IAC-CPR)

정답 49 ① 50 ⑤ 51 ①

52 병원 내 심전도 감시 중인 환자에게 심실제동 및 심실빈맥 등이 발생되었을 때 의료진들이 시행할 수 있는 방법은?

① Cough CPR
② Open-Chest CPR
③ High frequency CPR(H-CPR)
④ Prone CPR
⑤ Load-Distributing Band

> 해설 Cough CPR는 환자의 심정지가 나타났지만, 현재 의식은 남아있는 특수한 경우에 환자에게 반복적으로 기침을 하게끔 유도하는 방법을 말한다.

필수문제

53 다음 중 직접 심장압박법을 바르게 설명한 것끼리 묶은 것은?

> ㉠ 심전도 감시 중인 환자에게 심실제동 및 심실빈맥 등이 발생되었을 때 의료진들이 시행할 수 있는 방식이다.
> ㉡ 가슴압박법에 비해 환자에 대한 관상동맥 관류압 및 뇌혈류량 등을 훨씬 높게 유지하게끔 해 준다.
> ㉢ 구조자의 피곤함을 증가시키는 관계로 심폐소생술의 시간이 길면 길수록 심폐소생술의 효과를 떨어뜨릴 수 있다.
> ㉣ 환자의 흉곽내부 및 심장을 직접적으로 관찰하고 촉지가 가능하므로 제세동 및 약물투여가 유리하다.

① ㉠, ㉡, ㉢
② ㉠, ㉢
③ ㉡, ㉣
④ ㉣
⑤ ㉠, ㉡, ㉢, ㉣

> 해설 직접 심장압박법(Open-chest CPR)은 환자의 흉곽을 절제 후 심장을 노출시킨 다음에 손으로 직접적인 압박을 가하는 방식이다.
> ㉠ Cough CPR, ㉢ High Frequency CPR

54 다음 내용이 설명하는 것으로 옳은 것은?   **출제유형**

> • 이러한 방식은 흉곽펌프의 이론을 활용한 방법으로 이전의 심폐소생술 방법과는 달리 환자의 흉골 부위를 압박하지 않으면서 조끼의 압력으로 올려서 흉강 내 압력을 가한다.
> • 이 방식은 환자의 흉곽을 넉넉하게 덮을 수 있는 공기조끼로 흉곽을 두른 후 조끼로 압축공기를 넣음으로써 조끼의 압력을 올려서 증가된 압력이 환자의 흉곽으로 전달이 가능하도록 한 방식이다.

① Open-Chest CPR
② Extracorporeal CPR(ECPR)
③ Load-Distributing Band
④ Prone CPR
⑤ Cough CPR

> 해설 Load-Distributing Band는 환자를 둘러싸고 있는 띠를 전기의 구동력을 활용해서 이를 수축시키거나 또는 공기를 주입해서 이에 대한 압력을 올려서 혈류를 일으키는 심폐소생술의 방법을 말한다.

필수문제

55 다음 중 산소요구와 산소운반 사이의 균형 달성을 확인하기 위한 소생의 최종지표에 해당하지 않는 것은?

① 흉부 압박
② 동맥혈젖산농도
③ 폐모세혈관쐐기압
④ 평균동맥압
⑤ Base Deficit

[해설] 산소요구와 산소운반 사이의 균형 달성을 확인하기 위한 소생의 최종지표
- 동맥혈젖산농도
- 폐모세혈관쐐기압
- 평균동맥압
- Base Deficit

56 다음 중 과도한 위장관의 출혈이 있는 환자에게 가장 중요한 검사로 옳은 것은?

① 풍선 압박법
② 내시경
③ 약물치료
④ 수 술
⑤ 전체혈구 계산

[해설] 과도한 위장관의 출혈이 있는 환자에게 가장 중요한 검사에는 전체혈구 계산 및 혈액형과 교차반응 검사이다.

57 다음 중 기저질환이 있거나 또는 대량 출혈의 발생이 가능한 노인 환자들에게서 자주 발생해서 사망률 및 유병률이 높은 출혈을 무엇이라고 하는가?

① 스트레스성 궤양
② 염증성 장 질환
③ 게실증
④ 식도염
⑤ 미란성 위염

[해설] 게실증 출혈
대부분이 통증을 수반하지 않고 게실 내 혈관으로 미란성 궤양의 발생으로 인해 출혈이 발생하는 것으로 이는 기저질환이 있거나 또는 대량 출혈의 발생이 가능한 노인 환자들에게서 자주 발생해서 사망률 및 유병률을 높이는 출혈이다.

정답 55 ① 56 ⑤ 57 ③

58 환자의 응급센터의 방문 후에 초기의 6시간 동안 환자의 중심정맥 산소 포화도를 70%를 유지하기 위해 Hematocrit을 몇 % 이상으로 유지시켜야 하는가?

① 20% 이상
② 30% 이상
③ 40% 이상
④ 50% 이상
⑤ 60% 이상

해설 환자의 중심정맥 산소 포화도를 70%를 유지하기 위해 Hematocrit는 30% 이상 유지해야 한다.

59 다음 중 심장성 쇼크의 원인질환으로 가장 많은 부분을 차지하는 것은 무엇인가?

① 패혈증
② 심실세동
③ 심박출량의 감소
④ 급성 심근경색증
⑤ 다발성 장기부전

해설 심장성 쇼크의 원인질환으로 가장 많은 부분을 차지하는 것은 급성 심근경색증이며, 이는 통상적으로 환자의 전체 좌심실근육의 40% 이상이 손실을 받은 경우에 나타날 수 있다.

60 다음 중 쇼크에 의한 전신적 조직저산소증이 영향을 미치는 것으로 옳지 않은 것은?

① 혈관긴장도
② 혈관내피세포활성화
③ 미세혈관부전
④ 혈관투과성
⑤ 혈액응고

해설 쇼크에 의한 전신적 조직저산소증이 영향을 미치는 것
• 혈관긴장도
• 혈관내피세포활성화
• 혈관투과성
• 혈액응고

58 ② 59 ④ 60 ③

61 흡인에서 절대적으로 한 번에 몇 초 이상 흡인하지 말아야 하는가?

① 11초 ② 12초
③ 14초 ④ 15초
⑤ 17초

[해설] 흡인에서 절대적으로 한 번에 15초 이상 흡인하지 말아야 한다. 이는 흡인하는 동안에 환기 및 산소공급이 중단되어 환자가 산소를 받을 수 없기 때문이다.

62 다음 중 심장성 쇼크에 동반된 저혈압 등에 가장 유용하게 활용되는 약제에 해당하지 않는 것은?

① 중탄산염 ② 밀리논
③ 노르에피네프린 ④ 도파민
⑤ 도부타민

[해설] 심장성 쇼크에 동반된 저혈압 등에 가장 유용하게 활용되는 약제
- 밀리논
- 노르에피네프린
- 도파민
- 도부타민

[필수문제]

63 다음 중 저혈량이 의심되는 환자에게 초기 30분 이내에 투여해야 하는 교질액 또는 정질액의 양으로 맞는 것은?

① 교질액(100~300mL), 정질액(1,000mL 이상)
② 교질액(200~400mL), 정질액(500mL 이상)
③ 교질액(200~500mL), 정질액(1,000mL 이상)
④ 교질액(300~400mL), 정질액(500mL 이상)
⑤ 교질액(300~500mL), 정질액(1,000mL 이상)

[해설] 저혈량이 의심되는 환자에게 초기 30분 이내에 교질액(300~500mL), 정질액(1,000mL 이상)을 투여한다.

[정답] 61 ④ 62 ① 63 ⑤

64 다음 중 쇼크방지용 하의 착용 시 주의사항으로 옳지 않은 것은?

① 생체징후를 매 10분마다 측정 및 기록해야 한다.
② 바지의 압력이 느슨해진다고 느껴지면 공기를 더 주입한다.
③ MAST의 압력은 최대 60mmHg 넘어가지 않도록 해야 한다.
④ 병원에 도착해서 바로 풀어버리면 환자가 도로 쇼크 상태로 갈 수 있으므로 감압을 시키면서 수액을 투여하고 환자의 혈액변화를 지켜보아야 한다.
⑤ MAST는 항공이송의 경우 대기압이 낮아지므로 MAST 안의 공기가 팽창해서 압력이 높아지는 관계로 이를 주기적으로 확인해서 공기를 빼주어야 한다.

해설 ① 생체징후를 매 5분마다 측정 및 기록해야 한다.

65 다음 중 쇼크에 대한 응급처치로 옳지 않은 것은?

① 환자의 기도개방을 유지하며, 비재호흡마스크로 고농도의 산소를 제공한다.
② 환자에 대한 외출혈을 지혈하며, 환기를 보존하며, 필요시에는 환자에 대한 심폐소생술을 실행한다.
③ 만약, 환자에게 심각한 손상이 발생하지 않았다면, 환자의 다리를 40~50cm 정도 들어올린다.
④ 환자의 신체 전체에 부목을 하기 위해 척추고정판에 환자를 놓는다.
⑤ 환자의 체온을 유지하기 위해 보온한 후에 바로 이송해야 한다.

해설 만약, 환자에게 심각한 손상이 발생하지 않았다면, 환자의 다리를 20~30cm 정도 들어올린다. 또한, 환자의 뼈와 관절 손상에 부목을 대는 것은 이송 도중에 실시해야 한다.

04 환자이송 및 장비운영

필수문제

01 사고 발생 시 척추에 손상을 입은 환자의 척추를 고정시킬 수 있게끔 만들어져 있으며, 응급환자의 신체를 바꾸지 않으면서 환자의 운반이 가능하게끔 하는 장비는 무엇인가?

① 구조 담요 ② 구출고정대
③ 분리형 들것 ④ 바퀴달린 들것
⑤ 척추고정판

해설 분리형 들것은 사고 환자의 신체를 움직이지 않게 하면서 환자의 운반이 가능하도록 한 장비이다.

필수문제

02 다음 중 정맥로 확보에 사용되는 장비로 옳지 않은 것은?

① 정맥로 튜브
② 지혈대
③ 수액백
④ 소독약제
⑤ 들 것

해설 정맥로 확보에 사용되는 장비
- 정맥로 튜브
- 지혈대
- 수액백
- 소독약제
- 정맥카테터

필수문제

03 국내를 비롯한 일본, 대만 등에서 종종 활용되는 현장 기도유지 장비는?

① HEPA 마스크
② 후두마스크
③ 정맥로 튜브
④ 자동제세동기
⑤ 빠른연속기관삽관

해설 후두마스크는 국내를 비롯한 일본, 대만 등에서 종종 활용되는 현장 기도유지 장비이다.

필수문제

04 헬리콥터를 활용한 환자의 이송에 있어서 기압문제는 가장 중요한 고려사항이다. 이러한 기압문제와 관련이 깊은 법칙은?

① 파레토 법칙
② 앙페르의 법칙
③ 보일의 법칙
④ 만유인력의 법칙
⑤ 롱테일 법칙

해설 보일의 법칙과 연관되는 기압문제는 헬리콥터로 이송되는 환자에 있어 중요한 고려사항이 될 수 있다.

정답 02 ⑤ 03 ② 04 ③

05 통상적으로 기관내삽관은 전문응급처치로 제한이 되어 있는데, 국내의 경우 기관내삽관을 시행할 수 있는 사람은?

① 2급 응급구조사
② 간호사
③ 1급 응급구조사
④ 간호조무사
⑤ 물리치료사

[해설] 국내의 경우 기관내삽관을 시행할 수 있는 사람은 1급 응급구조사이다.

06 미국의 경우에는 몇몇 기본 응급처치서비스에서의 정맥로 확보가 허용되고 있는 반면에, 국내의 경우 정맥로 확보를 시행할 수 있는 사람은?

① 물리치료사
② 간호조무사
③ 2급 응급구조사
④ 간호사
⑤ 1급 응급구조사

[해설] 1급 응급구조사의 업무범위
  • 인공호흡기를 활용한 호흡의 유지
  • 심폐소생술의 시행을 위한 기도유지
  • 정맥로의 확보
  • 쇼크 시 일정량의 수액투여

07 다음 중 1급 응급구조사의 업무범위로서 적절하지 않은 것은?

① 부목·척추고정기·공기 등을 활용한 척추 및 사지 등의 고정
② 인공호흡기를 활용한 호흡의 유지
③ 심폐소생술의 시행을 위한 기도유지
④ 정맥로의 확보
⑤ 쇼크 시 일정량의 수액투여

[해설] ① 2급 응급구조사의 업무이다.

필수문제

08 다음 내용을 특징으로 하는 장비는 무엇인가?

> • 환자의 경추를 고정하고 이를 부분적으로 감싸면서 넓적다리 및 흉부를 두르는 방식으로 사용한다.
> • 끈을 잡고 환자를 들 수 있고, 안전하면서도 쉽게 환자를 자동차 등에서 위쪽으로 꺼낼 수 있다.

① 켄드릭 조정장비 ② 공기부목
③ 단단한 경추 고정 칼라 ④ 백밸브마스크
⑤ 대퇴견인 부목

[해설] 켄드릭 조정장비는 자주 사용하는 효과적인 짧은 형태의 척추 고정판이다.

09 다음 중 헬리콥터를 활용한 응급의료서비스 프로그램에서 비외상 진단 중 가장 많이 차지하고 있는 것은 무엇인가?

① 쇼크 ② 급성 호흡부전
③ 심근경색 ④ 경련 및 발작
⑤ 심장질환

[해설] 1차적으로 구조 또는 심혈관 중재술을 위해서 이송하는 것이 헬리콥터 사용의 흔한 적응증이다.

10 다음 중 항공의무팀의 구성형태로 옳지 않은 것은?

① 간호사 : 호흡치료사 ② 물리치료사 : 물리치료사
③ 간호사 : 간호사 ④ 간호사 : 의사
⑤ 간호사 : 응급구조사

[해설] 항공의무팀의 일반적인 구성형태
• 간호사 : 호흡치료사
• 간호사 : 간호사
• 간호사 : 의사
• 간호사 : 응급구조사

정답 08 ① 09 ⑤ 10 ②

필수문제

11 다음 내용이 설명하는 것으로 옳은 것은?

> - 이것은 헬리콥터 응급의료서비스의 이송에 비해 가격이 훨씬 저렴하다.
> - 날씨 상태를 제외시키고 환자에 대한 이송거리가 150~200마일을 초과하는 경우에 이를 더 선호하는 경향을 보인다.

① 터보프로펠러 항공기 ② 헬리콥터 응급의료서비스
③ 지상 앰뷸런스 ④ 고정익 항공이송
⑤ 대형 항공기

[해설] 고정익 항공이송은 머나먼 거리에 걸쳐 응급에서부터 일반적인 경우에 걸쳐 여러 범위의 임무수행이 가능하다.

필수문제

12 다음 중 수요밸브 소생기에 대한 특징으로 옳지 않은 것은?

① 소생기 버튼을 누르게 되면 밸브가 열리면서 산소가 환자의 기도로 들어간다.
② 기관삽관이 된 환자 또는 흉부손상 환자 등에게 폐 손상이 발생하지 않게끔 조심해서 활용해야 하고 18세 이하에서는 사용을 금지해야 한다.
③ 수요밸브 소생기는 과중한 압력으로 산소를 주입하게 되므로 환자의 식도가 열려져 위 내로 산소가 주입되어 위 팽만을 불러일으킬 수 있다.
④ 산소의 공급 시 손으로 버튼을 누르게 되면 부착된 관을 통해 100%의 산소가 분당 40L의 속도로서 주입이 가능하게끔 이루어져 있다.
⑤ 환자의 흉부 내 과팽창으로 인해 기흉, 폐 손상, 피하기종 등이 유발될 수 있다.

[해설] ② 수요밸브 소생기는 16세 이하에서는 사용하지 말아야 한다.

13 구인두기도기의 삽입단계에 대한 설명으로 옳지 않은 것은?

① 구인두기도기의 적당한 크기를 선택한다.
② 수지교차법을 활용해서 환자의 입을 열어놓는다.
③ 기도기의 끝이 환자의 입천장을 가리키도록 삽입한다.
④ 기도기를 90° 회전해서 놓는다.
⑤ 적당히 삽입한 후 환자에게 환기할 준비를 하게 한다.

[해설] ④ 기도기를 180° 회전해서 놓는다.

14 다음은 비인두기도기의 삽입단계를 설명한 것이다. 이 중 옳지 않은 것은?

① 환자의 콧구멍에서부터 귓불 또는 하악각까지 구인두기도기의 길이를 측정한다.
② 삽입 전에 수성 윤활제를 바른다.
③ 부드럽게 코 끝을 위로 올리고, 비스듬한 단면 등이 환자의 비중격이나 콧구멍을 향하게끔 해서 기도기를 삽입한다.
④ 플랜지가 환자의 콧구멍에 걸릴 때까지 기도기를 삽입해서 넣는다.
⑤ 만약, 환자의 코 또는 귀에서 뇌척수액이 나올 경우에는 비인두기도기의 사용을 금해야 한다.

[해설] ① 환자의 콧구멍에서부터 귓불 또는 하악각까지 비인두기도기의 길이를 측정한다.

필수문제

15 다음 중 환자에게 산소가 필요한 상태로서 바르게 묶은 것은?

| ㉠ 혈액의 손실 | ㉡ 손상 및 골절 |
| ㉢ 심정지 | ㉣ 심장마비 |

① ㉠, ㉡, ㉢
② ㉠, ㉢
③ ㉡, ㉣
④ ㉣
⑤ ㉠, ㉡, ㉢, ㉣

[해설] 환자에게 산소가 필요한 상태
• 혈액의 손실
• 손상 및 골절
• 심정지 또는 호흡정지
• 심장마비 및 심장발작
• 쇼크
• 폐질환

16 다음 중 산소요법 장비에 해당하지 않는 것은?

① 유량계
② 제세동기
③ 산소통
④ 압력조절기
⑤ 가습기

[해설] 산소요법 장비
• 유량계
• 산소통
• 압력조절기
• 가습기

17 산소요법 장비 중에서 압력조절기는 산소탱크에 연결되어서 어느 정도의 사용압력을 제공하여야 하는가?

① 30~70psi
② 40~80psi
③ 50~90psi
④ 60~100psi
⑤ 70~110psi

해설 보통 산소탱크의 압력은 높기 때문에 환자들에게 투여할 수가 없으므로, 압력조절기는 산소탱크에 연결되어서 30~70psi 정도의 안전한 사용압력을 제공해야 한다.

필수문제

18 다음은 인공호흡과 관련한 흡인에 대한 내용이다. 흡인장비의 구성요소로 바르게 짝지어진 것은?

| ㉠ 튜브 | ㉡ 흡인기계 압력조절기 |
| ㉢ 흡인물 저장용기 | ㉣ 보안경 |

① ㉠, ㉡, ㉢
② ㉠, ㉢
③ ㉡, ㉣
④ ㉣
⑤ ㉠, ㉡, ㉢, ㉣

해설 **흡인장비의 구성요소**
- 튜브
- 흡인물 저장용기
- 흡인기계
- 카테터의 흡인 팁

19 수요밸브 소생기는 100%의 산소가 분당 몇 L의 속도로 주입이 가능하게끔 만들어져 있는가?

① 10L
② 20L
③ 30L
④ 40L
⑤ 50L

해설 수요밸브 소생기는 100%의 산소가 분당 40L의 속도로 주입이 가능하도록 설계되어져 있다.

필수문제

20 흡인절차에 대한 설명으로 옳지 않은 것은?

① 장비 전원을 켜고 카테터를 연결하며 근무교대를 할 즈음에 흡인이 잘 되는지를 검사한다.
② 환자의 머리 부분에 자리를 잡고 환자를 옆으로 돌린 후 환자의 입을 닫은 상태로 청소한다.
③ 환자의 입천장 경성 팁의 구부러진 부분을 가게 한다. 그리고 혀 뿌리까지 삽입해야 한다.
④ 경성 팁이 제자리에 놓였을 경우에만 흡인작업을 한다. 또한, 흡인을 하는 동안에 팁에서 시선을 떼지 않는다. 후에 팁을 빼면서 흡인한다.
⑤ 환자의 귓불에서 입 가장자리까지 또는 입의 중간에서 하악각까지 카테터의 길이를 측정해야 한다.

[해설] ② 환자의 머리 부분에 자리를 잡고 환자를 옆으로 돌린 후 환자의 입을 열어놓은 상태로 청소한다.

21 비재호흡마스크에 대한 설명으로 옳지 않은 것은?

① 비재호흡마스크는 고농도 산소를 호흡이 있는 환자에게 투입하게 하는 최선의 방법이라 할 수 있다.
② 비재호흡마스크의 사용 시 산소주머니는 언제나 넉넉한 산소가 있어서 환자가 산소를 깊이 들이마실 때도 1/3 이상 줄어들어서는 안 된다.
③ 비재호흡마스크의 사용 시 환자가 뱉는 공기가 산소주머니로 되돌아오지 않고, 그 대신에 안면마스크의 일방향 밸브를 통해 빠져 나간다.
④ 비재호흡마스크는 차갑거나 청색증, 또는 축축하면서 호흡이 짧고, 의식수준이 변한 환자들에게 활용하는 것이 좋다.
⑤ 비재호흡마스크는 80~90% 농도의 산소 제공이 가능하고, 분당 최대 유량은 20~35L이다.

[해설] ⑤ 비재호흡마스크는 80~90% 농도의 산소 제공이 가능하고, 분당 최대 유량은 12~15L이다.

필수문제

22 다음 내용이 설명하는 것으로 옳은 것은?

- 이는 수직으로 되어 있으며, 눈금과 부유하는 작은 공이 있는 유리관이 존재한다.
- 가스의 흐름이 부분적으로 폐쇄되어 있다고 해도 언제나 실제 유량을 나타낸다.

① 압력조절기
② 압력-보정 유량계
③ 버든-게이지 유량계
④ 가습기
⑤ 정류선택 밸브

[해설] 압력-보정 유량계에서 이러한 계량기의 값은 중력에 의해 달라지기 때문에 이를 정확하게 측정하기 위해서는 똑바로 세워야만 한다.

23 다음 내용이 설명하는 것으로 옳은 것은?

> • 이는 튼튼하면서도 어느 각도에서라도 동작이 가능하다는 이점이 있다.
> • 어떠한 크기의 산소 탱크에서라도 정확한 활용이 가능하다.

① 가습기
② 압력조절기
③ 압력-보정 유량계
④ 정류선택 밸브
⑤ 버든-게이지 유량계

해설 정류선택 밸브는 유량기가 없으며, 단계에 따른 분당 유량을 L로 조정이 가능하다.

24 다음 중 비강캐뉼라에 대한 설명으로 가장 거리가 먼 것은?

① 비강캐뉼라는 고농도의 산소를 제공한다.
② 환자가 산소안면마스크를 거부하게 되면 이는 전혀 산소를 공급하지 않는 것보다 캐뉼라를 활용하는 것이 더 좋다.
③ 비재호흡마스크를 환자가 견디기 힘들어 할 때에만 캐뉼라를 활용하도록 한다.
④ 캐뉼라 활용 시 분당 공급되는 양은 4~6L 이상을 넘기지 말아야 한다.
⑤ 캐뉼라 유량이 높게 되면 환자의 콧속으로 폭풍이 부는 것처럼 불편한 느낌을 갖게 하며, 더불어 환자의 코 점막벽이 건조해질 수 있다.

해설 ① 비강캐뉼라는 저농도의 산소(24~44%)를 제공한다.

25 단순안면마스크의 사용 시 분당 6~10L의 유량을 환자에게 투여하게 되면 흡입산소농도를 몇 %까지 증가시킬 수 있는가?

① 35~40%
② 30~50%
③ 35~60%
④ 40~70%
⑤ 50~80%

해설 단순안면마스크의 사용 시 분당 6~10L의 유량을 환자에게 투여하게 되면 흡입산소농도를 35~60%까지 증가시킬 수 있다.

26 다음 중 산소탱크의 사용 시 안전수칙에 대한 내용으로 가장 거리가 먼 것은?

① 언제나 예비 산소탱크는 환기가 잘 되고 시원한 방 제자리에 보관해야 한다.
② 산소탱크의 밸브는 완전히 열었다가 절반쯤 돌려서 닫는다.
③ 산소장비를 활용할 때에는 주위에서 흡연을 하지 말아야 한다.
④ 언제나 의료용 산소를 활용해야 한다.
⑤ 산소탱크를 고정하지 않은 채로 수평으로 세워 놓지 않도록 해야 한다.

해설 ⑤ 산소탱크를 고정하지 않은 채로 수직으로 세워 놓지 않도록 해야 한다.

필수문제

27 벤츄리마스크에 대한 설명으로 옳지 않은 것은?

① 벤츄리마스크는 표준산소마스크에 연결된 공급 배관 등을 통해서 특정한 농도의 산소를 공급하게 하는 호흡기구이다.
② 벤츄리마스크 장비를 단기간 활용할 때에는 가습기를 부착해야 한다.
③ 벤츄리마스크는 흡입산소를 24%, 28%, 40% 또는 53%의 농도로 공급하게끔 되어 있다.
④ 산소공급관이 마스크에 연결되는 부위에 공기유입장치가 있어 단위 시간당 환자에 공급되는 산소의 양 및 공급된 산소의 농도까지도 조절이 가능하다.
⑤ 벤츄리마스크의 장점이라면, 흡입산소의 농도를 일정하게 유지할 수 있기 때문에 만성폐쇄성 폐질환 환자와 같이 이산화탄소 혼수 발생이 가능한 환자들에게 특정 농도의 산소 투여가 가능하다는 것이다.

해설 ② 이 장비를 장기간 활용할 때에는 가습기를 부착해야 한다.

28 다음 중 소아 및 영아의 해부학적 고려사항에 대한 설명으로 옳지 않은 것은?

① 소아 및 영아는 성인에 비해 입과 코가 더 작으며, 더 쉽게 폐쇄될 수 있다.
② 소아 및 영아는 성인에 비해 혀가 비례적으로 입 안에서 더 많은 공간을 차지하게 된다.
③ 기관이 성인에 비해 소아 및 영아가 더욱 유연하면서도 부드럽다.
④ 기관이 성인에 비해 더욱 넓어서 부종에 의해 쉽게 막히게 된다.
⑤ 흉벽이 부드러우면서, 소아 및 영아는 호흡 시 횡격막에 더욱 의존하는 경향을 보인다.

해설 ④ 기관이 성인에 비해 더욱 좁은 관계로 부종에 의해 쉽게 막히게 된다.

29 다음 중 현장에서의 응급치료에 활용하는 휴대용 제세동기의 특성으로 바르게 짝지어진 것은?

㉠ 내구성	㉡ 휴대 편의성
㉢ 재충전	㉣ 생체 징후의 변화

① ㉠, ㉡, ㉢ ② ㉠, ㉢
③ ㉡, ㉣ ④ ㉣
⑤ ㉠, ㉡, ㉢, ㉣

[해설] 현장에서의 응급치료에 활용하는 휴대용 제세동기의 특성
- 내구성
- 휴대 편의성
- 재충전
- 기록 및 출력

필수문제

30 다음 중 심장리듬에 의한 전기충격의 가능성 여부 중 전기충격이 가능하지 않은 리듬에 속하는 것으로 바르게 짝지어진 것은?

㉠ 무수축	㉡ 심실세동
㉢ 무맥성 전기활동	㉣ 호흡

① ㉠, ㉡, ㉢ ② ㉠, ㉢
③ ㉡, ㉣ ④ ㉣
⑤ ㉠, ㉡, ㉢, ㉣

[해설] 전기충격이 가능하지 않은 리듬
무수축, 무맥성 전기활동

31 다음 중 심장리듬에 의한 전기충격의 가능성 여부 중 전기충격이 가능한 리듬에 속하는 것으로 바르게 짝지어진 것은?

㉠ 무수축	㉡ 심실빈맥
㉢ 호흡	㉣ 심실세동

① ㉠, ㉡, ㉢ ② ㉠, ㉢
③ ㉡, ㉣ ④ ㉣
⑤ ㉠, ㉡, ㉢, ㉣

[해설] 전기충격이 가능한 리듬
심실빈맥, 심실세동

필수문제

32 다음 중 자동제세동기에 대한 설명으로 옳지 않은 것은?

① 자동제세동기는 쇼크 전달체계 및 분석체계로 구성되어져 있다.
② 자동제세동기에서 환자의 위치 변환 및 인공적인 외부자극 등은 부적절한 쇼크 및 제세동의 실패원인이 된다.
③ 자동제세동기의 에너지에서 일방향성의 경우 200J → 200~300J → 360J이며, 양방향성의 경우에는 250~400J이다.
④ 자동제세동기의 활용 시 주의사항으로는 자동제세동기 활용으로 인한 심폐소생술의 중지 및 이송차량에서는 분석 금지 등이 있다.
⑤ 자동제세동기의 활용 시 8세 미만의 소아(25kg 이하)에서는 활용을 금지해야 한다.

해설 ③ 자동제세동기의 에너지에서 일방향성의 경우 200J → 200~300J → 360J이며, 양방향성의 경우에는 150~200J이다.

33 다음 중 제세동기 활용 시 고려사항으로 가장 거리가 먼 것은?

① 리듬분석을 하는 동안 응급구조사는 환자를 안정시키기 위해 접촉을 해야 한다.
② 응급구조사는 환자에 대한 리듬분석을 하는 동안 맥박확인을 하지 않는다.
③ 무엇보다도 제세동기가 우선되어야 한다.
④ 한 명의 응급구조사는 제세동기를 작동시키고, 또 다른 한 명은 심폐소생술을 시행한다.
⑤ 6회의 제세동을 하며, 전문소생팀의 지원이 없을 때에는 환자에 대해 이송준비를 해야 한다.

해설 ① 리듬분석을 하는 동안에는 환자하고의 어떠한 접촉도 피해야 한다.

필수문제

34 다음 중 후두마스크 삽입의 실패원인으로 옳지 않은 것은?

① 후두마스크 삽입을 정확하게 하지 않았을 때
② 후두마스크의 삽입 전에 기도폐쇄가 되어 있을 때
③ 후두마스크의 위치가 바뀌었을 때
④ 후두마스크 삽입 전에 공기주머니의 공기를 완전히 빼지 않았을 때
⑤ 기도유지가 적절하지 않은 경우

해설 후두마스크 삽입의 실패원인
• 후두마스크 삽입을 정확하게 하지 않았을 때
• 후두마스크 삽입 전에 기도폐쇄가 되어 있을 때
• 후두마스크 삽입 전에 공기주머니의 공기를 완전히 빼지 않았을 때
• 기도유지가 적절하지 않은 경우

정답 32 ③ 33 ① 34 ③

35 다음 중 부목활용의 목적으로 옳지 않은 것은?

① 통증의 감소
② 출혈의 최소화
③ 연부조직의 추가적인 손상을 방지
④ 척추의 경우에 있어 척추 고정판에 부목을 대고 척수 손상을 예방함과 동시에 일시적인 마비를 방지
⑤ 탈구된 관절 및 부러진 뼈끝 움직임의 최소화

> 해설 ④ 척추의 경우에 있어 척추 고정판에 부목을 대고 척수 손상을 예방함과 동시에 영구적인 마비를 방지

36 쇼크의 증상 및 진행과정에 따른 징후로써 옳지 않은 것은?

① 동공의 축소
② 의식수준의 변화
③ 구토 및 오심
④ 창백하면서도 차며, 축축한 피부
⑤ 맥박수의 증가

> 해설 쇼크의 증상 및 진행과정에 따른 징후
> - 의식수준의 변화
> - 구토 및 오심
> - 창백하면서도 차며, 축축한 피부
> - 호흡수 및 맥박수의 증가, 혈압의 저하
> - 동공 확대, 갈증, 손톱 및 입술의 청색증

필수문제

37 다음 중 후두마스크 폐쇄원인으로 옳지 않은 것은?

① 후두마스크의 커프 내 공기가 새어나가는 경우
② 후두마스크의 위치가 바뀌는 경우
③ 후두마스크 크기가 부적당한 경우
④ 후두마스크가 너무나 깊게 삽입된 경우
⑤ 후두마스크 삽입을 정확하게 하지 않았을 때

> 해설 후두마스크 폐쇄원인
> - 후두마스크의 커프 내 공기가 새어나가는 경우
> - 후두마스크의 위치가 바뀌는 경우
> - 후두마스크 크기가 부적당한 경우
> - 후두마스크가 너무나 깊게 삽입된 경우
> - 후두개가 접혀서 환자의 기도를 막은 경우
> - 환자가 후두마스크 관을 물어서 폐쇄될 경우
> - 폐탄성이 감소할 때
> - 후두마스크의 커프 내 공기가 부적당한 경우

38 다음 중 병원이송 전 견인부목의 금기증에 해당하지 않는 것은?

① 하지 1/3 이하 부분의 골절
② 응급상황에서 불필요한 지연이 없이 바로 환자이송이 우선시되어야 하는 조건 및 상황
③ 골반골 골절
④ 심각한 슬관절 부상
⑤ 다리의 전체적 절단상

해설 병원이송 전 견인부목의 금기증
- 하지 1/3 이하 부분의 골절
- 응급상황에서 불필요한 지연이 없이 바로 환자이송이 우선시되어야 하는 조건 및 상황
- 골반골 골절
- 심각한 슬관절 부상
- 환자의 다리를 정상적인 일직선 형태로 조정하는 것을 방해하는 둔부 부상
- 다리의 부분적 절단상

필수문제

39 다음 내용을 특징으로 하는 것은 무엇인가?

- 이것은 환자들에게 편안함을 주며 접촉이 균일하다.
- 또한, 외부출혈이 있는 환자의 상처에 압박을 할 수 있기 때문에 지혈도 가능하다.

① 견인부목 ② 공기부목
③ 연성부목 ④ 경성부목
⑤ 후두마스크

해설 공기부목은 자주 활용되는 부목의 하나로 환자의 출혈이 있는 부위에 압박을 가함으로써 지혈까지 할 수 있게끔 하는 고정용 부목이다.

40 다음 중 응급의료 무선체계의 이용원칙에 대한 내용으로 옳지 않은 것은?

① 무전기 송신버튼을 누르고 말하기 전에 1초간 기다려야 한다.
② 무전에 대한 송신 후에는 "이상"이라고 말한다.
③ 예절 용어에 대한 표현은 반드시 해야 한다.
④ 내용에 대한 전송은 짧게 한다.
⑤ 통상적인 언어를 사용하고 되도록 암호는 피하면서 숫자를 말할 때는 반복해서 들려준다.

해설 ③ 예절 용어에 대한 표현은 나타낼 필요가 없다.

41 다음 중 지도의사와의 커뮤니케이션에 대한 내용으로 옳지 않은 것은?

① 지도의사에게 환자에 대한 정확하면서도 명확한 정보를 제공해야 한다.
② 환자에 대한 절차 또는 투약에 대한 지시를 받았다면 그 후에는 지시를 번거롭게 반복할 필요가 없다.
③ 환자에 대한 의사의 지시가 불명확할 경우, 의사에게 반복해서 물어볼 수 있다.
④ 의사의 지시가 부적절한 것이라면, 의사에게 재차 질문을 해야 한다.
⑤ 의사의 지시는 무선보고의 내용을 기반으로 이루어질 것이다.

해설　② 환자에 대한 절차 또는 투약에 대한 지시를 받았다면 해당 지시를 다시금 한 단어씩 반복해야 한다.

42 다음 중 구두 보고에 포함되는 내용으로 가장 거리가 먼 것은?

① 병원 도착 시간
② 환자 이송 중의 추가적인 처치
③ 주호소
④ 환자 이송 중에 측정한 생체징후
⑤ 이전에 보고하지 못했던 병력

해설　구두 보고에 포함되는 내용
  • 환자 이송 중의 추가적인 처치
  • 주호소
  • 환자 이송 중에 측정한 생체징후
  • 이전에 보고하지 못했던 병력

필수문제

43 다음 중 통신전파의 종류 및 주파수범위가 바르지 않은 것은?

① 극초단파 : 300MHz 초과~3,000MHz 이하
② 초단파 : 30MHz 초과~300MHz 이하
③ 단파 : 1MHz 초과~20MHz 이하
④ 중파 : 300kHz 초과~3,000kHz 이하
⑤ 장파 : 30kHz 초과~300kHz 이하

해설　통신전파의 종류 및 주파수범위
  • 극초단파 : 300MHz 초과~3,000MHz 이하
  • 초단파 : 30MHz 초과~30MHz 이하
  • 단파 : 3MHz 초과~30MHz 이하
  • 중파 : 300kHz 초과~3,000kHz 이하
  • 장파 : 30kHz 초과~300kHz 이하

44 다음 중 구급활동일지의 기능에 대한 내용으로 옳지 않은 것은?

① 평가 및 지속적인 질 개선
② 연구의 기능
③ 법적인 문서
④ 교 육
⑤ 응급처치의 일회성

해설 구급활동일지의 기능
• 평가 및 지속적인 질 개선
• 연구의 기능
• 법적인 문서
• 교 육
• 행정목적
• 응급처치의 계속성

필수문제

45 다음 중 통신체계에서 이동국의 출력 및 범위로 옳은 것은?

① 출력 15~20watt, 범위 8~16km
② 출력 20~25watt, 범위 16~24km
③ 출력 25~30watt, 범위 24~32km
④ 출력 30~35watt, 범위 32~40km
⑤ 출력 35~40watt, 범위 40~48km

해설 이동국은 통상적으로 20~25watt를 출력하고, 범위는 16~24km이다.

정답 44 ⑤ 45 ②

오랫동안 꿈을 그리는 사람은 마침내 그 꿈을 닮아간다.

− 앙드레 말로 −

제4과목
응급처치학 각론

제1장	심폐정지
제2장	순환부전(쇼크)
제3장	의식장해
제4장	출 혈
제5장	일반외상
제6장	두부 · 경추손상
제7장	기도 · 소화관 이물
제8장	대사이상 및 체온이상
제9장	감염증 면역부전
제10장	급성복통
제11장	화학손상
제12장	산부인과 질환
제13장	신생아 질환
제14장	정신장해
제15장	창 상

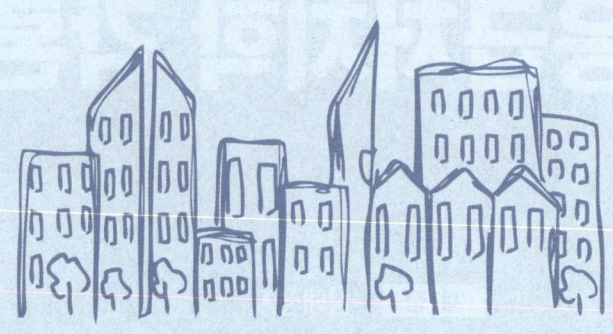

제4과목 응급처치학 각론

제1장 | 심폐정지

필수문제

01 호흡에 대한 설명 중 틀린 것은?

① 뇌는 동맥혈 내의 CO_2 분압에 의해 호흡을 조절한다.
② 동맥혈 CO_2 분압이 현저히 높아지면 심리상태 변화, 두통, 혼몽이 나타난다.
③ 호흡 중단 후 2~3분 지나면 뇌기능은 완전 정지된다.
④ 호흡기능이 저하되어 저산소증이 발생하면 뇌는 심각한 손상을 받을 수 있다.
⑤ 호흡 중단 후 5분이 경과하면 뇌는 비가역적 손상을 받는다.

[해설] 뇌의 영구적 손상
인체의 모든 세포는 생존을 위해 규칙적인 산소공급이 필요하며 특히 심장과 뇌는 일정한 산소공급이 필수적이다. 심장의 세포는 산소공급이 수십 분 이상 중단되면 손상되고, 뇌의 신경세포는 산소 중단 4~6분 후면 괴사되어 영구적 손상을 초래하게 된다.

02 심장에서 대동맥으로 혈액을 분출시키는 장소는?

① 좌심실
② 우심실
③ 좌심방
④ 우심방
⑤ 판 막

[해설] 심장은 온몸에 혈액을 공급하는 원천으로 2개의 심방과 2개의 심실로 이루어져 있다. 좌심실의 수축으로 온몸을 돌아 우심방을 거쳐 우심실로 돌아온 혈액은 폐순환을 하는 동안 산소와 이산화탄소를 교환한 후 좌심방을 거쳐 다시 좌심실로 모여 다시 온몸을 돌게 된다.

[정답] 01 ③ 02 ①

필수문제

03 심장발작을 경험하는 환자의 전조증상으로 볼 수 없는 것은?

① 숨이 차고 진땀이 나며 구역질 또는 어지러움 등이 느껴진다.
② 소화가 안 되는 것 같다.
③ 벨트가 내 가슴을 조이는 것 같이 느껴진다.
④ 가슴이 답답하고 양쪽 팔이 저린다.
⑤ 자꾸 배가 고프다.

> **해설** 심장발작의 전조증상
> - 어깨, 팔, 견갑골 내측 부근의 등, 또는 목이나 턱으로 뻗치는 양상의 흉통 또는 불편함
> - 가슴 중앙에 느껴지는 불편한 압박감, 조이는 느낌, 가득 찬 느낌 또는 양쪽 가슴 사이에 위치가 불명확한 통증
> - 숨참, 진땀, 구역질 또는 어지러움
> - 소화가 안 되는 듯한 느낌
> - 아랫배의 통증
> - 심한 피로

04 다음 중 심발작의 위험인자에 해당하지 않는 것은?

① 흡 연
② 고지방 식이
③ 고혈압
④ 고콜레스테롤 혈증
⑤ 규칙적 운동

> **해설** 관상동맥 질환의 위험인자로는 주요 위험인자와 부수적 위험인자가 있다. 주요 위험인자로는 고혈압, 혈중 콜레스테롤 농도의 증가, 흡연과 같이 조절이 가능한 인자와 연령, 성별, 유전적 요소, 당뇨병과 같이 조절될 수 없는 인자로 구분될 수 있다. 부수적 위험인자에는 성격적 특성이나 비만 등이 포함된다.

05 심정지가 발생한 사람을 소생시키기 위하여 시행되는 일련의 생명구조행위를 무엇이라고 하는가?

① 응급구조술
② 심폐소생술
③ 인공호흡술
④ 하임리히법
⑤ 하악견인법

> **해설** 심정지가 발생한 사람을 소생시키기 위하여 시행되는 일련의 생명구조행위를 심폐소생술이라고 한다.

06 심정지가 발생했을 때 생기는 인체의 생리학적 변화를 설명한 것 중 옳지 않은 것은?

① 보통 심정지 후 10초 이내에 의식이 소실된다.
② 경동맥의 맥박이 촉지되지 않는다.
③ 호흡이 없어지거나 일시적으로 불규칙하게 된다.
④ 동공이 확대된다.
⑤ 사지 관절의 굴곡이 일어난다.

[해설] 심장마비의 임상증상
- 환자가 숨을 쉬지 않는다.
- 경동맥에서 맥박이 촉지되지 않는다.
- 의식이 없다.
- 입술과 손톱 등의 청색증이 나타난다.
- BP(Blood Pressure ; 혈압)이 체크가 안 된다.
- 외견상 죽은 것처럼 보인다.

필수문제

07 심정지로부터의 생존율을 높이기 위한 주요 요소를 생존사슬이라고 하는데, 다음 중 생존사슬에 해당하는 것은?

| ㉠ 신속한 신고 | ㉡ 신속한 심폐소생술 |
| ㉢ 신속한 제세동 | ㉣ 신속한 전문소생술 |

① ㉠, ㉡, ㉢
② ㉠, ㉢
③ ㉡, ㉣
④ ㉣
⑤ ㉠, ㉡, ㉢, ㉣

[해설] 종전에 생존사슬은 신속한 신고, 신속한 심폐소생술, 신속한 제세동, 신속한 전문소생술로만 구성되어 있었다. 그러나 최근에는 심정지 후 치료가 심정지 후 생존율에 중요한 영향을 주는 것으로 알려져 통합적이고 포괄적인 심정지 후 치료가 생존사슬의 중요한 요소가 되었다.

---

08 심폐소생술 시 가슴압박의 속도는?

① 최소 60회/분
② 최소 80회/분
③ 100~120회/분
④ 110~120회/분
⑤ 120~130회/분

[해설] 가슴압박의 속도는 성인과 소아 모두에서 분당 100~120회로 권장된다.

09 대한심폐소생협회에서 발표한 심폐소생술 순서는?

① 기도개방 – 인공호흡 – 가슴압박
② 기도개방 – 가슴압박 – 인공호흡
③ 가슴압박 – 인공호흡 – 기도개방
④ 가슴압박 – 기도개방 – 인공호흡
⑤ 인공호흡 – 가슴압박 – 기도개방

[해설] 2006년 공용 심폐소생술 가이드라인에서 기본소생술 순서는 기도개방(Airway ; A)-호흡확인 및 인공호흡(Breathing ; B)-가슴압박(Chest Compression ; C), 즉 A-B-C로 권장되었다. 그러나 A-B-C 순서의 기본소생술은 심정지의 초기에 가장 중요한 가슴압박까지의 시간을 지연시키는 것으로 나타났다. 또한 다수의 일반인 구조자는 입-입 인공호흡을 꺼려하는 경우가 있기 때문에 가슴압박보다 인공호흡을 먼저 하여야 하는 A-B-C 순서의 기본소생술을 아예 시행조차 하지 않는 경우가 있다. 이에 2011년 한국 심폐소생술 지침에서는 기본소생술 순서를 가슴압박-기도개방-인공호흡(C-A-B)으로 정하였다(2020년에도 유지). C-A-B 순서의 기본소생술은 심정지 발생으로부터 가슴압박까지의 시간을 줄이고, 일반인 구조자가 인공호흡에 대한 부담감으로 인하여 심폐소생술을 시도하지 않을 가능성을 줄일 수 있을 것으로 예상된다.

10 다음 중 심폐소생술을 하지 않아도 되는 경우를 잘못 설명한 것은?

① 환자의 사망이 명백한 경우
② 구조자가 위험한 경우
③ 만성에 의한 심정지
④ 전시 또는 대량재해 시의 심정지
⑤ 급성질환에 의한 심정지

[해설] **심폐소생술을 하지 않아도 되는 경우**
• 환자의 사망이 명백한 경우
• 구조자가 위험한 경우
• 만성 또는 말기질환에 의한 심정지
• 전시 또는 대량재해 시의 심정지

[필수문제]

11 심정지 발생 후 얼마 이상이 경과하면 뇌손상이 발생하기 시작하는가?

① 1~2분
② 4~5분
③ 7~8분
④ 10~11분
⑤ 15~16분

[해설] 심정지가 발생한 후 4~5분 이상이 경과하면 뇌손상이 발생하기 시작하므로, 심정지를 목격한 일반인이 즉시 심폐소생술을 시작하여야 심정지로부터 회복되더라도 뇌손상을 최소화할 수 있다.

09 ④ 10 ⑤ 11 ②

12 심정지 발생 후 4~5분부터 10분 정도까지의 시기에 해당하는 것은?

> ㉠ 심폐소생술에 의한 재관류 손상
> ㉡ 허혈에 의한 조직손상 시작
> ㉢ 전신성 염증반응증후군과 유사한 전신반응 발생
> ㉣ 심폐소생술이 가장 중요한 치료

① ㉠, ㉡, ㉢ ② ㉠, ㉢
③ ㉡, ㉣ ④ ㉣
⑤ ㉠, ㉡, ㉢, ㉣

해설) 심정지 발생 후의 3단계

단 계	특 징
발생 후 약 4~5분까지	• 손상이 없는 시기 • 심박동이 신체의 조직손상 없이 회복될 수 있는 시기
약 4~5분부터 10분 정도까지	• 조직의 에너지의 급격한 고갈 • 허혈에 의한 조직손상 시작 • 심폐소생술이 가장 중요한 치료 • 약물을 통한 관류압 유지
10분 이후의 시기	• 전신성 염증반응증후군과 유사한 전신반응 발생 • 허혈에 의한 조직손상, 심폐소생술에 의한 재관류 손상 등으로 다양한 대사성 요인 발생

13 무의식 상태에 있는 심정지 환자에 있어서 가슴압박법을 실시할 경우 적절한 손의 위치는?

① 흉골의 하부 1/2 ② 흉골의 상부 1/2
③ 검상돌기 아래 ④ 검상돌기와 배꼽 사이
⑤ 우측과 좌측 전면 늑골

해설) 가슴압박을 하는 방법은 가슴의 중앙인 흉골의 아래쪽 절반을 빠르게(분당 100~120회), 힘껏(최소 5cm, 최대 6cm 깊이) 압박한다.

14 가슴압박법 시행 중 불가피하게 가슴압박을 중단할 경우, 중단시간은 몇 초를 넘지 않아야 하는가?

① 5초 ② 10초
③ 20초 ④ 30초
⑤ 60초

해설) 가슴압박법 시행 중 불가피하게 가슴압박을 중단할 경우, 중단시간은 10초를 넘지 말아야 한다.

필수문제

15 성인에 대한 심폐소생술 시 방법이 잘못된 것은?

① 순서 – 가슴압박(C) → 기도유지(A) → 인공호흡(B)
② 가슴압박 깊이 – 약 4cm
③ 심정지의 확인 – 무반응
④ 가슴압박 대 인공호흡 비율 – 30:2
⑤ 가슴압박 속도 – 분당 100~120회

해설 2020년 심폐소생술 지침의 연령에 따른 요약

		성인	소아	영아
나이		만 8세부터	만 1세부터 만 8세 미만	만 1세 미만
심정지의 확인		• 무반응 • 무호흡 혹은 심정지 호흡 • 10초 이내 확인 무맥박(의료제공자만 해당)		
심폐소생술의 순서		가슴압박(C) → 기도유지(A) → 인공호흡(B)		
가슴압박 속도		분당 100~120회		
가슴압박 깊이		약 5cm	가슴 두께의 최소 1/3 이상(4~5cm)	가슴 두께의 최소 1/3 이상(4cm)
가슴이완		가슴압박 사이에는 완전한 가슴이완		
가슴압박 중단		가슴압박의 중단은 최소화(불가피한 중단은 10초 이내)		
기도유지		머리 기울임 – 턱 들어 올리기(Head tilt – Chin lift)		
가슴압박 대 인공호흡 비율	전문기도 확보 이전	30:2	• 30:2(1인 구조자) • 15:2(2인 구조자, 의료제공자만 해당)	
	전문기도 확보 이후	가슴압박과 상관없이 6초마다 인공호흡		
일반인 구조자		가슴압박 소생술	심폐소생술	

16 인공호흡을 실시할 경우에 잘못된 방법은?

① 1초에 걸쳐 인공호흡을 한다.
② 가슴상승이 눈으로 확인될 정도의 일회 호흡량으로 호흡한다.
③ 2인 구조자 상황에서 전문기도기(기관 튜브, 후두마스크기도기 등)가 삽관된 경우에는 6초마다 1회의 인공호흡(10회/분)을 시행한다.
④ 가슴압박 동안에 인공호흡이 동시에 이루어지도록 한다.
⑤ 인공호흡을 과도하게 하여 과환기를 유발하지 않는다.

해설 ④ 가슴압박 동안에 인공호흡이 동시에 이루어지지 않도록 주의한다.

17 2명 이상의 구조자가 심폐소생술을 실시할 경우 알맞은 교대시간은? (단, 1주기는 30회의 가슴압박과 2회의 인공호흡을 말함)

① 1분마다 또는 3주기의 심폐소생술 후에
② 1분마다 또는 5주기의 심폐소생술 후에
③ 2분마다 또는 3주기의 심폐소생술 후에
④ 2분마다 또는 5주기의 심폐소생술 후에
⑤ 3분마다 또는 3주기의 심폐소생술 후에

[해설] 두 명 이상의 구조자가 심폐소생술을 할 때에는 2분마다 또는 5주기(1주기는 30회의 가슴압박과 2회의 인공호흡)의 심폐소생술 후에 가슴압박 시행자를 교대해 준다. 임무를 교대할 때에는 가능하면 가슴압박이 5초 이상 중단되지 않도록 한다. 두 명의 구조자가 환자의 양편에 위치하는 경우에는 교대할 사람이 미리 준비하고 있다가 교대한다. 여러 명의 구조자가 있다면 2분마다 돌아가면서 가슴압박을 시행한다.

필수문제

18 인공호흡 중 공기저항이 느껴졌을 때 먼저 시행해야 할 조치는?

① 즉시 하임리히법을 시행한다.
② 환자의 체위를 옆으로 돌려서 재차 구조호흡을 실시한다.
③ 두부후굴–하악거상법을 다시 시도하여 본다.
④ 상복부를 손으로 눌러서 위에 있는 공기를 제거한다.
⑤ 즉시 인공호흡을 중단한다.

[해설] 인공호흡 실시 중에 공기저항을 느낄 때는 기도유지를 다시 한 후에 인공호흡을 실시한다. 그래도 공기가 들어가지 않으면 이물질에 의한 기도폐쇄처치를 실시한다.

19 심정지 환자에 대한 인공호흡과 흉부압박 시 1차적인 표적 기관은?

① 간 장　　　　　② 신 장
③ 폐　　　　　　④ 심 장
⑤ 뇌

[해설] 인체의 모든 세포는 생존을 위해 규칙적인 산소공급이 필요하며 특히 심장과 뇌는 일정한 산소공급이 필수적이다. 심장의 세포는 산소공급이 수 십분 이상 중단되면 손상되고, 뇌의 신경세포는 산소 중단 4~6분 후면 괴사되어 영구적 손상을 초래하게 된다.

[정답] 17 ④　18 ③　19 ⑤

필수문제

20 흉부압박법을 시행할 때 적절한 순환을 위해 취해야 하는 방법은?

① 머리는 심장의 위치보다 높게 하는 것이 좋다.
② 심장의 위치는 몸의 약간 왼쪽으로 치우쳐 있으므로 왼쪽 가슴을 누른다.
③ 등 뒤에 딱딱한 판을 대고 하는 것이 좋다.
④ 힘을 골고루 줄 수 있도록 손바닥 전체를 가슴에 대고 누르는 것이 좋다.
⑤ 혈액순환을 돕기 위하여 하지를 거상한다.

해설 **흉부압박법**
- 환자의 머리가 심장보다 높으면 뇌혈류량이 감소하므로 수평을 유지하고, 등 뒤에 딱딱한 판자를 대고 편편하게 눕힌다.
- 흉골의 하부 1/2 부위에서 가슴의 중앙부를 압박한다.

21 영아에 대한 심폐소생술 시 잘못된 방법은?   *출제유형*

① 전문기도기 삽입 후 분당 10회(6초에 1회)의 인공호흡을 제공한다.
② 이물에 의한 기도폐쇄 – 등 두드리 및 흉부 압박
③ 압박 방법 – 2~3 손가락 또는 두 엄지손가락
④ 압박 대 호흡 비율(1인 구조 시) – 15:2
⑤ 가슴압박의 깊이 – 가슴두께의 1/3

해설 **심폐소생술 시 영아에 대한 압박 대 호흡 비율**

1인 구조 시	30:2
의료인 또는 응급구조사 2인 구조 시	15:2

22 심폐소생술의 기준과 지침에서 규정하고 있는 소아의 연령은?

① 만 1세 미만
② 만 1세부터 만 8세 미만
③ 만 1세부터 만 9세 미만
④ 만 1세부터 만 12세 미만
⑤ 만 8세부터

해설 **심폐소생술에서 나이**
- 신생아 : 출산된 때로부터 4주까지
- 영아 : 만 1세 미만
- 소아 : 만 1세부터 만 8세 미만까지
- 성인 : 만 8세부터

정답 20 ③ 21 ④ 22 ②

23 심폐소생술 시 압박되는 부위는?

① 흉골과 척추
② 쇄골과 견갑골
③ 쇄골과 척추
④ 흉골과 검상돌기
⑤ 늑골과 늑골 사이

[해설] 심장을 압박할 때 흉곽이 압박되어 흉골과 척추 사이에 위치하고 있는 심장이 압박되는 것이다.

24 영아에게 기도를 열어줄 때 목의 후굴(Head Tilt)을 너무 과도하게 시키면 안 되는 이유는?

① 점액이나 침이 고이기 때문에
② 목에서 기도가 막힐 염려가 있으므로
③ 공기팽만을 방지하기 위하여
④ 목구멍 뒤쪽으로 혀가 몰리기 때문에
⑤ 유아는 목이 짧아 쉽게 부러지기 때문에

[해설] 기도유지 시 영아의 경우 목이 짧고 굵기 때문에 기도유지를 위한 과도한 머리의 신전은 기관지 손상이나 기관지가 좁아지는 원인이 되어 오히려 기도폐쇄를 악화시킬 수 있다.

필수문제

25 영아에 대한 심폐소생술 시 구조사가 환자의 맥박을 촉지하는 부위는?

① 측두동맥
② 대퇴동맥
③ 상완동맥
④ 심첨부
⑤ 요골동맥

[해설] 성인이나 소아의 경우 심정지를 확인할 때에도 경동맥의 맥박을 촉지하지만, 영아는 목이 매우 짧고 지방이 많아서 경동맥박을 촉지하기가 어렵다. 그러므로 영아에서는 상완동맥에서 맥박을 촉지해야 한다. 상완동맥은 주관절과 견관절 사이의 중간지점에서 상완의 내측으로 주행한다.

[정답] 23 ① 24 ② 25 ③

26 소아 및 영아에 대한 심폐소생술방법으로 옳은 것은?

① 심정지 시 심폐소생술이 필요한 상태인가를 평가하기 전에 응급의료센터에 연락한다.
② 소아의 경우 4~5cm 정도 가슴압박을 한다.
③ 영아의 경우 분당 80회의 속도로 가슴압박을 한다.
④ 소아의 경우 분당 90회의 속도로 가슴압박을 한다.
⑤ 가슴압박의 중단은 자주 한다.

[해설] ② 소아의 경우는 가슴두께의 1/3인 4~5cm 정도 가슴압박을 한다.
① 심폐소생술이 필요한 상태인가를 평가한 후에 응급의료센터에 연락한다.
③, ④ 가슴압박 속도는 성인이나 소아, 영아를 구별하지 않고 모두 분당 100~120회 실시한다.
⑤ 가슴압박의 중단은 최소화한다.

27 심폐소생술을 중단해서는 안 되는 경우는?

① 보호자가 중단을 요구한 경우
② DNR 환자(심폐소생거부환자)인 경우
③ 의료인과 교대하였을 경우
④ 구조자가 지친 경우
⑤ 호흡과 맥박이 회복된 경우

[해설] 심폐소생술 중단사유
• 의료인과 교대하였을 경우
• 사망이 확인된 경우
• DNR 환자(심폐소생거부환자)인 경우
• 호흡과 맥박이 회복된 경우
• 구조자가 지친 경우

28 병원에 도착하기 전에 심폐소생술을 종료할 수 있는 경우는?

① 동공이 완전히 산동되어 소생할 가능성이 없는 경우
② 체온이 35℃ 이하인 경우
③ 장시간의 심폐소생술로 구조자가 지친 경우
④ 15분간 심폐소생술을 시행해도 반응이 없는 경우
⑤ 출혈이 심하여 소생가능성이 희박할 때

[해설] 심폐소생술을 중단할 수 있는 경우
• 환자의 심장이 정상적으로 박동될 경우
• 구조자가 육체적으로 탈진하여 계속할 수 없는 경우
• 의사, 법의학자 또는 법률적으로 인정받은 사람에 의하여 사망이 선고될 때
• 다른 의료인과 교대한 경우

29 다음 중 심폐소생술에 의한 합병증에 해당하는 것은?

| ㉠ 늑골 골절 | ㉡ 흉골 골절 |
| ㉢ 기흉 | ㉣ 혈흉 |

① ㉠, ㉡, ㉢
② ㉠, ㉢
③ ㉡, ㉣
④ ㉣
⑤ ㉠, ㉡, ㉢, ㉣

[해설] 가슴압박이 적절히 시행되더라도 늑골 골절이 발생한다. 심폐소생술 후 사망한 환자를 부검한 연구에 의하면 늑골(13~97%)이나 흉골의 골절(1~43%)이 흔히 관찰되었으며, 드물지만 기흉, 혈흉, 폐좌상, 간 열상, 지방색전증, 혈심낭염, 대동맥열상, 비장 손상 등이 발생한다고 알려졌다.

30 소아의 흉부압박 시 성인에 비해 손상가능성이 큰 장기는?

① 심 장
② 폐
③ 췌 장
④ 간과 비장
⑤ 위 장

[해설] 어른의 경우 양측 늑골에 의해 간과 비장이 보호되어 있으나 소아의 경우 상대적으로 간과 비장이 커서 늑골 이하에서도 만져진다. 따라서 심폐소생술 시 이들 장기의 손상이 성인에 비해 가능성이 크다.

필수문제

31 심폐소생술이 성공적이었는지를 알아보는 가장 확실한 방법은?

① 청색증이 많이 없어질 때
② 환자의 가슴이 오르고 내림을 볼 수 있을 때
③ 숨을 불어넣을 경우 공기가 잘 들어갈 때
④ 동공이 수축되었을 때
⑤ 맥박이 만져질 때

[해설] 보통 5주기 시행 후 성인이나 소아의 경우는 목동맥(경동맥)에서, 영아의 경우에는 위팔동맥(상완동맥)에서 맥박을 확인하여 심폐소생술이 성공적이었는지를 판단한다. 맥박은 있으나 호흡이 없을 경우에는 1분당 12~15회 정도로 인공호흡만 실시하고, 맥박이 없을 경우 흉부압박을 실시한다.

필수문제

32 다음 중 급성심정지(Sudden Cardiac Arrest)가 발생하는 가장 큰 요인은?

① 약물중독
② 관상동맥 질환
③ 급성심근경색
④ 긴장성 기흉
⑤ 대량의 폐색전증

해설 급성심정지의 원인으로는 급성심근경색, 약물중독, 산-염기 또는 전해질 장해, 대량의 폐색전증, 심낭압전, 긴장성 기흉, 대량 실혈, 박리성 대동맥류, 관상동맥질환 등이 있는데, 급성심정지의 85%는 관상동맥질환이 원인이다.

33 인공호흡 시 위를 팽창시키고 위의 내용물의 역류가 시작되는 압력은?

① 10cm H_2O 이하
② 10cm H_2O 이상
③ 20cm H_2O 이상
④ 30cm H_2O 이상
⑤ 40cm H_2O 이상

해설 인공호흡 시 20cm H_2O 이상의 압력으로 호흡시키면 위로 공기가 들어가 위를 팽만시키고 그 결과로 위 내용물의 역류가 일어나게 된다.

34 위장팽만 문제를 최소화하기 위해서는 어떻게 하여야 하는가?

① 더 빠른 속도로 인공호흡을 한다.
② 입을 더 잘 밀봉시키기 위해 힘을 더 주어 압박을 한다.
③ 공기가 나가도록 코를 잡은 손을 놓아준다.
④ 기도를 적절히 확보하고 천천히 인공호흡을 하되 가슴이 위로 올라올 수 있을 정도로 인공호흡을 한다.
⑤ 상복부를 손으로 압박하여 공기를 빼주면서 한다.

해설 인공호흡 시 20cm H_2O 이상의 압력으로 호흡시키면, 위로 공기가 들어가 위를 팽만시키고, 그 결과로 위 내용물의 역류를 일으킬 수 있다. 아울러 지나친 환기는 흉곽내압을 증가시키고 정맥혈 귀환을 저하시켜 심박출량과 생존율을 감소시키므로 오히려 해가 된다. 따라서 인공호흡 시에는 낮은 압력으로 충분한 시간 동안 불어넣는 것이 권장된다.

35 구강 대 구강법의 장점에 해당하지 않는 것은?

① 특별한 기구나 장비가 필요하지 않는다.
② 혼자서도 실시할 수가 있다.
③ 인공호흡을 하면서 인공호흡 효과를 바로 판정할 수 있다.
④ 구조자의 손을 기도 확보 및 맥박을 촉지하는 데 사용할 수 있다.
⑤ 풍부한 100% 산소를 공급할 수 있다.

[해설] 구강 대 구강법 인공호흡의 단점
- 위 속에 공기가 들어가 위 내용물이 역류될 수 있다. 따라서 응급구조자의 얼굴에 피나 이물질 그리고 구토물이 접촉되는 경우가 생길 수 있다.
- 구조자가 감염될 수도 있고 위생상 좋지 않다.
- 환자와 구조자가 직접 코와 입에 접촉하는 문제가 있다.
- 풍부한 100% 산소를 공급하기 어렵다.

필수문제

36 용수법(Manual Method)을 실시하여야 하는 경우에 해당하는 것으로 묶인 것은?

㉠ 입과 코를 포함해서 심한 안면 손상이 있을 경우
㉡ 환자가 얼굴을 밑을 향한 채 있을 때
㉢ 반복되는 구토를 할 때
㉣ 중독의 경우에는 환자 입 주위의 오염된 것이 응급처치자에게 영향을 미칠 수가 있을 때

① ㉠, ㉡, ㉢
② ㉠, ㉢
③ ㉡, ㉣
④ ㉣
⑤ ㉠, ㉡, ㉢, ㉣

[해설] 용수법은 호기 인공호흡법을 사용할 수 없는 ㉠, ㉡, ㉢, ㉣의 경우에 사용하지만, 기도 확보가 힘들고 흡기량이 충분하지 못한 단점이 있다.

제2장 순환부전(쇼크)

필수문제

01 순환부전에 대한 설명으로 옳지 못한 것은?

① 심장이나 혈관 계통의 기능 장해로 몸 안의 장기와 조직에 필요한 피를 질량적으로 충분히 보내지 못하는 상태를 말한다.
② 심장계통질병의 마지막 단계에 생긴다.
③ 말초혈관이 확장해서 혈액 정체가 일어나거나 체액, 혈장, 전혈이 급격하게 없어져 혈액량이 감소하기 때문에 심장이 적당한 박출량을 유지할 수 없게 된 상태를 말한다.
④ 순환부전성 쇼크 중 패혈증은 혈관수축성 쇼크와 연관되어 있다.
⑤ 급성심부전이란 심장기능의 갑작스러운 악화를 의미한다.

[해설] 순환부전성 쇼크

혈관수축성 쇼크	심장 자체의 문제로 야기되는 심인성 쇼크 또는 순환혈액량의 부족으로 인한 저혈량성 쇼크로 발생한다.
혈관확장성 쇼크	패혈증이나 전신 염증 반응 증후군과 대부분 연관되어 있다.

02 순환계의 3요소 중 펌프의 역할을 하는 기관은?

① 폐
② 간
③ 심장
④ 혈관
⑤ 위

[해설] 쇼크를 이해하는 데 필요한 순환계의 3요소는 펌프(심장기능), 배관(혈관기능), 배관을 통해 흐르는 적절한 양의 액체(혈액기능)이다.

03 다음 중 혈액 통로뿐만 아니라 혈액 저장고의 역할도 하는 것은?

> ㉠ 동 맥　　　　　　　　㉡ 세정맥
> ㉢ 모세혈관　　　　　　㉣ 정 맥

① ㉠, ㉡, ㉢　　　　　　② ㉠, ㉢
③ ㉡, ㉣　　　　　　　　④ ㉣
⑤ ㉠, ㉡, ㉢, ㉣

[해설] 순환계의 혈관
- 동맥은 조직으로 신속히 혈액을 수송하며 압력 저수지로서의 역할을 한다.
- 모세혈관은 혈액과 간질액 사이의 교환장소이다.
- 세정맥과 정맥은 동맥에 비해 얇은 벽을 가지고 있어서 확장과 수축을 할 수 있는 범위가 더 넓다. 결과적으로 이들은 혈액이동 통로뿐만 아니라 혈액 저장고의 역할도 한다.

[필수문제]

04 급격하게 가해진 큰 자극으로 인한 신경계통의 실조 때문에 혈관운동신경이 조정기능을 잃게 되는 급성 순환부전의 증후군을 무엇이라고 하는가?

① 마 비　　　　　　　　② 쇼 크
③ 실 신　　　　　　　　④ 부 종
⑤ 중 독

[해설] 쇼크에 대한 설명이며, 쇼크는 무엇인가 매우 강한 정신적 타격을 받거나 과다출혈, 화상, 골상해, 복부타박 등 여러 가지 원인에 의해서 발생된다.

05 쇼크의 3단계가 진행순서대로 바르게 나열된 것은?

① 보상성 쇼크 - 비보상성 쇼크 - 불가역성 쇼크
② 보상성 쇼크 - 불가역성 쇼크 - 비보상성 쇼크
③ 비보상성 쇼크 - 보상성 쇼크 - 불가역성 쇼크
④ 비보상성 쇼크 - 불가역성 쇼크 - 보상성 쇼크
⑤ 불가역성 쇼크 - 비보상성 쇼크 - 보상성 쇼크

[해설] 쇼크는 보상성 쇼크와 비보상성 쇼크, 불가역성 쇼크의 3단계를 거친다.

06 쇼크의 3단계 중 출혈에 대한 효율적이고 적절한 신체반응이 일어나는 단계는?

① 보상성 쇼크단계
② 비보상성 쇼크단계
③ 비대상성 쇼크단계
④ 불가역성 쇼크단계
⑤ 비가역성 쇼크단계

해설 쇼크의 3단계

보상성 쇼크 (대상성 쇼크)	출혈에 대한 효율적이고 적절한 신체반응이 일어나는 단계
비보상성 쇼크 (비대상성 쇼크)	계속적인 혈역학 손상으로 보상기전의 부전이 발생하는 단계
불가역성 쇼크 (비가역성 쇼크)	신체조직의 세포 및 장기가 무산소증으로 인해 심하게 손상되어, 산소공급 및 순환이 있어도 환자는 결국 사망하게 되는 단계

필수문제

07 출혈이 발생한 후 보상성 쇼크단계에서 일어나는 현상이 아닌 것은?

① 정맥벽 수축
② 세정맥 확장
③ 적혈구 손실로 산소운반 저하
④ 혈압상승
⑤ 청색증

해설 보상성 쇼크가 진행되면서 심장으로의 혈액환류속도가 저하됨에 따라 혈압도 저하된다.

08 비보상성 쇼크의 진행단계가 맞게 나열된 것은?

㉠ 완전 무의식	㉡ 활력징후 소실
㉢ 사 망	㉣ 주요 장기로 가는 혈류 멈춤
㉤ 심박출량과 동맥압 감소	

① ㉣ – ㉤ – ㉠ – ㉡ – ㉢
② ㉤ – ㉣ – ㉡ – ㉠ – ㉢
③ ㉣ – ㉤ – ㉡ – ㉠ – ㉢
④ ㉡ – ㉤ – ㉣ – ㉠ – ㉢
⑤ ㉤ – ㉣ – ㉠ – ㉡ – ㉢

해설 비보상성 쇼크는 계속적인 혈역학 손상으로 보상기전의 부전이 발생하는 단계로 증상, 징후가 분명히 나타나고 환자상태가 급속히 악화되는 단계로, 심박출량과 동맥압 감소 → 주요 장기로 가는 혈류 멈춤 → 완전 무의식 → 활력징후 소실 → 사망으로 진행된다.

09 불가역성 쇼크 단계에서 신체조직의 특징으로 옳지 못한 것은?

① 산소결핍
② 혐기성 생화학적 반응
③ 혈관벽 수축
④ 유산염 생성
⑤ 순환통제능력 상실

[해설] 불가역성 단계에서는 저산소증이 더욱 악화됨에 따라 혈관벽이 이완되고 확장되면서 전신 순환부족을 가져오고 결국 환자는 사망하게 된다.

필수문제

10 쇼크의 증상과 징후에 해당하는 것은?

㉠ 불안감과 두려움	㉡ 약하고 느린 맥박
㉢ 청색증	㉣ 깊고 빠르며 불규칙한 호흡

① ㉠, ㉡, ㉢
② ㉠, ㉢
③ ㉡, ㉣
④ ㉣
⑤ ㉠, ㉡, ㉢, ㉣

[해설] 쇼크의 증상 및 징후
- 불안과 두려움 : 다른 쇼크의 증상이나 징후보다 가장 먼저 나타나는 증상이다.
- 얕고 빠르며, 불규칙하고 힘들어 보이는 호흡이 나타난다.
- 촉진상 맥박이 약하고 빠른 편이며 강도가 매우 약하다. 그러나 신경성 쇼크(척추손상 → 경추, 척추가 제기능을 못할 때)에는 맥박이 빠르지 않다.
- 초점이 없고, 동공이 확대되며 빛에 대한 반응이 느려진다.
- 차가운 피부 : 말초혈관의 수축으로 인하여 피부가 차갑게 느껴진다. 신경성 쇼크와 폐혈성 쇼크 시에는 피부가 따뜻할 수 있다.
- 청색증 : 피부가 촉촉하고 창백해지며, 산소가 신체의 각 조직으로 전달되지 않으면 피부색이 파랗게 변하는 청색증이 나타난다.
- 혈압의 저하 : 점진적이고 지속적인 혈압 하강이 나타난다.
- 갈증 : 체액의 소실로 인하여 반사적으로 목이 마르다고 호소한다.
- 오심과 구토 : 위장으로 공급되는 혈액의 부족으로 위장운동이 저하돼서 나타난다.
- 의식 소실 : 혈압이 저하됨에 따라 의식이 혼미해지며, 결국에는 의식이 소실된다.
- 모세혈관의 재충혈 시간 지연 : 손톱을 누르면 눌린 부위가 백색으로 나타나다가 압박을 가하지 않으면 2~3초 이내에 분홍색으로 회복하는 것이 정상이다. 그러나 쇼크 시 2~3초 이후에 분홍색으로 회복하는 현상을 나타낸다.

11 쇼크의 증상과 징후에 해당하는 것은?

┌───┐
| ㉠ 소변량 증가   ㉡ 혈압증가, 심박출량 증가 |
| ㉢ 토리(사구체) 여과류 증가   ㉣ 빛에 대한 동공의 느린 반응 |
└───┘

① ㉠, ㉡, ㉢
② ㉠, ㉢
③ ㉡, ㉣
④ ㉣
⑤ ㉠, ㉡, ㉢, ㉣

[해설] 쇼크의 증상과 징후
- 소변량 감소
- 혈압저하, 심박출량 저하
- 토리(사구체) 여과류 저하
- 빛에 대한 동공의 느린 반응

필수문제

12 다음 중 흔히 말하는 쇼크징후의 5P에 해당하지 않는 것은?

① Pallor(창백)
② Pain(통증)
③ Perspiration(냉한)
④ Pulselessness(맥박불촉)
⑤ Prostration(허탈)

[해설] 쇼크징후의 5P는 ①, ③, ④, ⑤ 및 Pulmonary Insufficiency(폐기능 부전증)을 말한다.

---

13 쇼크징후의 5P 중 뇌순환 저하가 원인인 것은?

① Pallor(창백)
② Pulmonary Insufficiency(폐기능 부전증)
③ Perspiration(냉한)
④ Pulselessness(맥박불촉)
⑤ Prostration(허탈)

[해설] 쇼크징후의 5P와 원인

Pallor(창백)	말초순환 장해
Prostration(허탈)	뇌순환 저하
Perspiration(냉한)	말초순환 장해
Pulselessness(맥박불촉)	중증쇼크 시 맥박미약
Pulmonary Insufficiency(폐기능부전증)	중증쇼크 시 호흡장해

정답 11 ④ 12 ② 13 ⑤

14 출혈성 쇼크의 특징에 해당하지 않는 것은?

① 혈액량의 15~20% 감소 시 발생
② 말초저항 감소
③ 저산소증 발생
④ 산독증 발생
⑤ 목동맥이나 대퇴동맥의 맥박촉지 안 됨

[해설] 뇌혈류량이 저하하면 정맥압의 저하, 말초저항 증가, 빈맥증 출현 등의 현상이 나타난다.

15 출혈성 쇼크의 응급처치에 대한 설명으로 옳지 않은 것은?

① 처치는 산소공급 및 정맥로 확보
② 링거(Ringer)액 등의 전해질 투여
③ 25% 정도 출혈이 있으면 수혈
④ 하지를 낮출 것
⑤ 항쇼크바지 착용

[해설] 하지를 지면으로부터 15~25cm 정도 높여줌으로써 하지의 혈액이 심장이나 뇌로 가도록 한다.

16 구토, 설사, 많은 소변량 등이 원인이 되어 발생하는 쇼크는?

① 출혈성 쇼크
② 저체액성 쇼크
③ 신경성 쇼크
④ 정신성 쇼크
⑤ 심장성 쇼크

[해설] 저체액성 쇼크는 구토, 설사, 열화상 시, 많은 소변량 등으로 체액이 소실되면서 혈압이 저하됨에 따라 나타나는 쇼크이다.

필수문제

17 경추손상 등의 척수손상으로 자율신경계가 차단되어 혈관근육이 이완되고, 심장으로 유입되는 혈액량이 적어짐에 따라 혈압이 저하되어 발생되는 쇼크는?

① 출혈성 쇼크　　　　　　　　② 저체액성 쇼크
③ 신경성 쇼크　　　　　　　　④ 정신성 쇼크
⑤ 심장성 쇼크

> **해설**　신경성 쇼크
> 경추손상 등의 척수손상으로 자율신경계가 차단되어 혈관근육이 이완되고, 심장으로 유입되는 혈액량이 적어짐에 따라 혈압이 저하되어 발생되는 쇼크로 신경계 조절미비로 타 장기기능이 소실될 수도 있으니 유의해야 한다.

18 하청업체 사장 A가 원청업체의 부도소식을 듣고 충격을 받아 쓰러졌다면 이와 관련이 있는 쇼크는?

① 출혈성 쇼크　　　　　　　　② 저체액성 쇼크
③ 신경성 쇼크　　　　　　　　④ 정신성 쇼크
⑤ 심장성 쇼크

> **해설**　정신성 쇼크
> 정상인이 공포나 슬픈 소식, 희소식, 시청각에 의한 정신적 충격을 받아 갑자기 실신하는 형태의 쇼크로 어느 정도 시간이 지나면 곧 의식을 회복하는데, 실신할 때 외상에 주의해야 한다.

19 심장성 쇼크환자를 응급처치할 경우 알맞은 자세는?　　　**출제유형**

① 수평앙와위　　　　　　　　② 반기좌위
③ 슬굴곡앙와위　　　　　　　④ 족고앙와위
⑤ 반복와위

> **해설**
> ① 심장성 쇼크는 심장의 기능이 저하되거나 소실되어 나타나는데, 이때는 혈액이 고르게 잘 흐를 수 있도록 베개 없이 수평으로 눕는 수평앙와위 자세를 취해주어야 한다.
> ② 반기좌위는 반신을 일으켜 뒤에 기대는 자세로 호흡이 곤란할 때 취하는 자세이다.
> ③ 앙와위는 위로 보고 눕는 자세라는 뜻이며 슬굴곡앙와위는 수평으로 눕히고 양무릎을 세우는 자세로서 복통이 있거나 배에 상처가 있을 경우 취하는 자세이다.
> ④ 족고앙와위는 발쪽을 20~30cm 정도 높여 눕히는 자세로 안색이 창백하고 다리에서 피가 많이 날 때 취하는 자세이다.
> ⑤ 모든 무의식환자는 옆으로 눕혀(반복와위) 회복자세를 취해야 한다.

필수문제

20 다음 중 패혈성 쇼크에서 초기에 나타나는 증상으로 알맞게 묶인 것은?

㉠ 고 열	㉡ 빈 맥
㉢ 빈호흡	㉣ 붉고 따뜻한 피부

① ㉠, ㉡, ㉢
② ㉠, ㉢
③ ㉡, ㉣
④ ㉣
⑤ ㉠, ㉡, ㉢, ㉣

해설 ㉠, ㉡, ㉢, ㉣ 모두 패혈성 쇼크에서 나타나는 증상이며, 특히 패혈성 쇼크의 초기 증상의 특성은 따뜻하고 붉은색 피부이다. 상태가 진전됨에 따라 차갑고 축축해지는 등 다른 유형의 쇼크증상과 유사해진다.

21 심인성 쇼크를 가장 잘 표현한 것은?

① 저혈량증으로 인한 심박출량의 감소
② 순환혈량의 감소로 인한 쇼크
③ 심근의 수축성 감소로 인한 쇼크
④ 경색증으로 인한 심박출량의 감소
⑤ 체액소실로 인한 심박출량의 감소

해설 심인성 쇼크란 심근수축력의 감소와 심박출량의 감소로 발생한다.

필수문제

22 호흡기성 쇼크에서 비정상인 것은?

㉠ 혈액량	㉡ 혈 관
㉢ 심장기능	㉣ 산소량

① ㉠, ㉡, ㉢
② ㉠, ㉢
③ ㉡, ㉣
④ ㉣
⑤ ㉠, ㉡, ㉢, ㉣

해설 호흡기성 쇼크는 호흡장해로 인한 혈액 내의 산소부족으로 인하여 발생하는 쇼크이다. 혈액량, 혈관, 심장기능은 거의 정상이나 산소량만 비정상이다.

23 삶은 달걀을 먹은 후 갑자기 호흡곤란, 의식장해, 피부발진 등이 나타나고 피부가 차가워지며 혈압이 감소한 경우에 의심할 수 있는 쇼크는?

① 정신성 쇼크
② 과민성 쇼크
③ 신경성 쇼크
④ 폐쇄성 쇼크
⑤ 호흡성 쇼크

해설　벌에 물린 사람이 갑자기 의식을 잃고 호흡곤란을 호소한다든지, 페니실린 주사를 맞고 갑자기 쇼크가 오는 경우를 과민성 쇼크라 한다. 과민성 쇼크의 원인으로는 음식물(달걀, 복숭아, 우유, 콩류 등), 벌레(벌, 불개미 등)에 물린 경우 또는 의약품(페니실린 주사 등)이 원인이 된다.

필수문제

24 세균감염으로 감염된 신체조직에서 발생된 독소에 의하여 발생한 쇼크는?

① 패혈성 쇼크
② 과민성 쇼크
③ 출혈성 쇼크
④ 저체액성 쇼크
⑤ 신경성 쇼크

해설　① 감염증에 의하여 전신적인 반응이 일어나는 경우를 패혈증이라 하며 주로 감염이 된 상태에서 치료하지 못한 환자나 수술 후 감염 등에 의하여 발병한다.
② 과민성 쇼크란 일종의 알레르기에 의한 면역 반응으로 어떤 물질에 대한 항체가 형성되어 있다가 다시 그 물체에 접촉한 경우 항체가 면역반응을 일으켜 쇼크를 나타내는 것을 말한다.
③ 출혈성 쇼크란 혈액의 손실로 발생하는 쇼크를 말하며, 외부출혈뿐만 아니라 내부출혈에 의해서도 발생한다.
④ 저체액성 쇼크란 심한 부상이나 중병으로 인하여 체액이 많이 소실되어 혈압이 저하될 경우 나타나는 쇼크를 말한다.
⑤ 신경성 쇼크란 외부충격에 의해 자율신경계가 손상을 입을 경우 혈관에 위치하는 근육이 이완될 수 있는데 이 경우 많은 양의 혈액이 유입되어 혈압이 저하되어 발생하는 쇼크를 말한다.

25 쇼크의 응급처치요령으로 옳지 못한 것은?　　　　　　　　　　　　　　　　　　　출제유형

① 기도를 유지하고 필요한 산소를 준다.
② 임신말기(7개월 이상) 환자는 대정맥을 압박하지 않도록 왼쪽 옆으로 눕힌다.
③ 구토가 심한 환자는 기도유지를 위해 옆으로 위치시킨다.
④ 환자가 탈수되지 않도록 충분한 수분을 공급한다.
⑤ 생체징후를 꾸준히 측정한다.

해설　쇼크환자에게는 먹을 것이나 마실 것을 주지 않는다. 환자의 위장운동이 저하되어 있으므로 위 내용물을 토할 수 있기 때문이다.

26 심장의 펌프기능이 저하되고 충분한 혈액량이 전신조직에 골고루 미치지 못하게 된 상태를 무엇이라고 하는가?

① 심근경색 ② 부정맥
③ 쇼 크 ④ 부 종
⑤ 심부전

해설 순환부전의 하나인 심부전에 대한 설명이며, 급성심부전과 만성심부전이 있고, 어느 심실의 수축력이 저하하는가에 따라 좌심부전과 우심부전으로 나뉜다.

27 쇼크환자의 응급처치를 위한 일반적인 자세에서 적당한 하지 거상 높이는?

① 1~15cm ② 15~30cm
③ 30~45cm ④ 45~60cm
⑤ 60~75cm

해설 쇼크환자의 일반적인 자세
- 다리에 있던 피가 심장으로 돌아갈 수 있도록 다리를 15~30cm 정도 올린다. 30cm 이상 높아지면 복부 내 장기가 횡격막을 밀기 때문에 호흡에 지장을 주므로 유의해야 한다.
- 심한 부상이나 뇌졸중의 경우, 머리 쪽을 올려준다.
- 의식이나 반응이 없는 부상자, 구토하는 부상자 등은 왼쪽으로 눕힌다.
- 가슴부상 환자, 호흡장해환자, 심장환자는 반쯤 앉은 자세를 취하게 한다.
- 목이나 척추손상이 의심되거나 다리골절 환자는 바닥에 수평으로 반듯하게 눕힌다.

정답 26 ⑤ 27 ②

28. 심부전의 임상증상에 해당하는 것으로만 묶인 것은?

┌───┐
│ ㉠ 폐울혈   ㉡ 발작성 야간 호흡곤란 │
│ ㉢ 야뇨증   ㉣ 발목의 부종   │
└───┘

① ㉠, ㉡, ㉢　　　　　　　　② ㉠, ㉢
③ ㉡, ㉣　　　　　　　　　　④ ㉣
⑤ ㉠, ㉡, ㉢, ㉣

[해설] 심부전의 임상증상

좌심부전 (전방부전)	• 혈액이 폐정맥과 모세혈관으로 역류하여 폐울혈이 초래됨 • 숨이 가쁨, 운동 시 호흡곤란, 발작성 야간 호흡곤란, 기좌호흡, 폐부종 • 쉽게 피로해짐, 심박출량 저하, 야뇨증, 불면증, 빈맥
우심부전 (후방부전)	• 상승된 맥박, 체정맥과 모세혈관의 울혈증상 • 발목의 부종, 원인불명의 체중증가 • 간울혈 : 상복부 통증 유발 • 경정맥의 팽창 • 체강 내의 비정상적인 수분(늑강막, 복강) • 식욕부진과 오심 : 간과 내장의 부종 • 야뇨증

29. 37세 회사원 김막동 씨는 평소 업무로 인해 많은 스트레스를 받았으며 만성빈혈을 앓고 있었다. 평소 계단을 올라갈 때 숨이 차는 것을 느꼈으나 대수롭지 않게 여기고 지내왔었다. 어느 날 화장실을 가던 중 심한 호흡곤란을 보였고, 거품 섞인 객담을 배출하는 기침을 하였다. 응급처치를 취할 경우 알맞은 체위는?

① 수평앙와위　　　　　　　② 좌 위
③ 슬굴곡앙와위　　　　　　④ 족고앙와위
⑤ 반복와위

[해설] 주어진 설문의 경우에는 좌심기능부전에 의한 증세이므로 다리를 떨어뜨린 채 좌위(앉은 자세)를 취해준다. 이렇게 하면 하지정맥에 혈액이 채워지고 심장으로의 정맥 귀환량을 줄여주며 환자의 호흡을 용이하게 해준다.

필수문제

30 말초순환부전에서 가장 중요한 증상은?

① 통증
② 빈뇨
③ 빈호흡
④ 빈맥
⑤ 구토

해설　말초순환부전
여러 원인으로 혈관이 막혀 생기는 질병으로, 통증, 맥박의 감소와 소실, 피부색깔 및 온도감의 변화, 조직의 괴사 등이 주요 증상이다. 그중 가장 중요한 증상은 통증으로 초기에는 걷거나 달리기를 할 때에만 오는 간헐적 파행에서 시작하여 점차 휴식기에도 통증이 생기게 된다. 오랜 시간이 지난 후에는 치료에도 잘 낫지 않는 피부의 종창이나 궤양 등이 생길 수 있고, 증세가 더 심해지면 조직이 썩어들어가서 팔다리를 절단해야 하는 경우도 있다.

정답　30 ①

제3장 | 의식장해

01 다음 중에서 의식장해를 유발하지 않는 것은?

① 열사병
② 저체온증(섭씨 28도 이하)
③ 중증의 저혈당증
④ 척추골절 및 탈구
⑤ 뇌졸중

[해설] 척추골절 및 탈구에 의해서는 의식장해를 유발하지 않는다.

02 다음 중 의식장해를 유발하는 원인 중 대사적 원인에 의한 것은?

| ㉠ 저혈당증 | ㉡ 비케톤성 고삼투성 혼수 |
| ㉢ 질소혈증 | ㉣ 뇌좌상 |

① ㉠, ㉡, ㉢
② ㉠, ㉢
③ ㉡, ㉣
④ ㉣
⑤ ㉠, ㉡, ㉢, ㉣

[해설] 의식장해를 유발하는 원인

구조적 원인	• 외상 : 뇌좌상, 뇌진탕, 외상성 뇌출혈, 경막하혈종, 경막상혈종, 뇌부종, 뇌졸중 • 혈관성 질환 : 경색 뇌출혈, 지주막하출혈 • 감염 : 뇌막염, 뇌염, 뇌종양 • 신생물 : 원발성 뇌종양, 전이성 종양
대사적 원인	• 전신적 대사성 장해 : 저혈당증, 비케톤성 고삼투성 혼수, 질소혈증, 간성 뇌질환, 저나트륨혈증, 점액수종 • 저산소성 뇌증 : 중증 울혈성 심부전증, 만성폐쇄성 폐질환, 중증 빈혈, 고혈압 • 중독성 : 중금속, 술, 약물(아편, 모르핀 중독 등) • 고체온, 저체온 : 열사병, 저체온 • 결핍상태 : 베르니케(Wernicke) 뇌병변 • 발 작

정답 01 ④ 02 ①

03 의식장해의 요인 중 저산소성 뇌증과 관련이 있는 것은?

① 뇌좌상
② 뇌종양
③ 중증 빈혈
④ 열사병
⑤ 간성 뇌질환

[해설] 의식장해의 요인 중 저산소성 뇌증과 관련이 있는 것은 중증 울혈성 심부전증, 만성폐쇄성 폐질환, 중증 빈혈, 고혈압 등이다.

04 우리나라 지하철에서 의식이 없는 환자 발견 시 연락처가 아닌 것은?

| ㉠ 119 | ㉡ 1339 |
| ㉢ 112 | ㉣ 911 |

① ㉠, ㉡, ㉢
② ㉠, ㉢
③ ㉡, ㉣
④ ㉣
⑤ ㉠, ㉡, ㉢, ㉣

[해설] 1968년 미국 의회가 국가적으로 긴급 전화번호를 911로 통일하는 법을 통과시킨 이후, 911은 화재, 범죄, 응급상황 등에서 가장 먼저 이용하는 전화번호이다. 우리나라에서는 112, 119, 1339가 응급환자 신고번호이다.

필수문제

05 심폐소생술방법에 의할 경우, 교통사고환자에게 심정지가 발생하여 의식이 없는 상태일 때 가장 먼저 해야 할 처치는?

① 절대안정
② 빈번한 위치변경
③ 기도확보
④ 가슴압박
⑤ 수액처치

[해설] 심폐소생술방법에 따르면 환자가 사고로 의식을 잃고, 외부자극에 반응하지 않고 무호흡이며, 자발적인 움직임이 없는 심정지상태일 경우에는 제일 먼저 가슴압박을 실시하고, 이어서 기도를 확보한 후 인공호흡을 실시하도록 하여야 한다.

[정답] 03 ③ 04 ④ 05 ④

06 의식이 없는 환자의 기도가 잘 폐쇄되는 주된 이유는?

① 근육이 이완되어 혀가 후방으로 내려오므로
② 구강 내 이물질 때문에
③ 후두개가 후두를 덮으므로
④ 호흡이 정지되어
⑤ 구토 및 토혈에 의해

> 해설 　의식이 없는 환자의 경우 기도폐쇄의 원인은 근육의 이완으로 혀가 후방으로 밀리게 되는 것이다. 따라서 하악거상법으로 혀를 당겨주는 것만으로도 기도가 유지되고, 때론 환자의 자발호흡을 유지하도록 도와줄 수 있게 된다.

필수문제 1

07 환자의 의식상태를 사정할 때 첫 번째로 사용하는 방법은?

① 언어적 자극
② 촉각적 반응
③ 가벼운 통증 자극
④ 심한 통증 자극
⑤ 반사 자극

> 해설 　언어적·물리적 자극을 통해 환자의 의식상태를 평가하는데, 맨 처음에는 청각자극을 통해서 의식상태를 사정하고, 그다음으로 촉각자극(가벼운 통증자극에서 심한 통증자극 순으로)을 이용하여 환자의 의식상태를 사정한다.

08 의식장해의 진행단계가 바르게 나열된 것은?

① 명료 – 혼미 – 반혼수 – 혼수 – 기면
② 명료 – 기면 – 혼미 – 반혼수 – 혼수
③ 명료 – 혼미 – 반혼수 – 기면 – 혼수
④ 명료 – 반혼수 – 혼미 – 혼수 – 기면
⑤ 명료 – 기면 – 반혼수 – 혼미 – 혼수

[해설] 급성질환으로 의식장해가 발생하면 의식은 명료, 기면, 혼미, 반혼수 그리고 혼수의 순으로 장해를 보이며 역순으로 회복된다.

09 응급구조환자에 대한 1차 평가 단계에서, AVPU 척도를 사용하여 환자의 의식수준을 사정하는 것과 관련이 있는 단계는?

① A : Airway – 기도유지
② B : Breathing – 호흡유지
③ C : Circulation – 순환유지
④ D : Disability – 무능력
⑤ E : Expose – 노출

[해설] 1차 평가 단계
1차 평가란 심장, 폐, 뇌, 척추와 같이 생명에 직결되는 부위의 이상여부를 평가하는 단계로 ABCDE로 불리어진다.

기도유지(Airway)	환자가 숨을 쉬고 있는지, 기도가 확보되어 있는지 확인하는 단계
호흡 확인(Breathing)	환자의 호흡이 정상적으로 이루어지고 있는지 확인하는 단계
순환 확인(Circulation)	맥박이 있는지를 확인하는 단계(요골 및 경동맥박을 촉지)
신경학적 검사(Disability)	ABC 단계가 끝난 후 AVPU의 척도에 따라 의식상태와 정신상태를 확인하는 단계 (A : 의식명료, V : 언어지시에 반응, P : 통증자극에 반응, U : 무반응)
노출(Expose)	위험한 문제들의 징후에 대한 신속한 조사를 수행하기 위하여 의복을 제거하고 신체를 노출시키는 단계

10 의식장해의 진행단계 중 Orientation(감각지향성)이 불분명하고 부적합한 행동이나 말을 하는 상태의 단계는?

① 명료 단계(Alert)
② 혼돈 단계(Confusion)
③ 기면 단계(Drowsy)
④ 반혼수 단계(Semicoma)
⑤ 혼수 단계(Coma)

해설   의식수준의 단계

명료 단계(Alert)	의식이 명료하며, TPP(Time, Person, Place) Orientation 가능. 시각, 청각, 기타 감각에 대한 자극에 적절한 반응을 즉시 보여주며 의미 있는 상호작용을 한다.
혼돈 단계(Confusion)	• Orientation이 불분명하고 부적합한 행동이나 말을 하는 상태. 의식이 희미한 상태, 집중되지 않고 앞뒤 맞지 않는 대화, 최근 기억장해와 최근 사건을 작화한다. • 가끔 동요되고 시각적 환각이 있다. • 환경적 자극이 감소될 때 밤에 혼돈을 가져오는 지남력 상실이 나타나기도 한다.
기면 단계(Drowsy)	• 억지로 깨우면 대답하고 소리질러 눈뜨게 하면 뜨고 가만히 놔두면 다시 자는 상태이다. • 졸음이 오는 상태로, 자극에 대한 반응이 느리고 불완전하며, 반응을 보기 위해서는 자극의 강도를 증가시켜야 한다. • 질문에 대한 혼돈이 있고 때로는 섬망, 불안을 나타낸다. • 자극 시 쉽게 깨어나고, 깨어나면 지남력이 있다.
반혼수 단계(Semicoma)	• 자발적인 근움직임이 거의 없는 상태이다. • 고통스런 자극을 주었을 때는 어느 정도 피하려는 반응을 보인다. 꼬집힌 손을 치우는 것 등이 그 예이다. • 신음소리를 내거나 중얼거리기도 한다.
혼수 단계(Coma)	모든 자극에 반응이 없는 상태로 자신과 환경에 대해 의식이 없는 상태이다.

11 응급상황에서의 환자상태 평가 중 생명을 직접적으로 위협하는 문제점을 찾아내는 1차 평가에 해당하지 않은 것은?

① 기 도
② 호 흡
③ 맥 박
④ 체 온
⑤ 의 식

해설   ④ 체온은 1차 평가에 해당하지 않는다.

필수문제

12 외상환자에 대한 1차 평가의 순서가 옳게 된 것은?

① 순환기능 – 호흡기능 – 기도유지 – 의식상태 평가
② 호흡기능 – 기도유지 – 의식상태 평가 – 순환기능
③ 기도유지 – 호흡기능 – 순환기능 – 의식상태 평가
④ 기도유지 – 순환기능 – 호흡기능 – 의식상태 평가
⑤ 의식상태 평가 – 기도유지 – 호흡기능 – 순환기능

[해설] 의식상태를 파악한 후 ABCDE 단계로 진행한다.

필수문제

13 응급처치가 절실한 환자가 의식불명이거나 또는 망상에 빠져 있거나 신체적으로 동의를 할 수 없는 상태일 경우에 적용할 수 있는 동의는?

① 치료선택에 대한 동의
② 미성년자 치료에 있어서의 동의
③ 정신질환자의 동의
④ 치료거부권
⑤ 묵시적 동의

[해설] 묵시적 동의
응급처치가 절실하게 필요한 사람이 그들이 할 수 있다면 응급처치에 동의했을 것이라고 추정하는 동의를 말한다. 묵시적 동의는 사망이나 영구적인 불구를 방지하기 위해 긴급한 응급처치를 필요로 하는 경우에 국한되고 일반적으로 환자가 의식 불명이거나 망상에 빠져 있거나 신체적으로 동의를 할 수 없는 경우에 적용할 수 있다. 이런 경우에 구급대원은 환자의 동의를 구하지 않고 필요한 치료와 환자 이송을 진행시킬 수 있다.

정답 12 ⑤ 13 ⑤

14 다음 중 환자의 의식상태의 명료 여부 및 언어나 통증에 대한 반응 여부로 환자의 의식수준을 사정하는 방법은?

① AVPU 척도
② 동공크기
③ 대광반사
④ Glasgow 척도
⑤ RTS 척도

해설 AVPU 척도를 사용하여 환자의 의식수준을 사정한다.

A(Alert)	환자의 의식은 명료한가?
V(Verbal)	환자가 언어지시에 반응하는가?
P(Pain)	환자가 통증자극에 반응하는가?
U(Unresponse)	통증자극에도 무반응이다.

15 환자의 이름을 불러도 반응이 없으며 통증을 가하여도 반응을 하지 않는다면, 환자의 의식상태는 어떤 분류에 해당하는가?

① A분류
② P분류
③ U분류
④ V분류
⑤ K분류

해설 환자가 통증자극에도 반응하지 않는 단계이므로 U분류에 해당한다.

필수문제

16 Glasgow Coma Scale(글라스고우 혼수척도) 결과 몇 점 이하일 경우 혼수상태로 판단하는가?

① 3점 이하
② 5점 이하
③ 7점 이하
④ 12점 이하
⑤ 15점 이하

해설 글라스고우 혼수척도
- 7점 이하 : 혼수상태로 평가
- 8점 이상~12점 이하 : 어느 정도 회복이 있는 것으로 간주
- 13점 이상 : 손상이 적은 경증으로 평가

필수문제

17 Glasgow Coma Scale(글라스고우 혼수척도)를 평가하는 3개 영역은?

① 개안반응, 언어반응, 청각반응
② 개안반응, 언어반응, 운동반응
③ 개안반응, 운동반응, 청각반응
④ 운동반응, 언어반응, 청각반응
⑤ 언어반응, 후각반응, 청각반응

[해설] Glasgow Coma Scale(글라스고우 혼수척도)는 운동반응, 언어반응, 개안반응 등 3영역으로 나누어, 개안반응은 4점 척도, 언어반응은 5점 척도, 운동반응은 6점 척도로 평가하도록 설계되어 있다.

18 의식이 없는 비외상 환자의 기도를 유지하기 위하여 우선적으로 하여야 할 조치는?

① 하악견인법
② 하임리히법
③ 구강 대 비강법
④ 두부후굴-하악거상법
⑤ 삼중기도조작법

[해설] ④ 의식이 없는 비외상 환자에게는 가장 먼저 두부후굴-하악거상법을 실시하여야 한다.
두부후굴-하악거상법
- 환자의 머리 쪽에 있는 처치자는 환자의 이마에 손바닥을 얹고 머리를 뒤로 젖혀준다.
- 다른 손의 손가락을 환자의 아래턱뼈 밑에 대고 끌어올린다.
- 턱선과 바닥 면이 수직이 되도록 한다. 턱을 받쳐 주는 손가락이 연부조직을 압박하면 기도가 막힐 수 있으므로 주의한다.

19 호흡과 맥박은 있지만 의식이 없는 환자의 분비물이 폐로 흡인(Aspiration)되는 것을 방지하기 위한 가장 적절한 자세는?

① 얼굴이 위로 향하도록 반듯이 눕힌다.
② 얼굴이 아래로 향하도록 엎드리게 한다.
③ 얼굴이 측면을 향하도록 옆으로 눕힌다.
④ 환자의 상체가 거상되도록 앉힌다.
⑤ 환자의 상체를 30도 정도 거상시킨다.

[해설] 무의식환자는 측위에서 간호사와 얼굴을 마주 보도록 한다. 이 체위는 환자의 혀를 앞으로 내밀 수 있으며, 인두로부터 분비물의 배출을 도모하여 분비물이 폐로 흡인되는 것을 방지한다.

20 의식이 없는 환자의 기도를 유지하는 데 사용할 수 있는 호흡보조기구는?

① 경구기도기
② 경비기도기
③ 경비산소투여관
④ 안면마스크
⑤ 휴대용 흡입기

해설 의식이 없는 환자의 경우 기도를 확보하고 구강 내 손상을 최소화할 수 있도록 경구기도기를 입속에 삽입하여야 하며, 경구기도기가 없을 경우에는 임시로 딱딱하고 부드러운 막대같은 물체로 이를 대신할 수 있다.

21 의식이 없는 환자가 이물에 의하여 기도가 폐쇄되었는지를 확인하기 위한 초기방법으로 옳은 것은?

① 손가락을 인후두로 깊게 넣어서 이물이 있는지 검사한다.
② 공기를 2회 정도 환자에게 불어넣어 공기가 폐로 들어가는지 확인한다.
③ 후두경을 삽입하여 이물을 확인한다.
④ 흉부를 2회 압박하여 코로 공기가 나오는지 확인한다.
⑤ 흡인기를 이용하여 이물을 빨아내 본다.

해설 의식이 없는 환자에게 이물에 의하여 기도가 폐쇄되었는지 확인하려면 구조자의 입을 환자의 입이나 코에 대고 2회 정도 공기를 불어넣고, 이때 보통 때 숨 쉬는 것과 같이 앞가슴이 위로 오르는지 안 오르는지 확인한다. 환자의 기도가 이물 등으로 완전히 막혔을 때는 구조자가 불어넣은 공기가 폐 속으로 들어갈 수 없으므로 앞가슴이 위로 올라가지 않는다.

제4장 | 출 혈

01 출혈에 대한 다음 설명 중 옳지 않은 것은?

① 몸 밖으로 출혈하는 것을 외출혈이라고 한다.
② 출혈할 때 내출혈과 외출혈을 동시에 하는 경우도 있다.
③ 전체혈량의 15% 정도가 출혈되면 쇼크에 빠질 수 있다.
④ 출혈이 심하면 산소결핍증이 생길 수 있다.
⑤ 혈량이 급격히 감소되면 혈압이 정상 이하로 떨어지고 심장박동이 느려진다.

[해설] ⑤ 혈량이 급격히 감소되면 혈압이 정상 이하로 떨어지고 심장박동이 비정상적으로 빨라지는데, 심장이 비정상적으로 오랫동안 빠르게 박동하면 심장이 쇠약해지고 심폐부전증이 생길 수 있다.

필수문제

02 출혈에 대한 설명으로 옳지 못한 것은?

① 동맥, 정맥, 모세혈관으로부터 혈액이 밖으로 유출되는 것을 말한다.
② 내출혈은 흉강, 복강, 직장 내, 근육 내 출혈 등으로 혈액이 체내에서 누출되는 것을 말한다.
③ 동맥출혈은 분출형으로 산화된 밝은 선홍혈액이 유출된다.
④ 정맥출혈은 일정히 흐르고 환원된 암적색을 띤다.
⑤ 모세혈관 출혈은 삼출성으로 출혈량이 많다.

[해설] ⑤ 모세혈관 출혈은 삼출성으로 출혈량이 적다.

정답 01 ⑤ 02 ⑤

03 우리 신체에 가벼운 출혈이 있는 경우 자연적인 응고시간은?

① 2~4분
② 4~6분
③ 6~8분
④ 8~10분
⑤ 12~14분

해설) 상처, 개방성 골절, 비출혈(코피) 등으로부터 올 수 있는 외부 출혈은 일반적인 경우 신체의 방어기전에 의해 출혈이 멈출 수가 있다. 즉, 특별한 조치를 취하지 않더라도 우리의 몸이 스스로 출혈을 조절한다는 뜻이며, 출혈 개시 후 6~8분 후에는 출혈이 자연적으로 정지된다.

필수문제

04 다음 중 외출혈에 해당하는 것은?

| ㉠ 위궤양으로부터의 출혈 | ㉡ 뼈의 폐쇄성 골절로부터의 출혈 |
| ㉢ 근육 내 출혈 | ㉣ 비출혈 |

① ㉠, ㉡, ㉢
② ㉠, ㉢
③ ㉡, ㉣
④ ㉣
⑤ ㉠, ㉡, ㉢, ㉣

해설) ㉣ 비출혈은 외출혈에 해당한다.

05 내부출혈에 대한 설명으로 틀린 것은?

① 커피가 응고된 것과 같은 물질을 토해낸다.
② 소변 시 혈액이 함께 배출된다.
③ 장의 하부에서 출혈이 있을 경우에 변에서 선홍색 피가 섞여 나온다.
④ 호흡기의 출혈이 있는 경우 객혈이 나온다.
⑤ 장의 상부에 출혈이 있을 경우 변에서 붉은색의 피가 나온다.

해설) ⑤ 장의 상부에 출혈이 있을 경우 변에서 검은색의 피가 나온다.

필수문제

06 다음 중 하부위장관 출혈의 원인에 해당하는 것은?

① 소화성 궤양
② 게실증
③ 미란성 위염 및 식도염
④ 식도 및 위정맥류
⑤ 말로리 바이스 증후군

해설 위장관출혈의 원인

상부위장관 출혈의 원인	• 소화성 궤양, 스트레스성 궤양 • 미란성 위염 및 식도염 • 식도 및 위정맥류 • 말로리 바이스 증후군(Mallory Weiss Syndrom) • 동정맥 기형 • 악성종양 등
하부위장관 출혈의 원인	• 게실증 • 혈관이형성증

07 술을 많이 마시는 애주가에게 흔히 일어나는 질환으로, 식도 쪽 점막에 상처를 입어 출혈을 하거나 심하면 사망에 이르기도 하는 증상은?

① 베르니케 코르사코프 증후군
② 게실증
③ 미란성 위염 및 식도염
④ 식도 및 위정맥류
⑤ 말로리 바이스 증후군

해설 말로리 바이스 증후군
술을 많이 마시는 애주가에게 흔히 일어나는 질환이다. 고농도의 알코올을 마시면 직접적인 손상보다는 구토에 의해 식도의 압력이 갑자기 올라가고 식도와 위가 만나는 부위의 점막이 손상을 받게 된다. 이런 상황에서 계속된 과음으로 구토가 심해지면 점막 하근층이 파열을 일으키고, 점막하 동맥도 파열돼 결국 대출혈과 함께 심하면 사망할 수도 있는 무서운 병이다.

필수문제

08 다음 중 정맥에서 나는 외출혈의 특징에 해당하는 것은?

① 피가 선명한 적색이다.
② 심장이 수축할 때마다 피가 분출하는 것이 보통이다.
③ 얼굴, 팔, 다리 등에 생긴 경미한 찰과상의 경우에 생긴다.
④ 피가 조금씩 솟아나거나 스며난다.
⑤ 자연적으로 지혈되는 것이 보통이다.

정답 06 ② 07 ⑤ 08 ④

| 해설 | 출혈의 종류 |

동맥에서 나는 외출혈	• 피가 선명한 적색이며 심장이 수축할 때마다 피가 분출한다. • 절상이나 자상 등으로 큰 동맥이 절단되었을 때 동맥에서 나는 출혈은 쉽게 멎지 않기 때문에 그런 외출혈을 즉시 지혈시키지 않으면 출혈이 심하여 생명이 위험할 수 있다.
정맥에서 나는 외출혈	• 작은 정맥에서 나는 피는 검붉고 심장이 수축할 때마다 피가 분출하지 않고 조금씩 계속 흘러나오는 것이 보통이다. • 큰 정맥이 절단되었을 때는 동맥에서 나는 외출혈과 같이 갑자기 피가 다량으로 출혈될 수 있다. • 일반적으로 정맥에서 나는 출혈은 동맥에서 나는 출혈보다 지혈시키기가 훨씬 더 쉽다. • 심장 가까이 있는 큰 정맥이 절단되면 공기가 절단된 정맥 속으로 들어갈 수 있다. 정맥혈과 같이 심장 속으로 들어온 공기가 폐동맥혈관으로 들어갈 수 있고 그 공기가 폐동맥혈관이 막혀서 폐 속에 피가 정상적으로 흐를 수 없는 때도 있다. 그에 따른 여러 가지 증상이 있을 수 있는데 이렇게 생긴 병을 공기색전증이라고 한다.
모세혈관에서 나는 외출혈	• 얼굴, 팔, 다리 등에 생긴 경미한 찰과상과 같이 얇게 벗겨진 찰과상 등으로 생긴 피부상처의 모세혈관이나 림프관 등에서 피와 조직액과 림프액 등이 체외로 조금씩 스며 나오는 출혈이다. • 모세혈관에서 나는 피는 자연적으로 지혈되는 것이 보통이다.

09 다음 중 출혈이 생긴 경우 제일 먼저 나타나는 생체징후는?

① 혈압의 증가
② 혈압의 감소
③ 맥박수의 증가
④ 맥박수의 감소
⑤ 소변횟수의 감소

해설 출혈이 있을 경우 제일 먼저 나타나는 생체징후는 맥박수의 증가이며, 그 후에 얼굴색이 창백해지고, 갈증이 오며, 혈압이 떨어지다가 심하면 의식장해가 오기도 한다.

필수문제

10 출혈 시의 증상에 해당하지 않는 것은?

① 창백하고 동통이 있으며, 갈증을 호소한다.
② 혈압이 낮아지고 동공이 축소된다.
③ 맥박이 약하고 빠르다.
④ 의식이 혼미하고 안절부절하지 못한다.
⑤ 외부로 체액이 누출되는 경우가 있다.

해설 출혈 시 혈압은 낮아지지만 동공은 확대되고 반사작용은 완만해진다.

09 ③ 10 ②

11 내출혈 시의 응급조치요령으로 잘못된 것은?

① 대퇴골 골절 같은 사지의 내부출혈은 공기부목 등으로 고정하고 항쇼크바지를 착용시킨다.
② 지혈대를 이용한 지혈은 하지 않는다.
③ 복부와 흉부는 항쇼크바지로 쇼크 상태를 개선시킬 수 있다.
④ 10분마다 생체징후를 측정·기록한다.
⑤ 필요시 경구로 투여한다.

[해설] 내출혈 시에는 어떠한 경구도 투여하지 말아야 한다.

12 길에 쓰러진 환자가 검붉은 피를 지속적으로 흘리고 있다면, 다음 중 출혈의 원인으로 의심되는 곳은?

① 대동맥
② 소동맥
③ 세동맥
④ 정 맥
⑤ 모세혈관

[해설] 동맥에서 출혈되는 피는 선명한 붉은색이며, 정맥에서 출혈되는 피는 검붉은색을 띤다. 환자가 검붉은 피를 지속적으로 흘리고 있다면 정맥에서의 출혈을 의심할 수 있다.

13 다음 중 지혈을 위한 압박법 중 직접압박법에 대한 설명으로 바르지 않은 것은? [출제유형]

① 멸균된 거즈나 깨끗한 천(수건, 침대시트) 등으로 두툼하게 접어서 상처부위 전체를 덮도록 댄 다음에 손바닥으로 세게 지속적으로 압박한다.
② 만약 피가 천 밖으로 스며 나오면 천을 떼고 새로운 천으로 다시 시도한다.
③ 팔, 다리에서 출혈이 있을 때는 출혈 부위를 환자의 심장보다 높은 부위로 올려 주어야 한다.
④ 팔, 다리에 골절 등 심한 손상이 있을 때는 팔, 다리를 움직이면 안 된다.
⑤ 피가 멎으면 붕대나 긴 천으로 상처 부위를 누르고 있는 거즈나 천을 그 자리에 고정시킨다.

[해설] ② 만약 피가 천 밖으로 스며 나오면 천을 떼고 다시 하려 하지 말고, 그 위에 새로운 거즈나 천을 대고 처음보다 더 세게, 더 넓은 부위를 압박해 준다.

[정답] 11 ⑤ 12 ④ 13 ②

14 지혈점 압박법에 대한 설명으로 맞지 않는 것은?

① 출혈부위를 직접 압박하지 않고 그 출혈부위에 피를 공급하는 동맥을 압박하여 출혈을 멈추게 하는 방법이다.
② 직접압박법으로 피가 멎지 않을 경우에만 사용한다.
③ 이 방법은 상처부위에 손을 대지 않아 염증발생을 줄이는 장점이 있으나 어느 정도 기술을 필요로 한다.
④ 동맥을 찾은 후 손가락 끝으로 동맥을 밑에 있는 뼈에 닿도록 압박하여 피가 흐르지 않게 한다.
⑤ 피가 멎은 후에도 2~3분 정도 더 실시하도록 한다.

해설 ⑤ 피가 멎게 되면 즉시 이 방법을 중지하여 다른 조직이 상하는 것을 방지하여야 한다.

필수문제

15 외부출혈 시 가장 효과적이고 먼저 시행하는 지혈방법은?

① 지혈제 주사 ② 직접압박법
③ 지혈점 압박법 ④ 지혈대 이용법
⑤ 부목법

해설 **외부출혈의 지혈 요령**
- 압박붕대나 손가락 또는 손으로 출혈 부위를 직접 압박한다(가장 손쉽고 효과적인 방법).
- 출혈 부위의 가까이 위치한 근위부의 동맥 부위를 압박한다(이 방법은 출혈의 속도를 감소시키지만 모든 출혈은 여러 동맥으로부터 혈류를 공급받기 때문에 지혈 효과가 적을 수 있다).
- 여러 가지 부목을 이용하여 골절 부위를 고정하고 때로는 출혈 부위를 압박한다.
- 최후의 수단으로 출혈이 있는 상처의 근위부에 지혈대를 위치시키고 압박을 가한다.

16 개방성 연부조직 손상 시 응급처치에 포함되지 않는 것은?

① 냉 포
② 의복제거
③ 직접압박
④ 오염방지
⑤ 부목고정

[해설] 폐쇄성 연부조직 손상 시 냉포(얼음물 찜질)는 혈관을 수축시켜서 출혈량을 감소시키거나 지혈시킬 수 있을 뿐 아니라, 통증을 줄일 수 있다.

17 개방성 연부조직 손상 시 응급처치요령으로 옳은 것은?

① 환자의 의복이 상하지 않도록 조심해서 탈의시킨다.
② 지혈 시 제일 먼저 압박붕대를 감아서 지혈시킨다.
③ 일단 지혈이 되면 부목을 이용하여 고정시킨다.
④ 창상에서 이물질이 발견되면 즉시 현장에서 제거해야 한다.
⑤ 부목고정은 지혈에는 효과적이나 환자의 통증을 증가시킨다.

[해설] ③ 먼저 직접 압박법으로 지혈하고, 직접 압박법으로도 출혈이 계속되면 압박붕대를 감아서 계속 압박하고 다른 응급처치를 시행하면서 신속히 병원으로 이송하며, 일단 지혈이 되면 부목을 이용하여 고정시킨다.
① 개방성 상처의 처치는 초기에 연부조직 상처의 범위와 정도를 평가하는 것이 중요하다. 상처 부위의 의복을 전부 제거해야만 손상정도를 정확히 평가할 수 있다. 상처부위를 과도하게 움직이면 심한 통증과 2차적인 손상을 유발할 수 있으므로 의복을 벗기는 것보다는 가위로 잘라서 제거하는 것이 더욱 바람직하다.
② 개방성 창상의 응급처치 중에서 가장 중요한 것은 지혈인데, 초기에는 처치자의 손으로 창상부위를 직접 눌러서 압박을 가한다. 직접 압박법으로 어느 정도 출혈이 감소하거나 지혈되면 상처부위에 소독거즈를 덮고 압박붕대를 감아서 계속적으로 압박을 가한다.
④ 개방성 창상에서 이물질(흙, 먼지 등)이 발견되더라도, 처치자는 현장에서 이물질을 제거해서는 안 된다. 현장에서 상처를 문지르고 솔질을 하거나 세척하면 개방성 창상에 출혈이 유발될 수도 있으며, 현장에는 많은 오염원이 있고 또한 병원으로의 이송이 지연되기 때문이다. 그러므로 소독된 생리식염수로 상처를 세척하는 것은 병원으로 이송된 후에 응급의료진에 의해서 시행되어야 한다.
⑤ 골절의 유무에 관계없이 손상부위를 부목으로 고정하면 연부조직의 출혈이 멈추는 경우가 많다. 부목고정은 환자의 통증을 감소시키고 환자이송을 쉽게 하며 이미 손상된 상지나 하지가 추가적으로 손상되는 것을 방지할 수 있다. 그러므로, 연부조직의 출혈을 예방하는 최초의 단계는 손상부위를 부목으로 고정시키는 것이라고도 할 수 있다.

18 폐쇄성 연부조직 손상에 대한 응급처치 4단계 중 부종감소의 효과를 가져오는 처치법은?

① 냉포(Ice)
② 압박(Compression)
③ 거상(Elevation)
④ 드레싱(Dressing)
⑤ 부목(Splint)

해설) 환자의 심장보다 위쪽으로 손상 부위를 위치시키면 중력에 의하여 부종액이 밑으로 이동하므로 국소적인 종창의 경우에는 일시적으로 크기가 감소된다. 폐쇄성 연부조직 손상을 입은 환자를 치료할 때 처치자는 연부조직 손상에 대한 응급처치 4단계를 숙지하여야 한다. 쉽게 기억하기 위하여 'ICES'라는 용어를 이용한다. 즉, 얼음(Ice)의 'I', 압박(Compression)의 'C', 거상(Elevation)의 'E', 그리고 부목(Splint)의 'S'를 이용하여 ICES라고 암기한다.

냉포(Ice)	지혈, 통증감소
압박(Compression)	지혈
거상(Elevation)	지혈, 부종감소
부목(Splint)	지혈, 통증감소, 2차 손상 예방

19 출혈환자에 대한 응급조치수단 중 가장 최후에 사용해야 하는 방법은?

① 공기반압력장치의 사용
② 직접압박법
③ 지혈점 압박법
④ 지혈대 이용법
⑤ 부목법

해설) 팔이나 다리에 심한 출혈이 있을 경우 직접 압박과 지혈점 압박으로도 출혈을 막지 못할 경우에 최후의 수단으로 지혈대를 사용한다.

20 다음 중 지혈대로 사용하기에 적당하지 않은 것은?

① 수 건
② 보자기
③ 삼각건
④ 고무줄
⑤ 넥타이

해설 폭이 좁은 끈이나 실, 고무줄 등을 사용하면 신경이나 피부에 영구손상을 주게 되므로 반드시 폭이 넓은 지혈대를 사용해야 한다(폭 : 5~10cm 정도).

필수문제

21 다음 중 지혈의 방법으로 옳은 것은?

① 가장 효과적인 외부출혈 조절방법은 주요 동맥을 압박하는 것이다.
② 국소압박이 안 될 경우 가까운 동맥부위를 찾아 3분 정도 눌러준다.
③ 골절 시 부러진 뼈의 날카로운 끝에 의해 근육이나 혈관들이 파열되어 출혈이 발생하게 된 경우에는 지혈대를 이용한다.
④ 지혈대는 팔꿈치나 무릎 아랫부분이 효과적이다.
⑤ 삼각건으로 지혈대를 감싸서는 안 된다.

해설 ⑤ 지혈대 사용 시에는 삼각건으로 지혈대를 감싸서는 안 된다. 개방시켜놓고 완전히 보이는 상태로 두어야 한다.
① 가장 효과적인 외부출혈 조절방법은 직접압박법이다.
② 주요 동맥의 압박은 출혈 부위에 혈액이 응고되어 지혈이 되는 30~60초 정도만 누르고 있어야 한다.
③ 골절 시 부러진 뼈의 날카로운 끝에 의해 근육이나 혈관들이 파열되어 출혈이 발생하게 되는데 골절된 사지에 대한 부목을 사용함으로써 부상에 동반된 출혈을 신속하게 조절할 수 있다. 지혈대는 최후의 수단으로 이용되어야 한다.
④ 지혈대는 지혈대 밑의 조직을 상당히 압축시킬 수 있고, 또한 지혈대가 장기간 방치된다면 모든 말단 조직이 죽게 된다. 특히 팔꿈치나 무릎 아래 부위는 신경이 피부에 근접해 있으므로 지혈대의 압박으로 손상될 수 있다.

22. 지혈대 사용법으로 잘못된 것은?

① 출혈 시 지혈을 위해 일반적으로 가장 널리 사용되는 방법이다.
② 지혈대를 사용할 경우에는 폭이 넓고 평평한 것을 사용해야 한다.
③ 지혈대는 장시간 사용하지 않는다.
④ 환자가 아파한다고 너무 느슨하게 지혈대로 묶으면 피부 가까이에 있는 정맥혈만 지혈되고 근육 깊숙히 위치하는 동맥혈은 지혈되지 않아 오히려 출혈을 조장할 수 있다.
⑤ 지혈대를 부착한 시간과 장소를 환자의 이마나 지혈대 위에 표시한다.

[해설]
- 출혈 시에는 함부로 지혈대를 사용해서는 안 되며 지혈대가 필요한 경우는 거의 없다. 지혈대를 잘못 사용하면 신경조직이나 혈관을 손상시킬 수 있고 심한 경우 팔, 다리를 절단할 수도 있다. 그러나 지혈대를 꼭 사용해야 할 경우는 폭이 넓고 평평한 것을 사용한다. 밧줄이나 철사와 같이 폭이 좁은 것은 절대 사용하지 말아야 한다. 지혈대는 대부분 팔·다리의 절단을 각오하고 사용해야 한다.
- 지혈대를 장시간 사용하면 원위부에 혈액순환이 안되어 조직괴사나 신경손상을 유발할 수 있으므로 장시간 사용하지 않는다(1시간~1시간 30분 이내).

23. 지혈을 위한 압박방법으로 잘못된 것은?

① 두피에서는 귀 바로 뒤를 엄지손가락으로 뼈에 대고 누른다.
② 얼굴에서는 아래턱의 움푹 패인 곳을 손가락으로 누른다.
③ 목의 경우에는 엄지손가락을 목뒤로 돌리고 다른 네 손가락을 목 측면에 대고 엄지손가락 쪽을 향해 강하게 압박한다.
④ 손에서는 엄지손가락을 손목 안쪽에 대고 뼈를 향해 강하게 압박한다.
⑤ 다리는 손목을 다리 기부의 홈에서 넓적다리 안쪽에 대고 뼈를 향해 강하게 압박한다.

[해설] ① 두피에서는 귀 바로 앞을 엄지손가락으로 뼈에 대고 누른다.

제4과목 응급처치학 각론

제5장 | 일반외상

필수문제

01 외상환자로부터 즉각적으로 인지해야 하는 치명적인 문제가 아닌 것은?

① 기도유지
② 호흡
③ 경추고정
④ 신경학적 이상 여부판단
⑤ 마취제 투약 여부

[해설] 급박한 응급상황에서 환자의 생명을 위협하는 인자는 기도폐쇄, 기흉, 대량출혈 등이다. 이러한 것을 판단하기 위해 기도유지와 경추고정, 호흡과 환기, 순환상태, 신경학적 이상 여부가 선행되어야 한다.

02 외상환자에서 가장 많이 발생하는 쇼크의 유형은?

① 신경성 쇼크
② 심장성 쇼크
③ 출혈성 쇼크
④ 과민성 쇼크
⑤ 패혈성 쇼크

[해설] 출혈성 쇼크
외상환자에게 가장 잘 발생하는 쇼크는 혈액의 손실로 인한 출혈성 쇼크로 외부출혈과 내부출혈로 나뉘게 되는데 외부출혈은 심한 열상, 개방성 골절이 발생한 환자에서 일어나며, 내부출혈은 복부나 장기의 손상으로 발생하게 된다.

03 흉부손상이 의심되는 환자의 특징이 아닌 것은?

① 비정상적인 호흡을 하고 있다.
② 각혈을 한다.
③ 시력이 상실되고 있다.
④ 빈맥과 출혈로 인하여 혈압이 저하된다.
⑤ 압통을 호소한다.

[해설] ③ 시력의 상실은 당뇨병의 증상에 해당하는 내용이다.
흉부손상에 따른 징후
 • 손상된 부위의 흉막통으로 호흡 시 통증을 호소하게 된다.
 • 흡기 시 흉벽의 팽창이 되지 않는다.
 • 빈맥과 출혈로 인한 혈압의 저하가 나타난다.
 • 각혈을 하게 된다.
 • 흉부의 열상과 청색증 및 흉벽의 비정상적인 운동을 보이게 된다.

[정답] 01 ⑤ 02 ③ 03 ③

04 흉부손상에서 주의해야 하는 사항으로 잘못된 것은?

① 늑골 골절 시 통증은 자발호흡에 따라 경감되므로 자발호흡을 유도한다.
② 가능하다면 개방창 부위를 즉시 밀폐하도록 한다.
③ 흉부손상의 경우는 심장과 폐에 영향이 미칠 것을 예측하여야 한다.
④ 흉부에 대한 세부신체검사를 통하여 손상을 확인한다.
⑤ 둔상으로 인할 경우 상처는 폐쇄성을 보인다.

[해설] ① 늑골 골절 시 통증은 자발호흡에 따라 더욱 심해진다.

05 몸이 펼쳐지는 범위가 정상의 범위를 지나친 경우로 관절각이 180°를 넘어 운동하는 것을 무엇이라 하는가?

① 과신전
② 외 전
③ 족장판
④ 측 전
⑤ 골 절

[해설] ① 몸이 펼쳐지는(신전) 범위가 정상의 범위를 넘은 것을 과신전이라 한다.

필수문제

06 흉부손상의 일반적인 치료원칙이 아닌 것은?

| ㉠ 기도유지 | ㉡ 생체징후 측정 |
| ㉢ 외부출혈 지혈 | ㉣ 폐쇄성 창상의 즉시 폐쇄 |

① ㉠, ㉡, ㉢
② ㉠, ㉢
③ ㉡, ㉣
④ ㉣
⑤ ㉠, ㉡, ㉢, ㉣

[해설] ㉣ 흉강으로 개방된 관통상, 즉 흡인성 창상을 폐쇄해야 한다.
흉부손상 일반적인 치료원칙
- 기도유지 및 구강 내 이물질 제거
- 산소투여, 필요시 인공호흡
- 생체징후 측정, 기록, 감시
- 외부출혈의 지혈
- 흡인성 창상(흉강으로 개방된 관통상)의 폐쇄
- 응급처치 후의 지속적인 관찰과 신속한 이송
- 응급센터로 이송 중 응급의료진에 손상 종류와 정보 통보

필수문제

07 늑골 골절 시 응급처치에 대한 내용으로 옳은 것은?

① 늑골이 골절되면 호흡 시 심호흡 곤란을 별로 느낄 수 없다.
② 늑골 골절 시 이송할 경우 그대로 이송하여 부담을 경과시킨다.
③ 늑골 골절을 대부분 간접적인 충격에 의하여 발생한다.
④ 1~4번은 골절이 되기 쉬운 부위이다.
⑤ 5~10번은 골절이 잘 된다.

[해설] ① 늑골 골절 시 호흡을 하는 경우 극심한 통증을 수반한다.
② 이송할 때는 삼각붕대로 고정하여야 한다.
③ 늑골 골절은 대부분 직접적인 외부충격에 의하여 발생한다.
④ 1~4번은 어깨뼈와 빗장뼈로부터 보호되어 골절이 잘 되지 않는다.

08 다음이 뜻하는 것은?

주로 늑골의 손상으로 2조각 이상으로 골절된 뼈의 조각이 호흡 시 다른 부분과 반대로 움직이는 운동을 말한다.

① 가성운동 ② 기이성 운동
③ 현 훈   ④ 가성통풍
⑤ 가성빈혈

[해설] 기이성 운동(흉곽역리운동)
늑골의 골절로 부러진 부위의 흉부가 정상 호흡과 반대로 움직여 흡기 시 골절부위가 함몰되고 숨을 내쉬는 호기 시 흉곽이 부풀어 오르는 상태를 기이성 운동(Paradoxical Motion)이라 한다.

[정답] 07 ⑤ 08 ②

09 기이성 운동을 보이는 환자에 대한 응급처치로 틀린 것은?

① 산소투여를 우선으로 한다.
② 손상된 부위를 손으로 누르거나 하면 안 된다.
③ 진통제를 투여한다.
④ 흉곽외부에서 견인장치로 흉곽을 안정시킨다.
⑤ 필요할 경우 근골격 마비제 등을 투여한다.

[해설] ② 손상부위를 손바닥으로 지지하거나 모래주머니 압박드레싱을 실시하여 손상된 부위 쪽으로 눕히면 호흡이 호전되는 경우가 많다.

10 허파와 흉강 사이에 공기가 차는 것으로 기관, 기관지 손상이나 흉벽 개방창으로 인해 발생하는 것은?

① 압박손상
② 연가양 흉곽
③ 폐기종
④ 기 흉
⑤ 무기폐

[해설] 기 흉
폐와 흉강 사이의 공기가 존재하는 것을 말하며, 이 경우 폐와 흉벽이 분리되어 허탈된 상태가 된다. 공기로 인한 팽창으로 폐용적, 폐환기량이 감소하여 저산소증을 유발하므로 늑막강 내 공기를 주사기로 천자하거나 흉관을 삽입하여 공기를 배출시키도록 한다.

필수문제

11 긴장성 기흉에 대한 내용으로 틀린 것은?

① 폐조직이 외상이나 자연적으로 파열된 환자의 일부에서 흉강 내에 공기가 계속 증가하면서 발생한다.
② 증가된 공기가 자연스레 빠져나가 2차적인 증상은 없다.
③ 공기유입만큼 폐가 쭈그러지고 심한 저산소증을 유발한다.
④ 심장이 눌려 심장으로 들어가는 혈액량이 감소하기도 한다.
⑤ 구급대원의 현장치료는 불가능하므로 즉시 이송한다.

[해설] ② 체내에 증가된 공기가 주위의 장기를 압박하여 호흡곤란, 청색증 등이 발생할 수 있다.

12 다음 중 연결이 올바른 것은?

① 혈흉 : 흉강에 혈액이 침투
② 자연 기흉 : 외상으로 흉강 내 공기가 계속 유입되어 장기에 압박
③ 긴장성 기흉 : 선천적으로 폐조직의 약한 부분이 터져 흉막강 안으로 공기 유입
④ 흡입성 흉부창상 : 심장을 둘러싼 심낭으로 혈액이 유입되어 심장을 압박
⑤ 심근좌상 : 폐의 물리적 충격에 의해 발생

해설 ② 자연 기흉(Spontaneous Pneumothorax) : 선천적으로 폐조직의 약한 부위가 천공되어 흉강막 안으로 공기가 유입되는 것을 말한다.
③ 긴장성 기흉(Tension Pneumothorax) : 외상이나 폐조직의 자연적인 파열로 인하여 흉강 내에서 공기가 계속적으로 증가하면서 주위의 장기를 압박하는 것을 말한다.
④ 흡입성 흉부창상(Sucking Chest Wound) : 흡기 시 공기가 창상부위를 통하여 흉강 내로 들어가는 것을 말한다.
⑤ 심근좌상(Myocardial Contusion) : 심장의 물리적 충격에 의하여 발생한다.

필수문제

13 심낭 내의 압력이 증가하여 심장을 압박함으로써 심장으로의 정맥혈 환류가 감소하여 심박출량이 감소한 상태는?

① 심낭압전   ② 심장기흉
③ 폐좌상   ④ 혈 흉
⑤ 연가양 흉곽

해설 심낭압전(Cardiac Tamponade)
심장을 둘러싸고 있는 막 사이에 혈액이 고여 심장이 꽉 조인 것과 같이 되어 심장의 기능이 떨어지는 병으로 경정맥이 팽대되고, 청진상 심음이 작아지며 불분명해지고 혈압이 저하되는 특징을 갖는다.

14 긴장성 기흉과 혈흉의 특징으로 잘못된 것은?

	구 분	혈 흉	긴장성 기흉
①	경정맥	축 소	확 장
②	타진소견	둔 탁	울 림
③	기관위치변화	거의 없음	드물게 발현
④	1차 증상	호흡곤란 다음 쇼크	쇼크 다음 호흡곤란
⑤	호흡음	다친 쪽이 감소	좌와 동일

해설 ④ 혈흉은 1차 증상이 쇼크 다음에 호흡곤란이 오고, 긴장성 기흉은 호흡곤란 다음에 쇼크가 나타난다.

정답 12 ① 13 ① 14 ④

15 다음 보기가 가리키는 것은?

> 외상, 자궁 외 임신, 췌장염 등에 의한 조직 내 출혈로 출혈이 장시간 지속되면 배꼽주위가 청색으로 변하는 증상

① 쿨렌 징후(Cullen's Sign) ② 그레이-터너 징후(Grey-Turner's Sign)
③ 심계항진 ④ 저혈압
⑤ 부정맥

해설 ② 그레이-터너징후(Grey Turner's Sign) : 복막 뒤 공간의 출혈 시 옆구리에 반상출혈이 나타나는 징후로 대개 손상 후 12~24시간 후에 잘 나타난다.
③ 심계항진 : 불규칙하거나 빠른 심장 박동이 느껴지는 증상을 말한다.

16 늑골의 보호를 받는 장기로 짝지어진 것은?

① 비장, 신장 ② 간장, 비장
③ 골반, 심장 ④ 위, 대장
⑤ 식도, 폐장

해설 ② 간과 비장(지라)은 늑골의 보호를 받는 장기이다.

17 교통사고 발생 시 나타나는 외상의 종류에 대한 내용으로 (   ) 안에 가장 올바른 것은?

> 교통사고 발생 중 추락에 의한 손상 시 다른 부위보다 (   )의 손상이 두드러지게 나타난다.

① 십이지장 ② 췌장
③ 간장 및 비장 ④ 장관
⑤ 횡격막

해설 **교통사고 발생 시 주로 나타나는 외상의 종류**
• 핸들외상 : 십이지장, 췌장손상
• 추락 손상 : 간손상, 비손상, 흉추골절
• 안전벨트 손상 : 장관 손상, 대혈관 손상
• 대시보드 손상 : 간손상, 비손상, 횡격막 손상

18 교통사고 신고를 접한 응급구조사가 현장에서 환자의 의식을 평가할 때 사용하는 AVPU 척도에서 다음의 환자는 어디에 해당할 수 있겠는가?

> 정면 충돌로 인한 교통사고 현장에서 1명은 이미 도착 전 사망한 상태였고 나머지 한명은 질문에도 대답하지도 않으며 꼬집거나 하는 자극에는 반응을 보이는 정도로 판단되었다.

① A
② V
③ P
④ U
⑤ AVPU

해설 ③ P(Pain) : 통증자극에는 반응을 보이나 눈을 뜨지 않으며 질문에 대답을 하지 않는다.
AVPU 척도
• A(Alert) : 의식이 명료한 상태
• V(Verbal) : 언어적 지시에 반응하며 자신의 이름이나 현재 상황에 대해 말할 수 있는 상태
• P(Pain) : 말을 걸어도 대답하지 않으나 통증에는 반응을 보이는 상태
• U(Unresponse) : 아무런 반응을 보이지 않는 상태

19 호흡을 통한 환자의 상태를 체크할 경우 잘못된 방법은?
① 가슴에 둔상이나 좌상을 입은 경우 피가 섞인 가래를 볼 수 있다.
② 정상적인 성인의 호흡은 분당 12~20회인데 이보다 적거나 많은 특징을 보일 경우 호흡기나 내부장기의 파열을 의심할 수 있다.
③ 당뇨병성 케톤산증을 앓고 있는 환자에게서는 달콤한 과일향을 느낄 수 있다.
④ 호흡이 정지하는 경우 흉부와 복부의 움직임을 거의 볼 수 없다.
⑤ 출혈성 쇼크를 일으킨 경우 피부는 확장되어 홍조를 띠게 된다.

해설 ⑤ 출혈성 쇼크가 발생하게 되면 피부의 혈관은 수축하여 피부는 차갑고 습하게 바뀌게 된다. 건조하고 따뜻한 피부는 뜨거운 대기나 열에 노출되었을 경우 발생하는 열사병에서 볼 수 있는 증상으로 볼 수 있다.

20 골반골절에 대한 내용으로 적절하지 못한 것은?

① 골반골절은 주로 높은 곳에서 추락 시 발생한다.
② 골반환 골절은 내부를 통해 하지로 내려가는 혈관에 영향을 주기 때문에 위험하다.
③ 골반골절은 흔히 개방성 골절 발생이 많다.
④ 엉덩관절 탈구는 강한 물리적 충격에 의해서 일어나며 대부분 후방탈구가 발생한다.
⑤ 골반골절이 의심되면 척추 고정판을 이용하여 환자체위를 최소화시키고 항쇼크바지로 골반을 고정시킨다.

해설 ③ 골반은 많은 근육에 의해 둘러싸여 있기 때문에 개방성 골절은 드물고 골절편이 직장이나 질을 파열시켜 개방성 골절을 일으킬 수 있는 가능성이 있다.

21 다음 중 화상에 대한 내용으로 옳지 않은 것은?

① 화상은 크게 열에 의한 화상, 화학적 화상, 연기나 열 흡입에 의한 흡입화상으로 구분된다.
② 1도 화상의 경우 화상을 입은 부위를 식혀준다.
③ 1도 화상의 경우 별다른 조치 없이도 치료가 된다.
④ 2도 화상은 수포를 형성한다.
⑤ 화상의 직접적인 상처에는 생리식염수로 젖은 탈지면으로 덮어주도록 한다.

해설 ⑤ 상처에 탈지면을 직접 대지 않도록 한다. 왜냐하면 탈지면이 상처에 붙어 나중에 병원에서 떼어낼 경우 상해를 입을 수 있기 때문이다.

필수문제

22 다음은 환자평가에 대한 약어인 'DCAP[P]-BLS'의 연결이 옳지 않은 것은?

① D(Deformity) : 변형
② A(Abrasion) : 찰과상
③ B(Breast) : 가슴이상
④ P(Penetration) : 자상
⑤ S(Swelling) : 부종

[해설] ③ B(Burns)Bleeding : (화상)출혈
DCAP[P]-BLS
- D(Deformity) : 변형
- C(Contusion) : 좌상
- A(Abrasion) : 찰과상
- P(Penetration) : 자상
- [P](Paradoxical Movement) : 흉부 이상을 평가할 경우 '기이성 운동'
- B(Burns)Bleeding : (화상)출혈
- L(Laceration) : 열상
- S(Swelling) : 부종

23 화상환자에 대한 응급처치로 올바르지 않은 것은?

① 화상의 원인 물질을 제거해야 한다.
② 기도화상의 가능성이 의심된다면 기도유지와 산소투여를 하도록 한다.
③ 고전압 전류로 인한 사고자를 구조할 경우 초기 대응자에게 가해질 위험요소가 있는지 확인한다.
④ 심실세동근이나 호흡근의 마비가 발생한 환자에게는 즉시 심폐소생술을 실시한다.
⑤ 수포성 화상의 경우 수포를 터뜨려 더 이상의 감염을 예방한다.

[해설] ⑤ 수포성 화상의 경우 2도 화상에서 주로 관찰되며 수포의 경우 일반적으로 현장에서 터뜨리지 않고 이송하는데 일부러 터뜨리게 되면 세균감염의 우려가 있기 때문이다.
화재의 응급처치
- 화상을 입고 하루나 이틀 만에 죽는 것은 일반적으로 쇼크에 의한 경우가 대부분이며 그 이후에 죽는 이유는 감염이 원인이다.
- 응급처치의 사항은 아픔을 덜어주고, 감염을 예방하고, 쇼크에 대한 처치를 하는 것으로 화상부위의 열기와 통증이 가라앉을 정도로 약간 찬물에 담근다.
- 화재나 그 밖의 사고로 화상환자가 생긴 경우 의복을 벗기려고 하지 말고 화상 입은 곳을 처치하고 담요 등으로 환자를 덮고 안정시켜 병원으로 데려간다.
- 상처에 탈지면을 직접 대지 않도록 한다. 탈지면이 상처에 붙어서 이후 병원에서 떼어낼 경우 상해를 입을 수 있다.
- 쇠붙이 등 상처에 붙어 있는 물건을 떼려고 애쓰지 말 것이며 또 물집을 터뜨려서는 안 된다.

정답 22 ③ 23 ⑤

24. 화상환자의 응급처치에 대한 내용으로 옳지 않은 것은?

① 환부를 냉각시킨다.
② 물집은 터뜨리지 않는다.
③ 3도 화상 시 윤활유나 바셀린을 바르도록 한다.
④ 화상치료가 가능한 큰 병원으로 후송한다.
⑤ 기도 화상의 경우 산소를 투여하도록 한다.

해설 화상의 심도와 처치

구 분	1도(발적)	2도(수포성)	3도(괴사성)
원 인	• 태양광선 • 낮은 강도의 빛	• 끓는 물 • 불 꽃	• 불 꽃 • 뜨거운 용액에 장기간 노출 • 전류에 노출
피부손상 정도	표피층에 국한	표피와 진피의 일부	피부전층 침범, 신경, 혈관, 근육, 뼈의 파괴
증 상	쿡쿡 쑤심, 발적, 종창, 감각과민	통증, 감각과민, 수포	무통, 쇼크증상, 혈뇨, 혈액의 용혈
환부의 상태	• 핑크색, 붉은색, 누르면 창백 • 부종은 약간 또는 없음	• 수포, 붉고 얼룩덜룩 • 표면에 수분이 스며 나옴	• 건조, 부종, 괴사 • 피부층의 파괴로 지방층의 노출
진행과정	• 1주일 이내에 완전히 치유됨 • 피부껍질이 벗겨짐	• 2~3주 이내에 회복, 약간의 반흔이 형성 • 감염 시 3도 화상으로 전환됨	• 가피, 반흔 형성, 피부이식 필요 • 자연치유 불능
처 치	• 냉 각 • 윤활유를 바름	• 냉 각 • 물집은 터뜨리지 않음	• 냉 각 • 윤활유를 바르지 않음 (피부의 열기 발산을 막아 상처를 악화시킴) • 병원 후송

제4과목 응급처치학 각론

제6장 | 두부·경추손상

01 외상성 뇌손상(Traunatic Brain Injury)에 대한 내용으로 옳지 않은 것은?
① 주로 뇌조직의 정상적인 기능을 파괴하는 외부의 둔상으로 유발된다.
② 외적인 유형력이 작용하여 영구적 혹은 일시적으로 뇌기능이 정상적으로 되지 않는 상태를 말한다.
③ 외상성 뇌손상에는 안면부의 열상도 포함된다.
④ 뇌조직을 둘러싼 두피층은 체온의 약 50%를 방출할 수 있다.
⑤ 통계적으로 사회경제적 조건이 열악한 계층일수록 외상성 두부 손상의 위험도가 높다.

[해설] ③ 외상성 뇌손상은 두개 내 손상이라고도 하며 피부가 찢겨져 생긴 상처(열상)는 제외한다.

필수문제

02 ( ) 안에 들어갈 알맞은 것은?

> 급성 뇌손상은 (㉠)과 (㉡)로 구분된다. (㉠)은/는 손상을 일으킨 원인에 의해 직접적으로 발생한 세포단계에서의 손상을 말하며, (㉡)은/는 초기손상에서 피해를 입지 않은 세포로 범위가 확장되면서 발생한 것을 말한다.

	㉠	㉡
①	1차 손상	2차 손상
②	원시손상	외력손상
③	초기손상	후기손상
④	가역손상	비가역손상
⑤	본래손상	가역손상

[해설] 급성 뇌손상은 1차 손상과 2차 손상으로 구분하며, 1차 손상은 손상을 일으킨 원인이 되는 외력에 의해 발생한 손상이며, 2차 손상은 1차 손상에 의한 피해를 입지 않았으나 피해범위가 확장되면서 발생하는 손상을 말한다.

정답 01 ③ 02 ①

03 뇌압의 상승으로 인한 현상이 아닌 것은?

① 쿠싱반사
② 서 맥
③ 불규칙한 호흡
④ 혈압저하
⑤ 뇌혈류 감소

해설 쿠싱반사
뇌압이 상승하면 지속적인 두개 내 압력이 상승되고 뇌혈류가 감소하여 혈압상승, 서맥, 호흡이 늦어지고 깊어진다.

필수문제

04 외상성 뇌손상의 중증도 측정을 하는 것은?

① 쿠르봐지에 징후
② 쿤켈반응
③ 글라스고우 혼수척도
④ 마우제랄–그라닉크법
⑤ 자각적 불안척도

해설 글라스고우 혼수척도(Glasgow Coma Scale)는 외상성 뇌손상의 중증도 측정에 사용되며 글라스고우 척도의 점수가 낮을수록 환자의 신경학적 상태는 나쁘고, 점수가 높을수록 신경학적 회복이 좋은 것으로 평가한다.

필수문제

05 뇌진탕 및 두개골 골절이 발생한 경우 응급처치로 옳지 않은 것은?

㉠ 환자가 의식이 있다면 말을 하게 하도록 한다.
㉡ 기도를 확보하고 경추부분을 고정하도록 한다.
㉢ 의식이 있다가도 의식을 소실하는 경우가 있으므로 신속하게 이송하여야 한다.
㉣ 뇌압의 상승을 방지하기 위해 머리를 다리보다 낮게 위치하도록 한다.

① ㉠, ㉡, ㉢
② ㉠, ㉢
③ ㉡, ㉣
④ ㉣
⑤ ㉠, ㉡, ㉢, ㉣

해설 ㉣ 뇌압의 상승을 방지하기 위하여 머리를 다리보다 높게 들어 올리도록 한다.

06 다음 중 두부손상의 일반적인 원칙으로 틀린 것은?

① 기도를 확보한다.
② 경추를 고정한다.
③ 산소의 공급을 충분히 한다.
④ 환자의 의식수준을 평가한다.
⑤ 코를 풀게 하여 산소의 공급을 원활히 하도록 한다.

해설 ⑤ 코를 풀게 할 경우 뇌압상승을 초래할 수 있다.
두부손상 응급처치 원칙
- 기도를 확보한다.
- 경추를 고정시킨다.
- 산소를 충분히 공급한다.
- 호흡기능 및 순환기능을 유지하도록 한다.
- 환자의 의식수준을 평가한다.
- 전문적 치료를 받을 때까지 지속적으로 환자의 의식상태를 파악한다.

07 다음 중 의식이 저하된 환자에게서 척수손상이 가장 의심되는 증상은?

① 맥박이 빠르게 뛴다.
② 통증에 대한 반응이 크다.
③ 호흡 시 흉벽이 주로 움직인다.
④ 혈압이 상승된다.
⑤ 배변과 배뇨가 나타난다.

해설 ①, ④ 주로 서맥과 혈압이 저하되는 증상을 보인다.
② 통증에 대한 무반응 및 저림 등의 나타난다.
③ 호흡을 하는 경우 흉벽보다 복벽이 움직인다.

필수문제

08 환자가 두피열상(Scalp Laceration)을 보인 경우 응급구조사의 조치로 잘못된 것은?

① 작은 열상이라도 출혈이 많아 때로는 허혈성 쇼크가 발생할 수 있다.
② 소독된 거즈를 덮은 후 압박드레싱을 한다.
③ 결손부위를 제거하고 압박한다.
④ 드레싱을 할 때 거즈가 축축해질 정도로 출혈이 있어도 제거하지 않는다.
⑤ 처음 드레싱을 한 것을 제거하지 않고 그 위에 또 다시 드레싱을 한다.

해설 ③ 피부판은 두피의 정상적인 부위에 위치시키고 소독된 거즈를 덮은 후 압박 드레싱을 한다.

정답 06 ⑤ 07 ⑤ 08 ③

09 다음의 특징을 가지는 증상은?

> 뇌의 일부분에 일시적인 기능장해를 유발하며, 두부에 충격을 가할 경우 별이 보이거나 의식이 몽롱해지거나 주로 의식 소실을 동반하는 증상을 보이기도 한다.

① 뇌좌상
② 뇌진탕
③ 뇌탈출
④ 두개 내 출혈
⑤ 지주막하출혈

해설 ② 뇌진탕에 대한 내용으로, 뇌기능이 일시적으로 약화되거나 장해를 받는 것으로 뇌 조직에는 영구적 손상을 일으키지는 않는다.

10 두부 외상에 의한 뇌손상 중에서, 뇌진탕보다 중하며 의식 장해나 운동 마비 같은 증상이 생길 수 있고 뇌신경 조직이 손상을 받아 미세 출혈이나 부종이 일어날 수 있는 증상은?

① 뇌좌상
② 폐좌상
③ 심근좌상
④ 뇌동맥류
⑤ 협심증

해설 뇌좌상
외부 충격에 의하여 생기는 질환으로 뇌 실질에 출혈이 발생한 경우를 말하며, 흔히 피부에 멍이 들었다고 얘기하는 것이 뇌에 발생한 것으로 정의된다. 증상이 없는 경우부터 가벼운 두통, 경미한 또는 심한 마비, 언어장해, 혼수상태까지 다양한데 혈종이 발생한 부위에 따라 증상이 결정된다. 예를 들어 혈종이 언어 중추에 발생하면 언어장해, 운동 중추에 발생하면 운동장해 등이 동반될 수 있다.

필수문제

11 두개골이 골절된 경우 나타나는 증상으로 거리가 먼 것은?

① 의식이 저하된다.
② 너구리 눈 징후가 나타난다.
③ 귀에서 뇌척수액이 유출된다.
④ 구강 내 출혈이 있다.
⑤ 자간전증이 나타난다.

해설 자간전증이란 임신 중 고혈압이 발견되는 증상으로 두개골 골절과는 거리가 멀다.

필수문제

12 두개골 골절 시 응급처치요령으로 옳지 못한 것은?

① 외부로부터 심한 타격을 받은 경우에 생길 수 있다.
② 의식장해, 호흡곤란, 근육경련, 발열 등의 증상이 나타날 수 있다.
③ 귀나 코의 경우 즉각 지혈을 실시하여야 한다.
④ 두부에서 출혈 시에는 지혈하고 기도를 유지한다.
⑤ 겉으로 보아 특별한 증상이 없어도 반드시 병원으로 이송하여 전문의의 치료를 받아야 한다.

해설 ③ 두개골 골절 시 머리를 움직이지 않도록 하고 귀나 코의 출혈 시 그대로 흐르게 한다.

13 두개골 골절 시 응급처치에 대한 내용으로 틀린 것은?

① 뇌압상승의 경우 산소를 주입하지 않도록 주의한다.
② 목과 척추를 고정한다.
③ 머리를 다리보다 높게 두도록 한다.
④ 편안한 자세를 유지하도록 한다.
⑤ 간혹 술에 취한 증상으로 보일 수 있으므로 주의 깊게 살펴보도록 한다.

해설 ① 뇌압상승의 경우에는 고농도의 산소를 공급한다.

14 다음 보기에서 뜻하는 증상은?

> 머리나 얼굴외상으로 눈 주위에 피멍이 생겨, 너구리의 눈처럼 보이는 증상

① Rash
② Raccoon's Eye Sign
③ Multitrauma
④ Ileus
⑤ Keratitis

해설 ① Rash : 발진
③ Multitrauma : 다발외상
④ Ileus : 장폐색증
⑤ Keratitis : 각막염

정답 12 ③ 13 ① 14 ②

15 두개골 골절 시 나타나는 징후 중 하나로 유양돌기 주위의 반상출혈을 무엇이라고 하는가?

① 지주막하 출혈　　　② 경막외 출혈
③ 경막하 출혈　　　　④ 시상출혈
⑤ 배틀징후

> 해설　배틀징후(Battle Sign)
> 두개골 골절 시 나타나는 징후 중 하나로 유양돌기 주위의 반상출혈을 말한다.

필수문제

16 두부손상이 있을 경우 나타나는 현상으로 눈동자와 머리가 같이 움직이는 현상을 무엇이라 하는가?

① 배틀사인　　　　　② 인형눈 징후
③ 두개 내 출혈　　　 ④ 너구리눈 징후
⑤ 기억상실

> 해설　인형눈 징후(Doll's Eye Sign)
> 혼수상태의 환자에서 뇌줄기(Brain Stem)의 기능 유무를 평가하기 위한 검사로, 환자의 머리를 어떤 한 방향으로 기울였을 때 안구의 움직임을 관찰하는 것을 말한다. 정상적인 반사적 증후로 머리를 좌우로 돌리더라도 양쪽 눈은 정면을 보게 되어 있는데, 이로 인해 좌로 머리를 돌리면 양쪽 눈은 오른쪽으로 돌아가고 머리를 오른쪽으로 돌리면 눈은 왼쪽으로 움직인다. 의식이 있는 정상인에서는 이 반사는 고위중추에 의해 억제되어 있어 머리를 돌리면 보고자 하는 사물에 눈이 맞춰지지만 의식이 없는 환자에서는 이 중추의 억제 작용이 없어져 이런 현상이 나타나게 된다.

17 두부외상에 의하여 뇌의 일부가 두개 밖으로 빠져나온 상태를 뜻하는 용어는?

① 뇌헤르니아　　　　② 뇌 류
③ 뇌막류　　　　　　④ 뇌수막염
⑤ 뇌척수염

> 해설　뇌헤르니아(Cerebral Herniation)
> 뇌탈이라고도 하며, 두부외상에서는 두개내압 때문에 뇌의 일부가 두개강 밖으로 빠져 나와 있는 것을 말한다.

필수문제

18 두개강 내압 항진을 하는 원인은?

| ㉠ 뇌종양 | ㉡ 뇌지주막하 출혈 |
| ㉢ 뇌막염 | ㉣ 뇌농양 |

① ㉠, ㉡, ㉢
② ㉠, ㉢
③ ㉡, ㉣
④ ㉣
⑤ ㉠, ㉡, ㉢, ㉣

[해설] 두개강
약 1,500cc 정도의 부피로, 정상인 경우 뇌(87%)와 뇌척수액(9%), 혈액(4%)이 들어있다. 일반적으로 뇌의 부피가 줄 수 없기 때문에 두개강 내압을 일정하게 유지하는 데 혈액과 뇌척수액이 주된 부피 완충 역할을 한다. 두개강 내압이 올라가면 1차적으로 뇌혈류를 조절하여 두개강 내압을 유지하나, 이러한 방법이 실패하면 2차적으로 압력이 높은 곳에서 낮은 곳으로 뇌를 이동하게 되며, 이때 신경조직이 뒤틀리거나 탈출된다. 두개강 내압이 한계치 이상으로 항진되면 결과적으로 뇌혈류가 감소하게 되어 뇌실질의 허혈이 오게 되며, 이로 인해 뇌가 손상되는데 그 주요 원인은 다음과 같다.

- 두부외상
- 뇌지주막하 출혈
- 자발성 뇌실질 내 출혈
- 뇌농양
- 뇌동정맥 기형
- 뇌종양
- 수두증
- 뇌경색
- 뇌막염
- 정맥동 혈전증 등

19 척추손상에서 발생하는 징후들로 짝지어진 것은?

| ㉠ 무감각 | ㉡ 통 증 |
| ㉢ 타진통 | ㉣ 대상포진 |

① ㉠, ㉡, ㉢
② ㉠, ㉢
③ ㉡, ㉣
④ ㉣
⑤ ㉠, ㉡, ㉢, ㉣

[해설] 대상포진은 수두-대상포진 바이러스가 보통 소아기에 수두를 일으킨 뒤 몸 속에 잠복상태로 존재하고 있다가 다시 활성화되면서 발생하는 질병으로 엄청난 고통을 유발하는 질환이다. 척추손상과는 무관한 질환이다.

[정답] 18 ⑤ 19 ①

20 다음 중 척추손상이 의심되는 환자는?

① 다이빙을 하다가 머리를 바닥에 부딪쳐 손에 힘이 들어가지 않는 환자
② 붉은 반점이 생긴 환자
③ 갑작스러운 안구이상을 호소하는 환자
④ 갑작스러운 흉통을 호소하는 환자
⑤ 이물이 삽입된 천자상을 입은 환자

> 해설 물놀이에서 일어나는 대표적인 상해가 다이빙으로 인한 경추골절로 머리를 부딪쳐 척추골절이 발생하기도 한다. 의식이 있는 환자에게 손을 움직여보라고 시켰을 때 잡지 못하거나, 따끔따끔한 동통을 호소하거나, 귀에서 체액이 나올 경우 척추손상을 의심할 수 있다. 이 경우 환자의 몸을 일으켜 세우거나 음료수 등을 마시게 해서는 안 된다.

필수문제

21 다음 중 척추손상의 진단법으로 옳지 않은 것은?

① 척추의 변형이 왔는지에 대해 검사한다.
② 감각기능의 이상을 알기 위해 상지와 하지를 검사한다.
③ 사고 종류에 대해 물어본다.
④ 등의 정중선에서 극돌기를 따라 압통이나 변형이 있는지 관찰하기 위해 환자의 체위를 변화시킨다.
⑤ 몸통 부위의 좌상이나 열상이 있는지 관찰한다.

> 해설 ④ 등의 정중선에서 극돌기를 따라 압통이나 변형이 있는지 관찰하기 위해 환자의 체위를 변화시켜서는 안 된다.

22 척추에 심한 외상이 가해졌으나, 골절 및 연부 조직손상이 명확하지 않은 상태에서 일시적으로 척수기능이 마비되는 것을 말하며, 이완성마비가 몇 분 또는 몇 시간 지속되었다가 완전히 회복하는 증상은?

① 척수진탕   ② 척수좌상
③ 과굴곡 손상   ④ 과신전 손상
⑤ 완전 손상

> 해설 ① 척수진탕이란 어떠한 외력에 의해 운동기능과 감각이 일시적으로 마비되었다가 24시간 이내에 자연히 회복되는 증상을 말한다.

23 척추손상에 의한 운동 기능 평가지표 중 다음 보기는 어디에 해당하는가?

| 사지를 올릴 수는 있지만 외부 힘이 가해지면 들 수 없는 경우 |

① GRADE 0 ② GRADE 1
③ GRADE 2 ④ GRADE 3
⑤ GRADE 4

해설 ④ GRADE 3 : 사지를 올릴 수는 있지만 외부 힘이 가해지면 들 수 없는 경우

GRADE 0	전혀 움직일 수 없는 경우
GRADE 1	몸은 움직일 수 있으나 위치의 이동은 불가능한 경우
GRADE 2	몸을 움직여서 위치이동은 가능하나 수평이동만 할 수 있는 경우
GRADE 3	사지를 올릴 수는 있으나 외부 힘이 가해지면 들 수 없는 경우
GRADE 4	조그만 외부의 힘으로 사지를 눌러야 들어 올릴 수 있는 경우
GRADE 5	외부의 힘이 가해져도 사지를 들어 올릴 수 있는 경우

24 개방성 경부손상을 입은 환자를 다룰 경우 잘못된 방법은?

① 목의 동맥이나 정맥이 손상된 것으로 판단될 수 있다.
② 선홍색의 피가 계속해서 출혈되면 정맥손상으로 판단한다.
③ 응급구조자는 당황하지 말고 우선 기도개방을 확인한 후 상처 부위 위에 장갑을 낀 손을 올려놓는다.
④ 상처에는 폐쇄 드레싱을 사용한다.
⑤ 출혈을 멈추기 위해 압력을 가할 경우 양쪽 경동맥을 동시에 누르지 않도록 한다.

해설 ② 동맥손상 시 산소가 함유된 선홍색의 혈액이 분출되며, 정맥손상 시 암적색의 혈액이 흐른다.

필수문제

25 글라스고우 혼수척도(GCS)에서 연결이 잘못된 것은?

① 개안반응 점수 3은 검사자가 눈을 뜨라고 할 경우 눈을 뜨는 상태를 말한다.
② 통증에 무반응일 경우 개안반응 점수는 1점이다.
③ 의식은 있지만 말을 혼란스럽게 하고 있는 환자는 언어반응에서 점수가 3점이다.
④ 판단이 힘든 말들을 하고 있다면 언어반응 점수는 2점이다.
⑤ 검사자가 가하는 통증에 신전반응을 일으킨다면 운동반응 점수는 2점이다.

정답 23 ④ 24 ② 25 ③

해설 글라스고우 혼수척도(GCS)

구 분	검 사	점 수
개안반응	자발적으로 눈을 뜬다.	4
	구두 지시로 눈을 뜬다.	3
	통증에 눈을 뜬다.	2
	통증에 무반응이다.	1
언어반응	의식이 명료하며 지남력이 있다.	5
	말을 혼란스럽게 하고 있다.	4
	부적절한 단어를 사용한다.	3
	판단이 힘든 말들을 하고 있다.	2
	소리를 내지 않는다.	1
운동반응	간단한 명령에 따른다.	6
	검사자가 가하는 통증에 반응한다.	5
	검사자가 가하는 통증에 몸을 움직인다.	4
	검사자가 가하는 통증에 굴절반응이 나타난다.	3
	검사자가 가하는 통증에 신전반응을 일으킨다.	2
	검사자가 가하는 통증에 반응이 없다.	1

26 흔히 디스크라고 불리며 추간판의 일부가 피막을 찢고 탈출한 상태를 지칭하는 용어는?

① 추간판 헤르니아　　② 탈 구
③ 추체골절　　④ 차상돌기 골절
⑤ 헤마토크리트

해설　① 추간판 헤르니아란 손상된 추간판이 후방으로 탈출한 것을 말한다.

27 경추 외상의 환자를 판단하는 방법으로 틀린 것은?

① 크게 머리를 다친 경우 대부분 경추 손상을 동반한다.
② 국소적인 통증을 보이기도 한다.
③ 다리 부분을 움직이지 못하거나 한쪽 다리 부분에 감각이 없는 경우도 있다.
④ 호흡이 곤란한 환자일 경우 즉시 기도확보를 해야 한다.
⑤ 경부의 고정은 불안정형 골절이 안정형 골절보다 덜 중요하다.

해설 ⑤ 경부의 고정은 불안정형 골절일 경우 생명과 관계될 정도로 중요하며, 안정형 골절일 경우에도 생명과는 관계가 없지만 고정을 하는 편이 좋다.

경추골절
- 안정형 골절 : 골절 등이 있어도 위치 관계의 동요가 없는 것을 말한다.
- 불안정형 골절 : 경추의 운동으로 각 경추 상호 간의 위치관계가 변하므로 경추로서 일정하게 지지된 배열을 유지하기 곤란하고 쉽게 척수손상이 발생하는 것을 말한다.

필수문제

28 척추손상 환자에 대한 설명으로 틀린 것은?

① 고정과 손상부의 안정이 가장 중요하다.
② 목에 골절이 의심될 경우 목을 움직여 보도록 한다.
③ 척추손상이 의심될 경우 환자를 나무토막처럼 척추가 조금도 구부러지지 않도록 해야 한다.
④ 척수손상을 받게 되면 호흡을 하는 데 필요한 근육에 마비가 생겨 호흡능력이 감소할 수 있다.
⑤ 척수손상 후엔 뇌와 방광 사이의 의사를 전달하는 통로인 척수의 기능이 차단되어 정상적인 배뇨 현상이 나타나지 않는다.

해설 ② 목에 있는 경추가 손상되었을 경우 의사지시 없이 목을 좌우나 위, 아래로 움직이게 해서는 안 된다.

척추손상 응급조치
척추손상 환자는 사고현장에서의 최초 처치가 중요하다. 척추골절이 있더라도 완전 마비가 아니라 조금이라도 신경기능이 남아있는 환자일 경우라면 급히 병원으로 이송한다고 함부로 몸을 움직이면 손상을 오히려 악화시킬 수 있으므로, 사고현장에서 팔, 다리가 마비되었거나 잘 움직여지지 않는 환자는 절대로 함부로 들지 말고 반드시 널빤지나 특수 척추 받침대 위에 환자를 눕히고 목이나 등 또는 모든 척추가 반듯이 되도록 한 후 몸을 고정시키고 이송해야만 한다.

29 척수 한쪽의 부분 손상으로 발생하며 손상된 부분에서는 힘이 줄어들거나 없어지지만 통증 및 감각은 정상인 증상은?

① 브라운 세카르 증후군
② 경정맥공 증후군
③ 골수형성 이상 증후군
④ ICU 증후군
⑤ 무드셀라 증후군

해설 브라운 세카르 증후군(Brown Sequard Syndrome)
비대칭 마비라고 불리며 희귀한 척수질환으로 완전하게 단절되지는 않은 척수의 한 면의 손상으로부터 야기된다. 손상된 부분에서 힘이 줄어들거나 사라지지만 통증과 체온감각은 비교적 정상상태로 남아있다. 반대로 손상되지 않은 부분에서는 힘은 정상이지만 통증과 체온감각은 떨어지거나 사라진다.

정답 28 ② 29 ①

제7장 | 기도·소화관 이물

01 기도폐쇄(Airway Obstruction)에 대한 내용으로 틀린 것은?

① 기도폐쇄의 원인은 음식물에 의한 것이 대부분을 차지한다.
② 호흡을 하지 못해 청색증을 유발하기도 한다.
③ 부분폐쇄일 경우 숨이 가빠진다.
④ 기도폐쇄로 인하여 아직 의식이 있는 경우 심폐소생술을 실시한다.
⑤ 영아의 경우 구조자의 허벅지에 지지한 후에 턱을 잡고 등을 5회 쳐주도록 한다.

[해설] ④ 의식이 있는 경우 하임리히법을 사용하도록 하며, 의식이 없는 경우에는 심폐소생술을 실시해야 한다.

02 하임리히법의 순서가 바르게 연결이 된 것은? [출제유형]

> ㉠ 환자의 뒤에 서서 환자의 허리를 팔로 감싸고 한쪽 다리를 환자의 다리 사이에 지지한다.
> ㉡ 주먹 쥔 손의 엄지를 배꼽과 검상돌기 중간에 위치한다.
> ㉢ 구조자는 한 손은 주먹을 쥔다.
> ㉣ 이물질이 밖으로 나오거나 환자가 의식을 잃을 때까지 계속 한다.
> ㉤ 다른 한 손으로 주먹 쥔 손을 감싸고 빠르게 위로 밀쳐 올린다.

① ㉠ - ㉡ - ㉢ - ㉣ - ㉤
② ㉠ - ㉢ - ㉤ - ㉣ - ㉡
③ ㉠ - ㉢ - ㉡ - ㉤ - ㉣
④ ㉡ - ㉣ - ㉤ - ㉢ - ㉠
⑤ ㉢ - ㉤ - ㉡ - ㉣ - ㉠

[해설] 하임리히법 순서
- 환자의 뒤에 서서 환자의 허리를 팔로 감싸고 한쪽 다리를 환자의 다리 사이에 지지한다.
- 구조자는 한 손은 주먹을 쥔다.
- 주먹을 쥔 손의 엄지를 배꼽과 검상돌기 중간에 위치한다.
- 다른 한 손으로 주먹 쥔 손을 감싸고 빠르게 위로 밀쳐 올린다.
- 이물질이 밖으로 나오거나 환자가 의식을 잃을 때까지 계속 한다.

03 일상생활에서 기도폐쇄 발생원인에 대한 설명으로 틀린 것은?

① 이물질 삼킴의 환자 중에는 소아 환자의 수가 많다.
② 구강 내에서 이물질을 눈으로 볼 수 없는 경우에는 환자의 목에 있는 물체를 잡아 빼내도록 한다.
③ 환자가 틀니를 착용한 경우, 이물감의 파악을 하지 못해 이물질을 삼키는 경우가 있다.
④ 소아나 영아 환자의 경우 장난감이나 볼펜 뚜껑과 같은 것이 나오는 경우가 많다.
⑤ 교도소 수감자 중 기도폐쇄환자의 경우 숟가락이나 날카로운 칼 등이 나올 수 있다.

해설) 구강 내에서 이물질을 눈으로 볼 수 없는 경우에는 환자의 목에 있는 물체를 잡으려고 하지 말아야 한다. 이런 시도를 하다 보면 뜻하지 않게 이물질이 더욱 깊숙이 들어갈 수 있기 때문이다. 만일 구강 내에서 이물질이 눈에 보이는 경우에는 손가락으로 조심스럽게 제거할 수 있다.

04 소화관 이물에 의한 증상 및 처치방법으로 잘못된 것은? (출제유형)

① 생선 가시 등이 목 안에 편도선에 걸리는 경우 통증이나 불쾌감이 유발된다.
② 위 안에 이물이 있는 경우 특별한 이상 징후는 보이지 않는 것이 보통이다.
③ 영아가 호흡곤란을 일으키는 경우는 삼킨 이물이 식도가 아니라 기도로 들어간 것이 원인일 수 있다.
④ 이물을 삼킨 경우 X-Ray 검사를 통해 식도 조영을 하여야 한다.
⑤ 단추형 알칼리 전지를 삼킨 경우 자연 배출을 유도하도록 한다.

해설) ⑤ 단추형 알칼리 전지가 몸 속으로 들어가면 누전으로 인한 조직 내의 전기적 화상을 일으키기 때문에, 성대 및 식도, 혈관 등에 손상을 입게 되므로 병원으로 이송하여 응급 내시경 시술을 받도록 해야 한다.

05 소화기의 종류가 아닌 것은?

① 구 강
② 비 강
③ 소 장
④ 위
⑤ 식 도

해설) ② 비강은 기도에 해당한다.
이물의 위치에 따른 분류
  • 소화기 이물 : 구강, 위, 소 · 대장, 식도의 이물
  • 기도 이물 : 비강, 목구멍(인두, 목안), 후두, 기관, 기관지의 이물

06 음식물이 기도 안으로 들어오는 것을 방지하는 역할을 하는 것은?

① 연 골
② 후두개
③ 목 젖
④ 후 두
⑤ 성 대

[해설] 후두개
목구멍에는 음식물 통로인 식도와 공기의 통로인 기관이 있는데 목구멍에는 후두개라고 하는 작은 밸브 모양의 연골 조직이 있어서 음식물이 들어오는지, 공기가 들어오는지 알아차리고 음식물이 기도 내로 들어오는 것을 방지하는 역할을 한다.

[필수문제]

07 의식이 없는 환자의 목에 이물이 있는 것을 안 경우 응급구조자가 해야 하는 조치로 가장 적당한 것은?

① 구강 대 비강법
② 하임리히법
③ 기도삽관법
④ 고타법
⑤ 개흉심장압박법

[해설] ② 흉복부에 충격을 주어 이물질을 빼내는 응급처치법인 하임리히법을 시행하여야 한다.

08 임산부나 몸무게가 많이 나가는 사람의 경우 이물질 제거 방법으로 가장 좋은 것은?

① 하임리히법
② 복부압박법
③ 흉부압박법
④ 두부후굴법
⑤ 기도압박법

[해설] 흉부압박법
기도가 폐쇄된 임산부나 비만인 환자의 경우 복부압박법은 시행하기 곤란하기 때문에 흉부압박법으로 이물질을 제거할 수 있다.

09 기도 내에 이물이 있는 경우 잘못된 내용은?

① 이물이 기도 속을 완전히 막을 경우 소아의 경우 2~3분 이내에 사망에 이를 수 있다.
② 뇌 속에 산소를 공급하지 못해 뇌손상이 가장 큰 위험이다.
③ 이물이 기도로 들어가 불완전하게 막히거나 완전히 막힌 것에 따라 치료법이 달라진다.
④ X-ray 사진이나 후두내시경 등을 통해 진단할 수 있다.
⑤ 이물로 인하여 호흡이 완전히 정지되었다면 심폐소생술보다 의료진에게 빠른 연락이 선행되어야 한다.

[해설]
⑤ 호흡과 심장이 멎은 상태에서 3분 이내에 응급처치를 하지 못하게 되면 뇌에 치명적인 손상을 야기하게 되므로 병원 응급실로 가는 것보다 생명유지를 위한 심폐소생술을 시행하는 것이 급선무이다.
① 이물이 인두 속이나 인두 이하에 있는 기도 속에 들어가 기도 속이 완전히 차단될 때는 불과 2~3분 이내에 질식 사망할 수 있다.
② 이물로 기도가 완전히 막히면 숨을 전혀 쉴 수 없고 그로 인해 산소 결핍증이 생겨 뇌가 손상될 수 있다. 1~3분 내 질식될 수 있고 쇼크에 빠져 죽을 수 있다. 이물로 막힌 기도를 통하게 해서 숨을 다시 쉬게 할 수 있는 시간은 극히 제한됐다. 기도가 막혀 숨을 쉬지 못하면 0~4분 이내에 뇌가 손상될 수 있고 4~6분이 지나면 뇌가 손상될 가능성이 높고 6~10분이 지나면 뇌가 손상될 가능성이 아주 높다.

10 어린 유아나 소아가 있는 가정에서 이물로 인한 사고를 예방하기 위한 방법 중 잘못된 것은?

① 호기심으로 입이나 콧속에 흡입이 되지 않도록 물건을 보관한다.
② 장난감은 분리가 되지 않는 것이 좋다.
③ 사탕의 경우 녹을 수 있으므로 비교적 위험이 크지 않다고 볼 수 있다.
④ 생명유지를 위해 심폐소생방법을 익혀 두어야 한다.
⑤ 아이가 음식물을 먹다가 호흡곤란이나 발작적으로 기침을 하는 경우 지체 없이 병원으로 가도록 한다.

[해설] ③ 장난감 부품이나 사탕, 땅콩 등의 작은 것들은 어린이의 손에 닿지 않는 곳에 보관하도록 한다.

11 기도가 불완전하게 폐쇄된 경우 볼 수 있는 증상으로만 짝지어진 것은?

> ㉠ 기침이나 발성이 불가능하다.
> ㉡ 의식이 있다.
> ㉢ 청색증이 나타난다.
> ㉣ 천명음이 발생한다.

① ㉠, ㉡, ㉢
② ㉠, ㉢
③ ㉡, ㉣
④ ㉣
⑤ ㉠, ㉡, ㉢, ㉣

해설 기도 완전폐쇄 시 증상과 기도 불완전 폐쇄 시 증상

기도 완전폐쇄 시 증상	기도 불완전폐쇄 시 증상
• 처음에는 의식이 있지만 시간이 흐름에 따라 의식이 저하되거나 소실된다. • 기침이나 발성이 불가능하다. • 청색증이 나타난다. • 호흡곤란이 시간이 지날수록 심해진다.	• 의식이 있다. • 공기의 흐름이 있는 기침이나 발성을 할 수 있다. • 청색증이 나타나지 않는다. • 천명음이 발생한다.

12 떡을 먹고 기도가 폐쇄된 어린아이가 의식 소실을 보였다면 최소 어느 정도 시간이 경과한 것인가?

① 1분 이상
② 2분 이상
③ 3분 이상
④ 4분 이상
⑤ 5분 이상

해설 ① 의식 소실은 기도의 완전폐쇄 후 1분 이상이 경과되었음을 의미한다.

13 이물을 삼킨 소아가 의식이 있는 경우 응급처치순서로 옳은 것은?

> ㉠ 기도가 폐쇄되었는지에 대한 여부를 확인한다.
> ㉡ 의식이 없는 경우로 되었을 때에는 의식이 없는 환자를 처치하는 방법으로 전환한다.
> ㉢ 불완전하게 기도가 폐쇄되었다면 지속적으로 기침을 하도록 하여 이물을 제거하도록 한다.
> ㉣ 완전폐쇄의 증상을 보이는 환자에게는 의식이 소실되기 전까지 이물 제거를 계속해서 실시한다.
> ㉤ 이물이 배출되었다면 100% 산소를 투여하도록 한다.

① ㉠ - ㉡ - ㉢ - ㉣ - ㉤
② ㉠ - ㉢ - ㉤ - ㉣ - ㉡
③ ㉢ - ㉤ - ㉡ - ㉣ - ㉠
④ ㉠ - ㉢ - ㉣ - ㉡ - ㉤
⑤ ㉤ - ㉢ - ㉣ - ㉡ - ㉠

[해설] 의식이 있는 소아의 응급처치
- 기도가 폐쇄되었는지에 대한 여부를 확인한다.
- 불완전하게 기도가 폐쇄되었다면 지속적으로 기침을 하도록 하여 이물을 제거하도록 한다.
- 완전폐쇄의 증상을 보이는 환자에게는 의식이 소실되기 전까지 이물 제거를 계속해서 실시한다.
- 의식이 없는 경우로 발전한다면 의식이 없는 환자 처치법으로 전환한다.
- 이물이 배출되었다면 100% 산소를 투여하도록 한다.

14 이물제거 시 주의사항으로 틀린 것은?

① 비만인 환자의 경우 상복부 압박을 실시한다.
② 임산부에게는 흉부압박을 하도록 한다.
③ 연하통의 증상을 보인다면 소화관에 이물이 있다는 것을 암시한다.
④ 소아의 경우 손가락 훑어내기(Finger Sweep)를 무조건적으로 실시하는 것은 지양한다.
⑤ 구개 주위에 있는 이물은 후두경으로 검색하면서 제거하도록 한다.

[해설] ① 비만이거나 임산부에게는 상복부 압박을 하지 않고 흉부압박을 사용한다.

15 기도 막힘이 있는 의식이 없는 영아에 대한 가장 올바른 조치는?

① 하임리히법
② 5 등 두드리기-5 가슴 누르기
③ 두부후굴법
④ 상지거상법
⑤ 손가락 훑어내기

[해설] 1세 이상의 소아는 하임리히법 5회를 실시하고, 영아는 5 등 두드리기-5 가슴 누르기(5 Back Blow-5 Chest Thrust)를 실시하도록 한다.

[정답] 13 ④ 14 ① 15 ②

16 기도에 이물이 있는 환자의 경우 의식이 있는 경우에 대해 잘못 알고 있는 것은?

① 불완전폐쇄일 경우 의식이 있다.
② 완전폐쇄일 경우에도 의식이 있을 수 있다.
③ 완전폐쇄일 경우 의식이 있다는 것은 완전 폐쇄가 10분 이내에 발생했다는 것을 말한다.
④ 완전폐쇄일 경우 의식은 점차 저하될 것이다.
⑤ 기도가 불완전하게 폐쇄가 되었다면 천명음이 들릴 수 있다.

해설 ③ 완전폐쇄가 발생한지 1분 이내일 경우 의식이 있으며 그 이후에는 점차 의식이 저하되고 소실된다.

필수문제

17 기도에 이물로 인한 호흡장해로 인하여 뇌의 비가역적 손상을 일으킬 수 있는 시간은?

① 1분 ② 2분
③ 3분 ④ 5분
⑤ 10분

해설 ④ 뇌의 경우 산소결핍으로 인한 비가역적 손상은 5분 정도가 지날 경우 발생되며 괴사로 인한 영구적 손상을 입게 된다.

18 무의식 환자나 경추의 손상이 있는 환자의 기도를 개방하기 위한 올바른 방법은?

① 하악견인법 ② 하악거상법
③ 두부후굴-하악거상법 ④ 삼중기도유지법
⑤ 하임리히법

해설 ① 두부를 후굴시키지 않으면서 시행하는 하악견인방법은 경추손상이 의심되는 환자에게 적당한 방법이다.

필수문제

19 호흡곤란 시 오는 증상으로 틀린 것은?

① 맥박수가 증가하기도 한다.
② 호흡리듬이 변화하거나 불규칙적이다.
③ 천명음이 발생한다.
④ 기도 완전폐쇄 시 천명음을 들을 수 있다.
⑤ 호흡을 위해 늑간 근육이 움츠러들거나 복근을 사용하는 것을 볼 수 있다.

해설 ④ 천명음은 기도 불완전 폐쇄 시 나타나는 증상이다.
호흡곤란 시 나타나는 증상
- 호흡리듬이 변화한다.
- 맥박수가 증가하며, 호흡수가 정상보다 많거나 적어진다.
- 천명음(휘파람 소리)이 일어나며, 협착음 등도 발생한다.
- 흉부가 조이는 듯한 느낌을 받기도 한다.
- 호흡곤란이 후기로 갈 경우 청색증, 근육강도의 감소, 말초혈관류 저하, 의식상태 저하가 발생한다.
- 호흡을 위해 늑간 근육이 움츠러들거나 복근을 사용하는 것을 볼 수 있다.

필수문제

20 기도가 완전히 폐쇄된 경우 나타나는 특징적인 자세는?

① S-Sign
② I-Sign
③ O-Sign
④ V-Sign
⑤ L-Sign

해설 ④ 완전기도가 폐쇄가 된 경우 환자는 말을 못하고, 기침도 할 수 없게 되면서 목을 잡고 어떻게든 발버둥을 치기 위해 'V-Sign'이라는 특징적인 자세를 취하게 된다.

정답 19 ④ 20 ④

제8장 | 대사이상 및 체온이상

01 물이나 전해질의 이상이 있는 경우 나타나는 증상이 아닌 것은?

① 탈수증 ② 요붕증
③ 알도스테론증 ④ 신부전증
⑤ 아밀로이드증

해설 ⑤ 아밀로이드증이란 단백질 대사 장해로 인해 아밀로이드가 몸에 쌓이는 질병으로 면역글로불린 과다생산 질환으로 분류되는 면역계질환의 일종이다.
② 요붕증이란 항이뇨호르몬이 소변을 만드는 신장에서 제대로 작동하지 못해서 비정상적으로 많은 양의 소변이 생성되고 과도한 갈증이 동반되는 질환이다.
③ 알도스테론증이란 부신피질 호르몬의 하나인 알도스테론이 과잉분비되어 일어나는 내분비질환을 말한다.
④ 신부전증이란 신장의 배설기능, 물·전해질·산-염기평형의 조절기능, 내분비기능이 상실되고 단백질 대사산물의 축적 및 전해질 이상이 생겨 내부 환경이 유지되지 못하는 상태를 말한다.

필수문제

02 다음 보기가 가리키는 질병은?

> 필요 이상으로 많은 지방성분 물질이 혈액 내에 존재하면서 혈관벽에 쌓여 염증을 일으키고 그 결과 심혈관계질환을 일으키는 질환으로, 유전적인 요인으로 인해 혈액 내에 특정 지질이 증가하여 발생하는 경우가 많지만, 비만이나 술, 당뇨병 등과 같은 원인에 의해서 발병하기도 한다.

① 고지혈증 ② 비 만
③ 크론병 ④ 펠라그라병
⑤ 각기병

해설 ③ 크론병 : 입에서 항문까지 소화관 전체에 걸쳐 어느 부위에서든지 발생할 수 있는 만성 염증성 장 질환
④ 펠라그라병 : 니코틴산(니아신)의 결핍에 의하여 일어나는 질환
⑤ 각기병 : 비타민 B_1의 결핍에 의해서 생기는 질환

01 ⑤ 02 ①

필수문제

03 다음 중 대사 이상에 의한 분류 연결이 잘못된 것은?

① 신진대사 이상 – 당뇨병
② 퓨린대사 이상 – 통풍
③ 비타민 결핍 – 구루병
④ 전해질 이상 – 알도스테론증
⑤ 단백질대사 이상 – 펠라그라병

[해설] ⑤ 펠라그라병은 니코틴산(니아신)의 결핍에 의하여 일어나는 질환으로 비타민 결핍에 해당한다.

04 당뇨에 대한 내용으로 옳지 않은 것은?

① 인슐린 과다로 인해 생기는 질병이다.
② 다음, 다뇨의 증상을 동반한다.
③ 당뇨병은 제1형과 제2형으로 구분한다.
④ 제1형 당뇨병은 '소아당뇨'라고도 불린다.
⑤ 제2형 당뇨병은 인슐린의 기능이 떨어져 혈당이 높아지는 경우로 주로 40세 이후에 나타나고 비만한 사람에게 많이 나타난다.

[해설] 당뇨병은 인슐린의 부족이나 인슐린에 신체가 적절한 반응을 보이지 않는 대사질환의 일종으로, 혈중 포도당의 농도가 높아지는 고혈당을 특징으로 하며, 고혈당으로 인하여 여러 증상 및 징후를 일으키고 소변에서 포도당을 배출하게 된다.

필수문제

05 평소 당뇨병을 앓고 있다는 환자를 관찰한 응급구조사가 환자에게서 볼 수 없는 증상은?

① 보통 성인보다 체중이 적게 나간다.
② 물을 자주 마시지 않는다.
③ 시력이 좋지 않다.
④ 산독증을 관찰할 수 있다.
⑤ 신장기능이 좋지 않다.

[해설] 당뇨병이 있게 되면 우선 혈당이 많이 올라 갈증이 나서 물을 많이 마시게 되며, 소변량이 늘어 화장실을 자주 가게 된다. 또한 체중이 빠지게 된다. 오랜 기간 고혈당 상태가 유지되면 신체에서 여러 합병증이 발생하는데, 대표적인 것이 망막병증(실명할 수 있음), 신기능장해(신기능 저하로 심할 경우 투석이 필요함), 신경병증(저림, 통증)이고, 심혈관계 질환의 위험이 높아지게 된다.

[정답] 03 ⑤ 04 ① 05 ②

06 당뇨병 환자에게 인슐린을 구강이 아닌 주사로 투여하는 이유는?

① 빠른 효과를 위하여
② 구강으로 투여할 경우 고통이 덜 하기 때문에
③ 인슐린은 단백질이기 때문에
④ 다른 약과 혼동을 피하기 위해
⑤ 소아의 경우 경구 투여를 더 선호하기 때문에

해설 　인슐린은 이자(췌장)의 β세포에서 합성·분비되는 것으로 혈액 속의 포도당의 양을 일정하게 유지시키는 역할을 하는 호르몬으로 인슐린은 단백질로 구성되어 있어 구강으로 투여할 경우 소화되기 때문에 주사로 투여를 한다.

필수문제

07 인슐린 의존형 당뇨병(Type Ⅰ)에 대한 설명으로 틀린 것은?

㉠ 당뇨환자의 10% 정도가 이 질환을 가지고 있다.
㉡ 다뇨, 다음, 다식의 증상이 나타난다.
㉢ 체중이 보통 사람들보다 적게 나가는 경우가 많다.
㉣ 인슐린 감소로 포도당 대사력이 감소하여 탄수화물을 에너지원으로 이용한다.

① ㉠, ㉡, ㉢　　　　　　　　　　　② ㉠, ㉢
③ ㉡, ㉣　　　　　　　　　　　　　④ ㉣
⑤ ㉠, ㉡, ㉢, ㉣

해설 　㉣ 인슐린 의존형 당뇨병(Type Ⅰ)은 인슐린 감소로 포도당 대사력이 감소하여 지방산을 에너지원으로 이용한다.

08 당뇨병 환자에게서 발생하는 급성 대사성 합병증으로서 신체에 필요한 에너지를 당보다 지방을 사용함으로써 야기되는 지나친 혈류 속의 산대사물의 축적과 수분과 당의 손실에 의해 발생하는 질환은?

① 당뇨병성 케톤산증　　　　　　　② 급성복증
③ 간장해　　　　　　　　　　　　　④ 혈소판 감소증
⑤ 저혈당증

해설 　① 당뇨병성 케톤산증은 인슐린에 대한 저항이나 인슐린 부재로 인해 발생하며 증상으로는 건조한 점막과 피부 및 체중감소, 다뇨 등의 증상이 나타나며 의식수준의 저하가 나타난다.

09 고삼투성·고혈당성·비케톤성 혼수에 대한 내용 중 잘못된 것은?

① 인슐린 의존성 당뇨병을 가진 환자에게만 나타난다.
② 고삼투성·고혈당성·비케톤성 혼수란 생명을 위협하는 고혈당과 심한 탈수 상태를 말한다.
③ 갈증의 증상을 보인다.
④ 스트레스나 심한 질병, 감염증, 과식, 인슐린 부족, 췌장에 염증이 생겼을 때 주로 나타난다.
⑤ 빈맥, 저혈압 등이 나타난다.

해설   ① 고삼투성·고혈당성·비케톤성 혼수는 비인슐린 의존성 당뇨병을 가진 환자나 진단되지 않은 고령의 당뇨병 환자에게 잘 나타나는 질환이다.

10 당뇨 응급환자의 처치에 대한 내용으로 옳지 않은 것은?   출제유형

① 고농도의 산소를 투여해야 한다.
② 80mg/dL 이하의 혈당으로 결과가 나오면 무조건 포도당을 투여한다.
③ 의식이 있는 환자인 경우 단것을 경구투여 하도록 한다.
④ 의식이 없는 환자인 경우 고농도 산소를 투여하고 기도유지 확보에 힘쓰도록 한다.
⑤ 50% 포도당은 영아에게 투여하지 않도록 한다.

해설   ② 환자를 관찰하여 80mg/dL 이하의 혈당으로 결과가 나오고 저혈당증의 증상을 보이는 환자일 경우 포도당을 투여해야 한다.

정답   09 ①   10 ②

11 당뇨병 자체의 합병증 중 급성합병증에 속하는 것은?

| ㉠ 당뇨병성 케톤산증 | ㉡ 당뇨병성 망막증 |
| ㉢ 젖산증 | ㉣ 당뇨병성 신증 |

① ㉠, ㉡, ㉢　　　　　　　　　　　② ㉠, ㉢
③ ㉡, ㉣　　　　　　　　　　　　　④ ㉣
⑤ ㉠, ㉡, ㉢, ㉣

해설 **당뇨병의 합병증**

구분		내용
급성 합병증	당뇨병성 케톤산증	절대적인 인슐린의 부족으로 인하여 탄수화물(=당질)로부터 에너지를 얻을 수가 없어서 몸 안의 지방질로부터 에너지를 얻기 위해 지방질이 분해, 이용되면서 몸 안의 지방질의 분해 산물인 산성의 케톤체가 다량으로 생겨 몸 안이 산성으로 바뀐다. 이렇게 되면 혈당이 오르고 숨이 가쁘며, 입에서 아세톤 냄새가 나고 심장이 빨리 뛴다. 또한 급히 서두르지 않으면 혼수, 사망에 이르는 위험한 합병증이다.
	고삼투성 비케톤성 혼수	혈당이 매우 높이 올라가서 심한 탈수와 몸 안의 대사 이상이 초래되어 혼수, 사망에 빠지는 위중한 합병증이다.
	젖산증	몸 안에 젖산이 과도하게 쌓이는 합병증이다.
만성 합병증	당뇨병성 망막증	전체 당뇨병 환자의 약 2%에서 실명을 가져오는 심각한 합병증이다. 당뇨병을 앓고 있는 기간과 깊은 관계가 있어, 당뇨병을 앓은 지 10년 이내는 6%, 10년에서 14년 사이에선 26%, 15년 이상에선 63% 정도 발생한다.
	당뇨병성 신증	대개 10년 내지 15년 이상 당뇨병을 앓은 사람들의 약 5% 정도에서 온다. 처음에는 소변에 단백이 검출되면서 점차 진행되어 콩팥의 기능이 저하된다. 몸이 붓고 빈혈이 생기고 혈압이 오르기도 한다. 여기서 혈압의 상승은 당뇨병 신증을 악화시키는 요인으로도 작용한다.
	당뇨병성 신경병증	몸 안의 모든 신경에 다 올 수 있다. 발바닥의 신경에 합병증이 오면 발바닥이 저릿저릿하고 화끈거리는 증상이 발생하거나 아예 감각이 없어져 무감각해지기도 한다. 이와 같은 증상은 발끝에서 발목으로 점차 올라오며, 밤에 통증이 심해져서 잠을 못 이루는 경우도 많다.

필수문제

12 다음 중에서 저혈당 쇼크에 관한 설명으로 부적합한 것은?

① 인체 내에 인슐린양이 과잉상태인 경우에 발생할 수 있다.
② 당뇨성 대사산증에 비해 급격히 진행되는 특징이 있다.
③ 혼수상태이면 설탕물을 경구로 투여하는 것이 바람직하다.
④ 당뇨병 환자가 지나치게 심한 운동을 하는 경우에도 발생한다.
⑤ 인슐린을 투여하면서 음식물을 적게 섭취하는 경우에도 발생한다.

해설 ③ 의식이 없는 환자에게 경구투여를 할 경우 기도질식 등의 위험이 있다.

13 신장이 하는 역할로 짝지어진 것은?

㉠ 요 생산과 배설 기능	㉡ 혈액 내의 노폐물 제거
㉢ 혈장 산도 조절	㉣ 혈당 조절 호르몬 분비

① ㉠, ㉡, ㉢
② ㉠, ㉢
③ ㉡, ㉣
④ ㉣
⑤ ㉠, ㉡, ㉢, ㉣

[해설] ㉣ 혈당을 조절하는 호르몬을 분비하는 곳은 이자(췌장)에서 하는 일이다.
신장의 기능
- 요 생산과 배설
- 혈액 내의 대사산물 제거(NH_4 등)
- 혈압 저하 시 → 레닌(Renin) 분비 → 혈압조절
- 저산소증 시 → 에리스로포에틴(Erythropoietin) 분비 → 적혈구(RBC) 생성촉진
- 혈장의 전해질 농도 조절
- 혈장의 산도(pH) 조절

14 신장손상은 어떤 경우에 가장 빈번하게 발생할 수 있는가?
① 측두골 손상
② 흉골 손상
③ 척추 손상
④ 대퇴부 손상
⑤ 하부늑골 손상

[해설] ⑤ 하부늑골, 옆구리 또는 상복부의 타박상, 열상 또는 관통상이 있을 때 신장손상이 있을 수 있는 가능성이 많다.

15 다음 (   ) 안에 들어갈 알맞은 숫자는?

세포내액은 백혈구, 혈소판, 적혈구 속의 수분을 총칭하며 전체 수분의 약 (   )를 차지한다.

① 1/2
② 2/3
③ 1/4
④ 3/4
⑤ 1/3

[해설] 신체 수분의 2/3 정도가 세포내액이며, 1/3은 세포외액으로 혈장, 간질액, 림프, 뇌척수액, 위장관액 등으로 체수분과 세포외액은 연령 증가에 따라 줄어들고 세포내액은 실질조직 증가에 의해 체중증가에 따라 많아지는 특성을 가지고 있다.

16 체액의 역할과 기능에 대한 내용으로 틀린 것은?

① 체액은 남자에서 체중의 약 60%를 차지하고 있다.
② 세포 성분을 제외한 성분 중 혈장의 수분을 세포외액이라 부른다.
③ 세포외액의 대표적인 것은 간질액으로 총수분량의 1/3을 차지한다.
④ 체액은 체내의 항상성을 유지하는 역할을 한다.
⑤ 체액은 세포와 세포 사이에서 물질 운반의 역할을 담당한다.

[해설] ③ 세포외액의 대표적인 것은 혈액(혈장)으로 총수분량의 1/3을 차지하며, 이 밖에 간질액·림프액 등이 있다.

17 전해질 이상(고나트륨혈증)의 원인이 될 수 없는 것은?

① 장피누공
② 설 사
③ 이뇨제 사용
④ 항이뇨호르몬 이상
⑤ 체온 중추 이상

[해설] 수분이 급격히 적어지거나 한꺼번에 많은 양의 나트륨이 몸으로 흡수될 경우 고나트륨혈증이 발생하게 된다. 고나트륨혈증이 발생할 수 있는 상황은 이뇨제 사용, 구토, 장피누공, 설사, 화상, 과도한 발한, 과다한 나트륨 투여, 항이뇨호르몬 이상 등이 있다.

18 수분과 전해질이 세포외액과 같은 비율로 상실된 상태를 무엇이라 하는가?

① 저장성 탈수
② 고장성 탈수
③ 등장성 탈수
④ 경증 탈수
⑤ 위험 탈수

[해설] 탈 수
어떤 원인으로 체내수분이 상실되어 혈관내액, 간질액, 세포내액 등의 감소가 일어난 상태를 말한다. 수분섭취 부족과 발열·설사·구토 등에 의한 체액 상실이 주요 원인이다. 수분과 전해질의 상실 비율로 저장성 탈수, 등장성 탈수, 고장성 탈수로 크게 나뉘는데, 저장성은 수분과 나트륨, 고장성은 수분의 상실이 주가 되고, 등장성은 수분과 전해질이 세포외액과 같은 비율로 상실된 상태이다.

19 칼륨(K)이 우리 몸에서 하는 역할이 아닌 것은?

① 근수축에 관여한다.
② 세포 대사 과정에서 산소의 활성화를 촉진한다.
③ 호르몬의 분비를 억제한다.
④ 산과 염기의 평형을 맞추는 역할을 한다.
⑤ 순환의 제어에 관여한다.

[해설] ③ 칼륨은 호르몬의 분비를 촉진한다.

20 다음 ( ) 안에 들어갈 알맞은 숫자는?

> 저칼륨혈증이란 혈청 칼륨 농도가 정상치인 ( )mEq/L 미만인 경우를 말한다.

① 0.5~2.5
② 1.5~3.5
③ 2.5~4.5
④ 3.5~5.5
⑤ 4.5~6.5

[해설] ④ 저칼륨혈증이란 혈청 칼륨 농도가 정상치인 3.5~5.5mEq/L 미만인 경우를 말한다.

필수문제

21 혈액 중의 산이 비정상적으로 증가하거나 알칼리가 비정상적으로 감소한 상태는?

① 카르시노이드
② 알칼로시스
③ 일포시스
④ 키토시스
⑤ 아시도시스

[해설] 아시도시스(Acidosis)
신체의 내부 환경으로서 중요한 산염기 평형이 흐트러졌을 경우 산의 과잉축적이 있거나 혹은 염기의 상실이 일어났을 때의 이상 상태를 말한다. 이 상태는 일반적으로 설사·구토·신장질환 및 중증당뇨병 등에 의하여 일어난다. 아시도시스와 반대 증세로, 혈액 중의 알칼리가 비정상적으로 증가하거나 산이 비정상적으로 감소한 상태는 알칼로시스라고 한다.

[정답] 19 ③ 20 ④ 21 ⑤

22 호흡성 알칼로시스에 대한 내용으로 틀린 것은?

① 혈중의 이산화탄소가 정상 이하로 증가하여 pH가 증대하여 산성이 되는 상태를 말한다.
② 두통, 현기증 등이 나타날 수 있다.
③ 어떠한 원인으로 인한 호흡 촉진이 일어나면서 이산화탄소가 과잉 배설된 결과가 원인이 된다.
④ 오래 지속될 경우 의식상실이 나타난다.
⑤ 과환기 증후군이 대표적이다.

해설 ① 호흡성 알칼로시스란 혈중의 이산화탄소가 정상 이하로 감소하여 pH가 증대하여 알칼리성이 되는 상태를 말한다.

필수문제

23 다음 중 체온조절에 대한 순서를 올바르게 표시한 것은?

① 체온상승 → 체온조절중추 → 발한·피부혈관확장 → 복사·대류·증발 → 체온하강
② 체온상승 → 발한·피부혈관확장 → 체온조절중추 → 복사·대류·증발 → 체온하강
③ 체온상승 → 복사·대류·증발 → 발한·피부혈관확장 → 체온조절중추 → 체온하강
④ 체온상승 → 발한·피부혈관확장 → 복사·대류·증발 → 체온조절중추 → 체온하강
⑤ 체온상승 → 체온하강 → 발한·피부혈관확장 → 복사·대류·증발 → 체온조절중추

해설 열은 피부와 폐를 통해 이동하여 소실되며 체온은 외부환경 온도와 신체 내부 온도 변화에 대응해서 일어나는 열생산량과 열방출량의 밸런스로 유지된다.

24 체온 중추가 위치하는 곳은?

① 전두엽
② 후두엽
③ 시상하부
④ 측두엽
⑤ 대뇌피질

해설 체온 중추는 시상하부에 있으며 시상하부의 앞부분에 열소실중추가 위치하여 피부혈관 확장, 땀분비와 같은 반응이 나타나 체온이 떨어지게 하는 역할을 한다.

25 고온에 의한 열손상 중 가장 위험한 것으로 중심체온이 40℃ 이상이고 중추신경계 이상, 땀이 나지 않는 특징을 보이는 증상은?

① 열피로
② 동 창
③ 열사병
④ 일사병
⑤ 현 훈

[해설] ③ 열사병이란 고온과 중추신경계 이상 및 무한증을 특징으로 보이는 응급질환으로 사망률이 높다. 중심부 체온이 42℃를 넘을 경우 나타나기 시작한다.
열사병의 치료
열사병일 경우 가장 먼저 해야 하는 조치는 체온을 낮추는 것이 급선무이다. 중심체온을 떨어뜨리기 위해서는 환자의 옷을 벗겨 몸을 물에 적시면서 시원한 바람을 쐬게 하는 방법이 있다.

필수문제

26 열탈진이 일어난 경우 응급처치 방법 중 잘못된 것은?

① 예방차원에서 충분한 수분을 섭취하도록 한다.
② 고온의 작업장에서 육체적 노동을 하는 자에게 열탈진이 자주 일어난다는 점을 환기시킨다.
③ 차가운 물보다는 뜨거운 물이 몸의 항상을 유지하는 데 도움이 되기 때문에 뜨거운 물을 섭취한다.
④ 열탈진이 일어난 경우 하루 정도 휴식하는 것이 좋다.
⑤ 약간의 탄수화물이 함유된 스포츠 음료를 섭취하는 것이 좋다.

[해설] ③ 열탈진이 일어난 경우 시원한 장소에서 차가운 물을 섭취하며 시원한 바람으로 체온을 내리도록 한다.
열탈진의 응급처치
• 탈수를 예방하기 위해 작업 전에 적정량의 수분을 섭취한다. 뜨거운 물보다는 차가운 물이 좋다.
• 최소한 24시간 동안의 휴식이 필요하다.
• 충분한 휴식으로 회복이 되었지만 심한 경우에는 0.9% NaCl 정맥주사를 투여하도록 한다.
• 운동 15분 전에는 차가운 물이나 약간의 탄수화물이 함유된 스포츠 음료를 섭취하는 것이 좋다. 탄수화물의 농도는 약 10%가 적당하다.

27 얼지 않는 정도의 차가운 환경에서 장기간 노출될 경우 발생하는 질환으로 주로 신체 말단 부분에 생겨 아프고 염증 반응을 나타내는 것은?

① 동 상
② 침수족
③ 동 창
④ 참호족
⑤ 버거씨병

정답 25 ③ 26 ③ 27 ③

해설 ③ 동창에 대한 내용으로 동창은 보통 섭씨 0도에서 10도 사이의 영상온도환경에서 신체 조직이 얼지 않고 손발이나 얼굴이 차갑고 피부가 트고 심한 가려움과 아픔을 초래한다. 피부 발적과 부종, 물집도 생기며 따뜻하게 가온하면 증상이 심해진다. 한랭에 계속 노출되면 궤양 또는 출혈을 동반한다. 동창의 치료는 손상부위를 약간 높여주고 실내기온으로 서서히 보온해 준다. 손상부위의 마찰이나 마사지를 해서는 안 되며 열에 직접 노출시켜서도 안 된다.

28 동상 단계와 증상이 바르게 연결된 것은?

- ㉠ 1도 동상
- ㉡ 2도 동상
- ㉢ 3도 동상
- ㉣ 4도 동상

- ⓐ 충혈과 부종
- ⓑ 수 포
- ⓒ 조직괴사
- ⓓ 침범된 부위 괴저

① ㉠ – ⓑ
② ㉠ – ⓒ
③ ㉡ – ⓓ
④ ㉢ – ⓒ
⑤ ㉣ – ⓐ

해설 **동상의 단계별 증상**

1도	충혈과 부종, 홍반, 경증의 청색증
2도	수포와 약간의 부종
3도	딱딱하고 까만 피부, 조직괴사, 발가락 부종
4도	근골격계 파괴 및 괴사

필수문제

29 동상환자의 응급처치법으로 옳지 않은 것은?

① 마른 담요 등으로 감싸 병원으로 후송한다.
② 출혈성 수포가 있는 환자의 경우 제거하여 후송한다.
③ 젖은 의복, 신발을 벗기고 더 이상 저온에 노출되지 않도록 환부를 보온시킨다.
④ 뜨거운 음료를 마시게 하는 것도 좋은 방법이다.
⑤ 손상부위를 40℃ 정도의 물에 담그고 피부색이 정상으로 돌아오는가를 관찰한다.

해설 ② 출혈성 수포의 경우는 조직을 건조시킬 수 있기 때문에 현장에서 제거하지 않는다.

제4과목 응급처치학 각론

제9장 감염증 면역부전

필수문제

01 제3급감염병에 해당하는 것은?

① 디프테리아
② B형간염
③ 신종인플루엔자
④ 회충증
⑤ 인플루엔자

[해설] ① · ③ 제1급감염병, ④ · ⑤ 제4급감염병에 해당한다.

제1급감염병
- 생물테러감염병 또는 치명률이 높거나 집단 발생의 우려가 커서 발생 또는 유행 즉시 신고하여야 하고, 음압격리와 같은 높은 수준의 격리가 필요한 감염병
- 에볼라바이러스병, 마버그열, 라싸열, 크리미안콩고출혈열, 남아메리카출혈열, 리프트밸리열, 두창, 페스트, 탄저, 보툴리눔독소증, 야토병, 신종감염병증후군, 중증급성호흡기증후군(SARS), 중동호흡기증후군(MERS), 동물인플루엔자 인체감염증, 신종인플루엔자, 디프테리아

제2급감염병
- 전파가능성을 고려하여 발생 또는 유행 시 24시간 이내에 신고하여야 하고, 격리가 필요한 감염병
- 결핵, 수두, 홍역, 콜레라, 장티푸스, 파라티푸스, 세균성이질, 장출혈성대장균감염증, A형간염, 백일해, 유행성이하선염, 풍진, 폴리오, 수막구균 감염증, b형헤모필루스인플루엔자, 폐렴구균 감염증, 한센병, 성홍열, 반코마이신내성황색포도알균(VRSA) 감염증, 카바페넴내성장내세균목(CRE) 감염증, E형간염

제3급감염병
- 그 발생을 계속 감시할 필요가 있어 발생 또는 유행 시 24시간 이내에 신고하여야 하는 감염병
- 파상풍, B형간염, 일본뇌염, C형간염, 말라리아, 레지오넬라증, 비브리오패혈증, 발진티푸스, 발진열, 쯔쯔가무시증, 렙토스피라증, 브루셀라증, 공수병, 신증후군출혈열, 후천성면역결핍증(AIDS), 크로이츠펠트-야콥병(CJD) 및 변종크로이츠펠트-야콥병(vCJD), 황열, 뎅기열, 큐열, 웨스트나일열, 라임병, 진드기매개뇌염, 유비저, 치쿤구니야열, 중증열성혈소판감소증후군(SFTS), 지카바이러스 감염증, 매독

제4급감염병
- 제1급감염병부터 제3급감염병까지의 감염병 외에 유행 여부를 조사하기 위하여 표본감시 활동이 필요한 감염병
- 인플루엔자, 회충증, 편충증, 요충증, 간흡충증, 폐흡충증, 장흡충증, 수족구병, 임질, 클라미디아감염증, 연성하감, 성기단순포진, 첨규콘딜롬, 반코마이신내성장알균(VRE) 감염증, 메티실린내성 황색포도알균(MRSA) 감염증, 다제내성녹농균(MRPA) 감염증, 다제내성아시네토박터바우마니균(MRAB) 감염증, 장관감염증, 급성호흡기감염증, 해외유입기생충감염증, 엔테로바이러스감염증, 사람유두종바이러스 감염증

정답 01 ②

02 다음 중 연결이 잘못된 것은?

① 제1급감염병 - 생물테러감염병 또는 치명률이 높거나 집단 발생의 우려가 커서 발생 또는 유행 즉시 신고하여야 하고, 음압격리와 같은 높은 수준의 격리가 필요한 감염병
② 제2급감염병 - 전파가능성을 고려하여 발생 또는 유행 시 24시간 이내에 신고하여야 하고, 격리가 필요한 감염병
③ 제3급감염병 - 기생충에 감염되어 발생하는 감염병 중 질병관리청장이 고시하는 감염병
④ 제4급감염병 - 제1급감염병부터 제3급감염병까지의 감염병 외에 유행 여부를 조사하기 위하여 표본감시 활동이 필요한 감염병
⑤ 성매개감염병 - 성 접촉을 통하여 전파되는 감염병 중 질병관리청장이 고시하는 감염병

[해설] ③ 제3급감염병이란 그 발생을 계속 감시할 필요가 있어 발생 또는 유행 시 24시간 이내에 신고하여야 하는 감염병을 말한다.

필수문제

03 다음 중 정기예방접종을 실시해야 하는 것으로 묶인 것은?

| ㉠ 폴리오 | ㉡ 백일해 |
| ㉢ 결 핵 | ㉣ 후천성면역결핍증 |

① ㉠, ㉡, ㉢
② ㉠, ㉢
③ ㉡, ㉣
④ ㉣
⑤ ㉠, ㉡, ㉢, ㉣

[해설] 필수예방접종(감염병의 예방 및 관리에 관한 법률 제24조 제1항)
특별자치시장·특별자치도지사 또는 시장·군수·구청장은 다음의 질병에 대하여 관할 보건소를 통하여 필수예방접종을 실시하여야 한다.
- 디프테리아
- 폴리오
- 백일해
- 홍 역
- 파상풍
- 결 핵
- B형간염
- 유행성이하선염
- 풍 진
- 수 두
- 일본뇌염
- b형헤모필루스인플루엔자(Hib)
- 폐렴구균
- 인플루엔자
- A형간염
- 사람유두종바이러스 감염증
- 그 밖에 질병관리청장이 감염병의 예방을 위하여 필요하다고 인정하여 지정하는 감염병

04 다음 중 패혈증에 대한 내용으로 틀린 것은?

① 패혈증은 미생물에 감염되어 전신에 심각한 염증 반응이 나타나는 상태를 말한다.
② 미생물이 혈액 내로 침투하지 않더라도 신체 일부의 염증 반응 및 염증 물질의 생성에 의해서 전신적인 패혈증이 발생할 수도 있다.
③ 초기 증상으로는 호흡수가 빨라지고, 지남력이 저하되기도 한다.
④ 패혈증은 CTA를 통해 진단이 가능하다.
⑤ 패혈증의 원인이 되는 장기의 감염을 치료하는 것이 중요하다.

[해설] ④ CTA는 전산화단층혈관촬영술로 컴퓨터단층촬영이라고도 하며 X선과 컴퓨터를 결합함으로써 체내의 모든 부분을 관찰할 수 있는 진단장치를 말한다. 패혈증에 특이적인 진단법은 없기 때문에 환자의 체온이나 맥박·호흡·혈압 등의 수치 등을 종합하여 판단해야 하며, 패혈증의 원인이 될 수 있는 감염증이 있는지를 확인하는 것이 중요하다.

05 다음 중 폐렴에 수반되는 증상으로 거리가 먼 것은?

① 발 열
② 기 침
③ 가 래
④ 전신피로
⑤ 식중독

[해설] 폐렴의 증상과 식중독은 거리가 멀다.

06 바이러스가 원인이 되어 간 조직에 염증이 생기고, 이로 인해 신체 전반에 걸쳐 다양한 증상이 나타나는 질환은?

① 폐 렴
② 간경변
③ 바이러스성 간염
④ 간경화
⑤ 파상풍

[해설] 바이러스성 간염
바이러스가 원인이 되어 간 조직에 염증이 생기고, 이로 인해 신체 전반에 걸쳐 다양한 증상이 나타나는 질병이며 급성 바이러스성 간염은 이환 기간이 6개월 미만인 바이러스성 간염을 말한다. 급성 바이러스성 간염에 종류는 A, B, C, D, E형이 있으며 바이러스성 간염 중 C형간염의 경우 간경변이나 간암으로 발전하는 경우가 있다.

[정답] 04 ④ 05 ⑤ 06 ③

07 급성 바이러스 간염에 대한 내용으로 틀린 것은?

① 응급구조자는 실수로 간염 바이러스에 감염될 수 있으므로 주의를 요한다.
② 피로감을 동반한다.
③ 식욕부진 및 황달의 증상을 보이기도 한다.
④ 오른쪽 상복부의 통증과 같은 간염의 특징적인 증상이 있다.
⑤ 급성 바이러스성 간염은 이환 기간이 10개월 미만인 바이러스성 간염을 말한다.

[해설] ⑤ 급성 바이러스성 간염은 이환 기간이 6개월 미만인 바이러스성 간염을 말한다.

08 A형간염에 대한 내용 중 틀린 것은?

> ㉠ 주로 급성간염의 형태로 나타난다.
> ㉡ 혈액을 통해 전염된다.
> ㉢ 전신증상이 나타난 후 일주일 이내에 황달이 나타나는 특징적인 임상 양상을 통해 A형간염을 의심할 수 있다.
> ㉣ 선진국에서 많이 발병한다.

① ㉠, ㉡, ㉢
② ㉠, ㉢
③ ㉡, ㉣
④ ㉣
⑤ ㉠, ㉡, ㉢, ㉣

[해설] ㉡ A형간염은 기존의 B형간염이나 C형간염과 같이 혈액을 통해 전염되는 것이 아니라 A형간염 바이러스에 오염된 음식이나 물을 섭취함으로써 전염되는 특징을 가진다.
㉣ 개인위생 관리가 좋지 못한 저개발 국가에서 많이 발병한다.

필수문제

09 다음 중 B형간염의 원인으로 보기 힘든 것은?

① 감염된 혈액
② 수직감염
③ 성적인 접촉
④ 오염된 주사기의 재사용
⑤ 오염된 음식이나 물을 섭취

[해설] ⑤ 오염된 음식이나 물을 섭취는 A형간염의 원인에 해당한다.
B형간염
B형간염 바이러스에 감염된 혈액, 수직감염, 성적인 접촉이나 수혈, 오염된 주사기의 재사용 등에 의해 감염될 수 있다. 이러한 경로를 통해 B형간염 바이러스가 혈액 내로 침입한 후 주로 간세포 속에 자리 잡게 되는데, 우리 몸은 이 바이러스를 제거하기 위해 면역반응을 일으키고 이로 인해 바이러스에 감염된 간세포들이 파괴되면서 간에 염증이 생기게 된다.

10 뇌(척)수막염을 일으키는 원인은?

① 세균 및 바이러스　　② 모 기
③ 오염된 물　　　　　④ 수직감염
⑤ 성적인 접촉

해설　뇌(척)수막염
여름의 대표적인 전염성 질환으로 뇌와 척수를 둘러싼 얇은 막인 뇌수막에 염증이 생기는 질환으로 뇌수막이 척수로 연장되어 뇌척수막염이라고도 불린다. 뇌수막염의 감염경로는 여러 종류의 바이러스나 세균에 의해 발생한다고 알려져 있으며, 세균성 뇌수막염의 경우 간질이나 뇌손상 등 심각한 후유증으로 생명을 위협할 수 있기 때문에 빨리 치료를 받아야 한다.

11 파상풍에 대한 내용으로 틀린 것은?

① 파상풍균이 생산한 신경 독소에 의해 발생
② 비위생적인 수술과 같은 외과적 조작을 통해서도 균이 침입
③ 파상풍균은 토양에서도 발견
④ 마비 증상
⑤ 예방보다 치료가 중요

해설　파상풍
예방이 무엇보다 중요하며 상처가 났을 때에는 상처 부위를 소독하고 괴사 조직을 제거하는 등의 적절한 처리를 하여 파상풍균의 감염을 예방한다. 과거 파상풍 예방 접종 기록을 확인하여 파상풍균 독소에 대한 면역력이 충분하지 않다고 판단되는 경우에는 파상풍 면역글로불린의 투여나 파상풍 톡소이드(파상풍의 예방용 백신으로 파상풍균의 독소를 약화시킨 것) 접종이 필요하다.

필수문제

12 다음의 보기에서 설명하는 질환은?

> 클로스트리디움(Clostridium) 종의 세균이 주로 근육층을 침범하여 조직을 괴사시켜 썩게 만들면서 가스를 생성하는 감염 질환

① 가스괴저병　　② 큐 열
③ 결 핵　　　　④ 파상풍
⑤ 아스퍼거장애

해설　가스괴저병
근육과 지방 조직 등을 썩게 만드는 질환으로 파상풍이 주로 운동 신경을 마비시켜서 근육의 강직을 일으키는 질환과 다른 특징을 보이는 질환이다. 가스괴저병은 빠르게 진행하며 치명적이기 때문에 초기에 진단을 하는 것이 중요하다.

정답　10 ①　11 ⑤　12 ①

13 결핵의 능동 면역 방법은?

① DPT
② DTP
③ ATI
④ UTO
⑤ BCG

해설) ⑤ 결핵은 능동 면역 방법으로 BCG 접종을 한다.

14 다음 중 폐결핵에서 발견되는 증상으로 거리가 먼 것은?

① 체중감소
② 전신쇠약
③ 기 침
④ 가 래
⑤ 수 포

해설) 폐결핵의 증상을 호흡기와 관련된 증상과 호흡기 이외의 전신 증상으로 구분하여 보면, 호흡기 증상으로는 기침이 가장 흔하며 가래 혹은 피 섞인 가래가 동반되는 경우가 있다. 혈담은 객혈(피를 토하는 것)로 나타나기도 하는데, 초기보다는 대체로 병이 진행된 경우에 나타난다. 또한 병이 진행되어 폐의 손상이 심해지면 호흡곤란이 나타나고 흉막이나 심막을 침범하였을 때는 흉통을 호소하기도 한다. 또한 결핵균은 폐뿐만 아니라 신체의 모든 부위에 잠입하여 발병할 수 있다.

필수문제
15 다음 중 식중독에 대한 내용으로 틀린 것은?

① 독소형 식중독을 일으키는 균에는 포도상구균, 바실루스 세레우스 등이 있다.
② 자연독 식중독에는 독버섯이 대표적이다.
③ 식중독 중 세균에서 생산된 독소에 의해 증상을 일으키는 것은 자연성 식중독이다.
④ 병원성 대장균은 설사, 장염을 일으키는 균이다.
⑤ 감염형 식중독은 병원성 대장균, 살모넬라, 장염 비브리오 등처럼 침투성 병원균이 직접 장관 점막층의 상피세포를 침투하여 다양한 증상을 일으키는 식중독을 말한다.

해설) 식중독은 그 원인에 따라 세균 자체에 의한 감염이나 세균에서 생산된 독소에 의해 증상을 일으키는 세균성 식중독, 동물성 혹은 식물성 독소에 의한 자연독 식중독, 화학물에 의해 증상을 일으키는 화학성 식중독으로 구분할 수 있다.

16 건강한 사람에게는 감염증을 잘 일으키지 않으면서 면역기능이 감소된 사람에게는 심각한 감염증을 일으키는 것은?

① 기회감염
② 면역결핍
③ 로타바이러스 감염증
④ 바르토넬라증
⑤ 면역부전증

해설 기회감염
2차감염 또는 이차감염이라고도 한다. 건강한 사람에게는 감염증을 잘 일으키지 않으면서 면역기능이 감소된 사람에게는 심각한 감염증을 일으키는 질환이다. 인체면역결핍바이러스 감염이 진행된 사람의 경우에는 폐·뇌·눈 및 기타 기관에 나타난다. 장기이식을 받은 사람이나 항암제 치료를 받는 사람, 후천성면역결핍증 환자 등은 면역기능이 떨어져 있으므로 이런 사람들에게는 보통 사람에게는 아무 영향을 미치지 못하는 균에 감염이 일어난다. 대표적인 것으로는 주폐포자충폐렴, 칸디다증, 거대세포바이러스, 크립토스포리디움증 등이 있다.

17 항생제남용의 부작용으로 인하여 강력한 항생제에도 죽지 않는 박테리아가 일으키는 질환으로 특히 병원에서 문제가 될 수 있는데, 열린 상처가 있거나, 외과적 장비를 사용하고, 일반 대중보다 면역 체계가 약해진 환자들의 감염의 위험이 높은 질환은?

① MRSA 감염증
② 파상풍
③ 파라티푸스
④ 폴리오
⑤ 레지오넬라증

해설 ① MRSA 감염증은 메티실린 계열의 항생제에 내성을 보이는 황색포도상구균이다. 과거 항생제를 남용한 경력이 있거나 면역력이 약해진 사람에게 출현율이 높다.
MRSA(Methicillin-Resistant Staphylococcus Aureus ; 메티실린내성황색포도상구균) 환자 처치 시 주의사항
• 분비물이 튀거나 묻을 경우를 대비하여 마스크와 가운을 착용한다.
• MRSA 환자를 간호한 후 반드시 손을 씻도록 한다.
• MRSA 환자와 면역력이 저하된 환자를 함께 다루지 않도록 한다.
• 면역력이 저하된 환자를 먼저 치료하고 MRSA 환자는 나중에 치료한다.

정답 16 ① 17 ①

18 감염병의 예방 및 관리에 관한 법률상 강제로 치료받게 하거나 입원시킬 수 있는 질병으로 짝지어진 것은?

① 결핵, 홍역
② 콜레라, 매독
③ 장티푸스, 회충증
④ 페스트, 임질
⑤ 탄저, 요충증

해설 감염병에 관한 강제처분(감염병의 예방 및 관리에 관한 법률 제42조 제1항)
질병관리청장, 시·도지사 또는 시장·군수·구청장은 해당 공무원으로 하여금 다음의 어느 하나에 해당하는 감염병환자 등이 있다고 인정되는 주거시설, 선박·항공기·열차 등 운송수단 또는 그 밖의 장소에 들어가 필요한 조사나 진찰을 하게 할 수 있으며, 그 진찰 결과 감염병환자 등으로 인정될 때에는 동행하여 치료받게 하거나 입원시킬 수 있다.
- 제1급감염병
- 제2급감염병 중 결핵, 홍역, 콜레라, 장티푸스, 파라티푸스, 세균성이질, 장출혈성대장균감염증, A형간염, 수막구균 감염증, 폴리오, 성홍열 또는 질병관리청장이 정하는 감염병
- 제3급감염병 중 질병관리청장이 정하는 감염병
- 세계보건기구 감시대상 감염병

19 장출혈성대장균감염증에 대한 내용으로 틀린 것은?

① O-157, O-26 등 생물학적 변이를 일으킨 병원성 세균이 원인이다.
② 오염된 식품을 통해 감염된다.
③ 제1급감염병에 해당한다.
④ 사람한테 감염됐을 경우 설사, 혈변, 복통 등을 일으킨다.
⑤ 올바른 손 씻기 등 개인위생을 철저히 하여 예방한다.

해설 ③ 제2급감염병에 해당한다.

20 말라리아에 대한 내용으로 틀린 것은?

① 말라리아는 모기를 통해 전파된다.
② 오한, 발열, 발한의 전형적인 감염 증상이 나타난다.
③ 말라리아 발생지역을 방문하는 경우에는 반드시 예방약을 먹도록 한다.
④ 말라리아는 열원충(Plasmodium)에 의해 일어난다.
⑤ 백혈구 내에 들어간 기생충은 계속해서 증식한다.

[해설] ⑤ 말라리아는 적혈구 안에서 분열·증식한 이후 적혈구를 깨뜨리고 나온다. 말라리아의 특징적인 증상인 발열·오한·떨림 등은 적혈구가 깨질 때 나타나는 증상이다.

필수문제

21 디프테리아에 대한 설명으로 틀린 것은?

① 디프테리아는 디프테리아균의 외독소에 의한 급성 감염 질환이다.
② 호흡기 디프테리아 및 피부 디프테리아가 있다.
③ 분비물과의 접촉을 통하여 전파되며 호흡기로는 전파되지 않는다.
④ 잠복기는 2~7일이다.
⑤ 무증상 보균자도 균을 전파할 수 있다.

[해설] 디프테리아는 호흡기의 비말 전파 또는 호흡기 분비물과의 접촉을 통하여 또는 피부 병변으로부터 분비물에 직접 접촉 등으로 전파된다.

[정답] 20 ⑤ 21 ③

제10장 급성복통

필수문제

01 복통을 발생기전에 따라 분류할 경우, 벽측 복막이나 복부영역의 체벽에서 생긴 염증이나 자극에 의한 통증을 무엇이라고 하는가?

① 내장통
② 체성통
③ 관련통
④ 간헐통
⑤ 지속통

해설 발생기전에 따른 복통의 분류

구분	내용
내장통	• 복부의 장기에서 일어나는 통증이다. • 잘 국소화되지 않는 것이 특징이며, 오심, 구토, 발한과 같은 자율신경계 반응을 동반하는 경우가 많다.
체성통	• 벽측 복막이나 복부영역의 체벽에서 생긴 염증 또는 자극에 의하여 발생하는 통증이다. • 내장통보다 늦게 나타나고 통증은 더 심하다. • 병소의 부위를 더욱 정확히 반영하며, 국소화가 가능하다.
연관통 (관련통)	• 질병의 원인 부위와 통증을 느끼는 부위가 서로 다르게 느껴지는 통증이다. • 어떠한 내장기관에 통증의 원인이 있으면 뇌는 이 통증이 다른 부위 몸의 표면에서 생긴 것처럼 잘못 인식하며, 이러한 현상은 특정 부위의 피부와 특정 기관의 사이에 연관되어 나타나는데 이를 연관통이라 한다. • 예컨대 결석의 경우 돌이 생긴 장소는 요도지만 통증은 사타구니 피부에서 발생한다. 췌장염의 경우 왼쪽 가슴의 피부가 아프다. 심근경색증의 경우 아픈 곳은 심장이지만 왼쪽 팔에 통증이 생긴다.

02 내장통에 대한 설명으로 옳지 못한 것은?

① 유해자극이 복부나 흉곽의 내장에 작용할 때 느껴진다.
② 통증은 보통 둔하며 상복부, 배꼽주위 혹은 하복부 중앙에서 불명확하게 위치한다.
③ 대부분의 내장의 신경지배가 다분절이고 신경종말의 수가 피부에서보다 적기 때문에 통증의 위치가 불명확하다.
④ 복부장기는 척수의 양측에서 지각성 구심신경을 받기 때문에 내장성 동통은 최상단부위에서 느껴진다.
⑤ 발한, 불안, 오심, 구토, 창백 등과 같은 2차적인 자율신경증상이 흔히 나타난다.

[해설] ④ 복부장기는 척수의 양측에서 지각성 구심신경을 받기 때문에 내장성 동통은 중앙선부위에서 느껴진다.

03 체성통에 대한 설명으로 옳지 못한 것은?

① 내장성 동통에 비해 더 심하다.
② 국소화가 어렵다.
③ 병소의 위치를 더 정확히 알 수 있다.
④ 내장에 발생한 염증이 더욱 진행하여 그 염증이 벽측의 복막이나 장간막, 횡격막 등에 미쳤을 때 발생한다.
⑤ 장간막 근부 등이 물리적 자극을 받아 압박, 견인, 염전되었을 때 발생한다.

[해설] 체성통은 ④ 및 ⑤와 같은 이유로 발생하며, 신경계의 한쪽만이 벽측 복막의 일정부분을 지배하기 때문에 국소화가 가능하다.

04 소화관, 담도, 요관 등의 유강성장기가 원발인 동통은?

① 내장통
② 체성통
③ 간헐통
④ 지속통
⑤ 동작통

[해설] 동통의 성질

간헐통 (산통)	유강성기관(소화관, 담도, 요관 등)의 평활근이 경련을 일으키기 때문이며, 간헐적으로 통증을 일으키는 경우가 많다.
지속통	주로 실질성기관(간, 이자 등)에서 볼 수 있는 통증이다. 함께 일어나는 증상으로는 오한이나 구토 이외에 설사, 변비, 식욕부진, 토혈, 황달, 배뇨장해 등이 있다.
동작통	염증이 근막이나 복막에 미쳤을 때 발생하며 호흡운동이나 체동으로 발생한다.

정답 02 ④ 03 ② 04 ③

필수문제

05 다음 중 소화성궤양과 관련이 있는 복통은?

① 담낭염
② 충수염
③ 장 폐색
④ 복막염
⑤ 게실염

해설 **발생위치에 따른 복통의 유형**

상복부 통증 (심와부통)	• 소화성궤양(위·십이지장궤양)을 비롯하여 충수염의 초기, 쓸개나 이자의 질환 외에 위염이나 위하수증 등에서도 볼 수 있다. • 염증이 벽측 복막으로 퍼지거나 유착 또는 산통이 보이면 관련통이나 체성통이 일어남과 동시에 통증의 부위가 이동하게 된다.
우계륵부통 (우상복부통)	• 간·쓸개·쓸개관 등의 질환이 주류를 이룬다. • 방산통이 따르는 담석증을 비롯하여 가벼운 둔통 혹은 압박감을 호소하는 간암·간염·간경변·간농양 등이 포함된다.
좌계륵부통 (좌상복부통)	일반적으로 기능이상으로 인한 경우가 많고, 공기연하증·식도열공 헤르니아, 결장비만곡부의 가스저류 등에 기인하는 것 외에 이자의 끝, 지라·횡행결장이나 결장비만곡부의 병변에서도 볼 수 있다.
중앙하복부통	횡행결장의 일부 및 하행결장의 내압항진으로 인하여 생기지만, 골반 내 장기질환, 성기질환, 방광·요로 등의 질환에서도 볼 수 있다.
우하복부통 (회맹부통)	• 충수 및 회장말단·맹장질환이 주체가 되지만, 우신질환이나 골반내의 염증 또는 복부신경통에 의한 경우도 있다. • 급성충수염이 대표적이며, 그밖에 궤양성대장염, 여성성기질환(난관염·궁내막염·난소출혈 등)이 있는데, 여성성기질환에서는 좌하복부나 중앙하복부에도 통증이 일어난다.
좌하부복통	직장이나 S상 결장의 기질적 질환·과민성대장증후군·좌요로계 질환·여성성기 질환 등에서 볼 수 있다.
전복부통	• 복부전체에 통증을 느끼는 것인데, 위독한 질환으로 인한 경우가 있기 때문에 주의해야 한다. • 범발성 복막염, 장간막혈관폐색증, 일레우스, 급성췌염 등이 있다.

06 충수염에 대한 다음 설명 중 옳지 못한 것은?

① 맹장 끝에 6~9cm 길이로 달린 충수돌기에 염증이 발생하는 것으로, 흔히 맹장염이라고 불린다.
② 95% 이상에서 복통이 발생한다.
③ 초기에는 주로 좌측 하복부에 국한되어 통증이 발생하다가 점차 상복부로 통증이 이동한다.
④ 혈액 검사와 복부 초음파 또는 복부 CT 등이 시행될 수 있다.
⑤ 젊은 여성의 경우 자궁 외 임신, 배란통, 골반염과 감별하여야 하고, 소아의 경우 급성 장간막 림프절염, 장 중첩증과 감별이 필요하다.

[해설] 충수염의 경우 복통은 초기에는 상복부 통증이 모호하게 있다가 점차 우측 하복부로 국한되어 통증이 발생한다. 그러나 비전형적으로 증상이 나타날 수 있기 때문에 주의를 요한다.

[필수문제]
07 허혈성 대장염에 대한 설명으로 잘못된 것은?

① 대장의 혈류 감소로 인하여 대장 조직의 염증과 괴사가 일어나는 질환이다.
② 허혈의 상태에 따라 다르지만 일반적으로 허혈이 생긴 장 부위에 갑작스러운 복통이 생긴다.
③ 배의 오른쪽에 있는 우측 결장에서 많이 발생하기 때문에 오른쪽 배가 아픈 경우가 많다.
④ 심한 통증은 대체로 1~2시간 후면 호전되면서 둔한 통증만 남는 경우가 많다.
⑤ 복통에 이어서 설사가 나오게 되는데 처음에는 단순한 설사이지만 나중에는 암흑색 변이 되고 이어 피가 섞인 설사를 하게 된다.

[해설] ③ 배의 왼쪽에 있는 좌측 결장에서 많이 발생하기 때문에 왼쪽 배가 아픈 경우가 많다.

08 게실염에 대한 설명으로 옳지 못한 것은?

① 대장의 벽에 생긴 게실 내에 장의 내용물이 고여 발생하는 염증이다.
② 전염성이 없고 암으로 발전하지도 않는다.
③ 섬유질이 부족하여 일어나는 상습적인 변비가 대장의 압력을 높이고 이것이 게실증을 일으키는 주요 원인으로 알려져 있다.
④ 대부분의 환자가 복통을 느끼지는 않는다.
⑤ 게실염이 우측 대장에 있는 경우에는 급성 충수염과의 구별이 어렵다.

[해설] 게실염의 주요 증세는 심한 통증·오한·발열·배변습관의 변화 등이 나타난다. 특히 심한 복통과 설사, 구토 등의 증세가 나타나며, 악화되면 고름집이 생기거나 고름집이 터져 복막염이 될 수도 있다.

[정답] 06 ③ 07 ③ 08 ④

09 다음 중 위염에 의한 복통으로 의심되는 경우는?

① 명치 부위에 생기는 둔통인 경우가 많지만 약물복용에 기인한 경우에는 심한 통증을 일으킨다.
② 초기에는 흔히 명치부위에서 통증을 느끼지만, 점차 아랫배의 오른쪽(우하복부)으로 통증이 이동되어 간다.
③ 심한 통증인 경우가 많고, 중년 이후의 살찐 여성이 지방질이 많은 식사를 한 후 흔히 발생한다.
④ 통증은 가벼운 것부터 심한 것까지 그 정도가 다양하지만, 대개는 명치의 약간 왼쪽에서 일어나고 심한 경우에는 어깨나 등으로 확산될 수 있다.
⑤ 다량의 알코올을 섭취한 후 과식(특히 지방질이 많이 포함된 식사)을 한 경우에 발생한다.

[해설] **각 질환별 복통의 특성**

위염	명치 부위에 생기는 둔통인 경우가 많지만 약물(해열제, 진통-소염제, 알코올, 커피 등) 복용에 기인한 급성위염은 심한 통증을 일으킬 수 있다.
급성충수염	초기에는 흔히 명치부위에서 통증을 느끼지만, 점차 아랫배의 오른쪽(우하복부)으로 통증이 이동되어 간다.
담석	• 심한 통증인 경우가 많고, 중년 이후의 살찐 여성이 지방질이 많은 식사를 한 후 흔히 발생한다. • 통증이 발생하는 부위는 주로 명치 혹은 그보다 약간 오른쪽에 위치하며, 수 분 간격으로 점차 심해지고 주기적으로 진행된다.
췌장염	• 통증은 가벼운 것부터 심한 것까지 그 정도가 다양하지만, 대개는 명치의 약간 왼쪽에서 일어나고 심한 경우에는 어깨나 등으로 확산될 수 있다. • 다량의 알코올을 섭취한 후 과식(특히 지방질이 많이 포함된 식사)을 한 경우에 발생하기 쉽다.

10 급성췌장염에 대한 설명으로 옳지 못한 것은?

① 주로 술과 담배에 의해 발생한다.
② 복통은 급성췌장염에서 가장 중요한 임상 증상이다.
③ 주로 하복부에 통증이 집중된다.
④ 복통은 음식 섭취에 의해 악화되는 경우가 보통이며 대부분 구역, 구토 증상이 동반되는 경우가 많다.
⑤ 급성췌장염은 특징적인 임상 양상과 혈청 생화학 검사, 방사선 검사 등을 통해 대부분 어렵지 않게 진단할 수 있다.

[해설] 복통은 급성췌장염에서 가장 중요한 임상 증상이며, 그 정도는 경미한 통증에서부터 참을 수 없을 정도의 격심한 통증에 이르기까지 다양하게 나타난다. 찌르는 듯한 통증이 꾸준히 지속되며, 위쪽 복부 또는 배꼽 주위에서부터 등쪽이나 좌측 옆구리로 통증이 뻗어 나가는 경우가 많다

11 다음 보기의 경우 의심되는 증상은?

> 회사원 이모양(26)은 최근 다이어트를 해서 11kg을 감량했다. 날씬해진 몸매 탓에 친구들로부터 부러움을 한 몸에 받는 등 행복한 나날을 보내고 있지만, 한 가지 큰 고민이 생겼다. 평소에는 아무렇지 않다가 밥을 먹을 때마다 이상하게 구역질이 나고 배가 아픈 증상이 반복되는 것이었다. 이러한 증세는 바닥에 엎드려 숨을 고르면 나아지는 양상을 보이다가, 다음번 식사 때 또다시 시작되고는 했다. 결국 식사가 힘들어진 이양은 의도하지 않게 살이 더 빠져 이제는 "피죽도 못 얻어먹은 것 같다"는 말까지 들을 지경이 되었다.

① 소화관 천공 ② 급성충수염
③ 게실염 ④ 담낭염
⑤ 상장간막동맥 증후군

[해설] 상장간막동맥 증후군
소장의 일부이자 위와 연결된 십이지장이 상장간막동맥이라는 혈관 사이에 눌려 음식이 지나가기 힘들어지면서 복통, 구역질 등의 증세를 일으키는 질환이다. 주로 다이어트 등으로 살이 빠진 뒤에 겪는 경우가 많으며, 식사 뒤에 구역질이나 복통 증상이 가장 흔하다. 이 병의 원인은 간단히 말해서 '내장지방이 너무 없기' 때문으로, 바꿔 말하면 너무 날씬한 나머지 생긴 병이라고 할 수 있다. 혈관과 십이지장 사이에 존재하는 내장지방이 사라지면서 상장간막동맥이 십이지장을 압박하는 상황이 된 것이다. 하지만 음식을 먹지 않으면 아무 이상 징후를 보이지 않으므로, 평소에는 멀쩡해 보이는 것이 특징이다. 그러나 식사만 하게 되면 어김없이 복통과 구역질을 하게 돼 식사를 잘 하지 못하는 고통을 겪게 된다. 순간적으로 이 통증을 가라앉힐 수 있는 방법은 엎드린 자세를 취하는 것뿐이다. 상장간막동맥에 장이 매달려 있기 때문에 엎드려 있으면 장이 아래로 처지면서 혈관과 혈관 사이의 공간이 넓어지고, 십이지장의 흐름이 좋아지기 때문이다.

12 급성복통 시 환자평가의 방법으로 맞지 않는 것은?

① 환자평가는 1차 평가와 2차 평가로 구분한다.
② 1차 평가는 생명에 지장이 없는 것부터 평가한다.
③ 1차 평가 시 불안정한 활력징후나 쇼크가 있으면 처치하면서 이송한다.
④ 2차 평가는 비대칭과 팽만, 환자 자세 등을 시진하고, 복부는 각각 4분획을 부드럽게 통증부위와 먼 곳부터 촉진하고, 박동성 종양발견 시는 즉시 이송한다.
⑤ 병력검사는 통증이 연속적인가? 간헐적인가? 일정한가? 통증의 상태, 통증의 진행방향, 언제 가장 아픈가? 등을 질문하고 여성의 경우는 마지막 생리일 기록, 주기의 규칙성, 피임약 사용 여부 등을 평가한다.

[해설] ② 1차 평가는 생명에 위험한 것부터 평가한다.

13 급성복통 중 반드시 수술적 처리를 필요로 하는 통증이 아닌 것은?

① 위·장의 천공
② 천공성 복막염
③ 충수염
④ 급성 췌장염
⑤ 장폐색

해설   급성 췌장염의 약 80%는 합병증 발생 없이 수일 이내에 완전 회복되는 부종성 췌장염의 가벼운 임상경과를 보이지만 약 20%에서는 중증 췌장염으로 나타난다. 경증 췌장염의 경우 수술 없이 통증 치료와 적극적인 수액 요법을 통해 자연적으로 회복되며, 수일간의 금식 기간이 지나고 복통이 사라지면 병의 초기에도 음식물 섭취가 가능하다.

14 장간막 허혈에 대한 다음 설명 중 옳지 않은 것은?

① 장간막은 장을 둘러싸고 있는 복막의 주름으로 주로 후복벽에 붙어 있다.
② 장간막의 혈관성 질환은 동맥 또는 정맥의 장간막 순환이 장해를 받아 생기는 징후로서 이는 소장과 대장의 혈류를 감소시켜 질병을 일으킨다.
③ 초기 증상은 극심한 압통을 수반하는 국소적 내장성 복통이다.
④ 큰 혈관이 막히면 장에 부종이 심하게 발생하고 혈관이 충혈되어 점막에 출혈이 일어나서 장이 괴사된다.
⑤ 작은 혈관이 막히면 군데군데 병변이 생기게 되고 침투성 궤양은 천공과 복막염을 초래할 수 있다.

해설   ③ 초기 증상은 압통이 없는 비국소적 내장성 복통이다.

필수문제

15 다음 중 부인과 질환에 의한 복통에 해당하는 것은?

① 장간막 허혈
② 허혈성 대장염
③ 복부대동맥류
④ 골반염
⑤ 산혈증

해설   ④ 골반염이란 외부의 세균침입으로부터 방어기능이 있는 자궁경부가 세균에 감염되었으나 치료되지 않고 방치된 경우, 자궁경부를 통해 세균이 자궁내막과 나팔관, 난소 혹은 복강, 골반 내로 확대되어 염증이 생긴 상태를 말한다. 일반적으로 하복부통증으로 시작되며, 증상을 악화되면 난관유착의 후유증이 남을 수 있는 부인과 질환이다.
①·②·③ 혈관성 복통에 해당한다.
⑤ 산혈증은 당뇨병성 케톤산혈증과 알코올성 케톤산혈증, 젖산산혈증 등에서 보이는 급성 음이온차에 의한 대사성산혈증에서 나올 수 있다.

16 급성복통환자의 통증 평가 시 'P'가 의미하는 것은?

① 발병시작 ② 유발인자
③ 통증의 질 ④ 방사통
⑤ 시 간

해설 통증의 평가방법

O(Onset : 발병시작)	통증 시작 시 무엇을 하고 있었는가?
P(Provocation : 유발인자)	무엇이 통증을 일으키고 완화시키는가?
Q(Quality : 통증의 질)	어떻게 통증을 표현하는가?
R(Radiation : 방사통)	통증의 위치, 이동경로는?
S(Severity : 정도)	통증은 얼마나 심한가?
T(Time : 시간)	시작된 지 얼마나 되었으며, 간헐적인지 지속적인지?

필수문제

17 복부 통증을 호소하고 있는 환자에게 응급구조사가 해야 하는 조치로 잘못된 것은?

① 여성일 경우 임신의 가능성, 생리 주기 등에 대해 물어보아야 한다.
② 통증의 위치와 유형 등에 대해 파악해야 한다.
③ 통증의 위치가 좌측 상복부라고 말한다면 요로결석을 의심해 볼 수 있다.
④ 과거의 복부부위의 수술 기왕력이 있는가도 물어보아야 한다.
⑤ 충수돌기염의 경우 배꼽 근처에서 통증을 느낄 수 있다.

해설 ③ 통증의 위치가 좌측 상복부라고 한다면 췌장염이나 위염, 좌측 신장염일 경우가 높다. 요로결석이 있다면 대체로 하복부 쪽에서 통증을 느낄 수 있다.

필수문제

18 급성복통환자에 대한 일반적인 응급처치요령으로 잘못된 것은?

① 기도를 유지하고 필요시 산소를 공급한다.
② 음식이나 물을 절대 먹이지 않는다.
③ 진통제를 투여한다.
④ 환자를 편안한 자세로 하고 쇼크를 예방한다.
⑤ 이송한다.

해설 ③ 급성복통환자에게 진통제를 투여하지 않는다.

정답 16 ② 17 ③ 18 ③

19 급성복통환자가 출혈과 쇼크가 없고 생체징후가 안정할 때의 응급조치요령으로 옳지 못한 것은?

① 앙와위로 하고 산소 공급
② 활력징후와 심장율동 감시
③ 생리식염수와 락테이티드 링거액 주사
④ 하지를 거상하고 100% 산소 주입
⑤ 이 송

해설 급성복통과 응급처치요령

출혈과 쇼크가 없고 생체징후가 안정하면	• 앙와위로 하고 산소 공급 • 활력징후와 심장율동 감시 • 생리식염수와 락테이티드 링거액 주사 • 이 송
급성출혈과 쇼크가 있으면	• 하지를 거상하고 100% 산소 주입 • 생리식염수와 락테이티드 링거액 주사 • 활력징후와 심장율동 감시 • 가능하면 항쇼크바지(MAST)를 착용하고 신속 이송

필수문제

20 급성복통에 대한 일반적인 응급처치의 요령으로 옳지 못한 것은?

① 우선 조용한 실내에서 안정시킨다.
② 의복류는 느슨하게 풀어주어 복부를 편안하게 해준다.
③ 체위는 환자가 가장 편안하게 느끼는 체위가 좋다.
④ 환자가 구토를 하면 체위를 앙와위로 하여 액체가 흘러나오지 않도록 하고 그 토물을 나중에 의사에게 보인다.
⑤ 구토 시 차가운 타월이나 천 등으로 상복부를 차게 해준다.

해설 ④ 환자가 구토를 하면 체위를 측와위로 하여 액체가 잘 흘러나오도록 하고 그 토물을 나중에 의사에게 보인다.

21 복부의 통증을 호소하는 환자의 특징이 아닌 것은?

① 호흡이 가쁘다.
② 늑골이 골절된 것과 같은 증상을 보인다.
③ 복강 내 장기가 외부로 노출될 경우에 고통을 호소할 수 있다.
④ 복부를 만질 경우 극심한 통증을 말한다.
⑤ 복막염이 있는 경우 복부는 경직되지 않고 이완된다.

해설 ⑤ 복막염은 복강 및 복강 내 장기를 덮고 있는 얇은 막인 복막에 발생한 염증 혹은 자극 증상으로, 복부에 경직을 일으키고 복압과 복부의 운동력을 증가시키는 국소화된 통증이 복막염의 특징이다.

[필수문제]
22 복부손상 시 일반적 응급처치법으로 잘못된 것은?

① 튀어나온 장기는 생리식염수에 적신 거즈 등으로 싸서 후송한다.
② 장기가 잘 들어가지 않으면 억지로 밀어 넣으려 하지 않는다.
③ 쇼크를 대비하기 위해 항쇼크바지를 착용시킨다.
④ 복강 내 출혈에 의한 과민성 쇼크를 예방한다.
⑤ 구토를 대비하면서 이송한다.

해설 ④ 복강 내 출혈이 있으면 출혈성 쇼크가 올 수 있으므로 이에 대비해야 한다. 과민성 쇼크는 일종의 알레르기에 의한 면역 반응 증상이다.
복부손상 시 응급처치
• 튀어나온 장기는 생리식염수에 적신 거즈 등으로 싸서 후송한다.
• 장기를 억지로 밀어 넣지 않는다.
• 신속한 시진·촉진으로 복강 내 출혈에 의한 출혈성 쇼크를 예방해야 한다.
• 구토에 대비하면서 후송한다.
• 쇼크방지를 위해 항쇼크바지를 착용시킨 채 이송하면서 쇼크 상태가 되면 공기를 넣어준다. 다만, 항쇼크바지의 복부부분에 공기를 넣으면 안 되는 환자는 장기가 밖으로 나온 환자, 복부에 이물이 박힌 환자, 임산부이며 이때는 다리부분만 공기를 넣도록 한다.

제11장 | 화학손상

01 화학손상에 대한 설명으로 옳지 않은 것은?
① 대부분의 화학물질은 화학적 반응에 의한 손상보다는 열에 의한 손상을 준다.
② 특이적 화학변화는 물질의 특성(산성, 알칼리성, 부식제, 산화제, 환원제 등)에 달려 있다.
③ 피부 화학손상의 정도는 독성물질의 농도와 노출 시간에 달려있다.
④ 피부가 화학물질에 노출되면 각질이 파괴되고, 진피(Dermis)조직이 괴사반응을 보인다.
⑤ 피부로 화학물질이 흡수되고 나면 전신적 독성을 나타낸다.

해설 ① 대부분의 화학물질은 열에 의한 손상보다는 화학적 반응에 의한 손상을 준다.

02 다음 중 화학손상이 더 심해지는 경우에 해당하는 것은?

| ㉠ 독성이 강할수록 | ㉡ 농도가 짙을수록 |
| ㉢ 접촉시간이 길수록 | ㉣ 온도가 낮을수록 |

① ㉠, ㉡, ㉢
② ㉠, ㉢
③ ㉡, ㉣
④ ㉣
⑤ ㉠, ㉡, ㉢, ㉣

해설 화학손상은 독성이 강할수록, 농도가 짙고 대량일수록, 접촉시간이 길수록, 온도가 높을수록 손상이 심해진다.

필수문제

03 울산의 한 산업단지에서 일하는 근로자가 백혈병으로 사망했다면, 그 원인이 되는 물질로 추정될 수 있는 것은?
① 메 탄
② 염 소
③ 벤 젠
④ 납
⑤ 수 은

해설 백혈병과 가장 관련 있는 화학물질은 벤젠이다. 이미 100년 전에 벤젠이 혈액질환을 일으킨다는 사실이 알려졌고, 50년 전에는 그 혈액질환이 백혈병이라는 사실을 밝혀냈다.

필수문제

04 1956년 일본의 구마모토현 미나마타시에서 집단 발병한 미나마타병의 원인이 되는 화학물질은?

① 메 탄
② 염 소
③ 벤 젠
④ 납
⑤ 수 은

[해설] 1932년부터 신일본질소비료의 미나마타 공장에서는 아세트알데하이드를 생산하기 위해 수은 성분의 촉매를 사용하였다. 여기서 부산물로 나온 메틸수은이 함유된 폐수가 정화 처리를 충분히 하지 않은 상태로 바다에 버려졌다. 이 메틸수은이 물고기를 통한 생물농축 과정을 거쳐 1956년에 이들을 섭취한 인근 주민들에게 수은 중독 현상이 나타나 300여 명이 사망하고, 수백 명의 환자가 발생하였다. 수은 중독은 주로 중추신경에 문제를 일으킨다. 손발이 저려 걷는 것도 힘들게 되고, 심각한 경우에는 경련이나 정신착란을 일으켜 사망에 이르게 할 수도 있다.

필수문제

05 강가에 살던 주민이 그 강에 사는 어패류를 먹고, 또 그 강물로 농작물을 수확하여 생활하였는데, 몇 년 후에 골연화증으로 고통받게 되었다. 이 경우 원인이 되는 화학물질은 무엇이라고 생각되는가?

① 메 탄
② 카드뮴
③ 벤 젠
④ 납
⑤ 수 은

[해설] 설문은 이타이이타이병에 대한 설명으로, 이타이이타이병은 카드뮴의 체내 축적으로 인해 칼슘이 차츰 빠져나가 석회화되지 않은 골조직이 증가하여 뼈가 약해지는 골연화증을 나타내는 공해병의 일종이다. 골연화증으로 인해 뼈가 물러지며 조금 움직이는 것만으로도 골절이 일어나서 환자가 '아프다, 아프다(일본어로 이타이이타이)'라고 하는 데서 병의 이름이 붙여졌다. 재채기를 하거나 의사가 맥을 짚은 것만으로 골절된 사례가 있으며 결국 죽음에 이를 수도 있다.

06 오염된 화학물질 제거방법으로 옳지 않은 것은?

① 환자의 옷을 벗기고 가방에 담는다.
② 액체성 물질은 물로 씻는다.
③ 고체성 물질은 먼저 솔로 쓸어내린 후 많은 양의 물로 씻는다.
④ 우선순위는 감염된 부위, 머리, 점막, 피부, 눈 순이다.
⑤ 환자에 대한 1차 평가와 2차 평가가 실시되어야 하고 생명의 위협을 주는 손상이 있는지 확인한다.

[해설] ④ 우선순위는 감염된 부위, 눈, 점막, 피부, 머리 순이다.

[정답] 04 ⑤ 05 ② 06 ④

07 염화수소가 피부에 접촉했을 경우, 적어도 어느 정도의 시간 동안 물로 세척해야 하는가?

① 5분
② 15분
③ 25분
④ 35분
⑤ 45분

[해설] 염화수소에 의한 피부접촉의 경우에는 오염된 의복과 신발을 제거하는 동안 적어도 15분 동안 비누와 물로 씻어내야 한다.

필수문제

08 화학물질에 의한 피부손상 시 수(水)치료법으로 옳지 못한 것은?

① 접촉한 시간이 손상의 정도를 결정한다.
② 독성 액체에 대한 손상의 경우 노출 부위를 씻는 수치료법이 즉시 시행되어야 한다.
③ 많은 양의 물로 높은 압력과 긴 시간 동안 독성물질을 희석시키고 피부로부터 씻어낸다.
④ 수치료 동안 환자의 옷은 구조자에 의해서 벗겨져야 한다.
⑤ 특별히 강알칼리에 노출되었을 경우 수치료법은 손상을 줄이는 중요한 방법이다.

[해설] 씻을 때는 화학물질이 구조자나 환자의 다른 부위에 튈 수 있기 때문에 높은 압력의 물은 사용하지 않는다.

09 화학손상 시 수치료법(Hydrotherapy)으로 잘못된 설명은?

① 알칼리는 피부의 단백질, 지방과 결합하여 용해성 단백질 혹은 비누성분을 생성하며, 이 경우 세척으로도 쉽게 제거되지 않는다.
② 손상부위가 손일 경우 물에 손을 담그고 치료할 수 있다.
③ 손상부위가 손이외의 다른 부위일 경우 수치료 탱크에 누워 치료할 수 있다.
④ 물로 씻어내는 것보다 화학적 중화가 더 효과적이다.
⑤ 물의 압력은 가능한 한 낮아야 한다.

[해설] 동물실험에서 화학적 중화보다는 물로 씻어내는 것이 효과적이라는 것이 증명되었다. 화학적 중화의 경우, 중화 작용 시 발생하는 열로 인해 추가 손상을 주기 때문이다.

10 화학물질에 의한 손상을 입었을 경우 응급처치요령으로 옳지 못한 것은?

① 환자의 손상된 부위를 물로 씻어주고 옷은 제거하고 통증이 사라진 후에도 20분 정도 씻어 준다.
② 마른 고형화학물질은 물과 합쳐지면 더욱 심한 조직 손상을 유발하므로 씻기 전에 고형물질을 털어낸 후 씻어준다.
③ 눈에 들어갔을 때는 짧은 시간의 노출로 영구적인 실명을 초래할 수도 있으므로 빨리 물로 최소한 15분 이상 씻어 낸다.
④ 눈꺼풀을 벌려 세척이 잘되도록 하고 다른 눈으로 오염물질이 들어가지 않도록 주의한다.
⑤ 기체흡입에 의한 화학손상의 경우에는 구강 대 구강법에 의한 인공호흡법이 가장 좋다.

[해설] 기체흡입에 의한 화학손상의 경우에 있어서 구강 대 구강법에 의한 인공호흡법은 구조자도 기체에 손상을 입을 수 있으므로 가능한 한 구강 대 구강법이 아닌 기구를 이용한 인공호흡법이 좋다.

11 화학물질에 의한 눈의 손상에 대한 설명으로 잘못된 설명은?

① 알칼리로 인한 손상보다 산에 의한 손상이 더 위험하다.
② 눈의 전방부의 퇴화, 천공 등이 있은 후 안구내염이 발생한다.
③ 알칼리는 신속히 간질(Stroma)과 내피세포(Endothelial Cells)를 통하여 전방으로 침범한다.
④ 무수 암모니아는 침범하는 시간이 1분 이내이다.
⑤ 폐색성 혈관염이 각막과 공막의 가장자리로 발생한다.

[해설] 알칼리는 쉽게 안구 내로 침투하는 반면, 눈은 산에 대한 완충능력 때문에 산성에 대한 손상이 적다. 즉, 산은 눈물과 눈물에 존재하는 단백질과 결막 상피세포에 의해서 즉각 중화된다. 결과적으로 산에 의하여 외피세포와 기저막 손상은 있어도 내피세포의 손상은 드물다.

정답 10 ⑤ 11 ①

12 과학실에서 실험실습 중에 강한 알칼리성 물질이 눈 또는 입에 묻었을 경우 응급조치요령으로 맞는 것은?

① 0.1mol/L 암모니아수로 중화한 후 물로 충분히 씻는다.
② 2% 붕산수로 닦은 후 물로 씻는다.
③ 0.1% 탄산수소나트륨 수용액으로 씻은 후 물로 충분히 씻는다.
④ 0.1% 아세트산 용액으로 중화한 후 물로 충분히 씻는다.
⑤ 묽은(1%) 탄산수소나트륨의 수용액으로 중화한 후 물로 충분히 씻는다.

[해설] 응급조치요령

강한 산이 묻었을 경우	먼저 충분히 물로 씻은 후 부위에 따라 다음과 같이 처리한다. • 피부 : 0.1mol/L 암모니아수 또는 묽은(1%) 탄산수소나트륨의 수용액으로 중화한 후 물로 충분히 씻는다. • 눈 또는 입 : 0.1% 탄산수소나트륨 수용액으로 씻은 후 물로 충분히 씻는다. • 의복 : 0.1mol/L 암모니아수로 중화한 후 물로 충분히 헹군다.
강한 알칼리가 묻었을 경우	먼저 충분히 물로 씻은 후 묻은 부분에 따라 다음과 같이 처리한다. • 피부 : 0.1% 아세트산 용액으로 중화한 후 물로 충분히 씻는다. • 눈 또는 입 : 2% 붕산수로 닦은 후 물로 씻는다. • 의복 : 0.1% 아세트산 수용액으로 중화한 후 물로 충분히 헹군다.

13 플루오린화 수소산(Hydrofluoric Acid)에 의한 손상의 경우 옳지 못한 것은?

① 신체에 닿을 경우 플루오린화 수소가 신체의 수분과 수소결합하면서 뼛속까지 침투한다.
② 환자의 예후는 노출된 농도와 시간에 의해서 결정된다.
③ 흡입손상과 피부노출 환자의 70%에서 폐부종과 사망이 발생한다.
④ 폐손상은 노출 즉시 뚜렷하게 나타난다.
⑤ 증상도 없고, 가슴 방사선 촬영도 정상임에도 불구하고 심각한 기관지염이 발생할 수 있다.

[해설] ④ 폐손상은 노출 7일까지 명확히 나타나지 않을 수 있다.

14 플루오린화 수소산(Hydrofluoric Acid)에 노출된 경우의 관리요령으로 잘못된 것은?

① 노출 초기에 많은 양의 물로 세척하는 것은 매우 중요하다.
② 심각하고 지속적인 통증은 플루오르 이온에 의한 심각한 화상이 있다는 것을 의미한다.
③ 수포는 상처를 악화시킬 수 있으므로 함부로 제거하지 않는다.
④ 플루오르 이온은 국소적 치료, 국소적 침윤치료, 동맥 내 칼슘 주사 등의 방법으로 해독할 수 있다.
⑤ 많은 양의 물을 마시게 하고 구토를 유도하지 말아야 한다.

[해설] ③ 모든 수포는 플루오르 이온을 포함하고 있기 때문에 제거되어야 한다.

15 플루오린화 수소산(불화수소산)에 피폭된 경우 가장 알맞은 약물로 알려진 것은?

① 글루콘산칼슘 ② 질 산
③ 옥살산 ④ 가성소다
⑤ 폴리에틸렌 글리콜

[해설] 플루오린화 수소산(불화수소산)에 피폭된 경우 가장 알맞은 약물은 글루콘산칼슘이며, 글루콘산칼슘을 사용하는 방법은 국소요법, 피하·피내주사, 동맥주사 등 여러 가지가 있다.

16 부식성 유기산으로 공업과 농업에 쓰이며, 피부의 응고성 괴사를 유발하는 물질은?

① 페놀(Phenol and Derivatives)
② 플루오린화 수소산(Hydrofluoric Acid)
③ 무수 암모니아(Anhydrous Ammonia)
④ 포름산(Formic Acid)
⑤ 백색 인(White Phosphorus)

[해설] 포름산(Formic Acid)
• 포름산은 부식성 유기산으로 공업과 농업에 쓰인다.
• 피부의 응고성 괴사를 유발한다.
• 흡수 후 발생할 수 있는 전신적 독성은 산증, 용혈, 헤모글로빈뇨증 등이다.
• 즉시 많은 양의 위 세척이 필요하고, 산증(酸症 : 체액이 산성으로 기우는 증세)의 교정이 필요하다.
• 심각한 중독환자의 경우, 교환수혈이나 투석을 시행할 수 있다.

[정답] 14 ③ 15 ① 16 ④

17 무수 암모니아(Anhydrous Ammonia)에 노출 시 응급조치 요령으로 옳지 못한 것은?

① 호흡하지 않을 경우 인공호흡을 실시할 것
② 피부 접촉 시 오염된 의복 및 신발을 벗고, 즉시 적어도 15분 동안 비누와 물로 씻을 것
③ 눈 접촉 시 많은 물을 사용하여 적어도 15분 동안 눈을 즉시 세척할 것
④ 구토를 하도록 할 것
⑤ 많은 양의 물 또는 우유를 공급할 것

> [해설] 기도가 막힐 수 있으므로 구토를 하지 않도록 하여야 하며, 만약 부득이 구토를 할 경우에는 머리를 둔부보다 낮추도록 하여 구토물이 기도를 막는 것을 방지하여야 한다.

18 다음 화학물질 중 페놀이 일으키는 손상은?

① 신독성을 유발한다.
② 간 괴사를 유발한다.
③ 저칼슘혈증을 유발한다.
④ 중추신경저하와 저혈압과 관련이 있다.
⑤ 간부전과 급성세뇨관괴사, 사망 등을 유발한다.

> [해설]
> ④ 페놀(Phenol)은 중추신경저하와 저혈압과 관련이 있다.
> ① 피크르산(Picric Acid)과 인은 신독성을 유발한다.
> ② 타닌산(Tannic Acid) 혹은 인은 간 괴사를 유발한다.
> ③ 수산(Oxalic Acid)과 플루오린화 수소산(Hydrofluoric Acid)은 저칼슘혈증을 유발한다.
> ⑤ 중크롬산염(Dichromate)은 간부전과 급성세뇨관괴사, 사망 등을 유발한다.

[필수문제]

19 페놀(Phenol and Derivatives)에 대한 가장 효과적인 치료제는?

① 글루콘산칼슘   ② 폴리에틸렌 글리콜
③ 옥살산   ④ 가성소다
⑤ 질 산

> [해설] 페놀 치료요법
> • 페놀의 가장 효과적인 치료는 폴리에틸렌 글리콜이나 이소프로필 알코올(Isopropyl Alcohol)을 투여하는 것이다.
> • 폴리에틸렌 글리콜은 페놀을 사용하는 공장 근처 병원에 비치되어 있다.
> • 눈의 자극만 없다면 얼굴에도 사용할 수 있다.
> • 폴리에틸렌 글리콜을 구하기 전까지 많은 양의 물 세척을 실시한다.

20 백색 인(White Phosphorus)에 대한 설명으로 잘못된 설명은?

① 공기 중에서 자발적으로 발화하기 때문에 불꽃놀이나 군사목적의 발화제로 쓰인다.
② 폭발 후 불꽃 조각들이 피부 사이로 침투하고 주위조직을 산화시킨다.
③ 열에 의한 화상도 동반하고, 부분층 화상이나 전층 화상 등도 가능하다.
④ 백색인에 의한 화상 후, 저칼슘혈증과 고인산혈증이 발생할 수 있다.
⑤ 병원 전 처치는 즉시 옷을 제거하고 뜨거운 물로 세척하는 것이다.

해설 　백색 인(White Phosphorus) 처치 요령
- 병원 전 처치는 즉시 옷을 제거하고 찬물로 세척하는 것이다. 뜨거운 물은 금기이다. 왜냐하면 백색인은 44℃에서 액체가 되기 때문이다.
- 상처부위를 찬물에 적신 타월로 덮고 병원으로 이송한다.
- 병원 도착 후, 5%의 중탄산나트륨과 3% 황산동을 1% 하이드록시에틸 셀룰로스에 섞은 용액으로 화상 부위를 씻어준다.

21 독성 메트헤모글로빈혈증의 원인이 되는 화학물질은?

① 글루콘산칼슘
② 과망간산칼륨
③ 옥살산
④ 포틀랜드시멘트
⑤ 질산염

해설 　헤모글로빈은 환원된 상태에서 산소를 운반하는 역할을 한다. 메트헤모글로빈혈증은 산화화합물을 만들어내는 특정한 약이나 질산염과 같은 화학물질로 인하여 헤모글로빈이 환원된 상태로 유지되는 것보다 더 빠른 속도로 산화되어 메트헤모글로빈이 됨으로써 생긴다. 헤모글로빈이 산화되어 메트헤모글로빈이 되면 산소를 운반하지 못하게 된다. 증상의 심각성은 메트헤모글로빈의 양과 관계가 있으며, 피부와 점막이 청색으로 변색하는 정도에서부터 심한 경우에는 허약증·호흡곤란·현기증까지 나타난다. 최근에는 치과에서 표면마취 등에 사용되는 벤조카인 투여 시에도 메트헤모글로빈혈증 발병 가능성이 있어 각별한 주의가 요구된다.

제12장 | 산부인과 질환

01 여성의 임신과 출산의 과정을 지배하는 뇌는?
① 대 뇌
② 소 뇌
③ 중 뇌
④ 간 뇌
⑤ 연 수

[해설] 배란에서 시작하여 수정, 수정란의 자궁벽 착상, 태아의 발육, 그리고 출산에 이르기까지 임신과 출산의 과정은 뇌의 간뇌, 뇌하수체, 난소 등에서 분비되는 여러 개의 호르몬에 의해 컨트롤된다.

필수문제

02 임산부의 생리적 변화에 대한 설명으로 맞는 것은?
① 1회 호흡량은 40% 정도 감소한다.
② 호흡수는 임신말기에 감소한다.
③ 횡격막은 정상보다 1, 2늑간 정도 아래에 위치하게 된다.
④ 심박출량과 혈액량이 감소한다.
⑤ 혈압은 임신 2기에 5~15mmHg 정도 감소한다.

[해설] ⑤ 혈압은 임신 2기에 5~15mmHg 정도 감소하고, 임신 3기에는 정상으로 된다. 심박동수는 계속 증가하여 임신 3기에는 분당 15~20회로 증가하고 중심정맥압은 환자 체위에 따라 변화한다.
① 1회 호흡량은 40% 정도 증가한다.
② 호흡수는 임신말기에 증가하고 과호흡으로 $PaCO_2$가 30mmHg 정도 된다.
③ 횡격막은 정상보다 1, 2늑간 정도 위에 위치하게 된다.
④ 심박출량은 임신 2기부터 20~25% 증가하고 혈액량은 임신 2기에 혈장이 40~50% 증가하는데 대부분 혈장액의 증가이다.

03 진진통과 가진통에 대해 틀리게 설명한 것은?

① 진진통이 임신 37주 이전에 시작되면 조산으로 치료가 요구된다.
② 진진통은 규칙적이다.
③ 진진통은 자궁이 단단해지고 통증이 있다.
④ 가진통은 진진통전에 불규칙하게 자궁수축이 일어난다.
⑤ 가진통은 자궁의 소실과 개대가 일어난다.

[해설] ⑤ 자궁의 소실과 개대는 진진통기에 일어나는 현상이다.

가진통과 진진통

가진통	진진통
• 한 시간에 한두 번, 하루에 두세 번 정도로 드물게 나타난다. • 동작에 변화를 주면 멈춘다. • 보통 비규칙적이며, 규칙적인 경우 짧게 지속된다. • 오래 지속되지 않으며 보통 1분 이내이다. • 간격이 일정하지 않으며 예측할 수 없다. • 진통의 강도가 세지지 않다.	• 가진통에 비해 진통이 눈에 띄게 길어진다. • 좀 더 규칙적이다. • 자궁이 단단해진다. • 가진통에 비해 더 아프다. • 진통이 계속되면서 빈도수가 잦아지고, 지속시간이 길어지면서 강도가 세진다. • 자궁의 소실과 개대가 일어난다.

[필수문제]

04 분만 시 응급처치 요령이다. 초기에 고려해야 할 사항으로 잘못된 것은?

① 내진을 하지 않고 외부관찰만 한다.
② 산모를 욕실에 가지 못하게 한다.
③ 산통이 시작되면 산모의 양측하지를 동시에 거상한다.
④ 과거의 분만력을 자세히 물어본다.
⑤ 과거의 신체적 증상을 자세히 물어본다.

[해설] ③ 산통이 시작되면 산모의 양측하지를 동시에 거상하지 않도록 한다.

05 분만합병증에 대해 잘못 설명한 것은?

① 아두골반 불균형은 초산부가 더 흔하다.
② 둔위분만 시 아기 다리가 나오면 잡아당긴다.
③ 제대탈출은 아두만출 전에 양막이 파열되면서 제대가 선진부 아래로 밀려 내려온 것을 말한다.
④ 진통이 진행되지 않을 때 아두골반 불균형을 의심할 수 있다.
⑤ 자궁파열은 분만중이나 임신말기에 발생되는 자궁의 열상을 뜻한다.

정답 03 ⑤ 04 ③ 05 ②

해설 | 둔위분만은 자궁경부가 완전히 열리지 않아도 다리와 몸통은 빠져나오지만 마지막으로 머리가 산도를 통과할 때에 반드시 탯줄이 산도와 머리 사이에 끼게 된다. 태아의 머리가 나오면서 탯줄이 압박되어 태아의 혈액순환을 나빠지게 하므로 질식하기 쉽게 된다. 둔위분만 시 아기다리가 나오면 두 다리를 손으로 잡고 머리는 스스로 빠져나오도록 유도한다.

06 임신중독증이 의심되는 산모에게서 나타날 수 있는 주요 증상은?

| ㉠ 전신부종 | ㉡ 단백뇨 |
| ㉢ 고혈압 | ㉣ 요 통 |

① ㉠, ㉡, ㉢
② ㉠, ㉢
③ ㉡, ㉣
④ ㉣
⑤ ㉠, ㉡, ㉢, ㉣

해설 | 임신중독증은 보통 부종과 단백뇨, 고혈압증세가 모두 나타나는 경우를 말하는데, 증세는 고혈압, 부종, 단백뇨 순으로 나타난다. 요통은 임신중독증의 주요 증상이 아니다.

필수문제

07 분만에 관한 다음 설명 중 옳지 못한 것은?

① 총 분만 소요시간은 평균 12~14시간이다.
② 분만 과정에 따라 3기로 나뉜다.
③ 제1기는 초산부의 경우 평균 3시간 정도 걸린다.
④ 제2기는 자궁경관 전개대부터 태아가 만출될 때까지의 시간을 말한다.
⑤ 제3기는 태아가 만출된 이후에 태반이 만출되는 시기로 보통 30분 이내에 이루어진다.

해설 | 총 분만 소요시간은 평균 12~14시간이며 분만 과정에 따라 3기로 나뉜다.

제1기	자궁수축 시작부터 자궁경관이 완전히 개대될 때까지의 과정으로 초산부는 11~12시간, 경산부는 5시간 정도 걸린다.
제2기	• 자궁경관 전개대부터 태아가 만출될 때까지의 시간으로 초산부는 약 50분, 경산부는 약 20분 소요된다. • 자궁문이 열리면 양막의 파수가 자연스럽게 일어난다. • 진통은 아주 짧은 간격으로 1분 이상 지속된다. • 아기의 안전과 모체를 위해 회음부를 절개한다.
제3기	태아가 만출된 이후에 태반이 만출되는 시기로 보통 30분 이내에 이루어진다.

08 분만 제1기 때의 응급처치요령으로 옳지 않은 것은?

① 최소한 2명이 실시하고 산모 곁을 떠나지 않는다.
② 산모는 탁자나 바닥 위에 담요, 시트 등을 깔고 바로 눕힌다.
③ 자동차 안에서는 두 발을 모두 바닥에 내려놓는다.
④ 머리는 베개를 받쳐주고, 양다리를 벌리고 엉덩이 부위에 시트를 깔아 양수를 처리할 준비를 한다.
⑤ 구토 시 머리를 한쪽으로 돌려 기도를 확보하고 구급대원은 산모의 오른쪽에 위치한다.

[해설] ③ 자동차 안에서는 한 발은 바닥에, 한 발은 들것에 올리고 무릎과 고관절을 구부린 채 눕힌다.

09 분만 전에 산모가 경련과 발작을 일으킬 때 응급조치요령으로 틀린 것은?

① 하대정맥이 눌리지 않게 왼쪽으로 눕힌다.
② 기도를 유지한다.
③ 의식을 회복할 때까지 두부와 어깨를 낮게 위치한다.
④ 산소를 투여한다.
⑤ 신속히 이송한다.

[해설] ③ 의식을 회복할 때까지 두부와 어깨를 높게 위치한다.

10 다음 중 분만 제2기 때의 응급처치요령으로 옳지 않은 것은?

① 태아의 머리를 주시하고 제대가 목을 감고 있는지 확인한다.
② 오른손으로 태아의 머리를 잡아주고 가볍게 아래로 눌러 힘을 가한다.
③ 천문부위를 손바닥을 이용하여 누른다.
④ 머리 전체가 완전히 나오면 구형흡입기로 입과 코의 내용물을 2~3번씩 반복 흡입하여 제거한다.
⑤ 어깨가 나올 때까지 신생아의 머리와 신체 상부를 받쳐준다.

[해설] ③ 천문부위를 누르지 않도록 주의하고 머리를 만질 때는 손바닥을 이용한다.

[정답] 08 ③ 09 ③ 10 ③

11 다음 중 분만 제2기 때의 응급처치요령으로 옳지 않은 것은?

① 신생아는 미끄러워 놓치는 수가 있으므로 양손과 가슴으로 품는 자세가 좋다.
② 분만 후 수건위에 눕히며 머리는 한쪽으로 돌리고 다른 신체보다 약간 아래로 한다.
③ 소독거즈로 구강 내를 닦고, 다시 흡인기로 흡인한다.
④ 신생아는 산모의 질보다 높은 높이로 한다.
⑤ 제대결찰 시 실은 사용하지 않는다.

해설   신생아는 산모의 질보다 높으면 제대를 통해 신생아의 혈액이 산모에게 역류할 수 있으므로 산모의 질과 같은 높이로 한다. 제대결찰 시 실은 조직이 파열될 수 있으므로 사용하지 않는다.

필수문제

12 분만 제3기 때의 응급처치요령으로 옳은 것은?

① 제대를 당겨 태반을 방출시킨다.
② 방출될 때 하복부에 힘을 주면 안 된다.
③ 태반이 나오기 전에 적은 출혈이라도 발생하면 바로 이송한다.
④ 10분 이상이 되어도 태반이 나오지 않으면 이송한다.
⑤ 이송 중에는 소독패드로 질 부위를 덮고 생체징후를 계속 측정한다.

해설   ① 태반의 자연방출을 기다리며(수 분 또는 30분 소요) 제대를 당겨 태반을 방출시키면 안 된다.
② 방출될 때 하복부에 힘을 주라고 요구할 수 있으며, 방출이 어려우면 산모의 복부를 손으로 원형을 그리면서 부드럽게 마사지 해준다.
③ 태반이 나오기 전에 250mL 정도의 질출혈이 있을 수 있으며, 태반이 나오면 약간의 출혈이 있다. 태반이 나올 때까지 250mL 이상의 출혈이 있을 때는 이송한다.
④ 30분 이상이 되어도 태반이 나오지 않거나, 태반이 나온 후에 심한 출혈이 있을 때는 이송한다.

13 둔위분만에 응급처치요령으로 잘못된 것은?

① 급속한 돌출을 예방하기 위해 둔부를 손으로 막는다.
② 태아의 두 다리를 손으로 잡고 머리는 스스로 빠져나오게 유도한다.
③ 머리가 빠지지 않으면 한 손으로 태아를 받치고 한 손은 자궁을 압박하면서 눌러준다.
④ 10분 내에 머리가 자력으로 나오지 않으면 이송한다.
⑤ 불완전 둔위분만(한쪽 다리나 발이 나오는 경우)은 돌출된 사지를 소독거즈로 덮고 신속히 이송한다.

해설   둔위분만은 엉덩이나 발이 먼저 나오는 경우로 태아외상, 무산소증, 제대탈출의 위험이 높다. 따라서 3분 내에 머리가 자력으로 나오지 않으면 이송한다.

필수문제

14 응급분만 처치상의 유의점으로 옳지 않은 것은?

① 태아의 머리는 손바닥을 이용하여 누른다.
② 태아의 머리가 밖으로 나오면 얼굴을 반듯이 잡아준다.
③ 제대가 태아의 목을 감고 있으면 질식할 수 있으므로 제대 양측을 결찰한 후 잘라주고 제대를 목에서 제거한다.
④ 결찰을 하지 않으면 대량 출혈의 위험이 있다.
⑤ 구강과 비강을 깨끗이 해 준다.

[해설] ② 태아의 머리가 밖으로 나오면 얼굴이 자연스럽게 한쪽 방향으로 돌아가므로 태아의 머리가 자연스럽게 돌 수 있도록 손으로 받쳐만 준다.

필수문제

15 분만 시 대량출혈이 발생한 경우 응급처치요령으로 맞지 않는 것은?

① 과다 출혈 시 질 부위를 소독된 패드로 덮어준다.
② 가능한 한 출혈로 적셔진 패드는 자주 교환해 준다.
③ 산모의 쇼크 상태를 계속 검사하고 자주 생체 징후를 측정한다.
④ 마스크로 충분한 산소를 투여하고 신속히 이송한다.
⑤ 출혈로 적셔진 패드와 거즈를 계속 교환하고 모두 폐기처분한다.

[해설] ⑤ 출혈로 적셔진 패드와 거즈를 계속 교환하고 모두 보관하여 의료진에게 전달한다.

16 조산의 기준이 되는 기간은?

① 20주 이전
② 20주~25주
③ 20주~30주
④ 20주~37주
⑤ 37주~42주

[해설] 임신 20주 이전에 임신이 종결되면 유산, 임신 20주에서 37주 이전에 분만하는 경우는 조산, 임신 37주 이후 분만하는 경우는 만삭분만, 42주 이후에 분만하는 경우는 과숙분만이라고 한다.

[정답] 14 ② 15 ⑤ 16 ④

17 다음 중 자궁 외 임신의 흔한 증상으로 볼 수 없는 것은?

① 하복부 통증
② 체온 상승
③ 비정기적인 질출혈
④ 유방통이나 멀미
⑤ 빈 맥

[해설] 자궁 외 임신은 그 임상 증상이 매우 다양하다. 일반적으로 월경 양상 이상이나 자연 유산의 느낌을 흔히 갖는다. 출혈 및 하복부 통증을 호소하는 환자가 흔하며, 이러한 증상도 그 심한 정도가 매우 다양하다. 이와 동반하여 어지럼증이나 현기증, 목 또는 어깨 부위의 통증을 호소하는 경우도 있다. 대부분 최종 월경일을 기준으로 4주쯤 후부터 비정기적인 질출혈을 보인다. 또 과반수의 환자가 유방통이나 멀미 등을 호소하기도 하나, 체온 상승은 드물다. 그러나 빈맥(빠른 맥박)은 흔히 보이는 증상이다.

18 포상기태의 위험요인을 모두 고른 것은?

| ㉠ 비타민 A의 섭취 부족 | ㉡ 고혈압 |
| ㉢ 고령임신 | ㉣ 당 뇨 |

① ㉠, ㉡, ㉢
② ㉠, ㉢
③ ㉡, ㉣
④ ㉣
⑤ ㉠, ㉡, ㉢, ㉣

[해설] 포상기태
태반의 영양막 세포가 비정상적으로 증식하는 질환으로, 완전 포상기태는 융모막의 융모가 수포성으로 배아나 태아는 보이지 않는 것이 특징이며, 불완전 포상기태는 어느 정도의 태아 조직을 확인할 수 있으나 항상 기형적이며 생존 불가능하다. 포상기태 발생의 위험요인으로는 비타민 A의 섭취 부족, 산모의 연령 증가, 경구용 피임약의 복용 등이 거론되기도 하나 아직 정확한 원인은 알려지지 않았다. 일반적인 고위험군은 20세 이하의 임신과 40세 이상의 임신, 단백질, 엽산, 카로틴 섭취의 부족 같은 영양부족 산모 등이다.

19 임신과 합병된 고혈압성 질환을 무엇이라고 하는가?

① 자궁 외 임신
② 포상기태
③ 임신중독증
④ 자궁근종
⑤ 자궁내막증

[해설] 임신중독증
임신과 합병된 고혈압성 질환을 말한다. 임신과 합병된 고혈압이란 임신 중 고혈압이 발견되는 경우라 할 수 있다. 임신 전부터 고혈압이 있거나 임신 20주 이전에 고혈압이 발견되는 경우는 만성 고혈압이라 하고, 임신 20주 이후에 새로이 고혈압이 발견되고 출산 후에 정상화되는 경우 임신성 고혈압이라고 한다.

20 임신 중에 고혈압성 질환이 원인이 되어 경련, 발작을 일으키는 병은?

① 자궁 외 임신 ② 포상기태
③ 자궁근종 ④ 자간증
⑤ 자궁내막증

[해설] 고혈압과 동반되어 소변에서 단백 성분이 나오면 자간전증이라 하며, 이는 질병이 더 진행한 형태이다. 자간증이라는 것은 임신 중에 고혈압성 질환을 원인으로 경련, 발작을 일으키는 경우를 말한다.

21 자궁근종에서 나타나는 가장 흔한 증상은?

① 과다 월경 ② 성교 시 통증
③ 골반압박감 ④ 빈 맥
⑤ 빈 뇨

[해설] 자궁근종
자궁을 대부분 이루고 있는 평활근(Smooth Muscle)에 생기는 종양이며, 양성질환이다. 자궁근종은 자궁 내에 발생하는 위치에 따라 장막하, 점막하, 근층 내 근종으로 나뉜다. 자궁근종은 여성에서 매우 흔하게 발생하는 질병이며, 35세 이상 여성의 40~50%에서 나타난다. 과다 월경이 가장 흔한 증상이며, 골반 통증, 월경통, 성교 시 통증, 골반 압박감, 빈뇨 등이 나타날 수도 있다.

22 통증이 없는 월경이 수년간 지속되다가 갑자기 월경통이 발생하였다면 의심되는 질병은?

① 자궁 외 임신 ② 포상기태
③ 자궁근종 ④ 자간증
⑤ 자궁내막증

[해설] 자궁내막증
자궁내막의 선(Gland)조직과 기질(Stroma)이 자궁이 아닌 다른 부위의 조직에 부착하여 증식하는 것을 의미한다. 가장 흔한 증상은 월경과 함께 또는 월경 직전에 수반되는 골반통이다. 성인 여성에게서 통증이 없는 월경이 수년간 지속되다가 갑자기 월경통이 발생하게 되면 자궁내막증의 가능성을 고려해야 한다.

정답 20 ④ 21 ① 22 ⑤

필수문제

23 인유두종 바이러스 감염에 의하여 발생하는 질환은?

① 자궁 외 임신
② 자궁경부암
③ 자궁근종
④ 자간증
⑤ 자궁내막증

해설 **자궁경부암**
자궁은 체부(Corpus)와 경부(Cervix)로 구성되는데, 질에 연결된 자궁경부에 발생하는 악성종양을 말한다. 성 접촉에 의한 인유두종 바이러스(Human Papillomavirus, HPV) 감염이 주된 원인이며, 자궁경부암 환자의 99.7% 이상에서 고위험 인유두종 바이러스 감염이 발견된다고 보고되어 있다.

24 자궁경부암의 초기 증상에 해당하는 것은?

① 극심한 하부복통
② 월경통
③ 질출혈
④ 과다 월경
⑤ 빈 혈

해설 자궁경부암은 전암 단계에서는 아무런 증상이 없는 것이 대부분이며, 초기 침윤암의 경우 가장 흔한 증상으로는 비정상적인 질출혈, 성교접촉 시의 출혈, 비정상적인 질 분비물이다. 말기 암 환자의 경우 방광이나 직장 등 주위 조직으로 침범돼 배뇨, 배변장해가 오고 하복부 통증, 요통, 하지통 등의 증상이 나타난다.

필수문제

25 태반조기박리의 원인에 해당하는 것은?

| ㉠ 산모의 나이가 너무 어릴 경우 | ㉡ 임신성 고혈압환자의 경우 |
| ㉢ 초산일 경우 | ㉣ 외상이 있을 경우 |

① ㉠, ㉡, ㉢
② ㉠, ㉢
③ ㉡, ㉣
④ ㉣
⑤ ㉠, ㉡, ㉢, ㉣

해설 **태반조기박리의 원인**
- 산모의 나이가 많을수록, 출산 횟수가 많을수록 많이 발생한다.
- 임신성 고혈압일 때 많이 발생한다.
- 조기양막파수 특히 쌍태일 때 첫째 아기 분만 후 잘 발생한다.
- 외상이 적은 산모일지라도 태반조기박리가 생길 수 있다.
- 담배와 술, 코카인 중독 등이 원인 중 하나이다.
- 자궁근종, 특히 자궁근종이 태반 착상부위에 있을 시 잘 발생한다.

제4과목 응급처치학 각론

제13장 | 신생아 질환

필수문제

01 출생 시 신생아의 정상 심박동수(분당)와 호흡수(분당)로 가장 알맞은 것은?

	정상 심박동수(분당)	호흡수(분당)
①	75	17
②	85	20
③	100	27
④	110	30
⑤	140	40

[해설] 출생 시 신생아의 정상 심박동수(분당)와 호흡수(분당)는 각각 140과 40 정도이며, 시간이 갈수록 점점 낮아져 1세 때는 각각 100과 28, 그리고 15세 이상이 되면 각각 75~80과 17 정도가 된다.

02 신생아 검사 시 정신박약아나 심신장해의 가능성을 조기에 알아낼 수 있는 검사는?

① 피부색 검사
② 혈액검사
③ 입속검사
④ 항문검사
⑤ 성기검사

[해설] 생후 이틀이 지나면 신생아의 발뒤꿈치에서 뽑은 피를 여과종이에 묻혀 '선천성 대사이상' 검사를 한다. 이 검사를 통해 아기가 신진대사에 꼭 필요한 효소가 없거나 부족하다는 사실이 밝혀지면 정신박약아나 심신장해의 가능성을 조기에 알아낼 수 있다.

정답 01 ⑤ 02 ②

03 신생아가 1분이 경과한 경우 아프가 점수가 얼마 이상이면 정상으로 보는가?

① 4~5점 ② 5~6점
③ 6~7점 ④ 7~8점
⑤ 9~10점

해설 **아프가 점수**

신생아의 건강상태를 알아보기 위해서 태어나자마자 시행하는 검사이다. 신생아의 피부색깔, 심박수, 호흡, 근육의 힘, 자극에 대한 반응 등의 5가지 항목을 검사하며, 각 항목당 2점씩 채점하여 10점 만점으로 한다. 10점 만점인 경우가 가장 좋으며, 6점 이하인 경우엔 태아의 가사상태를 의미하여 즉시 응급처치가 필요하다. 아프가 점수의 채점은 생후 1분과 5분에 각각 2번 판정하여 점수를 낸다. 생후 1분에 측정한 아프가 점수는 신생아의 가사의 유무를 판단하여 응급처치의 필요성 여부를 조사하는 지표가 되며, 생후 5분에 측정한 아프가 점수는 신생아의 예후를 판정하는 데 좋은 지표가 된다.

점수 증상	0	1	2
심박수	없음	< 100/분	> 100/분
호흡	없음	느리거나 불규칙	좋으며, 잘 욺
자극에 대한 반응 (카테터를 코속에 넣어 관찰)	반응이 없음	얼굴을 찡그림	기침하거나 재채기를 함
근긴장력	늘어져 있음	사지를 약간 굴곡함	활발히 움직임
피부의 색깔	청색 또는 창백	몸통은 홍색, 손발은 청색	전신이 분홍색
비고	출생 후 1분이 지났을 때는 7~8점, 5분이 경과한 때는 8~10점을 정상으로 봄		

04 아프가 점수에 해당되지 않는 사항은?

① 심장박동수 ② 호흡수
③ 피부색깔 ④ 혈압
⑤ 근육긴장도

해설 건강상태를 판정하는 점수인 아프가 점수(Apgar Score)의 적용은 심장박동수, 호흡, 근긴장력(근육긴장도), 자극에 대한 반응(반사흥분도), 피부색깔이다.

05 다음 중 신생아에서만 나타나는 질병으로, 입안에 하얀 우유 찌꺼기 같은 백태가 혀와 볼쪽의 점막, 잇몸, 입천장에 퍼져있는 증상을 보이는 것은?

① 아구창　　　　　　　　　② 뇌수막염
③ 골수염　　　　　　　　　④ 장 염
⑤ 신우신염

| 해설 | 아구창 |

칸디다 곰팡이균이 신생아의 입안에 감염되어 퍼져서 하얀 우유 찌꺼기 같은 백태가 혀와 볼 쪽의 점막, 잇몸 입천장에 퍼져있는 것을 말한다. 아구창은 해산과정에서 어머니의 질에 있는 칸디다 곰팡이균에 감염되어 생기는 신생아에게서만 볼 수 있는 질병이다. 칸디다진균은 건강한 사람의 피부, 구강, 질, 장의 점막에서 발견할 수 있으나, 일반인에게는 아무런 감염을 일으키지 않는다. 입안에 생긴 우유 찌꺼기 같은 아구창은 진균(곰팡이균)이 뭉쳐있어서 거즈나 수건으로 닦아도 닦아지지 않고, 억지로 닦으면 떨어지면서 점막이 상해 바닥이 빨개지거나 피가 난다. 혓바닥에 두꺼운 백태가 끼면 혀가 뻑뻑하고 답답하며 젖 맛을 모르게 돼서 젖을 빨기 싫어한다. 일단 아구창이 생기면 자연치유가 안 되고 시간이 지날수록 더 심해지므로 치료를 받아야 한다.

06 어깨와 팔꿈치 사이에 안쪽 중앙선에서 촉지할 수 있으며, 영·유아 CPR에 주로 사용되는 동맥은?

① 대동맥　　　　　　　　　② 경동맥
③ 대퇴동맥　　　　　　　　④ 상완동맥
⑤ 모세혈관

| 해설 | 혈관계 |

대동맥	인체 내에 가장 큰 동맥으로 모든 동맥은 대동맥으로부터 혈액을 공급받는다.
경동맥	목에 위치하며, 뇌와 머리에 혈액을 공급한다. 목 중앙선에서 옆으로 촉지할 수 있다.
상완동맥	어깨와 팔꿈치 사이에 안쪽 중앙선에서 촉지할 수 있으며, 영·유아 CPR(심폐소생술)에 주로 사용된다. 또한 혈압을 재기 위해 커프를 감는 부위이기도 하다.
요골동맥	엄지에서 손목으로 올라오는 부위에서 촉지된다.
대퇴동맥	하지의 주요 동맥으로 장골동맥으로부터 분지되어 하지에 혈액을 공급한다.
후경골동맥과 족배동맥	이 두개의 동맥은 발의 혈액순환을 평가하는 데 사용된다.
세동맥	동맥의 분지가 점점 작아진 것을 말한다.
모세혈관	세동맥이 더욱 작아진 것을 말한다. 얇은 벽을 가진 혈관으로, 세포에서 이산화탄소를 받고 산소와 영양분을 공급해 주는 역할을 한다.

정답　05 ①　06 ④

필수문제

07 소아의 호흡기계에 대하여 잘못 설명한 것은?

① 상대적으로 혀가 차지하는 공간이 적은 편이다.
② 나이가 어린 소아일수록 비강호흡을 한다.
③ 기관과 윤상연골이 연하고 신축성이 있다.
④ 기관이 좁아 부종으로 쉽게 폐쇄된다.
⑤ 흉벽이 연약해 호흡할 때 횡격막에 더욱 의존하는 경향이 있다.

[해설] **소아의 호흡기계와 성인과 다른 점**
- 입과 코가 작아 쉽게 폐쇄될 수 있다. → 상대적으로 혀가 차지하는 공간이 크다.
- 나이가 어린 소아일수록 비강호흡을 한다. → 코가 막혔을 때 입으로 숨을 쉬는 것을 모른다.
- 기관과 윤상연골이 연하고 신축성이 있다. → 따라서 부드럽게 기도를 개방해야 하며 머리를 중립으로 또는 약간 신전해야 한다.
- 머리가 크기 때문에 쉽게 뒤로 넘어가거나 앞으로 떨어질 수 있다. → 계속적인 관찰이 필요하다.
- 기관이 좁아 부종으로 쉽게 폐쇄된다.
- 흉벽이 연약해 호흡할 때 횡격막에 더욱 의존하는 경향이 있다.

08 신생아가 분만된 후에 몇 가지 조치가 뒤따라야 한다. 다음 중 아닌 것은?

① 신생아를 싸서 따뜻하게 해주어야 한다.
② 아기를 베개 위에 두어서 아기의 위치를 엄마의 심장보다 높게 하여야 한다.
③ 아기의 입을 부드럽게 흡입해 주어 숨을 쉴 수 있게 해주어야 한다.
④ 신생아의 머리를 몸보다 약간 낮게 해주어야 한다.
⑤ 복부와 연결된 제대의 절단된 끝부분을 주의 깊게 살피고 출혈여부를 확인한다.

[해설] 분만이 끝나자마자 신생아를 엄마의 질과 같은 높이로 유지하면서 머리를 몸보다 약 15도 정도 낮게 한다.

필수문제

09 신생아 소생술의 마지막 단계는 무엇인가?

① 보온
② 백-마스크 환기
③ 산소공급
④ 약물투여
⑤ 심장마사지

[해설] **신생아 소생술 단계**
- 1단계 : 보온, 기도청소(흡입), 산소공급
- 2단계 : 양압환기(백-마스크 환기)
- 3단계 : 심장마사지(양압환기와 3:1)
- 4단계 : 약물투여

10 신생아 소생법 중 투약 시 가장 효율적인 경로는?

① 경동맥
② 상완동맥
③ 슬와동맥
④ 족배동맥
⑤ 제대동맥

해설 신생아 소생법
- 조력자를 확보한다.
- 태아를 트렌델렌버그 자세(Trenelenburg Position : 쇼크 때 취하는 자세로 환자의 머리를 낮추고 발을 높인 채로 눕힌 자세)로 따뜻한 방사가열기에 눕힌다.
- 태아의 코와 입을 둥근 주사기나 흡인기로 흡인해 낸다.
- 따뜻한 타월로 태아를 닦아 건조시키고 보온해준다.
- 호흡과 심장 상태를 사정한다.
- 호흡소생술 마스크를 통해 시작한다. 흡기압력을 20~30mm H_2O으로 하고 빈도는 30~40회/분으로 한다. 가슴의 움직임을 관찰하면서 폐부위의 공기의 움직임을 청진한다.
- 필요하면 100~120회/분 정도의 속도로 외부 심장 마사지를 실시한다.
- 기도유지를 위해 기관내삽관이 필요하다.
- 투약과 수분공급을 위해 제대동맥을 확보한다.
- 안정되면 옮긴다.

11 출생 시 양수에 태변이 섞여 나올 경우, 가장 유의해야 하는 것은?

① 순환기폐쇄
② 호흡계질식
③ 산독증
④ 위장계폐쇄
⑤ 기형아

해설 출생 시 양수에 태변이 섞여 나오는 것은 태아가 태변이 섞인 양수를 흡입하여 심한 호흡계질식을 일으킬 수 있다는 것을 의미한다. 또한 태변 흡입은 심각한 폐렴이나 폐감염증을 유발한다.

필수문제

12 신생아의 질식에 대한 다음 설명 중 옳지 않은 것은?

① 태변이나 양수 흡인은 자궁 내 혹은 분만 중에 신생아의 기관지를 막아 호흡 곤란이나 사망을 초래한다.
② 태변을 흡인한 경우를 태변흡인증후군(Meconium Aspiration Syndrome, MAS)이라고 한다.
③ 태변이 있다는 것은 태아의 호흡곤란이 있을 가능이 있다는 것을 의미한다.
④ 분만 중에 태변을 보면 질식하지 않도록 호흡을 유발시켜야 한다.
⑤ 태변을 흡입했을 때는 기도협착, 폐색, 신생아 폐렴이 유발되므로 신생아 기도유지는 매우 중요하다.

해설 ④ 분만 중에 태변을 보면 기도 내를 후두경으로 보면서 흡입제거할 때까지 호흡을 유발시켜서는 안 된다.

정답 10 ⑤ 11 ② 12 ④

13 다음 중 신생아 가사의 원인이 되는 것은?

㉠ 저산소증 ㉡ 산혈증
㉢ 고탄산혈증 ㉣ 고혈당증

① ㉠, ㉡, ㉢
② ㉠, ㉢
③ ㉡, ㉣
④ ㉣
⑤ ㉠, ㉡, ㉢, ㉣

해설 | **신생아 가사**
태아나 신생아에게 산소 공급과 탄산가스 제거가 원활히 이루어지지 않아 생기는 저산소증, 산혈증 및 고탄산혈증으로 인해 뇌, 신장, 위장관, 간, 심혈관계, 폐 등의 여러 기관에 혈액 관류가 저하되어 있는 상태를 말하며, 혈역학적 합병증과 대사 장해 등을 동반할 수 있다.

필수문제
14 신생아의 탈수에 대해 틀리게 설명한 것은?

① 울 때 눈물이 나지 않는다.
② 소변양, 횟수가 감소한다.
③ 피부의 긴장도가 떨어진다.
④ 대천문이 팽창되어진다.
⑤ 구강이 건조하다.

해설 | ④ 대천문이 팽창되어진 경우는 뇌압이 상승된 상태일 수 있으며, 반대로 대천문이 움푹 패어 있을 경우 탈수증세일 수 있다.
① 탈수된 상태에서는 울어도 눈물이 안 나오거나 거의 없다.
② 탈수가 심해지면 체내에 수분이 적어져 오줌을 누지 않고 맥박이 평소보다 빨리 뛰게 된다.
③ 신생아의 피부탄력성은 수화작용의 상태를 알려준다. 엄지와 검지를 사용하여 아동의 피부를 꼬집어 사정할 수 있다. 팔 위쪽과 복부가 사정하기에 최상의 부분이다. 사정을 하였을 때 피부가 제자리로 재빨리 돌아가면 긴장도가 좋고 수화작용이 알맞음을 의미한다. 꼬집은 후 피부가 꼬집은 상태 그대로 있고 제자리로 늦게 돌아가는 상태는 피부긴장도의 감소, 즉 신생아가 탈수나 영양결핍 상태임을 의미한다.
⑤ 탈수된 신생아는 입이 마르고, 피부가 서늘하고 건조하며 창백하다.

15 신생아 순환 관류상태의 가장 중요한 지표는?

① 심박률
② 소변량
③ 의식상태
④ 말초맥박
⑤ 피부색

해설 | 신생아 순환 관류상태의 가장 중요한 지표는 소변량이다.

16 다음 중 신생아 경기의 원인은?

① 호흡곤란
② 심한감염
③ 고 열
④ 기 형
⑤ 저체온증

[해설] 흔히들 경기라고도 부르는 경련은 아기들의 경우 감기나 다른 질병으로 말미암은 고열 때문에 일어나는 열성 경련이 대부분이다.

필수문제

17 신생아에게서 일반적으로 생리적 황달이 나타나는 시기는?

① 출생 직후
② 생후 2~7일
③ 생후 7~12일
④ 생후 12~17일
⑤ 생후 3주 후

[해설] 황달은 아기의 몸에 빌리루빈이라는 색소가 많아져 피부가 노랗게 변하는 것을 말한다. 이 빌리루빈이라는 색소는 간에서 걸러져 대변으로 나가게 되지만, 신생아는 간의 기능이 약하기 때문에 빌리루빈이 아기의 몸에 많이 남아있어 황달이 생기게 된다. 신생아 황달은 생리적인 황달과 병적인 황달로 나눌 수가 있는데 생리적인 황달은 신생아의 약 60%에서 나타나며, 생후 2일째 나타나기 시작하여 3~5일째 가장 심하며, 정상아는 7일, 미숙아는 14일 정도 되면 없어진다. 황달은 눈의 흰자, 얼굴, 몸통에 가볍게 오는 것이 정상이다. 심한 황달을 오래두면 뇌신경에 빌리루빈(혈색소)이 침착되어 뇌성마비와 같은 위험한 결과를 초래할 수도 있기 때문에 적절한 치료를 요한다.

18 신생아 황달의 관리 및 치료에 대한 설명으로 옳지 않은 것은?

① 황달의 증상으로 아기의 피부색이 노랗게 되는데 보통 눈의 흰자위와 얼굴색이 노랗게 변한다.
② 황달이 더 심하게 되면 몸통, 사지 및 발바닥의 피부까지 노랗게 되는 경우도 있다.
③ 황달에 걸렸을 때는 모유수유 횟수를 줄여야 한다.
④ 물이나 설탕물은 먹이지 않는다.
⑤ 핵황달이 올 위험성이 있는 아기들은 미리 적절한 시기에 광선치료와 교환수혈을 시행해 주어야 한다.

[해설] 황달의 예방은 생후 조기에 모유수유를 시작하고 하루 10회 이상 수유시키는 것이 도움이 된다.

정답 16 ③ 17 ② 18 ③

19 빌리루빈이 뇌 세포에 들어가 뇌 세포를 노랗게 착색시키는 신경학적 증후군을 무엇이라고 하는가?

① 생리적 황달
② 모유황달
③ 조기모유황달
④ 핵황달
⑤ 분유황달

[해설] 핵황달
혈중 빌리루빈이 너무 높아지면(만삭아의 경우 25mg/dL) 빌리루빈이 뇌 세포에 들어가 뇌 세포를 노랗게 착색시키는 신경학적 증후군을 말한다. 핵황달이 오는 정확한 빌리루빈 수치나 노출시간은 정확히 알려져 있지 않지만 아기의 체중에 비례하여 저체중아일수록 낮은 수치에서 핵황달이 올 수가 있다. 증상은 빌리루빈 치가 상승하면 어느 시점에서나 올 수 있지만 대개 생후 2~5일쯤에 나타나는데, 이 경우 아기가 늘어지며, 식욕부진, 모로반사(신생아의 신경반사)의 소실 등이 흔한 초기 증세이다.

필수문제

20 신생아 제대간호로 가장 이상적인 방법은?

① 2% 머큐로크롬을 바르고 드레싱한다.
② 70% 알코올로 매일 닦는다.
③ 매일 드레싱을 갈아준다.
④ 드레싱을 갈아주고 파우더를 뿌려준다.
⑤ 페놀용액으로 드레싱한다.

[해설] 제대간호 실행방법
- 출혈이나 악취여부를 관찰한다.
- 멸균면봉에 소독액을 적셔 배꼽이 떨어질 때까지 매일 절단한 단면부위를 바르면서, 탯줄을 자세히 관찰하여 2개의 두껍고 작은 동맥과 한 개의 얇고 넓적한 정맥(2Artery 1vein)을 확인한다. 목욕 후나 제대 절단면이 젖었을 때마다 도포한다. 소독액은 70% 알코올 용액을 사용하는데, 알코올은 살균작용을 한다.
- 기저귀는 자극을 방지하기 위해 제대 아래쪽에 대어 둔다.
- 제대 절단면은 개방한 채로 둔다.
- 제대는 생후 6~10일경에 건조, 탈락된다.
- 홍반, 악취, 농성, 분비물과 같은 감염증상은 보고하고, 신생아를 격리한다.

21 신생아 질환에 대한 설명으로 옳은 것은?

① 정상분만 시 일반적으로 두개출혈이 있다.
② 모로반사는 쇄골골절 시에만 나타난다.
③ 아구창 시 1% 질산은으로 치료한다.
④ 아구창은 칸디다 알비칸스에 의해 발생한다.
⑤ 소두증은 선천성 기형에서 제외된다.

해설 ④ 아구창은 구내염의 하나로 칸디다 알비칸스라는 곰팡이균이 구강점막에서 증식해서 생기는 병이다.
① 정상적인 자연분만 후에 두개 내 출혈의 위험은 낮다.
② 모로반사는 인간생명유지 행동반사의 일종이고 원시반사의 일종이다. 쇄골골절 시에는 모로반사가 소실한다.
③ 아구창의 치료는 1% 젠션 바이올렛으로 하며, 신생아 임균성 안염 시 점안하는 액이 1% 질산은이다.
⑤ 소두증은 두부 및 뇌가 정상보다도 이상하게 작은 선천성 기형의 하나로 대개의 경우 앞이마의 발달이 나쁘고 상하로 두부가 작게 보인다. 안면의 발달은 정상이다.

22 신생아에서 가장 감염되기 쉬운 부위는?

① 제대절단부위, 위장, 신장
② 위장, 기관지, 눈
③ 제대절단부위, 눈, 피부
④ 심장, 기관지, 눈
⑤ 제대절단부위, 눈, 항문

해설 가장 감염되기 쉬운 부위는 제대절단부위, 눈, 피부 등이다.

23 조산아의 출생 직후 조치에 해당하지 않는 것은?

① 호흡유지
② 보온유지
③ 감염방지
④ 예방접종
⑤ 영양공급

해설 조산아의 경우에는 출생 직후에 예방접종을 실시하는 것보다는 체중이 일정량 이상 증가한 후에 접종하는 것이 장기간 항체양성률이 높다.

정답 21 ④ 22 ③ 23 ④

24 신생아의 일반적 처치요령으로 옳지 못한 것은?

① 신생아 사망의 가장 큰 원인은 출생과 관련된 문제, 즉 미숙아, 선천성결함 등이다.
② 신생아는 주로 코로 호흡하므로 콧속을 깨끗이 흡입한다.
③ 신생아의 몸에 있는 양수와 수분은 증발되면서 열을 빼앗아 가므로, 즉시 건조시켜 체온손실을 막는다.
④ 미숙아의 경우 직접 고농도 산소를 투여한다.
⑤ 저체온증, 저혈당증, 탈수증, 심장혈관장해가 발생할 수 있으므로, 체온유지와 영양공급이 중요하다.

[해설] 미숙아의 경우 고농도 산소를 투여할 경우 산소독성이 발생할 우려가 있으므로 간접적으로 산소를 투여한다.

제4과목 응급처치학 각론

제14장 정신장해

01 정신장해로 인한 행동의 변화에 대하여 옳지 못한 설명은?

① 주위사람들이 정상적으로 받아들이기 힘든 행동을 한다.
② 약물중독, 저혈당, 저산소 등의 내과적 상태에서만 발생한다.
③ 정신장해상태에서 환자들은 불안, 공포, 슬픔, 분노 등과 같은 감정을 보인다.
④ 자기파괴적인 행동을 하기도 하고 의사소통을 거부하기도 한다.
⑤ 환청 등에 시달려 정상적인 사회생활에 적응하지 못한다.

[해설] 과도한 기온변화나 환경변화 등에 의한 외과적인 상태에서도 발생할 수 있다.

02 정신장해의 원인 중 내인성 요인에 의하여 유발되는 것은?

① 간질병 ② 알코올중독
③ 마약중독 ④ 뇌막염
⑤ 히스테리

[해설] 정신장해의 원인
정신장해는 이상 행동을 유발하는 적응 장해를 넘어서 정상적인 사회생활을 해 나갈 수 없는 병적 상태에 있는 것을 말한다. 이러한 정신장해를 유발시키는 요인은 내인성, 외인성, 심인성으로 나누어진다.

내인성 요인	유전 인자의 손상 등과 같은 선천적인 원인에 의한 것이다. 예 간질병, 조울증, 정신분열증, 정신박약 등
외인성 요인	외상, 알코올 중독, 과로, 마약 중독, 약품 중독, 성병, 뇌막염 등과 같은 것으로, 대부분이 생활환경에 의한 후천적인 것이다. 예 기질성 정신병, 중독성 정신병, 증상성 정신병 등
심인성 요인	• 정신적 충격, 불안, 번민 등과 같은 것으로, 노이로제, 히스테리 등의 우발성 정신질환을 유발시킨다. • 특히 심인성 요인은 내적 요인과 복합적으로 작용하기도 한다.

[정답] 01 ② 02 ①

03 경악반응과 관련이 있는 정신장해는?

① 기질성 정신장해
② 증상성 정신장해
③ 중독성 정신장해
④ 심인성 정신장해
⑤ 내인성 정신장해

해설 심인성 정신장해

경악반응 (환경반응)	• 전쟁이나 화재, 지진 등 생명이 직접 위협받는 것과 같은 급성 스트레스로 생긴 생물학적 반응이다. • 소위 넋이 빠진 상태로, 정동이 일체 정지되어 버리는 정동마비나 반대로 충동적이며 무통제한 과잉된 운동이 생기는 운동 폭발이라는 정신 증상을 보인다.
심인반응	일반적인 대처 능력으로는 대처할 수 없는 파국적 체험이 유발요인이 되어 강렬한 공포나 노여움, 절대적 무력감 등의 감정반응이 야기된 결과 생긴 정신적·신체적 장해를 말한다. 예 망상반응, 기도정신병, 감응정신병 등
신경증	정신적 원인에 의해서 정신적 또는 신체적인 증상이 일어나는 상태를 말한다. 예 히스테리, 강박신경증, 신경쇠약 등

필수문제

04 다음 중 내분비질환과 관련이 있는 정신장해는?

① 기질성 정신장해
② 증상성 정신장해
③ 중독성 정신장해
④ 심인성 정신장해
⑤ 내인성 정신장해

해설 외인성 정신장해

기질성 정신장해	뇌 자체에 기질성인 병변이 수반되어 나타나는 정신장해이다. 예 치매, 뇌혈관장해, 뇌종양, 뇌병변성 질환 등에 의한 장해 등
증상성 정신장해	뇌 이외의 신체질환에 의한 정신장해를 지칭한다. 예 내분비질환, 대사성 질환, 혈액질환, 교원병, 외상 후 수술 등
중독성 정신장해	화학물질의 섭취에 의한 정신질환을 의미한다. 예 알코올, 각성제, 마약류 등

05 정신장해의 종류 중 지능장해에 해당하는 것은?

① 섬 망
② 정신지체와 치매
③ 건망증
④ 환 각
⑤ 망 상

해설) 주요 정신장해의 종류

사고장해	• 사고 과정, 사고 형태, 사고 내용과 관련한 장해이다. • 정신분열증의 하나인 망상이 대표적이다.
의식장해	• 자신과 환경을 확실히 알고 있는 상태를 의식청명이라 하고, 그 청명도나 충실도 등이 어느 정도 이상 상실된 경우를 의식장해라 한다. • 의식의 혼탁에 흥분이 가해질 때 발생하는 섬망이 대표적이다.
기억장해	• 정보, 경험, 자극을 유지하고 인지하는 능력인 기억 중 어느 하나라도 상실 또는 손상되는 장해를 말한다. • 건망증 등이 대표적이다.
지각장해	• 환경 내의 여러 물체나 상황을 바르게 인식하는 감각 처리의 결함에 따른 장해이다. • 현재 존재하는 것이 잘못된 것으로 지각되는 '착각'과 실재하지 않는 것이 지각되는 '환각'이 있다.
지능장해	지능이란 어떤 과제에 반응해서 추상적 사고나 상징의 이해에 의해 순응하고 학습하는 능력인데, 지능장해는 정신발육의 지체나 치매, 혹은 간질후유증 등에 의해 일어나는 상태를 말한다.

06 다음 중 파괴적 행동의 원인이 아닌 것은?

① 정신적 충격
② 음주상태
③ 약물복용이나 중독
④ 급성복증
⑤ 신경계 손상

해설) 갑자기 복통을 주로 호소하면서 발생하는 질환군을 총칭해서 급성복증이라 하고, 파괴적 행동의 원인과는 거리가 멀다. 파괴적 행동의 원인으로는 정신적 충격, 음주, 약물복용이나 중독, 뇌와 신경계 손상, 뇌질환, 대사장해 등이 있다.

정답) 05 ② 06 ④

07 응급환자가 극심한 히스테리 증세를 보일 때, 응급구조사가 취할 올바른 행동은?

① 환자의 신체를 고정대에 무조건 고정한다.
② 상해를 가할 가능성이 많으므로 가만히 둔다.
③ 환자를 감금하고 조용해지면 이송한다.
④ 환자를 안심시키면서 친절하고 차분하게 대해준다.
⑤ 강력하게 제지하여 증세를 억제시킨다.

[해설] 응급환자가 극심한 히스테리 증세를 보일 경우에는 환자를 진정시키고 친절하고 차분하게 대해야 한다.

08 외상 후 스트레스 장애 시 나타나는 증상을 알맞게 나열한 것은?

㉠ 외상성 사건의 재경험	㉡ 일반적 반응의 민감
㉢ 외상과 연관된 자극의 회피	㉣ 감소된 각성반응

① ㉠, ㉡, ㉢
② ㉠, ㉢
③ ㉡, ㉣
④ ㉣
⑤ ㉠, ㉡, ㉢, ㉣

[해설] 외상 후 스트레스 장애(PTSD) 증상은 극도의 공포감, 무력감에 반응해 외상성 사건의 재경험(Re-experience), 외상과 연관된 자극의 회피(Avoidance), 일반적 반응의 둔화(Numbing), 증가된 각성반응(Hyperarousal)을 보이며 결과적으로 심한 압박감이나 기능장해를 겪게 된다.

필수문제

09 외상 후 스트레스 장애(Post Traumatic Stress Disorder)에 관한 설명 중 옳지 않은 내용은?

① 천재지변이나 재난이 정신적 손상의 원인이 된다.
② 사고에 대한 반복적 회상이나 악몽에 시달린다.
③ 사고 후에 증세가 나타나지만 1개월 이내에 회복될 경우를 급성 외상 후 스트레스 장애라고 한다.
④ 급성일 경우 만성일 경우보다 예후가 좋다.
⑤ 경증일 경우에는 조기에 업무에 복귀하는 것이 좋다.

해설 외상 후 스트레스 장애의 종류
증상이 나타나는 시기는 개인에 따라 다른데, 충격 후 즉시 시작될 수도 있고 수일, 수주, 수개월 또는 수년이 지나서 나타날 수도 있다. 증상이 1개월 이상 지속되어야만 외상 후 스트레스 장애(PTSD)라고 한다. 증상이 1개월 이내에 회복될 경우에는 급성 스트레스 장애라고 한다. 외상 후 스트레스 장애를 진단받은 후에는 다음과 같이 급성, 만성, 지연성으로 세분화할 수 있다.

급 성	증상이 나타난 후 증상 기간이 3개월 미만인 경우
만 성	증상이 나타난 후 증상 기간이 3개월 이상인 경우
지연성	스트레스 발생 후 적어도 6개월 이후 증상이 나타나는 경우

10 외상 후 스트레스 장애와 급성 스트레스 장애의 구분이 되는 것은?

① 외상의 여부
② 증상기간이 한 달 이상인지 여부
③ 반응의 마비 여부
④ 과잉각성의 여부
⑤ 사건의 재경험 여부

해설 외상을 경험한 후 스트레스 장애증상이 한 달 이내이면 급성 스트레스 장애로 구분하고, 한 달 이상 지속되면 외상 후 스트레스 장애로 진단하게 된다. 급성 스트레스 장애나 외상 후 스트레스 장애 모두 증상은 유사하다.

정답 09 ③ 10 ②

11 공황발작의 증상에 해당하는 것을 모두 고르면?

> ㉠ 심장이 두근거리거나 빨라진다.
> ㉡ 땀이 많이 난다.
> ㉢ 가슴이 아프거나 압박감을 느낀다.
> ㉣ 죽을 것 같은 두려움이 있다.

① ㉠, ㉡, ㉢
② ㉠, ㉢
③ ㉡, ㉣
④ ㉣
⑤ ㉠, ㉡, ㉢, ㉣

[해설] 공황발작(Panic Attack)에 대한 진단 기준
다음 증상 중 4개 이상이 갑자기 나타나면 공황발작으로 볼 수 있다. 이러한 증상들은 보통 급작스럽게 발생하여 10분 안에 최고조에 이른다.
- 심장이 두근거리거나 빨라진다.
- 땀이 많이 난다.
- 손, 발 혹은 몸이 떨린다.
- 숨이 막히거나 답답한 느낌이 든다.
- 메스껍거나 뱃속이 불편하다.
- 질식할 것 같은 느낌이 든다.
- 가슴이 아프거나 압박감을 느낀다.
- 어지럽거나 쓰러질 것 같은 느낌이 든다.
- 비현실적인 느낌 또는 이인증(자신이 달라진 느낌)을 느낀다.
- 미쳐 버리거나 자제력을 잃어버릴 것 같은 두려움이 있다.
- 죽을 것 같은 두려움이 있다.
- 지각 이상(둔하거나 따끔거리는 느낌)을 느낀다.
- 몸에서 열이 오르거나 오한이 난다.

12 가장 흔한 정신과적 장해로 무기력감과 절망감을 특징으로 하는 정신장해는?

① 약물중독
② 공황장해
③ 우울증
④ 자폐증
⑤ 망상

[해설] 우울증은 사고의 곤란, 우울한 감정, 무기력감과 절망감, 정신운동지연이 나타난다. 우울증의 종류에는 가면성 우울증, 갱년기 우울증, 산후 우울증이 있다.

13 환자의 의식상태나 정신상태는 AVPU 척도에 따라서 4가지로 표현되는데 다음 설명 중 V에 해당하는 것은?

① 언어지시에는 반응이 없지만 신체에 통증을 주면 움직이거나 고함친다.
② 통증에 대해서도 반응하지 않는다.
③ 스스로 눈을 뜨고 질문에 분명한 답변을 한다.
④ 스스로 눈을 뜰 수 없고 시간·장소·사람을 알아보지 못하지만 구두지시에는 반응한다.
⑤ 환자가 자고 있는 것 같은 상태이다.

해설 AVPU 척도

Alert (의식 명료)	스스로 눈을 뜨고 질문에 분명한 답변을 한다.
Verbal (언어지시에 반응)	스스로 눈을 뜰 수 없고 시간·장소·사람을 알아보지 못하지만 구두지시에는 반응한다.
Pain (통증자극에 반응)	언어지시에는 반응이 없지만 신체에 통증을 주면 움직이거나 고함친다.
Unresponse (통증자극에도 무반응)	통증에 대해서도 반응하지 않는다.

14 우울증의 증상 및 처치에 대한 설명으로 맞지 않는 것은?

① 가장 흔한 정신과적 장해에 속한다.
② 환자는 일상생활의 즐거움을 잃고 쉽게 울기도 한다.
③ 지지적 치료를 한다.
④ 자살 사고에 대한 질문은 하지 않는다.
⑤ 항우울제를 투여한다.

해설 자살 사고에 대한 질문을 조심스럽게 하면서 말을 하도록 북돋아주어 혹시라도 자살을 기도하고 있지나 않은지 알아내어, 미연에 자살을 방지하도록 하여야 한다.

15 자살가능성이 높은 요소에 해당하지 않는 것은?

① 우울증 환자
② 3세대 이상이 모여 사는 대가족의 구성원
③ 알코올중독환자
④ 자살을 시도했던 경험이 있는 자
⑤ 독신자

해설   3세대 이상이 모여 사는 대가족의 구성원은 오히려 자살확률이 낮고, 독신가구일수록 외로움 등으로 자살확률이 높다.

필수문제

16 자살위험환자에 대한 조치요령으로 옳지 않은 것은?

① 환자를 자해로부터 보호한다.
② 면담을 통해 설득을 유도한다.
③ 혼자 조용히 생각할 시간을 준다.
④ 필요시에는 신체구속을 한다.
⑤ 환자가 불안을 느끼지 않도록 한다.

해설   자살위험환자는 혼자 남겨두지 않도록 한다.

17 불안장애에 대한 설명으로 옳지 않은 것은?

① 스트레스에 대한 반응의 일종이다.
② 매우 흥분되고 우울한 증상을 보인다.
③ 가장 먼저 할 처치는 정신적인 지지이다.
④ 신체적 원인을 찾는다.
⑤ 환자가 말을 할 수 있도록 안심시킨다.

해설   매우 흥분되고 우울한 증상을 보이는 것은 조증장애환자이며, 불안장애는 임박한 죽음과 동반된 강렬한 공포를 느낀다.

18 조증장애의 증상과 처치에 해당하지 않는 것은?

① 자아 감정이 항진된다.
② 활동성이 항진된다.
③ 수면욕구가 증가한다.
④ 과장된 생각이나 자만심에 차있으며, 극단적인 경우에는 타인에 대한 폭력을 행사하기도 한다.
⑤ 환자를 대할 때는 환자의 눈높이에 맞추어 대화하고 망상적 증상에 대해 논박을 하지 않는다.

[해설] ③ 수면욕구는 감소하고 성욕은 항진된다.

19 정신분열증을 진단하는 기준에 해당하는 것은?

| ㉠ 망 상 | ㉡ 환 각 |
| ㉢ 와해된 언어 | ㉣ 양성증상 |

① ㉠, ㉡, ㉢
② ㉠, ㉢
③ ㉡, ㉣
④ ㉣
⑤ ㉠, ㉡, ㉢, ㉣

[해설] 정신분열증
다음 증상 가운데 2개(또는 그 이상)가 있어야 하며, 1개월 중 상당 기간 동안 존재해야 한다.
- 망 상
- 환 각
- 와해된 언어(예 빈번한 탈선 또는 지리멸렬)
- 심하게 와해된 행동이나 긴장증적 행동
- 음성 증상(예 피상적 정감, 언어의 결핍, 의욕상실 등)

20 정신분열증에 대한 설명으로 맞지 않는 것은?

① 대개 40대 이후에 시작되는 경우가 많다.
② 환각, 망상, 사고의 장해, 부적절한 행동, 정신적으로 황폐화 등을 보인다.
③ 긴장성 정신분열증은 몇 시간씩 굳어있거나, 이상한 자세를 취한다.
④ 망상형 정신분열증은 피해망상, 과대망상, 망상적 질투 또는 이와 관련된 환각 등을 특징으로 한다.
⑤ 의처증은 망상형 정신분열증의 일종이다.

[해설] 정신분열증의 시작은 대개 후기 청소년기와 초기 성인기이다.

[정답] 18 ③ 19 ⑤ 20 ①

필수문제

21 정신과적 응급상황의 환자를 다룰 때 환자접근법으로 잘못된 것은?

① 조용하고 명확하며 확신 있게 말한다.
② 환자의 감정을 이해하고 말에 응답하며 귀를 기울인다.
③ 환자의 행위나 의견을 추측한다.
④ 긍정적인 신체언어를 사용한다.
⑤ 환자와의 거리는 약 1m 정도 떨어진다.

해설　③ 환자의 행위나 의견을 추측하지 않으며, 환자의 감정 변화를 주시하고 공격적인 행동을 하는지 주시한다.

필수문제

22 정신장애 환자에 대한 응급처치요령으로 잘못된 것은?

① 개인과 현장안전을 우선으로 한다.
② 1차 평가 동안 모든 생명의 위협적인 문제들을 치료한다.
③ 행동 응급상태를 초래할 수 있는 내·외과적 상태에 주의한다.
④ 문제점을 논의하도록 격려해준다.
⑤ 환자가 겪고 있는 환각적인 정신 감정에 동조해준다.

해설　응급처치요령
- 개인과 현장안전을 우선으로 한다.
- 1차 평가 동안 모든 생명의 위협적인 문제들을 치료한다.
- 행동 응급상태를 초래할 수 있는 내·외과적 상태에 주의한다.
- 환자와 대화할 시간을 갖는다.
- 문제점을 논의하도록 격려해준다.
- 환자가 겪고 있는 환각적인 정신 감정에 동조하지 않는다.
- 도움이 된다고 생각되면 가족이나 친구를 포함시킨다.
- 상황이 환자를 흥분시키면 주위사람을 나가게 한다.

제4과목 응급처치학 각론

제15장 | 창 상

01 창상에 대한 다음 설명 중 옳지 못한 것은?

① 일반적으로 손상은 가해물체에 따라 둔기, 예기, 총기 및 폭발물 손상으로 나뉜다.
② 피부의 연속성이 파괴되었는가에 따라 개방성 손상과 비개방성 손상으로 분류한다.
③ 비개방성 손상은 창(創), 개방성 손상은 상(傷)이라 하며 이들을 합하여 창상이라고 한다.
④ 의학적으로 손상이란 그 원인이 무엇이든 조직의 정상적 구조가 형태학적으로 파괴되는 것으로서 상처 그 자체를 말한다.
⑤ 물리적 외력은 물론 화학물질, 고온 및 저온, 전기력 등 거의 모든 외인이 손상을 일으킬 수 있다.

[해설] ③ 개방성 손상은 창(創), 비개방성 손상은 상(傷)이라 하며 이들을 합하여 창상이라고 한다.

02 다음 중 폐쇄성 창상에 해당하는 것은?

| ㉠ 타박상 | ㉡ 탈 구 |
| ㉢ 염 좌 | ㉣ 찰과상 |

① ㉠, ㉡, ㉢
② ㉠, ㉢
③ ㉡, ㉣
④ ㉣
⑤ ㉠, ㉡, ㉢, ㉣

[해설] 주요 폐쇄성 창상과 개방성 창상

폐쇄성 창상	타박상, 탈구, 염좌 등
개방성 창상	찰과상, 열상, 천자상 등

정답 01 ③ 02 ①

필수문제

03 관절을 형성하는 골격의 한쪽 끝이 관절로부터 이탈된 폐쇄성 창상을 무엇이라고 하는가?

① 타박상
② 탈 구
③ 염 좌
④ 찰과상
⑤ 열 상

해설 | **폐쇄성 창상(외상이 없는 내부조직의 손상)**

타박상	• 물리적 충돌에 의하여 생기는 피하 조직의 손상 상태를 말한다. • 손상을 입은 모세혈관으로부터 출혈된 경우, 부어오르거나 피부색이 검푸르게 변한다. • 모세혈관보다 큰 혈관이 터졌을 때 피하 조직에서 혈액이 응고하여 덩어리가 되는 것을 혈종이라고 한다.
탈 구	• 관절을 형성하는 골격의 한쪽 끝이 관절로부터 이탈된 상태이다. • 뼈와 관절을 둘러싸고 있는 건이나 인대가 부분 또는 전면적으로 손상을 받아서 일어나며, 관절 주위의 혈관이나 신경 및 근육도 손상을 입을 수 있다.
염 좌	• 관절이 정상 운동범위 이상으로 늘어난 경우로서 인대가 부분적으로 파열된 것을 말한다. • 이는 골절이나 탈구와 비슷하나 골격이 손상되지 않은 것으로 골격의 돌출이나 변형이 없다. • 관절을 유지하고 있는 근육, 인대, 건이 갈라지거나 찢어진 상태를 말한다.

필수문제

04 타박상을 입은 경우 찜질은 치유에 효과적이다. 올바른 찜질방법은?

① 초기에는 얼음찜질을 하고, 시간이 흘러 멍자국이 남은 경우에는 온(溫)찜질을 한다.
② 초기뿐만 아니라 시간이 흘러 멍자국이 남은 경우에도 얼음찜질을 한다.
③ 초기뿐만 아니라 시간이 흘러 멍자국이 남은 경우에도 온(溫)찜질을 한다.
④ 초기에는 온(溫)찜질을 하고, 시간이 흘러 멍자국이 남은 경우에는 얼음찜질을 한다.
⑤ 시기에 관계없이 온(溫)찜질이든 얼음찜질이든 모두 효과적이다.

해설 | **타박상의 찜질방법**

초 기	• 모세혈관이 터져서 조직 속으로 혈액이 스며들고 있는 상태이다. • 이때 얼음찜질을 하면 차가운 기운으로 혈관이 수축되면서 조직 속에서 출혈이 줄어들 수 있고, 부수적으로 통증도 줄여준다.
후 기	시간이 많이 흐른 뒤 멍자국이 남아있는 경우 손상부위에 온찜질을 하면 혈관 밖으로 나왔던 혈액이 빠르게 다시 조직 속으로 흡수되어 멍이 빨리 없어진다.

05 표피박탈에 대한 설명으로 옳지 못한 것은?

① 피부의 맨 바깥층인 표피만 벗겨져 나가 진피가 노출되는 손상을 말한다.
② 대부분 둔기의 압박, 일회찰과상 또는 반복마찰에 의하여 형성된다.
③ 많은 출혈을 동반한다.
④ 타박력 또는 압박력이 동반될 때는 좌상(挫傷)이나 좌열창(挫裂創)을 같이 볼 수 있다.
⑤ 압박흔과 동반될 수도 있다.

[해설] 표피박탈 자체는 표피만 벗겨져 나가는 것이므로 출혈이 일어나지 않으나 타박력 또는 압박력이 동반될 때는 좌상이나 좌열창을 같이 볼 수 있으며, 압박흔과 동반될 수도 있다.

[필수문제]

06 마찰성 표피박탈에 해당하는 것은?

① 표면이 거친 둔체에 의하여 한쪽 방향으로 마찰되어 생기는 것으로 전도나 추락 시 지면에 밀리면서 형성되는 것이다.
② 생채기도 마찰성 표피박탈의 일종이다.
③ 탄환이 피부를 스쳐 지나갔을 때 보는 표피박탈이다.
④ 화상이 동반될 수도 있다.
⑤ 손톱으로 할퀸 조흔도 마찰성 표피박탈에 해당한다.

[해설] 표피박탈의 유형

구 분	내 용
찰과상	• 표면이 거친 둔체에 의하여 한쪽 방향으로 마찰되어 생기는 것으로 전도나 추락 시 지면에 밀리면서 형성되는 것이 좋은 예이다. • 찰과상의 변형으로서 생채기(Scratch)가 있는데, 이는 첨부(尖部)나 날이 있는 비교적 가벼운 흉기에 의하여 일어나는 손상을 말한다. • 손톱으로 할퀴거나 눌러 형성되는 조흔(爪痕)은 생채기와 매우 비슷하므로 같이 취급하기도 한다.
마찰성 표피박탈	• 둔체가 한 부위에 반복적으로 마찰되어 형성된다. • 예를 들어 수갑을 채우거나 끈으로 사지를 묶었을 때 풀려는 노력에 의하여 지속적으로 마찰되어 형성되는 경우이며 이때는 화상이 동반될 수도 있다.
압박성 표피박탈	• 피부가 둔체에 의하여 직각으로 또는 그와 비슷한 방향으로 압박되어 형성된다. • 교합 시 보는 교흔(물린 흔적)이나 자동차 역과시 보는 바퀴흔이 좋은 예이다.

07 다음 중 마찰에 의한 타박상에서 많이 발생하며, 표피와 점막이 떨어져 나간 손상을 무엇이라고 하는가?

① 좌 상
② 찰과상
③ 절 창
④ 열 창
⑤ 자 창

해설 찰과상은 흔히 가정에서 어린아이들이 뛰어다니다가 넘어져 생기는 상처로, 마찰에 의한 손상이기 때문에 상처는 깊지 않다.

08 좌상에 대한 설명으로 잘못된 것은?

① 피부가 심하게 파열된다.
② 진피 및 피하지방조직이나 그 하방의 근육을 비롯한 연조직 또는 양자 모두가 좌멸된다.
③ 주로 모세혈관, 때로는 정맥이 파열되어 해당부위 및 주위의 조직 간에 일어나는 출혈을 말한다.
④ 거의 대부분 타격에 의하기 때문에 타박상이라고도 한다.
⑤ 대부분 피하조직에 일어나기 때문에 피하출혈이라고도 한다.

해설 **좌상(Contusion)**
둔력에 의하여 피부는 파열되지 않고 진피 및 피하지방조직이나 그 하방의 근육을 비롯한 연조직 또는 양자 모두가 좌멸되고, 동시에 주로 모세혈관, 때로는 정맥이 파열되어 해당 부위 및 주위의 조직 간에 출혈이 일어나는 상처이다.

09 개방성 창상에 대한 응급처치요령으로 잘못된 것은?

① 찰과상의 경우 출혈이 많지 않으므로 세균감염에 의한 염증이 일어나지 않도록 소독만 하면 충분하다.
② 절창의 경우는 출혈이 많으므로 상처부위에 대한 지혈이 중요하다.
③ 상처부위는 흐르는 물에 깨끗이 씻어줘야 한다.
④ 열창의 경우에는 출혈도 심한 편이므로 찢어져 피가 흐르는 부위가 깨끗한 거즈나 수건을 대고 지그시 압박하여 지혈한다.
⑤ 큰 못이나 유리조각에 박힌 자창의 경우에는 바로 제거해서 파상풍감염을 방지해야 한다.

해설 자창의 경우 작은 못이나 가시 등은 빼어내도 되지만 큰 못이나 유리조각은 빼내는 도중에 더 큰 손상을 일으킬 수 있으므로 유의해야 한다.

10 날카로운 칼등에 베여서 생기는 상처를 무엇이라고 하는가?

① 좌 상
② 찰과상
③ 절 창
④ 열 창
⑤ 자 창

[해설] 주요 개방성 창상의 유형

찰과상	• 마찰에 의한 타박상에서 많이 발생하며, 표피와 점막이 떨어져 나간 상처이다. • 출혈이 거의 없고 세균에 의한 창상감염이 있지 않는 한 흉터를 남기지 않는다.
절 창	• 칼이나 유리 등 날카로운 물체에 의해 갈라진 상처이다. • 대량 출혈이 있으므로 지혈이 가장 중요하다.
열 창	• 부딪치거나 압박되어 피부가 불규칙하게 찢어진 상처이다. • 출혈도 심한 편이므로 찢어져 피가 흐르는 부위에 깨끗한 거즈나 수건을 대고 지그시 압박하여 지혈한다.
자 창	• 못이나 바늘 등에 깊이 찔린 상처이다. • 창의 깊이나 상처의 위치에 따라 대량출혈의 가능성이 존재한다.

11 흉부창상에 대한 설명으로 옳지 않은 것은?

① 흉곽은 호흡과 순환에 가장 큰 기능을 하는 폐와 심장 등을 보호한다.
② 폐에 손상이 생긴 경우에는 바로 호흡의 문제와 연결된다.
③ 흉부에 관통상이 생기면 흉강 내로 신선한 공기가 유통될 수 있도록 한다.
④ 환자의 호흡을 안정시키기 위해 환자의 가슴부위를 높여주는 자세를 취한다.
⑤ 환자에게 쇼크증상이 나타날 우려가 있는 경우에는 안 다친 쪽을 위로하여 옆으로 눕힌다.

[해설] 흉부에 관통상이 생기면 출혈로 인해 폐에 압박이 올 수 있고, 흉강 내로 외기의 공기유통으로 인해 폐 확장이 방해를 받아 호흡기능에 장해가 생겨 생명이 위험할 수 있다. 따라서 이 경우에는 상처보다 큰 거즈나 패드를 이용하여 상처를 막은 후 그 위에 랩이나 비닐을 이용하여 공기가 전혀 유통되지 않도록 밀폐시킨다.

12. 다음 중 흉부창상 시 나타나는 증상은?

| ㉠ 청색증 | ㉡ 흉통 |
| ㉢ 호흡곤란 | ㉣ 각혈 |

① ㉠, ㉡, ㉢
② ㉠, ㉢
③ ㉡, ㉣
④ ㉣
⑤ ㉠, ㉡, ㉢, ㉣

[해설] 흉부창상 시에는 청색증, 흉통, 호흡곤란, 각혈(폐에서 나오는 거품 섞인 피를 토함) 등의 증상이 나타난다.

13. 흉부손상 시 3개 이상의 늑골이 골절되고 각 늑골이 두 군데 이상의 골절이 있는 경우를 무엇이라고 하는가?

① 늑골 골절
② 연가양 흉부
③ 개방성 기흉
④ 혈흉
⑤ 긴장성 기흉

[해설]
① 12쌍의 늑골 중 어느 한 부분이 부러진 상태를 의미한다.
③ 흉벽 상처로 인해 대기의 공기가 흉곽 안으로 빨려 들어가 발생한 기흉을 말한다.
④ 자동차 충돌, 심한 타박상 등에 의해 흉곽 내 혈관이 파열되고 대동맥이 찢어지면서, 폐를 싸고 있는 두 막의 사이인 늑막강 안에 혈액이 축적된 상태를 말한다.
⑤ 손상된 폐조직을 통해 흡기 시 매번 흉막강 내로 공기가 들어가지만 호기 시 나오지 못해 공기량이 축적되어 늑막강 내압이 상승되기 때문에 심장과 폐의 충만이 방해되는 기흉을 말한다.

14. 자동차 사고로 운전자가 흉부를 운전대에 심하게 부딪혔다. 환자는 의식이 명료하나 흉통과 호흡곤란을 호소하고 있다. 혈압은 저하되어 있으며 맥박이 빠르고 청진상 양측 호흡음은 정상이지만 심장박동은 매우 감소되어 있다. 가장 가능성이 높게 추정되는 손상은?

① 연가양 흉부
② 긴장성 기흉
③ 심장압전
④ 외상성 폐기종
⑤ 심한 혈흉

[해설] 심장압전은 심장이 충격을 받아 심장의 근육인 심근과 심장의 외벽인 심낭막 사이의 공간에 지나치게 혈액이나 수액이 차면서 심장을 압박하게 되고, 이로 인해 심장기능에 기능저하를 일으키게 되는데, 적절한 치료가 이루어지지 않을 경우 위험할 정도의 저혈압과 쇼크가 오며 생명을 위협하기도 한다.

15 흉부손상 중 가장 빈번하게 발생하는 것은?

① 기 흉
② 늑골 골절
③ 혈 흉
④ 피하기종
⑤ 심장압전

[해설] 늑골 골절은 교통사고나 넘어져서 부딪치는 경우, 골프 등과 같은 운동 시 발생하는 골절로 흉부손상 중 가장 빈번하게 발생한다.

필수문제

16 심한 흉부내부의 손상이 의심되는 경우, 환자의 이송 시 필요한 자세는?

① 손상받지 않은 부위를 아래로 한다.
② 손상받은 부위를 아래로 한다.
③ 환자를 앙와위로 하고 하지를 거상한다.
④ 좌측을 아래로 한다.
⑤ 우측을 아래로 한다.

[해설] 어떠한 흉부내부의 손상이 의심되면, 특별한 문제가 없다면, 손상된 부위가 바닥에 닿게 한다. 이러한 자세는 손상되지 않은 쪽의 폐가 충분하게 확장되게 한다. 이때 주의하여야 할 것은 긴장성 기흉의 발생이나 그 외에 호흡곤란을 유발할 가능성에 대비하여 밀접하여 관찰해야 한다.

17 환자의 복부창상에 대한 응급조치요령으로 잘못된 것은? **출제유형**

① 복부창상을 입으면 출혈, 복부근육의 경직, 내장 탈출, 구토 등의 증상이 나타날 수 있다.
② 환자를 움직이지 않도록 하고 무릎을 펴서 환자를 안정시킨다.
③ 환자가 구토를 할 경우 구토물에 의해 기도가 막힐 우려가 있으므로 머리를 옆으로 돌려서 질식을 방지한다.
④ 출혈이 있으면 상처를 보호하고 깨끗한 거즈나 패드로 상처를 덮는다.
⑤ 복부창상 환자는 위장관의 문제가 있을 수 있으므로 절대 금식시켜야 한다.

[해설] ② 환자를 움직이지 않도록 하고 무릎을 세워서 환자의 복부가 당기지 않도록 지지한 후 환자를 안정시킨다.

[정답] 15 ② 16 ② 17 ②

18 자동차 사고 환자로 측부에서부터 손상이 발생되었다. 환자에서는 특별한 외상이 없었으나 자동차는 대파되었다. 환자는 가슴 정중앙 부위가 찢어지는 듯하다고 호소하였고, 좌측 상지에 감각이상을 호소하였다. 다음 중 가장 의심이 되는 손상은?

① 외상성 질식
② 폐좌상
③ 박리성 대동맥류
④ 심좌상
⑤ 경추손상

[해설] 박리성 대동맥류가 좌쇄골하 동맥으로 확장되면 좌상지의 순환이 감소된 경우이다. 환자는 흉부의 정중앙부나 배부(등)의 중앙부에 찢어지는 듯한 통증을 호소하고 좌상지의 박동이 감소하거나 만져지지 않기도 한다.

19 심낭압전의 증상으로 옳은 것은?

| ㉠ 빈맥이 발생한다. | ㉡ 청진상 심음이 감소한다. |
| ㉢ 수축기 혈압이 감소한다. | ㉣ 경정맥이 팽대된다. |

① ㉠, ㉡, ㉢
② ㉠, ㉢
③ ㉡, ㉣
④ ㉣
⑤ ㉠, ㉡, ㉢, ㉣

[해설] 심낭압전은 주로 자상에 의하여 발생하지만, 때때로 흉부둔상에 의하여도 발생한다. 주로 심장이나 대혈관의 파열로 인하여 심낭으로 혈액이 유입되면서 심박출량이 감소하게 된다. 즉, 견고한 막으로 형성되어 있는 심낭으로 혈액이 유입되어 심장이 압박되고 심장이 압박되면 심장으로의 혈액유입이 감소하여 심박출량이 감소되므로 혈압이 저하된다. 특징적인 임상증상으로는 Beck's Triad(혈압저하, 경정맥 팽만, 청진상 심장음 감소)와 함께 Pulsus Paradoxus(흡기 시 수축기 혈압이 10mmHg 이상 감소)가 나타나게 된다. 심박출량의 감소로 인하여 빈맥이 발생한다.

필수문제

20 가슴에 칼이 관통된 환자가 발견된 경우 응급조치 요령은?

① 모든 경우에서 칼이 그대로 고정되도록 거즈와 붕대로 드레싱한다.
② 지속적인 출혈의 경우에는 칼을 제거하고 압박하여 지혈한다.
③ 호흡이 불규칙한 경우에는 칼을 제거하고 폐쇄드레싱을 시행한다.
④ 파상풍의 감염성이 높은 오염된 칼일 경우에만 제거하고 드레싱한다.
⑤ 기흉이 발생된 경우에는 칼을 제거하고 폐쇄드레싱을 시행한다.

[해설] 가슴에 칼이 관통된 환자가 발견된 경우 가장 중요한 것은 현장에서 어떤 방식으로든 칼을 뽑아내려고 시도하여서는 안 된다는 것이다. 왜냐하면 이때 칼은 비록 중요한 장기를 찌르고 있기는 하지만 일단 그 상태에서는 관통 부위를 막고 있어 더 이상의 과도한 출혈을 막고 있는 역할도 동시에 하고 있기 때문이다. 물론 칼 주위로 피가 새어 나갈 수는 있지만 아무런 조치 없이 칼이 제거되는 것과는 비교할 수가 없다. 환자를 위해서 할 수 있는 최선의 방법은 현장에서 칼을 뽑지 말고 칼이 그대로 고정되도록 거즈와 붕대로 드레싱한 후 가능한 신속히 병원으로 환자를 이송하는 것이다.

21 외상성 횡격막 헤르니아에 대한 설명으로 틀린 것은?

① 외적 외상으로 인한 횡격막 손상이 원인이다.
② 복강 내의 장기가 흉강 내로 들어가는 것이다.
③ 둔상으로 갑작스럽게 복강내압이 상승하여 횡격막이 찢어지는 것이 원인이다.
④ 외상성 횡격막 헤르니아는 오른쪽에 많이 일어난다.
⑤ 파고드는 장기로는 위, 비, 간, 대장이 많다.

[해설] 외상성 횡격막 헤르니아
흉복부의 관통상이나 둔상으로 인해 횡격막 파열이 일어남으로써 복부장기의 흉곽 내 탈장이 일어나는 상태를 말한다. 대부분 왼쪽에 발생한다. 오른쪽에 드문 이유는 간이 결손공을 폐색하기 때문으로 여겨진다.

22 창상의 염증에 관한 설명으로 잘못된 설명은?

① 창상으로 인해 충혈, 부종, 발열, 통증을 일으키는 병증을 염증이라 한다.
② 염증은 국소염증과 전신염증으로 구분된다.
③ 국소염증은 상처를 입은 부위가 곪은 경우 등이다.
④ 농이 형성되었을 경우에는 냉습포를 적용해서 염증을 가라앉혀야 한다.
⑤ 농이 형성되기 전에는 냉습포를 적용해서 염증을 가라앉혀야 한다.

[해설] 진행단계에 따른 염증처리

농이 형성되기 전	· 냉습포를 적용해서 염증을 가라앉혀야 한다. · 일단 농이 형성된 후에는 냉습포를 하게 되면 이미 진행된 염증반응이 그 자리에 멈춰버리게 되고 농이 형성되었던 조직이 굳어 피부 속에 남아있게 될 수도 있다.
농이 완전히 형성된 후	온습포를 사용하여 염증진행을 빠르게 하여 농을 빨리 형성시키고, 형성된 농은 염증부위를 절개하여 농을 빼주면 염증반응이 끝나게 된다.

[정답] 21 ④ 22 ④

23 창상의 세척방법으로 옳지 않은 것은?

① 입으로 상처를 빨아내는 것이 가장 좋다.
② 지혈이 되고 나면 흐르는 수돗물에 상처를 씻어 상처에 묻어 있는 흙이나 기타 오염물질들을 최소화해야 한다.
③ 수돗물이 없을 경우에는 판매하는 음료수를 사용하여 상처를 씻어낸다.
④ 알코올을 함유한 술 종류도 무방한데, 심한 통증을 유발할 수 있다.
⑤ 적절한 세척액을 구할 수 없으면, 그냥 깨끗하고 마른 수건으로 덮고 병원으로 간다.

해설 ① 입으로 상처를 빨아내는 것은 권장할 만한 방법이 아니다. 왜냐하면 입안에는 세균이 너무 많아 오히려 상처의 감염 위험성을 높이기 때문이다.

24 창상으로 신체의 일부가 절단된 경우, 절단부위에 대한 응급처치요령으로 잘못된 것은?

① 절단된 부위는 수돗물로 깨끗이 씻는다.
② 절단된 부위는 생리식염수로 적신 소독거즈에 싸서 플라스틱 주머니(비닐 봉지)에 보관한다.
③ 플라스틱 주머니는 얼음물과 같은 차가운 용기에 넣어서 조직의 괴사가 발생하지 않도록 하고, 조직이 얼지 않도록 주의해야 한다.
④ 절단부위가 세균에 오염되거나 마르지 않도록 주의한다.
⑤ 절단부위를 환자와 함께 병원으로 신속히 이동한다.

해설 ① 절단부위를 소독약이나 물로 씻거나 알코올에 담그는 것은 금물이다.

제5과목
응급의료 관련 법령

제1장 의료법
제2장 응급의료에 관한 법률

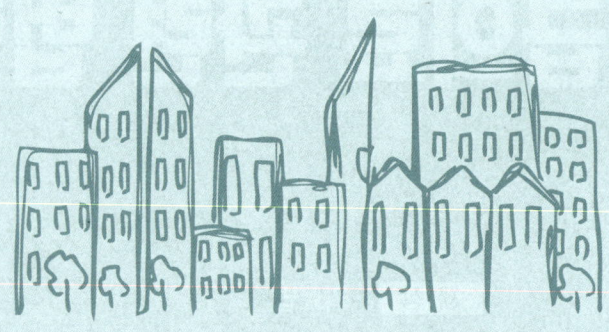

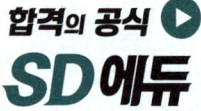 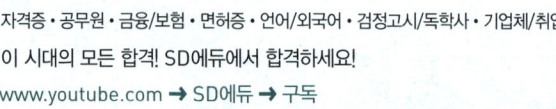 

제5과목 응급의료 관련 법령

제1장 | 의료법

01 의료법상 의료인이 아닌 자는?

① 의 사
② 응급구조사
③ 한의사
④ 치과의사
⑤ 조산사

해설　② 의료인이란 보건복지부장관의 면허를 받은 의사·치과의사·한의사·조산사 및 간호사를 말한다(법 제2조 제1항).

02 의료법상 의료인의 임무와 거리가 먼 것은? 　출제유형

① 의사 – 의료 및 보건지도
② 치과의사 – 구강 보건지도
③ 조산사 – 신생아에 대한 양호지도
④ 한의사 – 양약과 한방의 복합 지도
⑤ 간호사 – 간호판단 및 요양을 위한 간호

해설　④ 한의사는 한방 의료와 한방 보건지도를 임무로 한다.
의료인의 임무(법 제2조 제2항)
의료인은 종별에 따라 다음의 임무를 수행하여 국민보건 향상을 이루고 국민의 건강한 생활 확보에 이바지할 사명을 가진다.
- 의사는 의료와 보건지도를 임무로 한다.
- 치과의사는 치과 의료와 구강 보건지도를 임무로 한다.
- 한의사는 한방 의료와 한방 보건지도를 임무로 한다.
- 조산사는 조산과 임산부 및 신생아에 대한 보건과 양호지도를 임무로 한다.
- 간호사는 다음의 업무를 임무로 한다.
  - 환자의 간호요구에 대한 관찰, 자료수집, 간호판단 및 요양을 위한 간호
  - 의사, 치과의사, 한의사의 지도하에 시행하는 진료의 보조
  - 간호 요구자에 대한 교육·상담 및 건강증진을 위한 활동의 기획과 수행, 그 밖의 대통령령으로 정하는 보건활동
  - 간호조무사가 수행하는 업무보조에 대한 지도

정답　01 ② 02 ④

03 병원급 의료기관에 해당하지 않는 곳은?

① 병 원
② 치과병원
③ 한의원
④ 요양병원
⑤ 종합병원

해설 의료기관(법 제3조 제2항)
- 의원급 의료기관 : 의사, 치과의사 또는 한의사가 주로 외래환자를 대상으로 각각 그 의료행위를 하는 의료기관으로서 그 종류는 다음과 같다.
  - 의 원
  - 치과의원
  - 한의원
- 조산원 : 조산사가 조산과 임산부 및 신생아를 대상으로 보건활동과 교육·상담을 하는 의료기관을 말한다.
- 병원급 의료기관 : 의사, 치과의사 또는 한의사가 주로 입원환자를 대상으로 의료행위를 하는 의료기관으로서 그 종류는 다음과 같다.
  - 병 원
  - 치과병원
  - 한방병원
  - 요양병원(장애인복지법에 따른 의료재활시설로서 요양병상을 갖춘 의료기관을 포함)
  - 정신병원
  - 종합병원

04 의료법상 의료기관에 대한 설명으로 옳지 않은 것은?

① 의료기관이란 의료인이 공중 또는 특정 다수인을 위하여 의료·조산의 업을 하는 곳을 말한다.
② 의원급 의료기관이란 의사, 치과의사 또는 한의사가 주로 외래환자를 대상으로 각각 그 의료행위를 하는 의료기관을 말한다.
③ 조산원이란 조산사가 조산과 임산부 및 신생아를 대상으로 보건활동과 교육·상담을 하는 의료기관을 말한다.
④ 종합병원은 최소 300개 이상의 병상을 갖추어야 한다.
⑤ 병원급 의료기관이란 의사, 치과의사 또는 한의사가 주로 입원환자를 대상으로 의료행위를 하는 의료기관을 말한다.

해설 ④ 종합병원은 최소 100개 이상의 병상을 갖추어야 한다(법 제3조의3 제1항 제1호).

필수문제

05 다음 중 ( ) 안에 들어갈 알맞은 숫자는?

> 병원·치과병원·한방병원 및 요양병원은 ( )개 이상의 병상 또는 요양병상을 갖추어야 한다.

① 10
② 20
③ 30
④ 40
⑤ 50

[해설] 병원 등(법 제3조의2)
병원·치과병원·한방병원 및 요양병원은 30개 이상의 병상(병원·한방병원만 해당) 또는 요양병상(요양병원만 해당하며, 장기입원이 필요한 환자를 대상으로 의료행위를 하기 위하여 설치한 병상)을 갖추어야 한다.

필수문제

06 종합병원이 갖추어야 할 요건으로 틀린 것은?

① 종합병원은 각종 의료인력과 시설 및 최신의료 장비를 갖춘 대형의료기관으로 진료과목과 병상수를 기준으로 하여 분류하는데, 나라마다 차이가 있다.
② 종합병원은 100개 이상의 병상을 갖추어야 한다.
③ 100병상 이상 300병상 이하인 경우에는 내과·외과·소아청소년과·산부인과 중 3개 진료과목을 두어야 한다.
④ 종합병원은 필수진료과목 외에 필요하면 추가로 진료과목을 설치·운영할 수 있다.
⑤ 필수진료과목 외의 진료과목에 대하여도 해당 의료기관에 전속한 전문의를 두어야 한다.

[해설] ⑤ 종합병원은 진료과목(필수진료과목) 외에 필요하면 추가로 진료과목을 설치·운영할 수 있다. 이 경우 필수진료과목 외의 진료과목에 대하여는 해당 의료기관에 전속하지 아니한 전문의를 둘 수 있다(법 제3조의3 제2항).

07 상급종합병원의 지정요건으로 옳지 않은 것은?

① 보건복지부령으로 정하는 20개 이상의 진료과목을 갖추어야 한다.
② 각 진료과목마다 전속하는 전문의를 두어야 한다.
③ 전문의가 되려는 자를 수련시키는 기관이어야 한다.
④ 보건복지부령으로 정하는 인력·시설·장비 등을 갖추어야 한다.
⑤ 특정 질환별·진료과목별 환자의 구성비율 등이 보건복지부령으로 정하는 기준에 해당해야 한다.

[정답] 05 ③ 06 ⑤ 07 ⑤

해설 ⑤ 전문병원의 지정요건이다(법 제3조의5 제2항).
상급종합병원 지정(법 제3조의4 제1항)
보건복지부장관은 다음의 요건을 갖춘 종합병원 중에서 중증질환에 대하여 난이도가 높은 의료행위를 전문적으로 하는 종합병원을 상급종합병원으로 지정할 수 있다.
- 보건복지부령으로 정하는 20개 이상의 진료과목을 갖추고 각 진료과목마다 전속하는 전문의를 둘 것
- 전문의가 되려는 자를 수련시키는 기관일 것
- 보건복지부령으로 정하는 인력·시설·장비 등을 갖출 것
- 질병군별 환자구성 비율이 보건복지부령으로 정하는 기준에 해당할 것

08 상급종합병원의 지정과 전문병원의 지정권자로 올바른 것은?

	상급종합병원	전문병원
①	보건복지부장관	식품의약품안전처장
②	보건복지부장관	여성가족부장관
③	시·도지사	보건복지부장관
④	보건복지부장관	시·도지사
⑤	보건복지부장관	보건복지부장관

해설 ⑤ 두 곳 모두 보건복지부장관이 지정한다.

09 전문병원에 대한 내용으로 옳은 것은?

① 보건복지부장관은 병원급 의료기관 중에서 중증질환에 대하여 난이도가 높은 의료행위를 하는 병원을 전문병원으로 지정할 수 있다.
② 특정 질환별·진료과목별 환자의 구성비율 등이 대통령령으로 정하는 기준에 적합해야 한다.
③ 보건복지부장관은 4년마다 평가를 실시한다.
④ 해당 의료기관의 장은 전문병원으로 지정하는 경우 진료의 난이도 등에 대하여 평가를 실시하여야 한다.
⑤ 보건복지부장관은 평가업무를 관계 전문기관 또는 단체에 위탁할 수 있다.

해설 전문병원 지정(법 제3조의5)
- 보건복지부장관은 병원급 의료기관 중에서 특정 진료과목이나 특정 질환 등에 대하여 난이도가 높은 의료행위를 하는 병원을 전문병원으로 지정할 수 있다.
- 전문병원은 다음의 요건을 갖추어야 한다.
  - 특정 질환별·진료과목별 환자의 구성비율 등이 보건복지부령으로 정하는 기준에 해당할 것
  - 보건복지부령으로 정하는 수 이상의 진료과목을 갖추고 각 진료과목마다 전속하는 전문의를 둘 것
- 보건복지부장관은 전문병원으로 지정하는 경우 진료의 난이도 등에 대하여 평가를 실시하여야 한다.

- 보건복지부장관은 전문병원으로 지정받은 의료기관에 대하여 3년마다 평가를 실시하여 전문병원으로 재지정할 수 있다.
- 보건복지부장관은 지정받거나 재지정받은 전문병원이 다음의 어느 하나에 해당하는 경우에는 그 지정 또는 재지정을 취소할 수 있다. 다만, 거짓이나 부당한 방법에 해당하는 경우에는 그 지정 또는 재지정을 취소하여야 한다.
  - 거짓이나 그 밖의 부정한 방법으로 지정 또는 재지정을 받은 경우
  - 지정 또는 재지정의 취소를 원하는 경우
  - 평가 결과가 요건을 갖추지 못한 것으로 확인된 경우
- 보건복지부장관은 평가업무를 관계 전문기관 또는 단체에 위탁할 수 있다.
- 전문병원 지정·재지정의 기준·절차 및 평가업무의 위탁 절차 등에 관하여 필요한 사항은 보건복지부령으로 정한다.

10 다음 중 진료기록부에 대한 내용으로 틀린 것은? **[출제유형]**

① 의료인은 진료기록부 등을 갖추어 두고 의료행위에 관한 사항과 의견을 상세히 기록하고 서명하여야 한다.
② 의료인은 진료기록부 등을 거짓으로 작성하거나 고의로 사실과 다르게 추가기재·수정하여서는 아니 된다.
③ 환자 명부에 관한 기록 보존은 10년으로 한다.
④ 진료에 관한 기록을 보존하는 경우에는 필름촬영책임자가 필름의 표지에 촬영 일시와 본인의 성명을 적고, 서명 또는 날인하여야 한다.
⑤ 진료에 관한 기록은 마이크로필름이나 광디스크 등에 원본대로 수록하여 보존할 수 있다.

[해설] ③ 환자 명부에 관한 기록 보존은 5년으로 한다.

진료기록부 등(법 제22조)
- 의료인은 각각 진료기록부, 조산기록부, 간호기록부, 그 밖의 진료에 관한 기록(이하 "진료기록부 등"이라 한다)을 갖추어 두고 환자의 주된 증상, 진단 및 치료 내용 등 보건복지부령으로 정하는 의료행위에 관한 사항과 의견을 상세히 기록하고 서명하여야 한다.
- 의료인이나 의료기관 개설자는 진료기록부 등을 보건복지부령으로 정하는 바에 따라 보존하여야 한다.
- 의료인은 진료기록부 등을 거짓으로 작성하거나 고의로 사실과 다르게 추가기재·수정하여서는 아니 된다.
- 보건복지부장관은 의료인이 진료기록부 등에 기록하는 질병명, 검사명, 약제명 등 의학용어와 진료기록부 등의 서식 및 세부내용에 관한 표준을 마련하여 고시하고 의료인 또는 의료기관 개설자에게 그 준수를 권고할 수 있다.

진료에 관한 기록의 보존(시행규칙 제15조)
- 의료인이나 의료기관의 개설자는 진료기록부 등을 다음에 정하는 기간 동안 보존하여야 한다.
  - 환자 명부 : 5년
  - 처방전 : 2년
  - 검사내용 및 검사소견기록 : 5년
  - 간호기록부 : 5년
  - 진단서 등의 부본(진단서·사망진단서 및 시체검안서 등을 따로 구분하여 보존할 것) : 3년
  - 진료기록부 : 10년
  - 수술기록 : 10년
  - 방사선 사진(영상물 포함한다) 및 그 소견서 : 5년
  - 조산기록부 : 5년
- 진료에 관한 기록은 마이크로필름이나 광디스크 등에 원본대로 수록하여 보존할 수 있다.
- 진료에 관한 기록을 보존하는 경우에는 필름촬영책임자가 필름의 표지에 촬영 일시와 본인의 성명을 적고, 서명 또는 날인하여야 한다.

[정답] 10 ③

11 진료기록에 관한 보존 연한이 올바르게 연결이 된 것은?

① 처방전 – 2년
② 환자 명부 – 10년
③ 간호기록부 – 3년
④ 검사내용 및 검사소견기록 – 10년
⑤ 진료기록부 – 5년

[해설] ②·③·④ 5년, ⑤ 10년이다.

12 진료기록부에 기록해야 할 사항이 아닌 것은?

① 진료를 받은 사람의 인적사항
② 주된 증상
③ 진단명
④ 진료경과
⑤ 간호 일시

[해설] ⑤ 간호기록부에 해당한다.
진료기록부의 기재 사항(시행규칙 제14조 제1항 제1호)
- 진료를 받은 사람의 주소·성명·연락처·주민등록번호 등 인적사항
- 주된 증상. 이 경우 의사가 필요하다고 인정하면 주된 증상과 관련한 병력·가족력을 추가로 기록할 수 있다.
- 진단결과 또는 진단명
- 진료경과(외래환자는 재진환자로서 증상·상태, 치료내용이 변동되어 의사가 그 변동을 기록할 필요가 있다고 인정하는 환자만 해당한다)
- 치료 내용(주사·투약·처치 등)
- 진료 일시

13 전자의무기록에 대한 설명으로 옳지 않은 것은?

① 의료인은 진료기록부 등을 전자서명이 기재된 전자문서로 작성·보관할 수 있다.
② 의료인은 전자의무기록을 안전하게 관리·보존하는 데에 필요한 시설과 장비를 갖추어야 한다.
③ 누구든지 정당한 사유 없이 전자의무기록에 저장된 개인정보를 탐지하여서는 아니 된다.
④ 의료기관 개설자는 전자의무기록에 추가기재할 경우 접속기록을 별도로 보관할 필요 없다.
⑤ 의료인은 전자의무기록에 수정을 한 경우 접속기록을 별도로 보관하여야 한다.

[해설] ④ 의료인이나 의료기관 개설자는 전자의무기록에 추가기재·수정을 한 경우 보건복지부령으로 정하는 바에 따라 접속기록을 별도로 보관하여야 한다(법 제23조 제4항).

14 의료인은 전자의무기록에 대한 전자적 침해행위로 진료정보가 유출된 경우, 누구에게 그 사실을 즉시 통지하여야 하는가?

① 보건복지부장관
② 경찰서장
③ 시·도지사
④ 시장·군수·구청장
⑤ 보건소장

해설 진료정보 침해사고의 통지(법 제23조의3)
- 의료인 또는 의료기관 개설자는 전자의무기록에 대한 전자적 침해행위로 진료정보가 유출되거나 의료기관의 업무가 교란·마비되는 등 대통령령으로 정하는 사고(이하 "진료정보 침해사고"라 한다)가 발생한 때에는 보건복지부장관에게 즉시 그 사실을 통지하여야 한다.
- 보건복지부장관은 진료정보 침해사고의 통지를 받거나 진료정보 침해사고가 발생한 사실을 알게 되면 이를 관계 행정기관에 통보하여야 한다.

15 보건복지부장관이 진료정보 침해사고의 예방 및 대응을 위해 수행하는 업무로 모두 짝지어진 것은?

> ㉠ 진료정보 침해사고에 관한 정보의 수집·전파
> ㉡ 진료정보 침해사고의 예보·경보
> ㉢ 진료정보 침해사고에 대한 긴급조치
> ㉣ 전자의무기록에 대한 전자적 침해행위의 탐지·분석

① ㉠, ㉡, ㉢
② ㉠, ㉢
③ ㉡, ㉣
④ ㉣
⑤ ㉠, ㉡, ㉢, ㉣

해설 진료정보 침해사고의 예방 및 대응 등(법 제23조의4 제1항)
보건복지부장관은 진료정보 침해사고의 예방 및 대응을 위하여 다음의 업무를 수행한다.
- 진료정보 침해사고에 관한 정보의 수집·전파
- 진료정보 침해사고의 예보·경보
- 진료정보 침해사고에 대한 긴급조치
- 전자의무기록에 대한 전자적 침해행위의 탐지·분석
- 그 밖에 진료정보 침해사고 예방 및 대응을 위하여 대통령령으로 정하는 사항

정답 14 ① 15 ⑤

16 의료인은 경제적 이익을 목적으로 금전, 편익 등을 받을 수 없다. 다만, 몇 가지 예외적인 경우가 있는데 이러한 예외사유가 아닌 것은?

① 견본품 제공
② 학술대회 지원
③ 임상시험 지원
④ 제품설명회
⑤ 의약품 채택을 위한 지원

해설 부당한 경제적 이익 등의 취득 금지(법 제23조의5 제1항)
의료인, 의료기관 개설자 및 의료기관 종사자는 약사법에 따른 의약품공급자로부터 의약품 채택·처방유도·거래유지 등 판매촉진을 목적으로 제공되는 금전, 물품, 편익, 노무, 향응, 그 밖의 경제적 이익을 받거나 의료기관으로 하여금 받게 하여서는 아니 된다. 다만, 견본품 제공, 학술대회 지원, 임상시험 지원, 제품설명회, 대금결제조건에 따른 비용할인, 시판 후 조사 등의 행위로서 보건복지부령으로 정하는 범위 안의 경제적 이익 등인 경우에는 그러하지 아니하다.

17 의사가 사람의 생명 또는 신체에 중대한 위해를 발생하게 할 우려가 있는 수술 등을 하는 경우, 환자에게 설명하고 동의를 받아야 하는 사항이 있다. 그 사항으로 옳지 않은 것은?

① 환자에게 발생하거나 발생 가능한 증상의 진단명
② 수술 등의 필요성
③ 환자에게 설명을 하는 의사의 성명
④ 수술 등에 참여하는 주된 간호사의 성명
⑤ 수술 등 전후 환자가 준수하여야 할 사항

해설 의료행위에 관한 설명(법 제24조의2 제2항)
환자에게 설명하고 동의를 받아야 하는 사항은 다음과 같다.
- 환자에게 발생하거나 발생 가능한 증상의 진단명
- 수술 등의 필요성, 방법 및 내용
- 환자에게 설명을 하는 의사, 치과의사 또는 한의사 및 수술 등에 참여하는 주된 의사, 치과의사 또는 한의사의 성명
- 수술 등에 따라 전형적으로 발생이 예상되는 후유증 또는 부작용
- 수술 등 전후 환자가 준수하여야 할 사항

18 다음 ( ) 안에 들어갈 알맞은 숫자는?

> 의료인은 최초로 면허를 받은 후부터 ( )년마다 그 실태와 취업상황 등을 보건복지부장관에게 신고하여야 한다.

① 1
② 2
③ 3
④ 4
⑤ 5

[해설] ③ 의료인은 대통령령으로 정하는 바에 따라 최초로 면허를 받은 후부터 3년마다 그 실태와 취업상황 등을 보건복지부장관에게 신고하여야 한다(법 제25조 제1항).

19 의사·치과의사·한의사 및 조산사는 사체를 검안하여 변사한 것으로 의심되는 때는 누구에게 신고하여야 하는가?

① 보건복지부장관
② 경찰서장
③ 보건소장
④ 시·도지사
⑤ 시장·군수·구청장

[해설] 변사체 신고(법 제26조)
의사·치과의사·한의사 및 조산사는 사체를 검안하여 변사한 것으로 의심되는 때에는 사체의 소재지를 관할하는 경찰서장에게 신고하여야 한다.

20 무면허 의료행위에 대한 내용으로 틀린 것은?

① 의료인이 아니면 누구든지 의료행위를 할 수 없다.
② 의료인도 면허된 것 이외의 의료행위를 할 수 없다.
③ 보험회사 및 보험중개사는 외국인환자를 유치하기 위한 행위를 하여도 된다.
④ 의료인이 아니면 의사·치과의사·한의사·조산사 또는 간호사 명칭이나 이와 비슷한 명칭을 사용하지 못한다.
⑤ 영리를 목적으로 환자를 의료기관이나 의료인에게 소개·알선·유인하는 행위 및 이를 사주하는 행위를 하여서는 아니 된다.

[해설] ③ 보험회사, 상호회사, 보험설계사, 보험대리점 또는 보험중개사는 외국인환자를 유치하기 위한 행위를 하여서는 아니 된다(법 제27조 제4항).

정답 18 ③ 19 ② 20 ③

21 국내에 체류하는 외국의료인의 면허를 소지한 자로서 의료행위를 할 수 있는 경우가 아닌 것은?

① 외국과의 교육에 따른 교환교수업무
② 교육연구사업을 위한 업무
③ 국제의료봉사단의 의료봉사업무
④ 의료기관을 개설하여 치료하는 업무
⑤ 외국과의 기술협력에 따른 교환교수업무

해설 외국면허 소지자의 의료행위(시행규칙 제18조)
외국의 의료인 면허를 가진 자로서 다음의 어느 하나에 해당하는 업무를 수행하기 위하여 국내에 체류하는 자는 그 업무를 수행하기 위하여 필요한 범위에서 보건복지부장관의 승인을 받아 의료행위를 할 수 있다.
- 외국과의 교육 또는 기술협력에 따른 교환교수의 업무
- 교육연구사업을 위한 업무
- 국제의료봉사단의 의료봉사업무

필수문제

22 의과대학생이 할 수 있는 의료행위가 아닌 것은?

① 국민에 대한 의료봉사활동을 할 수 있다.
② 전쟁이 발발한 경우 요청에 따라 할 수 있다.
③ 국가비상사태 시 국가가 요청하면 의료행위를 할 수 있다.
④ 일정한 기간의 연구나 시범 사업을 위한 의료행위를 할 수 있다.
⑤ 평시라도 위급한 상황이 발생한 경우 의료행위를 할 수 있다.

해설 의과대학생 등의 의료행위 범위(시행규칙 제19조 제1항)
- 국민에 대한 의료봉사활동을 위한 의료행위
- 전시·사변이나 그 밖에 이에 준하는 국가비상사태 시에 국가나 지방자치단체의 요청에 따라 행하는 의료행위
- 일정한 기간의 연구 또는 시범 사업을 위한 의료행위

의학·치과의학·한방의학 또는 간호학을 전공하는 학교의 학생이 할 수 있는 의료행위(시행규칙 제19조 제2항)
- 전공 분야와 관련되는 실습을 하기 위하여 지도교수의 지도·감독을 받아 행하는 의료행위
- 국민에 대한 의료봉사활동으로서 의료인의 지도·감독을 받아 행하는 의료행위
- 전시·사변이나 그 밖에 이에 준하는 국가비상사태 시에 국가나 지방자치단체의 요청에 따라 의료인의 지도·감독을 받아 행하는 의료행위

필수문제

23 의료법상 반드시 그 의료기관에서 의료업을 영위해야 하는 경우는?

① 농약을 먹고 중독된 응급환자를 진료할 경우
② 환자의 요청에 따라 진료한 경우
③ 국가가 공익상 필요하다고 요청한 경우
④ 투약을 위해 가정간호를 한 경우
⑤ 일반적인 외래진료환자인 경우

[해설] 의료기관의 개설(법 제33조 제1항)
의료인은 이 법에 따른 의료기관을 개설하지 아니하고는 의료업을 할 수 없으며, 다음의 어느 하나에 해당하는 경우 외에는 그 의료기관 내에서 의료업을 하여야 한다.
- 응급의료에 관한 법률에 따른 응급환자를 진료하는 경우
- 환자나 환자 보호자의 요청에 따라 진료하는 경우
- 국가나 지방자치단체의 장이 공익상 필요하다고 인정하여 요청하는 경우
- 보건복지부령으로 정하는 바에 따라 가정간호를 하는 경우
- 그 밖에 이 법 또는 다른 법령으로 특별히 정한 경우나 환자가 있는 현장에서 진료를 하여야 하는 부득이한 사유가 있는 경우

24 가정간호에 대한 내용으로 옳은 것은?

㉠ 가정간호를 실시하는 간호사는 가정전문간호사이어야 한다.
㉡ 가정간호는 국민건강보험공단이 판단하여 가정전문간호사에게 치료나 관리를 의뢰한 자에 대하여만 실시하여야 한다.
㉢ 가정전문간호사는 치료적 의료행위인 간호를 하는 경우에는 의사나 한의사의 진단과 처방에 따라야 하며 의사 및 한의사 처방의 유효기간은 처방일부터 90일까지로 한다.
㉣ 가정간호를 실시하는 의료기관의 장은 가정전문간호사를 5명 이상 두어야 한다.

① ㉠, ㉡, ㉢
② ㉠, ㉢
③ ㉡, ㉣
④ ㉣
⑤ ㉠, ㉡, ㉢, ㉣

[해설] 가정간호(시행규칙 제24조 제2~6항)
- 가정간호를 실시하는 간호사는 가정전문간호사이어야 한다.
- 가정간호는 의사나 한의사가 의료기관 외의 장소에서 계속적인 치료와 관리가 필요하다고 판단하여 가정전문간호사에게 치료나 관리를 의뢰한 자에 대하여만 실시하여야 한다.
- 가정전문간호사는 가정간호 중 검체의 채취 및 운반, 투약, 주사 또는 치료적 의료행위인 간호를 하는 경우에는 의사나 한의사의 진단과 처방에 따라야 한다. 이 경우 의사 및 한의사 처방의 유효기간은 처방일부터 90일까지로 한다.
- 가정간호를 실시하는 의료기관의 장은 가정전문간호사를 2명 이상 두어야 한다.
- 가정간호를 실시하는 의료기관의 장은 가정간호에 관한 기록을 5년간 보존하여야 한다.

정답 23 ⑤ 24 ②

25 의료인과 그가 개설할 수 있는 의료기관이 올바르게 연결된 것은?

① 의사 – 치과병원
② 치과의사 – 종합병원
③ 한의사 – 종합병원
④ 의사 – 한방병원
⑤ 조산사 – 조산원

해설　**의료기관의 개설(법 제33조 제2항)**
다음의 어느 하나에 해당하는 자가 아니면 의료기관을 개설할 수 없다. 이 경우 의사는 종합병원·병원·요양병원·정신병원 또는 의원을, 치과의사는 치과병원 또는 치과의원을, 한의사는 한방병원·요양병원 또는 한의원을, 조산사는 조산원만을 개설할 수 있다.
• 의사, 치과의사, 한의사 또는 조산사
• 국가나 지방자치단체
• 의료업을 목적으로 설립된 법인
• 민법이나 특별법에 따라 설립된 비영리법인
• 공공기관의 운영에 관한 법률에 따른 준정부기관, 지방의료원의 설립 및 운영에 관한 법률에 따른 지방의료원, 한국보훈복지의료공단법에 따른 한국보훈복지의료공단

26 다음 중 의료기관을 개설할 수 없는 자는?

① 의 사
② 국 가
③ 의료업을 목적으로 설립된 법인
④ 민법상 영리법인
⑤ 한국보훈복지의료공단

해설　④ 민법이나 특별법에 따라 설립된 비영리법인일 경우 의료기관 개설이 가능하다(법 제33조 제2항 제4호).

27 다음 ( ) 안에 들어갈 알맞은 용어는?

> 조산원을 개설하는 자는 반드시 ( )를 정하여야 한다.

① 지도의사
② 치과의사
③ 외래의사
④ 한방의사
⑤ 보훈의사

해설　① 조산원을 개설하는 자는 반드시 지도의사를 정하여야 한다(법 제33조 제6항).

28 원격의료에 대한 내용으로 틀린 것은?

① 원격의료행위는 의료업에 종사하는 간호사도 해당된다.
② 원격지의사는 환자를 직접 대면하여 진료하는 경우와 같은 책임을 진다.
③ 원격의료를 행하거나 받으려는 자는 보건복지부령으로 정하는 시설과 장비를 갖추어야 한다.
④ 원격진료실을 갖추어야 한다.
⑤ 원격지의사의 원격의료에 따라 의료행위를 한 의료인이 현지의사인 경우에는 그 의료행위에 대하여 원격지의사의 과실을 인정할 만한 명백한 근거가 없으면 환자에 대한 책임은 현지의사에게 있는 것으로 본다.

[해설] ① 의료인(의료업에 종사하는 의사·치과의사·한의사만 해당한다)은 컴퓨터·화상통신 등 정보통신기술을 활용하여 먼 곳에 있는 의료인에게 의료지식이나 기술을 지원하는 원격의료(이하 "원격의료"라 한다)를 할 수 있다(법 제34조 제1항).

29 원격의료를 하기 위해 갖추어야 할 시설 및 장비가 아닌 것은?

① 원격수술실
② 서 버
③ 정보통신망 장비
④ 화상 송·수신기
⑤ 데이터 송·수신기

[해설] 원격의료의 시설 및 장비(시행규칙 제29조)
• 원격진료실
• 데이터 및 화상을 전송·수신할 수 있는 단말기, 서버, 정보통신망 등의 장비

30 부속 의료기관으로 병원급 의료기관을 개설하려면 누구의 허가를 받아야 하는가?

① 시·도지사
② 보건복지부장관
③ 시장·군수·구청장
④ 한국보훈복지의료공단
⑤ 지방의료원장

[해설] 의료기관 개설허가를 받은 자 외의 자가 그 소속 직원, 종업원, 그 밖의 구성원이나 그 가족의 건강관리를 위하여 부속 의료기관을 개설하려면 그 개설 장소를 관할하는 시장·군수·구청장에게 신고하여야 한다. 다만, 부속 의료기관으로 병원급 의료기관을 개설하려면 그 개설 장소를 관할하는 시·도지사의 허가를 받아야 한다(법 제35조 제1항).

31 의료기관개설자가 지켜야 할 준수사항이 아닌 것은?

① 안전관리시설 기준에 관한 사항
② 고가의료장비의 설치·운영 기준에 관한 사항
③ 의료기관의 종류에 따른 의료인 등의 정원 기준에 관한 사항
④ 급식관리 기준에 관한 사항
⑤ 입원비 정산에 관한 사항

해설 의료기관 개설자 준수사항(법 제36조)
- 의료기관의 종류에 따른 시설기준 및 규격에 관한 사항
- 의료기관의 안전관리시설 기준에 관한 사항
- 의료기관 및 요양병원의 운영 기준에 관한 사항
- 고가의료장비의 설치·운영 기준에 관한 사항
- 의료기관의 종류에 따른 의료인 등의 정원 기준에 관한 사항
- 급식관리 기준에 관한 사항
- 의료기관의 위생 관리에 관한 사항
- 의료기관의 의약품 및 일회용 의료기기의 사용에 관한 사항
- 의료기관의 감염병의 예방 및 관리에 관한 법률에 따른 감염병환자 등의 진료 기준에 관한 사항
- 의료기관 내 수술실, 분만실, 중환자실 등 감염관리가 필요한 시설의 출입 기준에 관한 사항
- 의료인 및 환자 안전을 위한 보안장비 설치 및 보안인력 배치 등에 관한 사항
- 의료기관의 신체보호대 사용에 관한 사항
- 의료기관의 의료관련감염 예방에 관한 사항
- 종합병원과 요양병원의 임종실 설치에 관한 사항

32 의약품 및 일회용 주사 의료용품의 사용 기준으로 틀린 것은?

① 변질·오염·손상된 의약품은 사용하지 말아야 한다.
② 유효기한·사용기한이 지난 의약품은 진열해도 된다.
③ 포장이 개봉되거나 손상된 일회용 주사 의료용품은 사용하지 말고 폐기해야 한다.
④ 일회용 주사기에 주입된 주사제는 지체 없이 환자에게 사용해야 한다.
⑤ 재사용이 금지된 일회용 의료기기는 한 번 사용한 경우 다시 사용하지 말고 폐기해야 한다.

해설 ② 변질·오염·손상되었거나 유효기한·사용기한이 지난 의약품을 진열하거나 사용하지 말아야 한다(시행규칙 제39조의3 제1호).

33 다음 중 의료기관의 종류와 기준 중 입원실에 대한 내용으로 틀린 것은?

① 종합병원 – 입원환자 100명 이상을 수용할 수 있는 입원실이 있어야 한다.
② 한방병원 – 입원환자 30명 이상을 수용할 수 있는 입원실이 있어야 한다.
③ 의원 – 입원실을 두는 경우 입원환자 30명 이하를 수용할 수 있는 입원실이 있어야 한다.
④ 조산원 – 분만실 겸용으로 1개 이상의 입원실이 있어야 한다.
⑤ 한의원 – 입원실을 두는 경우 입원환자 29명 이하를 수용할 수 있는 입원실이 있어야 한다.

[해설] 의료기관의 종류별 입원실 기준(시행규칙 별표 3)

종합병원, 병원, 요양병원	입원환자 100명 이상(병원·요양병원의 경우는 30명 이상)을 수용할 수 있는 입원실
치과병원	–
한방병원	입원환자 30명 이상을 수용할 수 있는 입원실
의 원	입원실을 두는 경우 입원환자 29명 이하를 수용할 수 있는 입원실
치과의원	의원과 같음
한의원	의원과 같음
조산원	1(분만실 겸용)

34 의료기관이 갖추어야 할 안전관리시설이 아닌 것은?

① 화재 대피시설
② 채광시설
③ 방충시설
④ 방사선 위해 방지시설
⑤ 태양열 시설

[해설] 의료기관의 안전관리시설(시행규칙 제35조)
- 화재나 그 밖의 긴급한 상황에 대처하기 위하여 필요한 시설
- 방충, 쥐막기, 세균오염 방지에 관한 시설
- 채광·환기에 관한 시설
- 전기·가스 등의 위해 방지에 관한 시설
- 방사선 위해 방지에 관한 시설
- 그 밖에 진료과목별로 안전관리를 위하여 필수적으로 갖추어야 할 시설

정답 33 ③ 34 ⑤

필수문제

35 요양병원에 입원할 수 없는 환자는?

① 노인성 질환을 앓고 있는 어린 환자
② 만성질환에 시달리는 주부
③ 수술 후 회복기에 있는 환자
④ 감염병 질환을 앓고 있는 노인환자
⑤ 외적 상해를 입고 회복 중인 환자

해설 　**요양병원의 운영(시행규칙 제36조 제1~3항)**
- 요양병원의 입원 대상은 다음의 어느 하나에 해당하는 자로서 주로 요양이 필요한 자로 한다.
  - 노인성 질환자
  - 만성질환자
  - 외과적 수술 후 또는 상해 후 회복기간에 있는 자
- 감염병의 예방 및 관리에 관한 법률에 따라 질병관리청장이 고시한 감염병에 걸린 감염병환자, 감염병의사환자 또는 병원체보유자 및 제42조(감염병에 관한 강제처분) 제1항의 어느 하나에 해당하는 감염병환자 등은 요양병원의 입원 대상으로 하지 아니한다.
- 정신건강증진 및 정신질환자 복지서비스 지원에 관한 법률에 따른 정신질환자(노인성 치매환자는 제외)는 정신의료기관 외의 요양병원의 입원 대상으로 하지 아니한다.

36 다음 중 의료기관에 두는 의사 정원수가 올바르게 짝지어진 것은? 　**출제유형**

> ㉠ 종합병원 – 연평균 1일 입원환자를 20명으로 나눈 수
> ㉡ 병원 – 추가하는 진료과목당 1명
> ㉢ 치과병원 – 연평균 1일 입원환자 40명마다 1명
> ㉣ 요양병원 – 연평균 1일 입원환자 80명까지 2명

① ㉠, ㉡, ㉢
② ㉠, ㉣
③ ㉡, ㉢
④ ㉣
⑤ ㉠, ㉡, ㉢, ㉣

해설 　**의료기관에 두는 의료인(의사인 경우)의 정원(시행규칙 별표 5)**

종합병원	연평균 1일 입원환자를 20명으로 나눈 수(이 경우 소수점은 올림). 외래환자 3명은 입원환자 1명으로 환산함
병원	종합병원과 같음
치과병원	추가하는 진료과목당 1명(의과 진료과목을 설치하는 경우)
한방병원	추가하는 진료과목당 1명(의과 진료과목을 설치하는 경우)
요양병원	연평균 1일 입원환자 80명까지는 2명으로 하되, 80명을 초과하는 입원환자는 매 40명마다 1명을 기준으로 함(한의사를 포함하여 환산함). 외래환자 3명은 입원환자 1명으로 환산함
의원	종합병원과 같음
치과의원	–
한의원	–

정답 　35 ④　36 ②

37 종합병원의 경우 조산사의 배정인원은?

① 산부인과에 배정된 간호사 정원의 2분의 1 이상
② 산부인과에 배정된 간호사 정원의 3분의 1 이상
③ 산부인과에 배정된 간호사 정원의 4분의 1 이상
④ 산부인과에 배정된 간호사 정원의 5분의 1 이상
⑤ 산부인과에 배정된 간호사 정원의 10분의 1 이상

해설 ② 종합병원의 경우 조산사는 산부인과에 배정된 간호사 정원의 3분의 1 이상이어야 한다(시행규칙 별표 5).

38 병원이 100병상 이하일 경우 둘 수 있는 약사의 정원은?

① 주당 16시간 이상의 시간제 근무 약사
② 주당 8시간 이상의 시간제 근무 약사
③ 2인 이상의 약사
④ 원내조제 처방전을 75매로 나눈 수를 합한 수 이상의 약사
⑤ 연평균 1일 입원환자를 50명으로 나눈 수에 약사

해설 ① 병원에서는 원칙상 1인 이상의 약사를 두지만, 100병상 이하의 경우에는 주당 16시간 이상의 시간제 근무 약사를 둘 수 있다(시행규칙 별표 5의2).

39 의료기관에 두어야 하는 의료인 외의 정원에 대한 사항으로 틀린 것은?

① 병원급 의료기관에는 약사 또는 한약사를 두어야 한다.
② 입원시설을 갖춘 종합병원·병원·치과병원·한방병원 또는 요양병원에는 1명 이상의 영양사를 둔다.
③ 의료기관에는 각 진료과목별로 필요한 수의 의료기사를 둔다.
④ 종합병원에는 사회복지사 자격을 가진 자 중에서 환자의 갱생·재활과 사회복귀를 위한 상담 및 지도 업무를 담당하는 요원을 1명 이상 둔다.
⑤ 간호사나 치과위생사의 인력 수급상 필요하다고 인정할 때에는 간호사 또는 치과위생사 정원의 일부를 병원코디네이터로 충당하게 할 수 있다.

해설 ⑤ 보건복지부장관은 간호사나 치과위생사의 인력 수급상 필요하다고 인정할 때에는 간호사 또는 치과위생사 정원의 일부를 간호조무사로 충당하게 할 수 있다(시행규칙 제38조 제3항).

정답 37 ② 38 ① 39 ⑤

필수문제

40 의료기관의 급식관리 기준으로 잘못된 것은?

① 환자의 영양관리에 관한 사항을 심의하기 위하여 보건복지부장관을 위원장으로 하는 영양관리위원회를 둔다.
② 환자의 식사는 일반식과 치료식으로 구분하여 제공한다.
③ 영양사는 의사가 영양지도를 의뢰한 환자에 대하여 영양 상태를 평가하고, 영양 상담 및 지도를 하며, 그 내용을 기록하여야 한다.
④ 환자음식은 뚜껑이 있는 식기나 밀폐된 배식차에 넣어 적당한 온도를 유지한 상태에서 공급하여야 한다.
⑤ 수인성 전염병환자가 남긴 음식은 소독 후 폐기하여야 한다.

[해설] ① 환자의 영양관리에 관한 사항을 심의하기 위하여 병원장이나 부원장을 위원장으로 하는 영양관리위원회를 둔다(시행규칙 별표 6).

41 진단용 방사선 발생장치를 설치·운영하려는 의료기관은 누구에게 신고하여야 하는가?

① 시장·군수·구청장
② 시·도지사
③ 질병관리본부장
④ 보건복지부장관
⑤ 보건소장

[해설] 진단용 방사선 발생장치(법 제37조 제1항)
진단용 방사선 발생장치를 설치·운영하려는 의료기관은 보건복지부령으로 정하는 바에 따라 시장·군수·구청장에게 신고하여야 하며, 보건복지부령으로 정하는 안전관리기준에 맞도록 설치·운영하여야 한다.

42 특수의료장비의 설치·운영에 대한 설명으로 옳지 않은 것은?

① 의료기관은 특수의료장비를 설치·운영하려면 시장·군수·구청장에게 신고하여야 한다.
② 의료기관은 보건복지부령으로 정하는 설치인정기준에 맞게 설치·운영하여야 한다.
③ 의료기관의 개설자나 관리자는 특수의료장비를 설치하면 보건복지부장관에게 정기적인 품질관리검사를 받아야 한다.
④ 의료기관의 개설자나 관리자는 품질관리검사에서 부적합하다고 판정받은 특수의료장비를 사용하여서는 아니 된다.
⑤ 보건복지부장관은 관리검사업무의 전부 또는 일부를 관계 전문기관에 위탁할 수 있다.

[해설] ① 의료기관은 특수의료장비를 설치·운영하려면 시장·군수·구청장에게 등록하여야 한다.
특수의료장비의 설치·운영(법 제38조)
- 의료기관은 보건의료 시책상 적정한 설치와 활용이 필요하여 보건복지부장관이 정하여 고시하는 의료장비(이하 "특수의료장비"라 한다)를 설치·운영하려면 보건복지부령으로 정하는 바에 따라 시장·군수·구청장에게 등록하여야 하며, 보건복지부령으로 정하는 설치인정기준에 맞게 설치·운영하여야 한다.
- 의료기관의 개설자나 관리자는 특수의료장비를 설치하면 보건복지부령으로 정하는 바에 따라 보건복지부장관에게 정기적인 품질관리검사를 받아야 한다.
- 의료기관의 개설자나 관리자는 품질관리검사에서 부적합하다고 판정받은 특수의료장비를 사용하여서는 아니 된다.
- 보건복지부장관은 품질관리검사업무의 전부 또는 일부를 보건복지부령으로 정하는 바에 따라 관계 전문기관에 위탁할 수 있다.

43 의료기관 개설자가 폐업 또는 휴업 신고를 할 때 기록·보존하고 있는 진료기록부 등은 누구에게 넘겨야 하는가?

① 시장·군수·구청장
② 시·도지사
③ 질병관리본부장
④ 보건복지부장관
⑤ 보건소장

[해설] 진료기록부 등의 이관(법 제40조의2 제1항)
의료기관 개설자는 폐업 또는 휴업 신고를 할 때 기록·보존하고 있는 진료기록부 등을 관할 보건소장에게 넘겨야 한다. 다만, 의료기관 개설자가 보건복지부령으로 정하는 바에 따라 진료기록부 등의 보관계획서를 제출하여 관할 보건소장의 허가를 받은 경우에는 직접 보관할 수 있다.

44 입원환자 수가 201명일 경우 병원에서 의무적으로 두어야 하는 당직의사는 총 몇 명인가?

① 1명
② 2명
③ 3명
④ 4명
⑤ 5명

[해설] 당직의료인(시행규칙 제39조의18 제1항)
각종 병원에 두어야 하는 당직의료인의 수는 입원환자 200명까지는 의사·치과의사 또는 한의사의 경우에는 1명, 간호사의 경우에는 2명을 두되, 입원환자 200명을 초과하는 200명마다 의사·치과의사 또는 한의사의 경우에는 1명, 간호사의 경우에는 2명을 추가한 인원수로 한다.

정답 43 ⑤ 44 ②

필수문제

45 의료기관의 명칭표시판에 표시할 수 있는 것은?

> ㉠ 전화번호 및 주소 ㉡ 의료기관의 명칭
> ㉢ 의료인의 면허 종류 ㉣ 의료인의 출신학교

① ㉠, ㉡, ㉢ ② ㉠, ㉢
③ ㉡, ㉣ ④ ㉣
⑤ ㉠, ㉡, ㉢, ㉣

> [해설] **의료기관의 명칭 표기(시행규칙 제40조 제6호)**
> 의료기관의 명칭표시판에는 다음의 사항만을 표시할 수 있다. 다만, 장소가 좁거나 그 밖에 부득이한 사유가 있는 경우에는 진료과목을 명칭표시판에 함께 표시할 수 있다.
> - 의료기관의 명칭
> - 전화번호 및 주소(인터넷 홈페이지 주소를 포함)
> - 진료에 종사하는 의료인의 면허 종류 및 성명
> - 상급종합병원으로 지정받은 사실(상급종합병원으로 지정받은 종합병원만 해당)
> - 전문병원으로 지정받은 사실(전문병원으로 지정받은 병원만 해당)
> - 병원 · 한방병원 · 치과병원 · 의원 · 한의원 또는 치과의원의 개설자가 전문의인 경우에는 해당 개설자의 전문의 자격 및 전문과목
> - 진료시간 및 진료일
> - 의료기관 인증을 받은 사실

필수문제

46 의료기관의 명칭에 대한 내용 중 잘못된 것은?

① 의료기관은 의료기관의 종류에 따르는 명칭 외의 명칭을 사용하지 못한다.
② 의료기관이 아니면 의료기관의 명칭이나 이와 비슷한 명칭을 사용하지 못한다.
③ 의료기관이 명칭을 표시하는 경우에는 의료기관의 종류에 따르는 명칭(종합병원 · 정신병원의 경우에는 병원을 포함) 앞에 고유명칭을 붙인다.
④ 전문병원으로 지정받은 병원은 지정받은 특정 진료과목 또는 질환명을 표시할 수 없다.
⑤ 상급종합병원으로 지정받은 종합병원은 의료기관의 종류에 따른 명칭 대신 상급종합병원의 명칭을 표시할 수 있다.

> [해설] ④ 전문병원으로 지정받은 병원은 지정받은 특정 진료과목 또는 질환명을 표시할 수 있으며, 의료기관의 종류에 따른 명칭 대신 전문병원의 명칭을 표시할 수 있다.
> **의료기관의 명칭(법 제42조)**
> - 의료기관은 의료기관의 종류에 따르는 명칭 외의 명칭을 사용하지 못한다. 다만, 다음의 어느 하나에 해당하는 경우에는 그러하지 아니하다.
>   - 종합병원 또는 정신병원이 그 명칭을 병원으로 표시하는 경우
>   - 상급종합병원으로 지정받거나 전문병원으로 지정받은 의료기관이 지정받은 기간 동안 그 명칭을 사용하는 경우
>   - 개설한 의원급 의료기관이 면허 종별에 따른 종별명칭을 함께 사용하는 경우

- 국가나 지방자치단체에서 개설하는 의료기관이 보건복지부장관이나 시·도지사와 협의하여 정한 명칭을 사용하는 경우
- 다른 법령으로 따로 정한 명칭을 사용하는 경우
• 의료기관의 명칭 표시에 관한 사항은 보건복지부령으로 정한다.
• 의료기관이 아니면 의료기관의 명칭이나 이와 비슷한 명칭을 사용하지 못한다.

47 다음 중 병원의 진료과목 표기에 대한 내용으로 틀린 것은?

① 종합병원은 한의사를 두어 한의과 진료과목을 추가로 설치·운영할 수 있다.
② 치과병원은 한의사를 두어 한의과 진료과목을 추가로 설치·운영할 수 없다.
③ 한방병원 또는 치과병원은 의사를 두어 의과 진료과목을 추가로 설치·운영할 수 있다.
④ 요양병원은 치과의사를 두어 치과 진료과목을 추가로 설치·운영할 수 있다.
⑤ 추가로 진료과목을 설치·운영하는 경우에는 진료에 필요한 시설·장비를 갖추어야 한다.

[해설] ② 치과병원은 한의사를 두어 한의과 진료과목을 추가로 설치·운영할 수 있다.
진료과목 등(법 제43조)
• 병원·치과병원 또는 종합병원은 한의사를 두어 한의과 진료과목을 추가로 설치·운영할 수 있다.
• 한방병원 또는 치과병원은 의사를 두어 의과 진료과목을 추가로 설치·운영할 수 있다.
• 병원·한방병원·요양병원 또는 정신병원은 치과의사를 두어 치과 진료과목을 추가로 설치·운영할 수 있다.
• 추가로 진료과목을 설치·운영하는 경우에는 보건복지부령으로 정하는 바에 따라 진료에 필요한 시설·장비를 갖추어야 한다.
• 추가로 설치한 진료과목을 포함한 의료기관의 진료과목은 보건복지부령으로 정하는 바에 따라 표시하여야 한다.

48 추가로 진료과목을 설치한 병원이 표시할 수 있는 진료과목 및 진료에 필요한 시설·장비 기준에 대한 내용으로 틀린 것은?

① 한의과 진료과목을 추가로 설치하는 병원의 경우 한방내과를 표시할 수 있다.
② 신경과, 정신과를 설치하고 있는 병원은 한방신경정신과를 표시할 수 없다.
③ 소아청소년과를 설치하고 있는 병원은 한방소아과를 표시할 수 있다.
④ 치과 진료과목을 추가로 설치하는 경우 모든 병원은 구강내과를 표시할 수 있다.
⑤ 응급의학과를 설치·운영하고 있는 병원은 구강악안면외과를 표시할 수 있다.

| 해설 | 추가로 진료과목을 설치한 의료기관이 표시할 수 있는 진료과목(시행규칙 별표 8) |

의료기관 종류	표시할 수 있는 진료과목
병 원	가. 한의과 진료과목을 추가로 설치하는 경우 　1) 모든 병원 : 한방내과, 사상체질과 및 침구과 　2) 신경과, 정신건강의학과, 신경외과 또는 재활의학과를 설치·운영하고 있는 병원 　　: 한방신경정신과 및 한방재활의학과 　3) 내과, 산부인과, 성형외과, 소아청소년과, 안과, 이비인후과 또는 피부과를 설치· 　　운영하고 있는 병원 : 한방부인과, 한방소아과 및 한방안·이비인후·피부과 나. 치과 진료과목을 추가로 설치하는 경우 　1) 모든 병원 : 구강내과 및 통합치의학과 　2) 외과, 성형외과 또는 응급의학과를 설치·운영하고 있는 병원 : 구강악안면외과, 　　치과보철과, 치과교정과, 치주과 및 치과보존과 　3) 소아청소년과를 설치·운영하고 있는 병원 : 소아치과

필수문제

49 추가로 진료과목을 설치한 경우 진료에 필요한 시설·장비에 대한 내용으로 잘못된 것은?

① 한의과 진료과목을 설치하는 경우 관련된 시설·장비 및 의료관계인을 확보하고 있는 경우에는 한방요법실을 갖출 수 있다.
② 탕전을 하는 경우에는 관련된 시설·장비 및 의료관계인을 확보하고 탕전실을 갖추어야 한다.
③ 치과병원에 추가로 의과 진료과목을 설치하는 경우 외과계 진료과목을 설치하는 경우에는 관련된 시설·장비 및 의료관계인을 확보하고 수술실을 갖추어야 한다.
④ 치과병원에 추가로 의과 진료과목을 설치하여 수술실이 설치되어 있는 경우에는 회복실은 따로 필요 없다.
⑤ 요양병원에 추가로 치과 진료과목을 설치하는 경우 관련된 시설·장비 및 의료관계인을 확보하고 있는 경우에는 임상검사실을 갖출 수 있다.

해설 ④ 치과병원에 추가로 의과 진료과목을 설치하여 수술실이 설치되어 있는 경우에는 회복실을 갖추어야 한다.
진료에 필요한 시설·장비 등(시행규칙 별표 8)
- 종합병원·병원·치과병원에 추가로 한의과 진료과목을 설치하는 경우
　- 관련된 시설·장비 및 의료관계인을 확보하고 있는 경우에는 한방요법실을 갖출 수 있다.
　- 탕전을 하는 경우에는 관련된 시설·장비 및 의료관계인을 확보하고 탕전실을 갖추어야 한다.
- 한방병원·치과병원에 추가로 의과 진료과목을 설치하는 경우
　- 외과계 진료과목을 설치하는 경우에는 관련된 시설·장비 및 의료관계인을 확보하고 수술실을 갖추어야 한다.
　- 관련된 시설·장비 및 의료관계인을 확보하고 있는 경우에는 임상검사실을 갖출 수 있다.
　- 관련된 시설·장비 및 의료관계인을 확보하고 있는 경우에는 방사선장치를 갖출 수 있다.
　- 수술실이 설치되어 있는 경우에는 회복실을 갖추어야 한다.
- 요양병원·정신병원에 추가로 치과 진료과목을 설치하는 경우
　- 관련된 시설·장비 및 의료관계인을 확보하고 있는 경우에는 임상검사실을 갖출 수 있다.
　- 관련된 시설·장비 및 의료관계인을 확보하고 있는 경우에는 방사선장치를 갖출 수 있다.
- 추가로 진료과목을 설치한 의료기관은 진료절차, 의료인 간 업무분장, 응급환자 대응방법, 관련 시설·장비의 활용방안, 환자의 선택권 등이 포함된 진료지침을 비치하여야 한다.

50 환자의 진료의사 선택에 대한 내용으로 틀린 것은?

① 환자는 의사를 선택하여 진료를 요청할 수 있다.
② 환자의 보호자는 의사를 선택하여 진료를 요청할 수 없다.
③ 선택진료를 받는 환자나 환자의 보호자는 선택진료의 변경 또는 해지를 요청할 수 있다.
④ 의료기관의 장은 보건복지부령으로 정하는 바에 따라 환자 또는 환자의 보호자에게 선택진료의 내용·절차 및 방법 등에 관한 정보를 제공하여야 한다.
⑤ 의료기관의 장은 일정한 요건을 갖추고 선택진료를 하게 하는 경우에는 추가비용을 받을 수 있다.

[해설] ② 환자나 환자의 보호자는 종합병원·병원·치과병원·한방병원·요양병원 또는 정신병원의 특정한 의사·치과의사 또는 한의사를 선택하여 진료(선택진료)를 요청할 수 있다.

환자의 진료의사 선택 등(법 제46조)
- 환자나 환자의 보호자는 종합병원·병원·치과병원·한방병원·요양병원 또는 정신병원의 특정한 의사·치과의사 또는 한의사를 선택하여 진료를 요청할 수 있다. 이 경우 의료기관의 장은 특별한 사유가 없으면 환자나 환자의 보호자가 요청한 의사·치과의사 또는 한의사가 진료하도록 하여야 한다.
- 진료의사를 선택하여 진료를 받는 환자나 환자의 보호자는 진료의사의 변경을 요청할 수 있다. 이 경우 의료기관의 장은 정당한 사유가 없으면 이에 응하여야 한다.
- 의료기관의 장은 환자 또는 환자의 보호자에게 진료의사 선택을 위한 정보를 제공하여야 한다.
- 의료기관의 장은 선택진료를 하게 한 경우에도 환자나 환자의 보호자로부터 추가비용을 받을 수 없다.

51 감염관리위원회를 설치해야 하는 병원의 최소 병상의 수는?

① 100개 이상
② 150개 이상
③ 200개 이상
④ 250개 이상
⑤ 300개 이상

[해설] ① 보건복지부령으로 정하는 일정 규모 이상의 병원급 의료기관(100개 이상의 병상을 갖춘 병원급 의료기관)의 장은 의료관련감염 예방을 위하여 감염관리위원회와 감염관리실을 설치·운영하고 보건복지부령으로 정하는 바에 따라 감염관리 업무를 수행하는 전담인력을 두는 등 필요한 조치를 하여야 한다(법 제47조 제1항 및 시행규칙 제43조 제1항).

필수문제

52 감염관리위원회에서 심의하는 내용이 아닌 것은?

① 의료관련감염에 대한 대책
② 감염관리요원의 선정 및 배치에 관한 사항
③ 감염병환자 등의 처리에 관한 사항
④ 중환자실 운영에 대한 대책
⑤ 병원의 전반적인 위생관리에 관한 사항

해설 ④ 중환자실 운영위원회에서 논의하는 사항이다.
감염관리위원회 및 감염관리실의 설치 등(시행규칙 제43조 제2항)
감염관리위원회는 다음의 업무를 심의한다.
- 의료관련감염에 대한 대책, 연간 감염예방계획의 수립 및 시행에 관한 사항
- 감염관리요원의 선정 및 배치에 관한 사항
- 감염병환자 등의 처리에 관한 사항
- 병원의 전반적인 위생관리에 관한 사항
- 의료관련감염에 관한 자체 규정의 제정 및 개정에 관한 사항
- 그 밖에 의료관련감염 관리에 관한 중요한 사항

53 감염관리위원회에 대한 내용으로 바른 것은?

① 위원회는 위원장 1명을 포함한 7명 이상 10명 이하의 위원으로 구성한다.
② 위원회는 위원장 1명을 제외한 7명 이상 15명 이하의 위원으로 구성한다.
③ 해당 의료기관에서 근무하는 위원은 비상임 위원으로 한다.
④ 위원장은 해당 의료기관의 장으로 한다.
⑤ 위촉하는 위원의 임기는 1년으로 한다.

해설 **위원회의 구성(시행규칙 제44조)**
- 위원회는 위원장 1명을 포함한 7명 이상 15명 이하의 위원으로 구성한다.
- 위원장은 해당 의료기관의 장으로 하고, 부위원장은 위원 중에서 위원장이 지명한다.
- 위원은 다음에 해당하는 사람과 해당 의료기관의 장이 위촉하는 외부 전문가로 한다.
  - 감염관리실장
  - 진료부서의 장
  - 간호부서의 장
  - 진단검사부서의 장
  - 감염 관련 의사 및 해당 의료기관의 장이 필요하다고 인정하는 사람
- 해당 의료기관에서 근무하는 위원에 해당하는 자는 당연직 위원으로 하되 그 임기는 해당 부서의 재직기간으로 하고, 위촉하는 위원의 임기는 2년으로 한다.

54 의료광고를 할 수 없는 사항이 아닌 것은?

① 평가를 받지 아니한 신의료기술에 관한 광고
② 다른 의료인 등의 기능 또는 진료 방법과 비교하는 내용의 광고
③ 객관적인 사실을 과장하는 내용의 광고
④ 수술 장면 등 직접적인 시술행위를 노출하는 내용의 광고
⑤ 전문의가 출연한 광고

[해설] 의료광고의 금지 등(법 제56조 제2항)
의료인 등은 다음의 어느 하나에 해당하는 의료광고를 하지 못한다.
- 평가를 받지 아니한 신의료기술에 관한 광고
- 환자에 관한 치료경험담 등 소비자로 하여금 치료 효과를 오인하게 할 우려가 있는 내용의 광고
- 거짓된 내용을 표시하는 광고
- 다른 의료인 등의 기능 또는 진료 방법과 비교하는 내용의 광고
- 다른 의료인 등을 비방하는 내용의 광고
- 수술 장면 등 직접적인 시술행위를 노출하는 내용의 광고
- 의료인 등의 기능, 진료 방법과 관련하여 심각한 부작용 등 중요한 정보를 누락하는 광고
- 객관적인 사실을 과장하는 내용의 광고
- 법적 근거가 없는 자격이나 명칭을 표방하는 내용의 광고
- 신문, 방송, 잡지 등을 이용하여 기사 또는 전문가의 의견 형태로 표현되는 광고
- 심의를 받지 아니하거나 심의받은 내용과 다른 내용의 광고
- 외국인환자를 유치하기 위한 국내광고
- 소비자를 속이거나 소비자로 하여금 잘못 알게 할 우려가 있는 방법으로 비급여 진료비용을 할인하거나 면제하는 내용의 광고
- 각종 상장·감사장 등을 이용하는 광고 또는 인증·보증·추천을 받았다는 내용을 사용하거나 이와 유사한 내용을 표현하는 광고. 다만, 다음 어느 하나에 해당하는 경우는 제외한다.
  - 의료기관 인증을 표시한 광고
  - 중앙행정기관·특별지방행정기관 및 그 부속기관, 지방자치단체 또는 공공기관으로부터 받은 인증·보증을 표시한 광고
  - 다른 법령에 따라 받은 인증·보증을 표시한 광고
  - 세계보건기구와 협력을 맺은 국제평가기구로부터 받은 인증을 표시한 광고 등 대통령령으로 정하는 광고
- 그 밖에 의료광고의 방법 또는 내용이 국민의 보건과 건전한 의료경쟁의 질서를 해치거나 소비자에게 피해를 줄 우려가 있는 것으로서 대통령령으로 정하는 내용의 광고

필수문제

55 의료광고 중 심의를 받지 않아도 되는 것을 모두 고르시오.

> ㉠ 의료기관의 명칭·소재지·전화번호로만 구성된 광고
> ㉡ 의료기관이 설치·운영하는 진료과목으로만 구성된 광고
> ㉢ 의료기관에 소속된 의료인의 성명·성별 및 면허의 종류만 기재된 광고
> ㉣ 의료기관 개설자 및 개설연도만 기재된 광고

① ㉠, ㉡, ㉢
② ㉠, ㉢
③ ㉡, ㉣
④ ㉣
⑤ ㉠, ㉡, ㉢, ㉣

해설 | **의료광고의 심의(법 제57조 제3항)**
의료인 등은 다음의 사항으로만 구성된 의료광고에 대해서는 보건복지부장관에게 신고한 기관 또는 단체의 심의를 받지 아니할 수 있다.
- 의료기관의 명칭·소재지·전화번호
- 의료기관이 설치·운영하는 진료과목
- 의료기관에 소속된 의료인의 성명·성별 및 면허의 종류
- 의료기관 개설자 및 개설연도
- 의료기관의 인터넷 홈페이지 주소
- 의료기관의 진료일 및 진료시간
- 의료기관이 전문병원으로 지정받은 사실
- 의료기관이 의료기관 인증을 받은 사실
- 의료기관 개설자 또는 소속 의료인이 전문의 자격을 인정받은 사실 및 그 전문과목

56 의료광고의 심의의 유효기간은?

① 승인받은 날부터 1년
② 승인받은 날부터 2년
③ 승인받은 날부터 3년
④ 승인받은 다음 날부터 1년
⑤ 승인받은 다음 날부터 3년

해설 | 의료광고 심의의 유효기간은 심의를 신청하여 승인을 받은 날부터 3년으로 한다(법 제57조 제8항).

필수문제

57 의료광고에 관한 심의위원회 위원의 자격이 없는 자는?

① 의사
② 약사
③ 간호사
④ 변호사
⑤ 소비자단체의 장이 추천하는 사람

[해설] 의료광고에 관한 심의위원(법 제57조의2 제5항)
심의위원회 위원은 다음의 어느 하나에 해당하는 사람 중에서 자율심의기구의 장이 위촉한다.
- 의사
- 치과의사
- 한의사
- 약사법에 따른 약사
- 소비자기본법에 따른 소비자단체의 장이 추천하는 사람
- 변호사법에 따른 대한변호사협회에 등록한 변호사로서 대한변호사협회의 장이 추천하는 사람
- 민법에 따라 설립된 법인 중 여성의 사회참여 확대 및 복지 증진을 주된 목적으로 설립된 법인의 장이 추천하는 사람
- 비영리민간단체 지원법에 따라 등록된 단체로서 환자의 권익 보호를 주된 목적으로 하는 단체의 장이 추천하는 사람
- 그 밖에 보건의료 또는 의료광고에 관한 학식과 경험이 풍부한 사람

58 다음 중 ( )에 들어갈 내용을 순서대로 나열한 것은?

> 자율심의기구는 의료광고가 규정을 준수하는지 여부에 관한 모니터링 결과를 매 분기별로 분기가 끝난 후 ( )일 이내에 ( )에게 제출하여야 한다.

① 30, 보건복지부장관
② 30, 보건소장
③ 60, 보건복지부장관
④ 30, 보건소장
⑤ 90, 보건복지부장관

[해설] 의료광고 모니터링(시행규칙 제61조의3)
자율심의기구(보건복지부장관에게 신고한 기관 또는 단체를 말한다)는 의료광고가 규정을 준수하는지 여부에 관한 모니터링 결과를 매 분기별로 분기가 끝난 후 30일 이내에 보건복지부장관에게 제출하여야 한다.

59 의료기관 인증에 대한 내용으로 옳지 않은 것은?

① 의료의 질과 환자 안전의 수준을 높이기 위함이다.
② 보건복지부장관은 의원급 의료기관에 대한 인증을 할 수 있다.
③ 의료기관 인증에 관한 업무를 의료기관평가인증원에 위탁할 수 있다.
④ 인증전담기관에 위탁할 경우 인증전담기관에 대하여 필요한 예산을 지원할 수 있다.
⑤ 보건복지부장관은 다른 법률에 따라 의료기관을 대상으로 실시하는 평가를 통합하여 의료기관평가인증원으로 하여금 시행하도록 할 수 있다.

[해설] ② 보건복지부장관은 의료의 질과 환자 안전의 수준을 높이기 위하여 병원급 의료기관 및 대통령령으로 정하는 의료기관에 대한 인증을 할 수 있다(법 제58조 제1항).

정답 58 ① 59 ②

60. 의료기관인증위원회의 위원이 될 수 있는 사람으로 옳지 않은 것은?

① 보건복지부 소속 5급 이상 공무원
② 소비자단체에서 추천하는 자
③ 보건의료에 관한 학식과 경험이 풍부한 자
④ 시설물 안전진단에 관한 학식과 경험이 풍부한 자
⑤ 의료기관단체에서 추천하는 자

해설 의료기관인증위원회(법 제58조의2 제3항)
위원회의 위원장은 보건복지부차관으로 하고, 위원회의 위원은 다음의 사람 중에서 보건복지부장관이 임명 또는 위촉한다.
- 의료인 단체 및 의료기관단체에서 추천하는 자
- 노동계, 시민단체, 소비자단체에서 추천하는 자
- 보건의료에 관한 학식과 경험이 풍부한 자
- 시설물 안전진단에 관한 학식과 경험이 풍부한 자
- 보건복지부 소속 3급 이상 공무원 또는 고위공무원단에 속하는 공무원

61. 의료기관의 인증기준이 아닌 사항은?

① 환자의 권리와 안전
② 의료기관의 의료서비스 질 향상 활동
③ 의료서비스의 제공과정
④ 의료기관의 조직
⑤ 의료진의 만족도

해설 의료기관 인증기준 및 방법 등(법 제58조의3 제1항)
- 환자의 권리와 안전
- 의료기관의 의료서비스 질 향상 활동
- 의료서비스의 제공과정 및 성과
- 의료기관의 조직 · 인력관리 및 운영
- 환자 만족도

62. 의료기관의 인증 유효기간은?

① 1년
② 2년
③ 3년
④ 4년
⑤ 5년

해설 ④ 인증의 유효기간은 4년으로 한다. 다만, 조건부인증의 경우에는 유효기간을 1년으로 한다(법 제58조의3 제3항).

63 의료기관 인증 또는 조건부인증을 반드시 취소해야 하는 사항으로만 묶인 것은?

> ㉠ 거짓이나 그 밖의 부정한 방법으로 인증을 받은 경우
> ㉡ 거짓이나 그 밖의 부정한 방법으로 조건부인증을 받은 경우
> ㉢ 의료기관 개설 허가가 취소된 경우
> ㉣ 의료기관의 종별 변경 등 인증의 전제나 근거가 되는 중대한 사실이 변경된 경우

① ㉠, ㉡, ㉢
② ㉠, ㉢
③ ㉡, ㉣
④ ㉣
⑤ ㉠, ㉡, ㉢, ㉣

해설　의료기관 인증의 취소 등(법 제58조의10 제1항)
보건복지부장관은 인증을 받은 의료기관이 인증 유효기간 중 다음의 어느 하나에 해당하는 경우에는 의료기관 인증 또는 조건부인증을 취소하거나 인증마크의 사용정지 또는 시정을 명할 수 있다. 다만, 제1호 및 제2호에 해당하는 경우에는 인증 또는 조건부인증을 취소하여야 한다.
- 거짓이나 그 밖의 부정한 방법으로 인증 또는 조건부인증을 받은 경우(제1호)
- 의료기관 개설 허가가 취소되거나 폐쇄명령을 받은 경우(제2호)
- 의료기관의 종별 변경 등 인증 또는 조건부인증의 전제나 근거가 되는 중대한 사실이 변경된 경우(제3호)
- 인증기준을 충족하지 못하게 된 경우(제4호)
- 인증마크의 사용정지 또는 시정명령을 위반한 경우(제5호)

64 의료인이 정당한 사유 없이 진료를 중단하여 환자 진료에 막대한 지장을 초래할 우려가 있다고 인정할 만한 상당한 이유가 있을 때 업무개시 명령을 할 수 있는 자가 아닌 것은?

① 보건복지부장관
② 시·도지사
③ 시 장
④ 구청장
⑤ 보건소장

해설　지도와 명령(법 제59조 제2항)
보건복지부장관, 시·도지사 또는 시장·군수·구청장은 의료인이 정당한 사유 없이 진료를 중단하거나 의료기관 개설자가 집단으로 휴업하거나 폐업하여 환자 진료에 막대한 지장을 초래하거나 초래할 우려가 있다고 인정할 만한 상당한 이유가 있으면 그 의료인이나 의료기관 개설자에게 업무개시 명령을 할 수 있다.

65 병상의 합리적인 공급과 배치에 관한 기본시책을 수립하는 자는?

① 해당의료기관의 장
② 보건복지부장관
③ 건강보험심사평가원장
④ 의료기관인증평가원장
⑤ 국무총리

해설　② 보건복지부장관은 병상의 합리적인 공급과 배치에 관한 기본시책을 5년마다 수립하여야 한다(법 제60조 제1항).

정답　63 ① 64 ⑤ 65 ②

66 의료기관이나 의료인에게 필요한 사항을 보고하도록 명할 수 있는 자가 아닌 자는?

① 보건복지부장관
② 시·도지사
③ 시 장
④ 구청장
⑤ 건강보험심사평가원장

> [해설] 보고와 업무 검사 등(법 제61조 제1항)
> 보건복지부장관, 시·도지사 또는 시장·군수·구청장은 의료기관 개설자 또는 의료인에게 필요한 사항을 보고하도록 명할 수 있고, 관계 공무원을 시켜 그 업무 상황, 시설 또는 진료기록부·조산기록부·간호기록부 등 관계 서류를 검사하게 하거나 관계인에게서 진술을 들어 사실을 확인받게 할 수 있다. 이 경우 의료기관 개설자 또는 의료인은 정당한 사유 없이 이를 거부하지 못한다.

67 다음 중 보건복지부장관 또는 시장·군수·구청장이 발하는 의료기관에 대한 시정명령 사항에 해당하는 것으로 짝지어진 것은? **출제유형**

| ㉠ 세탁물 처리 | ㉡ 전자의무기록 |
| ㉢ 비급여 진료비용 등의 고지 | ㉣ 교육전담간호사 |

① ㉠, ㉡, ㉢
② ㉠, ㉢
③ ㉡, ㉣
④ ㉣
⑤ ㉠, ㉡, ㉢, ㉣

> [해설] 시정 명령 등(법 제63조 제1항)
> 보건복지부장관 또는 시장·군수·구청장은 의료기관이 다음의 사항을 위반한 경우 일정한 기간을 정하여 그 시설·장비 등의 전부 또는 일부의 사용을 제한 또는 금지하거나 위반한 사항을 시정하도록 명할 수 있다.
> - 제15조(진료거부 금지 등) 제1항
> - 제16조(세탁물 처리) 제2항
> - 제21조(기록 열람 등) 제1항 후단 및 제2항, 제3항
> - 제23조(전자의무기록) 제2항
> - 제34조(원격의료) 제2항
> - 제35조(의료기관 개설 특례) 제2항
> - 제36조(의료기관 개설 준수사항)
> - 제36조의2(공중보건의사 등의 고용금지)
> - 제37조(진단용 방사선 발생장치) 제1항·제2항
> - 제38조(특수의료장비의 설치·운영) 제1항·제2항
> - 제38조의2(수술실 내 폐쇄회로 텔레비전의 설치·운영)
> - 제41조(당직의료인)
> - 제41조의2(교육전담간호사) 제1항·4항
> - 제42조(의료기관의 명칭)
> - 제43조(진료과목 등)
> - 제45조(비급여 진료비용 등의 고지)
> - 제46조(환자의 진료의사 선택 등)
> - 제47조(의료관련감염 예방) 제1항
> - 제58조의4(의료기관 인증의 신청 및 평가) 제2항 및 제3항
> - 제62조(의료기관 회계기준) 제2항

68 의료기관 개설 허가를 취소하거나 의료기관 폐쇄를 명하여야 하는 사항으로 옳지 않은 것은?

① 개설 신고나 개설 허가를 한 날부터 6개월 이내에 정당한 사유 없이 업무를 시작하지 아니한 때
② 무자격자에게 의료행위를 하게 하거나 의료인에게 면허 사항 외의 의료행위를 하게 한 때
③ 관계 공무원의 직무 수행을 기피 또는 방해하거나 명령을 위반한 때
④ 의료기관을 개설할 수 없는 자가 의료기관을 개설한 때
⑤ 정당한 사유 없이 폐업·휴업 신고를 하지 아니하고 6개월 이상 의료업을 하지 아니한 때

해설　① 개설 신고나 개설 허가를 한 날부터 3개월 이내에 정당한 사유 없이 업무를 시작하지 아니하면 그 의료업을 1년의 범위에서 정지시키거나 개설 허가의 취소 또는 의료기관 폐쇄를 명할 수 있다(법 제64조 제1항 제1호).

69 의료기관 개설자가 거짓으로 진료비를 청구하여 금고 이상의 형을 선고받고 그 형이 확정되어 의료기관 개설 허가를 취소당하거나 폐쇄 명령을 받은 경우 취소당한 날이나 폐쇄 명령을 받은 날부터 얼마의 기간 동안 의료기관 개설이 금지되는가?

① 1년
② 2년
③ 3년
④ 4년
⑤ 5년

해설　③ 의료기관 개설자가 거짓으로 진료비를 청구하여 금고 이상의 형을 선고받고 그 형이 확정된 때의 의료기관 개설 허가를 취소당하거나 폐쇄 명령을 받은 자는 취소당한 날이나 폐쇄 명령을 받은 날부터 3년 안에는 의료기관을 개설·운영하지 못한다(법 제64조 제2항).

필수문제

70 인증원의 장은 의료기관 인증 신청을 접수한 날부터 언제까지 조사일정을 통보해야 하는가?

① 5일 이내
② 10일 이내
③ 20일 이내
④ 30일 이내
⑤ 50일 이내

해설　④ 인증원의 장은 의료기관 인증 신청을 접수한 날부터 30일 내에 해당 의료기관의 장과 협의하여 조사일정을 정하고 이를 통보하여야 한다(시행규칙 제64조의2).

정답　68 ① 69 ③ 70 ④

71 다음 중 면허 취소 사유가 아닌 것은?

① 자격 정지 처분 기간 중에 의료행위를 한 경우
② 결격사유에 해당하게 된 경우
③ 면허를 다른 사람에게 대여한 경우
④ 면허 조건을 이행하지 아니한 경우
⑤ 2회 이상 자격 정지 처분을 받은 경우

[해설] ⑤ 3회 이상 자격 정지 처분을 받은 경우에 그 면허를 취소할 수 있다.

면허 취소와 재교부(법 제65조 제1항)

보건복지부장관은 의료인이 다음의 어느 하나에 해당할 경우에는 그 면허를 취소할 수 있다. 다만, 제1호·제8호의 경우에는 면허를 취소하여야 한다.

- 제8조(결격사유 등)의 어느 하나에 해당하게 된 경우. 다만, 의료행위 중 형법 제268조(업무상과실·중과실 치사상)의 죄를 범하여 제8조 제4호부터 제6호까지의 어느 하나에 해당하게 된 경우에는 그러하지 아니하다(제1호).
- 제66조(자격정지 등)에 따른 자격 정지 처분 기간 중에 의료행위를 하거나 3회 이상 자격 정지 처분을 받은 경우(제2호).
- 제65조(면허 취소와 재교부) 제2항에 따라 면허를 재교부받은 사람이 제66조(자격정지 등) 제1항의 어느 하나에 해당하는 경우(제2호의2)
- 제11조(면허 조건과 등록) 제1항에 따른 면허 조건을 이행하지 아니한 경우(제3호)
- 제4조의3(의료인의 면허 대여 금지 등) 제1항을 위반하여 면허를 대여한 경우(제4호)
- 제4조(의료인과 의료기관의 장의 의무) 제6항을 위반하여 사람의 생명 또는 신체에 중대한 위해를 발생하게 한 경우(제6호)
- 제27조(무면허 의료행위 등 금지) 제5항을 위반하여 사람의 생명 또는 신체에 중대한 위해를 발생하게 할 우려가 있는 수술, 수혈, 전신마취를 의료인 아닌 자에게 하게 하거나 의료인에게 면허 사항 외로 하게 한 경우(제7호)
- 거짓이나 그 밖의 부정한 방법으로 제5조(의사·치과의사 및 한의사 면허)부터 제7조(간호사 면허)까지에 따른 의료인 면허 발급 요건을 취득하거나 제9조(국가시험 등)에 따른 국가시험에 합격한 경우(제8호)

72 다음 중 반드시 면허를 취소해야 하는 사항은?

① 3회 이상 자격 정지 처분을 받은 자
② 향정신성의약품 중독자
③ 자격 정지 처분 기간 중에 의료행위를 한 자
④ 면허 조건을 이행하지 아니한 경우
⑤ 면허를 다른 사람에게 대여한 경우

[해설] ② 향정신성의약품 중독자는 의료인 결격사유에 해당하므로 면허를 취소하여야 한다(법 제65조 제1항 제1호).

73 면허증 재교부 금지 기간이 잘못 연결이 된 것은?

① 면허 조건을 이행하지 아니한 경우 – 1년 이내
② 자격 정지 처분 기간 중에 의료행위를 한 경우 – 2년 이내
③ 3회 이상 자격 정지 처분을 받은 경우 – 3년 이내
④ 면허를 다른 사람에게 대여한 경우 – 3년 이내
⑤ 일회용 의료기기의 재사용으로 신체에 중대한 위해를 발생하게 한 경우 – 3년 이내

해설 면허증의 재교부(법 제65조 제2항)
보건복지부장관은 면허가 취소된 자라도 취소의 원인이 된 사유가 없어지거나 개전의 정이 뚜렷하다고 인정되고 대통령령으로 정하는 교육프로그램을 이수한 경우에는 면허를 재교부할 수 있다.

면허 취소 사유	재교부 금지 기간
면허 조건을 이행하지 아니한 경우	취소된 날부터 1년 이내
• 자격 정지 처분 기간 중에 의료행위를 하거나 3회 이상 자격 정지 처분을 받은 경우 • 면허를 재교부받은 사람이 자격정지 사유 어느 하나에 해당하는 경우	취소된 날부터 2년 이내
• 면허를 다른 사람에게 대여한 경우 • 일회용 의료기기를 한 번 사용한 후 다시 사용하여 사람의 생명 또는 신체에 중대한 위해를 발생하게 한 경우 • 사람의 생명 또는 신체에 중대한 위해를 발생하게 할 우려가 있는 수술, 수혈, 전신마취를 의료인 아닌 자에게 하게 하거나 의료인에게 면허 사항 외로 하게 한 경우 • 금고 이상의 실형을 선고받고 그 집행이 끝나거나 그 집행을 받지 아니하기로 확정된 후 5년이 지나지 아니한 자 • 금고 이상의 형의 집행유예를 선고받고 그 유예기간이 지난 후 2년이 지나지 아니한 자 • 금고 이상의 형의 선고유예를 받고 그 유예기간 중에 있는 자	취소된 날부터 3년 이내
금고 이상의 실형을 선고받고 그 집행이 끝나거나 그 집행을 받지 아니하기로 확정된 후 5년이 지나지 아니한 사유로 면허가 취소된 사람이 다시 똑같은 사유로 면허가 취소된 경우	취소된 날부터 10년 이내

74 다음 중 의료인의 자격정지 사항이 아닌 것은?

① 의료인의 품위를 심하게 손상시키는 행위를 한 때
② 의료기관 개설자가 될 수 없는 자에게 고용되어 의료행위를 한 때
③ 태아 성 감별 행위 등 금지를 위반한 경우
④ 면허를 다른 사람에게 대여한 경우
⑤ 부정한 방법으로 진료비를 거짓 청구한 때

> **해설** ④ 면허를 다른 사람에게 대여한 경우 면허 취소에 해당한다.
>
> **자격정지 등(법 제66조 제1항)**
> 보건복지부장관은 의료인이 다음의 어느 하나에 해당하면(제65조 제1항 제2호의2에 해당하는 경우는 제외) 1년의 범위에서 면허자격을 정지시킬 수 있다. 이 경우 의료기술과 관련한 판단이 필요한 사항에 관하여는 관계 전문가의 의견을 들어 결정할 수 있다.
> - 의료인의 품위를 심하게 손상시키는 행위를 한 때
> - 의료기관 개설자가 될 수 없는 자에게 고용되어 의료행위를 한 때
> - 일회용 의료기기를 한 번 사용한 후 다시 사용하였을 때
> - 진단서·검안서 또는 증명서를 거짓으로 작성하여 내주거나 진료기록부 등을 거짓으로 작성하거나 고의로 사실과 다르게 추가기재·수정한 때
> - 태아 성 감별 행위 등 금지를 위반한 경우
> - 의료기사가 아닌 자에게 의료기사의 업무를 하게 하거나 의료기사에게 그 업무 범위를 벗어나게 한 때
> - 관련 서류를 위조·변조하거나 속임수 등 부정한 방법으로 진료비를 거짓 청구한 때
> - 부당한 경제적 이익 등의 취득 금지를 위반하여 경제적 이익 등을 제공받은 때
> - 그 밖에 이 법 또는 이 법에 따른 명령을 위반한 때

75 의료인이 자격정지의 사유에 해당되면 면허자격의 정지 기간은?

① 1년 이내
② 2년 이내
③ 3년 이내
④ 5년 이내
⑤ 사유에 따라 정한다.

> **해설** ① 보건복지부장관은 의료인이 자격정지의 사유에 해당하면 1년의 범위에서 면허자격을 정지시킬 수 있다(법 제66조 제1항).

76 자격정지 사유에 해당하는 구체적인 의료인의 품위 손상행위가 아닌 것은?

① 학문적으로 인정되지 아니하는 진료행위
② 비도덕적 진료행위
③ 거짓 또는 과대 광고행위
④ 전공의 선발 등 직무와 관련 없이 부당하게 금품을 수수하는 행위
⑤ 부당하게 많은 진료비를 요구하는 행위

해설 ④ 전공의의 선발 등 직무와 관련하여 부당하게 금품을 수수하는 행위가 의료인 품위 손상행위이다.
의료인의 품위 손상 행위의 범위(시행령 제32조 제1항)
- 학문적으로 인정되지 아니하는 진료행위(조산 업무와 간호 업무를 포함한다)
- 비도덕적 진료행위
- 거짓 또는 과대 광고행위
- 방송, 신문·인터넷신문, 정기간행물 또는 인터넷 매체에서 다음의 건강·의학정보에 대하여 거짓 또는 과장하여 제공하는 행위
  - 식품위생법에 따른 식품에 대한 건강·의학정보
  - 건강기능식품에 관한 법률에 따른 건강기능식품에 대한 건강·의학정보
  - 약사법에 따른 의약품, 한약, 한약제제 또는 의약외품에 대한 건강·의학정보
  - 의료기기법에 따른 의료기기에 대한 건강·의학정보
  - 화장품법에 따른 화장품, 기능성화장품 또는 유기농화장품에 대한 건강·의학정보
- 불필요한 검사·투약·수술 등 지나친 진료행위를 하거나 부당하게 많은 진료비를 요구하는 행위
- 전공의의 선발 등 직무와 관련하여 부당하게 금품을 수수하는 행위
- 다른 의료기관을 이용하려는 환자를 영리를 목적으로 자신이 종사하거나 개설한 의료기관으로 유인하거나 유인하게 하는 행위
- 자신이 처방전을 발급하여 준 환자를 영리를 목적으로 특정 약국에 유치하기 위하여 약국개설자나 약국에 종사하는 자와 담합하는 행위

77 의료인이 의료인의 품위를 심하게 손상시키는 행위를 한 경우 보건복지부장관에게 자격정지 처분을 요구할 수 있는 자는?

① 각 중앙회의 장
② 식품의약품안전처장
③ 시 장
④ 군 수
⑤ 도지사

해설 중앙회의 자격정지 처분 요구 등(법 제66조의2)
각 중앙회의 장은 의료인이 의료인의 품위를 심하게 손상시키는 행위를 한 때에는 각 중앙회의 윤리위원회의 심의·의결을 거쳐 보건복지부장관에게 자격정지 처분을 요구할 수 있다.

78 다음 중 과징금 처분권자가 아닌 자는?

① 시 장
② 군 수
③ 구청장
④ 시 · 도지사
⑤ 보건복지부장관

해설 과징금 처분(법 제67조 제1항)
보건복지부장관이나 시장 · 군수 · 구청장은 의료기관이 개설허가 취소 사유에 해당할 때에는 대통령령으로 정하는 바에 따라 의료업 정지 처분을 갈음하여 10억원 이하의 과징금을 부과할 수 있으며, 이 경우 과징금은 3회까지만 부과할 수 있다. 다만, 동일한 위반행위에 대하여 표시 · 광고의 공정화에 관한 법률에 따른 과징금 부과처분이 이루어진 경우에는 과징금(의료업 정지 처분을 포함한다)을 감경하여 부과하거나 부과하지 아니할 수 있다.

79 개설허가 취소 사유에 해당될 경우 과징금에 대하여 최대한으로 부과할 수 있는 금액은?

① 3천만원 이하
② 5천만원 이하
③ 1억원 이하
④ 5억원 이하
⑤ 10억원 이하

해설 ⑤ 보건복지부장관이나 시장 · 군수 · 구청장은 의료기관이 개설허가 취소 사유에 해당할 때에는 대통령령으로 정하는 바에 따라 의료업 정지 처분을 갈음하여 10억원 이하의 과징금을 부과할 수 있다(법 제67조 제1항).

80 의료지도원에 대한 설명으로 틀린 것은?

① 보건복지부, 시 · 도 및 시 · 군 · 구에 의료지도원을 둔다.
② 의료지도원은 직무를 통하여 알게 된 의료기관, 의료인, 환자의 비밀을 누설하지 못 한다.
③ 의료인 면허를 가진 자 중에서 임명한다.
④ 보건복지부 소속 의료지도원의 담당 구역은 시 · 도로 한정한다.
⑤ 의료지도원은 의료지도기록부를 갖추어 두고 그 직무집행 상황을 기록하여야 한다.

해설 ④ 보건복지부 소속 의료지도원의 담당 구역은 전국으로 한다. 시 · 도 또는 시 · 군 · 구(자치구를 말한다) 소속 의료지도원의 담당 구역은 해당 행정구역으로 한다(시행규칙 제66조).

제2장 응급의료에 관한 법률

필수문제

01 응급의료에 관한 법률의 목적과 거리가 먼 것은?

① 신속하고 적절한 응급의료
② 응급의료제공자의 책임과 권리의 지정
③ 응급의료에 관한 국민의 권리와 의무
④ 수준 높은 의료 혜택
⑤ 응급환자의 생명과 건강을 보호

[해설] ④ 의료법 목적에 해당하는 내용이다.
목적(법 제1조)
이 법은 국민들이 응급상황에서 신속하고 적절한 응급의료를 받을 수 있도록 응급의료에 관한 국민의 권리와 의무, 국가·지방자치단체의 책임, 응급의료제공자의 책임과 권리를 정하고 응급의료자원의 효율적인 관리에 필요한 사항을 규정함으로써 응급환자의 생명과 건강을 보호하고 국민의료를 적정하게 함을 목적으로 한다.

02 응급환자에 대한 내용으로 틀린 것은?

① 재해로 인한 부상
② 사고로 인한 부상
③ 분만이 임박한 임산부
④ 질병으로 인한 심신상의 중대한 위해가 초래된 환자
⑤ 위 보기에 준하는 자는 응급환자로 볼 수 없다.

[해설] 응급환자란 질병, 분만, 각종 사고 및 재해로 인한 부상이나 그 밖의 위급한 상태로 인하여 즉시 필요한 응급처치를 받지 아니하면 생명을 보존할 수 없거나 심신에 중대한 위해가 발생할 가능성이 있는 환자 또는 이에 준하는 사람으로서 보건복지부령으로 정하는 사람을 말한다(법 제2조 제1호).

정답 01 ④ 02 ⑤

03 응급의료에 관한 법률에서 정한 '외과적 응급증상'으로 옳은 것은?

① 급성의식장애
② 심폐소생술이 필요한 증상
③ 광범위한 화상(외부신체 표면적의 18% 이상)
④ 급성 시력 손실
⑤ 소아경련성 장애

해설 응급증상(시행규칙 별표 1 제1호)
- 신경학적 응급증상 : 급성의식장애, 급성신경학적 이상, 구토 · 의식장애 등의 증상이 있는 두부 손상
- 심혈관계 응급증상 : 심폐소생술이 필요한 증상, 급성호흡곤란, 심장질환으로 인한 급성 흉통, 심계항진, 박동이상 및 쇼크
- 중독 및 대사장애 : 심한 탈수, 약물 · 알콜 또는 기타 물질의 과다복용이나 중독, 급성대사장애(간부전 · 신부전 · 당뇨병 등)
- 외과적 응급증상 : 개복술을 요하는 급성복증(급성복막염 · 장폐색증 · 급성췌장염 등 중한 경우에 한함), 광범위한 화상(외부신체 표면적의 18% 이상), 관통상, 개방성 · 다발성 골절 또는 대퇴부 척추의 골절, 사지를 절단할 우려가 있는 혈관 손상, 전신마취하에 응급수술을 요하는 중상, 다발성 외상
- 출혈 : 계속되는 각혈, 지혈이 안 되는 출혈, 급성 위장관 출혈
- 안과적 응급증상 : 화학물질에 의한 눈의 손상, 급성 시력 손실
- 알러지 : 얼굴 부종을 동반한 알러지 반응
- 소아과적 응급증상 : 소아경련성 장애
- 정신과적 응급증상 : 자신 또는 다른 사람을 해할 우려가 있는 정신장애

04 다음 보기의 ( ) 안에 들어갈 알맞은 내용은?

> 소아과적 응급증상이라 함은 소아 경련, ( ) 이상인 소아 고열(공휴일 · 야간 등 의료서비스가 제공되기 어려운 때에 8세 이하의 소아에게 나타나는 증상)을 말한다.

① 37℃
② 38℃
③ 39℃
④ 40℃
⑤ 41℃

해설 응급증상에 준하는 증상(시행규칙 별표 1 제2호)
- 신경학적 응급증상 : 의식장애, 현훈
- 심혈관계 응급증상 : 호흡곤란, 과호흡
- 외과적 응급증상 : 화상, 급성복증을 포함한 배의 전반적인 이상증상, 골절 · 외상 또는 탈골, 그 밖에 응급수술을 요하는 증상, 배뇨장애
- 출혈 : 혈관손상
- 소아과적 응급증상 : 소아 경련, 38℃ 이상인 소아 고열(공휴일 · 야간 등 의료서비스가 제공되기 어려운 때에 8세 이하의 소아에게 나타나는 증상을 말함)
- 산부인과적 응급증상 : 분만 또는 성폭력으로 인하여 산부인과적 검사 또는 처치가 필요한 증상
- 이물에 의한 응급증상 : 귀 · 눈 · 코 · 항문 등에 이물이 들어가 제거술이 필요한 환자

05 용어의 정의로 올바르지 않은 것은?

① 응급처치란 응급의료행위의 하나로서 응급환자의 기도를 확보하고 심장박동의 회복, 그 밖에 생명의 위험이나 증상의 현저한 악화를 방지하기 위하여 긴급히 필요로 하는 처치를 말한다.
② 응급의료종사자란 관계 법령에서 정하는 바에 따라 취득한 면허 또는 자격의 범위에서 응급환자에 대한 응급의료를 제공하는 의료인과 응급구조사를 말한다.
③ 응급의료란 응급환자가 발생한 때부터 생명의 위험에서 회복되거나 심신상의 중대한 위해가 제거되기까지의 과정에서 응급환자를 위하여 하는 상담·구조·이송·응급처치 및 진료 등의 조치를 말한다.
④ 응급환자이송업이란 응급환자의 이송 등 응급의료의 목적에 이용되는 자동차·선박 및 항공기 등의 이송수단을 말한다.
⑤ 응급의료기관 등이란 응급의료기관, 구급차 등의 운용자 및 응급의료지원센터를 말한다.

[해설] ④ 응급환자이송업이란 구급차 등을 이용하여 응급환자 등을 이송하는 업을 말한다(법 제2조 제8호).

06 응급의료에 관한 내용으로 틀린 것은?

① 성별과 연령에 따라 응급의료는 차별적으로 행해진다.
② 나라마다 특수성에 맞게 독특한 응급체계가 구성되기도 한다.
③ 적정규모의 지역에서 효과적이며 신속하게 의료를 제공하는 것이 중요하다.
④ 원격화상응급처치시스템을 이용한 응급환자의 이송 중 진료가능한 병원의 선정과 의료행위를 위한 직접 의료지도 체계 구축의 필요성이 대두되고 있다.
⑤ 외상, 심·뇌혈관 질환 관리에 있어 병원 전 단계 응급의료체계의 중요성이 강조되고 있다.

[해설] 응급의료를 받을 권리(법 제3조)
모든 국민은 성별, 나이, 민족, 종교, 사회적 신분 또는 경제적 사정 등을 이유로 차별받지 아니하고 응급의료를 받을 권리를 가진다. 국내에 체류하고 있는 외국인도 또한 같다.

07 응급상황에서의 응급처치 요령, 응급의료기관 등의 안내 등 기본적인 대응방법 등에 대한 내용을 알리기 위한 책임 기관은?

① 보건소장
② 응급의료센터장
③ 보건복지부장관
④ 행정안전부장관
⑤ 국가와 지방자체단체

[해설] 응급의료에 관한 알 권리(법 제4조 제1항)
모든 국민은 응급상황에서의 응급처치 요령, 응급의료기관 등의 안내 등 기본적인 대응방법을 알 권리가 있으며, 국가와 지방자치단체는 그에 대한 교육·홍보 등 필요한 조치를 마련하여야 한다.

[정답] 05 ④ 06 ① 07 ⑤

08 현행 응급의료에 관한 법률에 의할 경우 일정한 범위 안에서 행한 응급의료 행위에 대한 면책규정을 규정하고 있는데 이에 따른 면책규정의 적용을 할 수 없는 자는?

① 응급의료종사자가 아닌 자가 한 응급조치
② 선박의 응급처치 담당자가 아닌 자가 한 응급조치
③ 응급의료종사자가 업무수행 중이 아닌 때에 받은 면허 또는 자격의 범위 밖에서 실시한 응급의료
④ 119 구급대원이 아닌 자가 행한 응급조치
⑤ 응급처치 제공의무를 가진 자가 업무수행 중이 아닌 때에 실시한 응급처치

[해설] ③ 응급의료종사자가 업무수행 중이 아닌 때 본인이 받은 면허 또는 자격의 범위에서 한 응급의료가 면책 대상이다.

선의의 응급의료에 대한 면책(법 제5조의2)
생명이 위급한 응급환자에게 다음의 어느 하나에 해당하는 응급의료 또는 응급처치를 제공하여 발생한 재산상 손해와 사상에 대하여 고의 또는 중대한 과실이 없는 경우 그 행위자는 민사책임과 상해에 대한 형사책임을 지지 아니하며 사망에 대한 형사책임은 감면한다.
- 다음의 어느 하나에 해당하지 아니하는 자가 한 응급처치
  - 응급의료종사자
  - 선원법에 따른 선박의 응급처치 담당자, 119구조·구급에 관한 법률에 따른 구급대 등 다른 법령에 따라 응급처치 제공의무를 가진 자
- 응급의료종사자가 업무수행 중이 아닌 때 본인이 받은 면허 또는 자격의 범위에서 한 응급의료
- 응급처치 제공의무를 가진 자가 업무수행 중이 아닌 때에 한 응급처치

09 응급의료종사자의 권리와 의무에 대한 내용으로 틀린 것은?

① 응급의료기관 등에서 근무하는 응급의료종사자는 응급환자를 항상 진료할 수 있도록 응급의료업무에 성실히 종사하여야 한다.
② 응급의료종사자는 업무 중에 응급의료를 요청받거나 응급환자를 발견한 때에는 즉시 응급의료를 행하여야 하지만 중환자일 경우 다른 병원으로 후송 등의 조치로 회피할 수 있다.
③ 의료인은 응급환자가 아닌 사람을 응급실이 아닌 의료시설에 진료를 의뢰하거나 다른 의료기관에 이송할 수 있다.
④ 응급의료종사자는 응급환자에 대하여는 다른 환자보다 우선하여 상담·구조 및 응급처치를 하고 진료를 위하여 필요한 최선의 조치를 하여야 한다.
⑤ 응급의료종사자는 응급환자가 2명 이상이면 의학적 판단에 따라 더 위급한 환자부터 응급의료를 실시하여야 한다.

[해설] ② 응급의료종사자는 업무 중에 응급의료를 요청받거나 응급환자를 발견하면 즉시 응급의료를 하여야 하며 정당한 사유 없이 이를 거부하거나 기피하지 못한다(법 제6조 제2항).

10 응급의료종사자가 응급환자에게 응급의료에 관해 설명하고 동의를 받아야 하는 것은?

① 환자가 쇼크 상태로 내원한 경우
② 환자가 발작 증세로 말하기 힘든 경우
③ 유 아
④ 지적장애가 있는 환자인 경우
⑤ 환자가 뱀에 물린 경우

[해설] 응급의료의 설명·동의(법 제9조)
- 응급의료종사자는 다음의 어느 하나에 해당하는 경우를 제외하고는 응급환자에게 응급의료에 관하여 설명하고 그 동의를 받아야 한다.
  - 응급환자가 의사결정능력이 없는 경우
  - 설명 및 동의 절차로 인하여 응급의료가 지체되면 환자의 생명이 위험하여지거나 심신상의 중대한 장애를 가져오는 경우
- 응급의료종사자는 응급환자가 의사결정능력이 없는 경우 법정대리인이 동행하였을 때에는 그 법정대리인에게 응급의료에 관하여 설명하고 그 동의를 받아야 하며, 법정대리인이 동행하지 아니한 경우에는 동행한 사람에게 설명한 후 응급처치를 하고 의사의 의학적 판단에 따라 응급진료를 할 수 있다.

필수문제

11 응급환자 또는 그 법정대리인에게 응급의료에 관하여 설명하고 동의를 얻어야 할 내용으로 짝지어진 것은?

> ㉠ 환자에게 발생하거나 발생 가능한 증상의 진단명
> ㉡ 응급검사의 내용
> ㉢ 응급처치의 내용
> ㉣ 응급의료를 받지 아니하는 경우의 예상결과 또는 예후

① ㉠, ㉡, ㉢
② ㉠, ㉢
③ ㉡, ㉣
④ ㉣
⑤ ㉠, ㉡, ㉢, ㉣

[해설] 응급의료에 관한 설명·동의의 내용 및 절차(시행규칙 제3조 제1항)
- 환자에게 발생하거나 발생 가능한 증상의 진단명
- 응급검사의 내용
- 응급처치의 내용
- 응급의료를 받지 아니하는 경우의 예상결과 또는 예후
- 그 밖에 응급환자가 설명을 요구하는 사항

정답 10 ⑤ 11 ⑤

12 응급환자 이송에 대한 내용으로 틀린 것은?

① 의료인은 해당 의료기관의 능력으로는 응급환자에 대하여 적절한 응급의료를 할 수 없다고 판단한 경우에는 지체 없이 그 환자를 적절한 응급의료가 가능한 다른 의료기관으로 이송하여야 한다.
② 의료기관의 장은 응급환자를 이송할 때에는 응급환자의 안전한 이송에 필요한 의료기구와 인력을 제공하여야 한다.
③ 의료기관의 장은 응급환자를 이송할 때에는 응급환자를 이송받는 의료기관에 방사선 필름의 사본은 제공하지 않아도 된다.
④ 의료기관의 장은 이송에 든 비용을 환자에게 청구할 수 있다.
⑤ 의료기관의 장이 환자에게 청구할 수 있는 이송에 소요되는 비용은 당해 의료기관의 구급차를 사용한 경우에 그 구급차에 의한 이송처치료를 말한다.

[해설] 응급환자의 이송절차 및 의무기록의 이송(시행규칙 제4조 제3항)
- 응급환자진료의뢰서
- 검사기록 등 의무기록과 방사선 필름의 사본 그 밖에 응급환자의 진료에 필요하다고 판단되는 자료

13 해당 의료기관의 능력으로는 응급환자에 대하여 적절한 응급의료를 행할 수 없다고 판단하여 이송한 경우, 응급환자를 이송받는 의료기관에 의무기록을 제공하여야 하는 책임자는?

① 해당 의료기관의 장　　② 해당 의료인
③ 시 · 도지사　　④ 시장 · 군수 · 구청장
⑤ 보건복지부장관

[해설] 의료기관의 장은 응급환자를 이송할 때에는 응급환자의 안전한 이송에 필요한 의료기구와 인력을 제공하여야 하며, 응급환자를 이송받는 의료기관에 진료에 필요한 의무기록을 제공하여야 한다(법 제11조 제2항).

14 응급환자의 보호, 응급의료기관 등의 지원 및 설치 · 운영 등 응급의료를 제공하기 위한 시책을 마련하고 시행하여야 하는 자는?

① 국가 및 지방자치단체　　② 보건복지부장관
③ 소방청장　　④ 대한응급의학회
⑤ 의료기관의 장

[해설] 응급의료의 제공(법 제13조)
국가 및 지방자치단체는 응급환자의 보호, 응급의료기관 등의 지원 및 설치 · 운영, 응급의료종사자의 양성, 응급이송수단의 확보 등 응급의료를 제공하기 위한 시책을 마련하고 시행하여야 한다.

15 응급의료기본계획의 수립은 몇 년마다 행하여야 하는가?

① 1년
② 2년
③ 3년
④ 4년
⑤ 5년

> [해설] 보건복지부장관은 업무를 수행하기 위하여 중앙응급의료위원회의 심의를 거쳐 응급의료기본계획을 5년마다 수립하여야 한다(법 제13조의2 제1항).

16 연차별 시행계획은 언제까지 수립하여야 하는가?

① 계획 시행 전년도 9월 1일까지
② 계획 시행 전년도 10월 1일까지
③ 계획 시행 전년도 10월 31일까지
④ 계획 시행 전년도 12월 1일까지
⑤ 계획 시행 전년도 12월 31일까지

> [해설] 연차별 시행계획의 수립(시행령 제3조)
> 보건복지부장관은 응급의료기본계획에 따른 연차별 시행계획을 계획 시행 전년도 10월 31일까지 수립하여야 한다.

필수문제

17 지역응급의료시행계획에 대한 설명으로 옳지 않은 것은?

① 시·도지사는 기본계획에 따라 매년 지역응급의료시행계획을 수립하여 시행하여야 한다.
② 보건복지부장관은 지역응급의료시행계획 및 그 시행결과를 평가할 수 있다.
③ 시·도지사는 시행결과의 평가를 토대로 보건복지부장관에게 계획 및 변경 또는 시정을 요구할 수 있다.
④ 다음해의 지역응급의료시행계획을 매년 12월 31일까지 제출하여야 한다.
⑤ 지난해의 지역응급의료시행계획 시행결과를 매년 2월 말일까지 제출하여야 한다.

> [해설] ③ 평가에 대한 계획 및 변경 또는 시정은 보건복지부장관이 시·도지사에게 요구할 수 있다.
> 지역응급의료시행계획(법 제13조의3 제1항 및 제3~4항)
> • 시·도지사는 기본계획에 따라 매년 지역응급의료시행계획을 수립하여 시행하여야 한다.
> • 보건복지부장관은 대통령령으로 정하는 바에 따라 지역응급의료시행계획 및 그 시행결과를 평가할 수 있다.
> • 보건복지부장관은 지역응급의료시행계획 및 그 시행결과에 대하여 평가한 결과를 토대로 시·도지사에게 계획 및 사업의 변경 또는 시정을 요구할 수 있다.
> 지역응급의료시행계획의 평가 등(시행령 제5조)
> • 특별시장·광역시장·특별자치시장·도지사 및 특별자치도지사(이하 "시·도지사"라 한다)는 수립한 다음 해의 지역응급의료시행계획을 매년 12월 31일까지 보건복지부장관에게 제출하여야 한다.
> • 시·도지사는 지난해의 지역응급의료시행계획 시행결과를 매년 2월 말일까지 보건복지부장관에게 제출하여야 한다.

정답 15 ⑤ 16 ③ 17 ③

18 중앙응급의료위원회에 대한 내용으로 잘못된 것은?

① 보건복지부에 중앙응급의료위원회를 둔다.
② 위원장 1명과 부위원장 2명을 포함한 15명 이내의 위원으로 구성한다.
③ 위원장은 보건복지부장관이 된다.
④ 부위원장은 위원 중 위원장이 지명한다.
⑤ 위원은 당연직 위원과 위촉 위원으로 한다.

> **해설** 중앙응급의료위원회(법 제13조의5 제1~3항)
> • 응급의료에 관한 주요 시책을 심의하기 위하여 보건복지부에 중앙응급의료위원회를 둔다.
> • 중앙위원회는 위원장 1명과 부위원장 1명을 포함한 15명 이내의 위원으로 구성한다.
> • 중앙위원회의 위원장은 보건복지부장관이 되고 부위원장은 위원 중 위원장이 지명하며 위원은 당연직 위원과 위촉 위원으로 한다.

19 응급의료종사자가 아닌 사람 중에서 응급처치에 관한 교육을 받도록 명할 수 있는 자가 아닌 것은?

① 구급차 등의 운전자
② 학교보건법에 따른 보건교사
③ 유선 및 도선 사업법에 따른 인명구조요원
④ 영유아보육법에 따른 보육교사
⑤ 형사소송법상 수사에 종사하는 경찰공무원 등

> **해설** 구조 및 응급처치에 관한 교육(법 제14조 제1항)
> 보건복지부장관 또는 시·도지사는 응급의료종사자가 아닌 사람 중에서 다음의 어느 하나에 해당하는 사람에게 구조 및 응급처치에 관한 교육을 받도록 명할 수 있다.
> • 구급차 등의 운전자
> • 제47조의2(심폐소생을 위한 응급장비의 구비 등의 의무) 제1항에 해당하는 시설 등에서 의료·구호 또는 안전에 관한 업무에 종사하는 사람
> • 여객자동차 운수사업법에 따른 여객자동차운송사업용 자동차의 운전자
> • 학교보건법에 따른 보건교사
> • 도로교통안전업무에 종사하는 사람으로서 도로교통법에 규정된 경찰공무원 등
> • 산업안전보건법에 따른 안전보건교육의 대상자
> • 체육시설의 설치·이용에 관한 법률에 따른 체육시설에서 의료·구호 또는 안전에 관한 업무에 종사하는 사람
> • 유선 및 도선 사업법에 따른 인명구조요원
> • 관광진흥법에 따른 관광사업에 종사하는 사람 중 의료·구호 또는 안전에 관한 업무에 종사하는 사람
> • 항공안전법에 따른 항공종사자 또는 객실승무원 중 의료·구호 또는 안전에 관한 업무에 종사하는 사람
> • 철도안전법에 따른 철도종사자 중 의료·구호 또는 안전에 관한 업무에 종사하는 사람
> • 선원법에 따른 선원 중 의료·구호 또는 안전에 관한 업무에 종사하는 사람
> • 화재의 예방 및 안전관리에 관한 법률에 따른 소방안전관리자 중 대통령령으로 정하는 사람
> • 국민체육진흥법에 따른 체육지도자
> • 유아교육법에 따른 교사
> • 영유아보육법에 따른 보육교사

20 응급의료종사자가 아닌 자로서 구조 및 응급처치에 관한 교육 시간 중 유일하게 2시간으로 규정되어 있는 교육은?

① 기본인명구조술(이론)
② 기본인명구조술(실습)
③ 응급의료 관련 법령
④ 응급구조 시 안전수칙
⑤ 응급활동의 원칙 및 내용

해설 교육 내용 및 시간(시행규칙 별표 2)

교육 내용	교육 시간
• 응급활동의 원칙 및 내용 • 응급구조 시의 안전수칙 • 응급의료 관련 법령	1시간
기본인명구조술(이론)	1시간
기본인명구조술(실습)	2시간

필수문제

21 응급의료정보통신망에 대한 내용으로 틀린 것은?

① 국가 및 지방자치단체는 국민들에게 효과적인 응급의료를 제공하기 위하여 각종 자료의 수집과 정보 교류를 위한 응급의료정보통신망을 구축하여야 한다.
② 보건복지부장관은 응급의료정보통신망 구축을 위하여 필요한 경우 관계 중앙행정기관의 장에게 정보통신망의 연계를 요구할 수 있다.
③ 정보통신망의 연계를 요구받은 관계 중앙행정기관의 장은 특별한 사유가 있는 경우 외에는 이에 응하여야 한다.
④ 국가 및 지방자치단체는 응급의료기관 등을 운용하는 자와 중앙응급의료센터가 연계될 수 있도록 응급의료 통신망을 구축하여야 한다.
⑤ 중앙응급의료센터의 통신체계 운용비용은 국가가 전액을 부담한다.

해설 응급의료 통신체계 등(시행규칙 제7조)
• 국가 및 지방자치단체는 응급의료기관 등을 운용하는 자와 중앙응급의료센터가 연계될 수 있도록 응급의료 통신망을 구축하여야 한다.
• 중앙응급의료센터의 통신체계 운용비용은 국가 및 지방자치단체가 그 2분의 1을 각각 부담한다.

정답 20 ② 21 ⑤

22 국가의 비상대응매뉴얼에 포함되어야 할 사항은?

① 재난현장에서 응급의료 지원과 관련된 기관별 역할과 지휘체계의 안내
② 관할 구역의 응급의료기관의 현황과 비상연락체계
③ 관할 구역의 재난 시 응급의료 지원에 필요한 물품의 종류, 수량, 비축 기관 및 관리
④ 관할 구역의 응급의료 지원 통신체계 현황 및 관리
⑤ 재난현장의 응급의료 지원에 필요한 장비 편성 및 활용

해설　②·③·④·⑤ 지방자치단체의 비상대응매뉴얼에 해당한다.
　　비상대응매뉴얼의 내용(시행령 제8조의2 제1항)
　　• 재난현장에서 응급의료 지원과 관련된 기관별 역할과 지휘체계의 안내
　　• 재난현장의 응급의료체계
　　• 재난현장의 응급의료 지원을 위한 인력의 구성 및 운영
　　• 재난발생 시 응급환자의 진료와 응급의료 지원을 중점으로 수행하는 응급의료기관의 시설·장비 및 인력 현황
　　• 재난피해자 중 초기에 긴급한 심리치료가 필요한 대상자의 선정 및 심리치료 방법
　　• 재난현장의 응급의료 지원에 필요한 물품의 비축과 관리
　　• 재난현장의 응급의료 지원 통신체계
　　• 재난현장의 응급의료 지원에 대한 교육과 훈련
　　• 그 밖에 재난유형별 응급의료 지원에 필요한 사항

필수문제

23 응급의료기관에 대한 평가 중 잘못된 설명은?

① 보건복지부장관은 응급의료기관 등에 대하여 평가를 실시할 수 있다.
② 보건복지부장관이 실시하는 응급의료기관 등에 대한 평가는 서면평가와 면담평가로 구분한다.
③ 보건복지부장관은 응급의료기관 등에 대한 평가 결과에 따라 응급의료기관 등에 대하여 행정적·재정적 지원을 할 수 있다.
④ 서면평가는 매년 모든 응급의료기관 등을 대상으로 실시한다.
⑤ 보건복지부장관은 필요하다고 인정하는 경우에는 응급의료기관 등에 대한 평가를 관계 전문기관에 의뢰하여 실시할 수 있다.

해설　② 보건복지부장관이 실시하는 응급의료기관 등에 대한 평가는 서면평가와 현지평가로 구분한다(시행규칙 제8조 제1항).

24 재해 등으로 인하여 다수의 환자가 발생한 경우 응급의료종사자에게 응급의료업무에 종사할 것을 명할 수 있는 자가 아닌 것은?

① 보건복지부장관
② 시·도지사
③ 시 장
④ 군 수
⑤ 의료기관의 장

해설 ⑤ 의료기관의 장은 의료시설을 제공하거나 응급환자이송 등의 업무에 종사해야 하는 수임권자이지 명령권자가 아니다.
환자가 여러 명 발생한 경우의 조치(법 제18조 제1항)
보건복지부장관, 시·도지사 또는 시장·군수·구청장은 재해 등으로 환자가 여러 명 발생한 경우에는 응급의료종사자에게 응급의료 업무에 종사할 것을 명하거나, 의료기관의 장 또는 구급차 등을 운용하는 자에게 의료시설을 제공하거나 응급환자 이송 등의 업무에 종사할 것을 명할 수 있으며, 중앙행정기관의 장 또는 관계 기관의 장에게 협조를 요청할 수 있다.

25 시·도지사 또는 시장·군수·구청장은 재해 등으로 다수의 환자가 발생한 사실을 알게 되거나 보고를 받은 때에는 지체없이 누구에 통보해야 하는가?

① 보건복지부장관
② 보건복지부차관
③ 환경부장관
④ 소방청장
⑤ 보건소장

해설 다수의 환자발생에 대한 인명구조 및 응급처치(시행령 제9조 제2항)
시·도지사 또는 시장·군수·구청장은 다수의 환자가 발생한 사실을 알게 되거나 보고를 받은 때에는 지체 없이 보건복지부장관에게 이를 통보해야 한다.

26 보건복지부장관은 응급의료기금의 관리·운용에 관한 사항 중 미수금의 대불업무를 어느 기관에 위탁하여 시행할 수 있는가?

① 국민연금공단
② 질병관리청
③ 건강보험심사평가원
④ 예금보험공사
⑤ 한국자산관리공사

해설 기금업무의 위탁(시행령 제12조 제1항)
보건복지부장관은 기금의 관리·운용에 관한 사항 중 미수금의 대지급업무를 국민건강보험법에 따른 건강보험심사평가원에 위탁하여 한다.

정답 24 ⑤ 25 ① 26 ③

필수문제

27 다음 중 응급의료기금의 조성재원으로 모두 짝지어진 것은?

> ㉠ 보건복지부장관이 요양기관으로부터 과징금으로 징수하는 금액 중 국민건강보험법에 따라 지원하는 금액
> ㉡ 응급의료와 관련되는 기관 및 단체의 출연금 및 기부금
> ㉢ 정부의 출연금
> ㉣ 기금을 운용하여 생기는 수익금

① ㉠, ㉡, ㉢
② ㉠, ㉢
③ ㉡, ㉣
④ ㉣
⑤ ㉠, ㉡, ㉢, ㉣

[해설] **기금의 조성(법 제20조)**
- 국민건강보험법에 따른 요양기관의 업무정지를 갈음하여 보건복지부장관이 요양기관으로부터 과징금으로 징수하는 금액 중 국민건강보험법에 따라 지원하는 금액
- 응급의료와 관련되는 기관 및 단체의 출연금 및 기부금
- 정부의 출연금
- 그 밖에 기금을 운용하여 생기는 수익금

필수문제

28 다음 중 기금의 사용용도가 아닌 것은?

① 응급환자의 진료비 중 미수금의 대지급
② 응급의료기관의 홍보기금
③ 응급의료 제공체계의 원활한 운영을 위한 보조사업
④ 응급의료를 위한 조사·연구 사업
⑤ 응급의료종사자의 양성 등 지원

[해설] **기금의 사용(법 제21조)**
- 응급환자의 진료비 중 미수금의 대지급
- 응급의료기관 등의 육성·발전과 의료기관의 응급환자 진료를 위한 시설 등의 설치에 필요한 자금의 융자 또는 지원
- 응급의료 제공체계의 원활한 운영을 위한 보조사업
- 대통령령으로 정하는 재해 등이 발생하였을 때의 의료 지원
- 구조 및 응급처치 요령 등 응급의료에 관한 교육·홍보 사업
- 응급의료의 원활한 제공을 위한 자동심장충격기 등 응급장비의 구비 지원
- 응급의료를 위한 조사·연구 사업
- 기본계획 및 지역응급의료시행계획의 시행 지원
- 응급의료종사자의 양성 등 지원

정답 27 ⑤ 28 ②

29 의료기관과 구급차 등을 운용하는 자가 응급환자에게 응급의료를 제공하고 그 비용을 받지 못하였을 경우 그 금액을 누구에게 청구할 수 있는가?

① 보건복지부장관 ② 행정안전부장관
③ 한국자산관리공사의 장 ④ 고등법원판사
⑤ 건강보험심사평가원장

> 해설 미수금의 대지급(법 제22조 제1항)
> 의료기관과 구급차 등을 운용하는 자는 응급환자에게 응급의료를 제공하고 그 비용을 받지 못하였을 때에는 그 비용 중 응급환자 본인이 부담하여야 하는 금액(이하 "미수금"이라 한다)에 대하여는 기금관리기관의 장(기금의 관리·운용에 관한 업무가 위탁되지 아니한 경우에는 보건복지부장관을 말한다)에게 대신 지급하여 줄 것을 청구할 수 있다.

30 미수금 대지급에 관한 내용 중 옳지 않은 것은?

① 기금관리기관의 장은 의료기관 등이 미수금에 대한 대지급을 청구하면 심사해 기금에서 대신 지급한다.
② 국가나 지방자치단체는 대지급에 필요한 비용을 보조할 수 있다.
③ 기금관리기관의 장은 미수금 대지급 시 응급환자 본인과 그 배우자, 응급환자의 4촌 이내의 직계친족에게 구상할 수 있다.
④ 대지급금의 상환 청구를 받은 자가 해당 대지급금을 정하여진 기간 내에 상환하지 아니하면 기금관리기관의 장은 기한을 정하여 독촉할 수 있다.
⑤ 기금관리기관의 장은 대지급금을 구상하였으나 상환받기가 불가능하거나 소멸시효가 완성된 대지급금을 결손으로 처리할 수 있다.

> 해설 ③ 기금관리기관의 장은 미수금을 대신 지급한 경우에는 응급환자 본인과 그 배우자, 응급환자의 1촌의 직계혈족 및 그 배우자 또는 다른 법령에 따른 진료비 부담 의무자에게 그 대지급금을 구상할 수 있다(법 제22조 제4항).

31 의료기관과 구급차 등을 운용하는 자가 심사평가원장에게 미수금의 대지급을 청구하는 경우, 청구기간은?

① 진료일 또는 이송일부터 3년 이내
② 진료일 또는 이송종료일부터 3년 이내
③ 진료종료일 또는 이송일부터 1년 이내
④ 진료종료일 또는 이송종료일부터 2년 이내
⑤ 진료종료일 또는 이송종료일부터 3년 이내

> 해설 미수금 대지급의 청구 및 심사 절차(시행령 제20조 제1~2항)
> • 의료기관과 구급차 등을 운용하는 자가 미수금의 대지급을 받으려는 경우에는 보건복지부령으로 정하는 바에 따라 심사평가원장에게 미수금의 대지급 청구를 하여야 한다.
> • 미수금의 대지급 청구는 진료종료일 또는 이송종료일부터 3년 이내에 하여야 한다.

32 응급의료수가의 지급기준은 누가 정하는가?

① 건강보험심사평가원장
② 질병관리청장
③ 시·도지사
④ 시장·군수·구청장
⑤ 보건복지부장관

[해설] 응급의료수가의 지급기준(법 제23조)
- 응급의료수가의 지급기준은 보건복지부장관이 정한다.
- 보건복지부장관은 응급의료수가의 지급기준을 정할 때 응급의료기관에 대한 평가 결과를 반영하여 응급의료수가에 차등을 둘 수 있다.

33 다음 보기의 ( ) 안에 들어갈 알맞은 것은?

> 구급차 등을 운용하는 자가 구급차 등을 이용하여 응급환자 등을 이송하였을 때에는 보건복지부령으로 정하는 이송처치료를 그 ( )(으)로부터 받을 수 있다.

① 응급환자
② 건강보험심사평가원장
③ 보건복지부장관
④ 해당 의료기관의 장
⑤ 응급처치자

[해설] 이송처치료(법 제24조)
- 구급차 등을 운용하는 자가 구급차 등을 이용하여 응급환자 등을 이송하였을 때에는 보건복지부령으로 정하는 이송처치료를 그 응급환자로부터 받을 수 있다.
- 구급차 등을 운용하는 자는 구급차 등의 이용자로부터 이송처치료 외에 별도의 비용을 받아서는 아니 된다.

34 이송처치료에 대한 내용으로 틀린 것은? (단, 비영리법인 기준이다)

① 일반구급차의 경우 기본 이송료는 20,000원이다.
② 일반구급차가 10km 초과 시 1km당 800원의 이용료가 추가 합산된다.
③ 특수구급차는 기본요금이 일반구급차와 동일하다.
④ 특수구급차는 10km 초과 시 1km당 1,000원의 이용료가 추가된다.
⑤ 일반구급차와 특수구급차 모두 00:00~04:00에는 할증요금이 가산된다.

정답 32 ⑤ 33 ① 34 ③

[해설] ③ 특수구급차는 기본요금이 일반구급차(20,000원)와 달리 50,000원이다.

이송처치료의 기준(시행규칙 별표 3)

구 분	요금의 종류	비영리법인 외	비영리법인
일반구급차	기본요금(10km 이내)	30,000원	20,000원
	추가요금(10km 초과)	1,000원/1km	800원/1km
	부가요금 (의사, 간호사 또는 응급구조사 탑승)	15,000원	10,000원
특수구급차	기본요금(10km 이내)	75,000원	50,000원
	추가요금(10km 초과)	1,300원/1km	1,000원/1km
공 통	할증요금(00:00~04:00)	기본 및 추가요금에 각각 20% 가산	

35 중앙응급의료센터의 업무가 아닌 것은?

① 응급의료종사자에 대한 교육훈련
② 응급의료기관 등에 대한 평가 및 질 향상 활동 지원
③ 권역응급의료센터 간의 업무조정 및 지원
④ 응급의료 관련 연구
⑤ 중증응급환자 중심의 진료

[해설] ⑤ 중증응급환자 중심의 진료는 권역응급의료센터의 업무이다.

중앙응급의료센터(법 제25조 제1항)
보건복지부장관은 응급의료에 관한 다음의 업무를 수행하게 하기 위하여 중앙응급의료센터를 설치·운영할 수 있다.
- 응급의료기관 등에 대한 평가 및 질을 향상시키는 활동에 대한 지원
- 응급의료종사자에 대한 교육훈련
- 권역응급의료센터 간의 업무조정 및 지원
- 응급의료 관련 연구
- 국내외 재난 등의 발생 시 응급의료 관련 업무의 조정 및 그에 대한 지원
- 응급의료 통신망 및 응급의료 전산망의 관리·운영과 그에 따른 업무
- 응급처치 관련 교육 및 응급장비 관리에 관한 지원
- 응급환자 이송체계 운영 및 관리에 관한 지원
- 응급의료분야 의료취약지 관리 업무
- 그 밖에 보건복지부장관이 정하는 응급의료 관련 업무

[정답] 35 ⑤

36 중앙응급의료센터 공통기준으로 옳지 않은 것은?

① 전국의 응급의료종사자를 교육할 수 있는 시설을 갖추어야 한다.
② 대형재해가 발생한 경우 응급의료지원을 할 수 있는 시설을 보유해야 한다.
③ 응급의료기관을 평가할 전문인력을 갖추어야 한다.
④ 응급의료종사자에 대한 평가를 실시할 수 있는 장비를 갖추어야 한다.
⑤ 응급의료기관에 대한 지도를 할 수 있는 전문인력을 갖추어야 한다.

[해설] ④ 응급의료기관 등에 대한 평가를 실시할 수 있는 전문인력 또는 장비를 갖추어야 한다.
중앙응급의료센터의 공통기준(시행규칙 별표 4)
- 대형재해 등의 발생 시 응급의료지원을 할 수 있는 시설·장비 및 인력을 갖출 것
- 전국의 응급의료종사자 교육 및 훈련을 담당할 수 있는 시설·장비 및 인력을 갖출 것
- 응급의료기관 등에 대한 평가를 실시할 수 있는 전문인력 또는 장비를 갖출 것
- 응급의료기관 등과 응급의료종사자에 대한 지도를 할 수 있는 전문인력 또는 장비를 갖출 것

37 권역응급의료센터의 업무가 아닌 것은?

① 중증응급환자 중심의 진료
② 재난 대비 및 대응 등을 위한 거점병원으로서 업무
③ 권역 내에 있는 응급의료종사자에 대한 교육·훈련
④ 권역 내 다른 의료기관에서 이송되는 중증응급환자에 대한 수용
⑤ 응급의료 관련 연구

[해설] ⑤ 응급의료 관련 연구는 중앙응급의료센터의 업무이다.
권역응급의료센터의 지정(법 제26조)
보건복지부장관은 응급의료에 관한 다음의 업무를 수행하게 하기 위하여 의료법에 따른 상급종합병원 또는 300병상을 초과하는 종합병원 중에서 권역응급의료센터를 지정할 수 있다.
- 중증응급환자 중심의 진료
- 재난 대비 및 대응 등을 위한 거점병원으로서 보건복지부령으로 정하는 업무
- 권역 내에 있는 응급의료종사자에 대한 교육·훈련
- 권역 내 다른 의료기관에서 이송되는 중증응급환자에 대한 수용
- 그 밖에 보건복지부장관이 정하는 권역 내 응급의료 관련 업무

38 권역응급의료센터의 시설기준으로 틀린 것은?

① 응급실 시설은 서로 인접하고 다른 의료시설과 구별되어서는 안 된다.
② 응급실과 응급전용 중환자실, 검사실, MRI실 등은 최대한의 근접성을 갖추어 설치·운영해야 한다.
③ 감염병환자를 위한 음압격리병상은 응급실 인근에 다른 구역과 분리하여 설치할 수 있다.
④ 소아환자를 위한 응급실을 별도 운영하는 경우 소아환자 진료구역도 응급실 다른 구역과 분리하여 설치할 수 있다.
⑤ 응급실 입구 환자 분류소에서 감염의사환자를 선별하고, 일반 응급환자와 동선을 분리하여 음압격리병상 등에서 격리진료를 받을 수 있도록 시설을 갖추어야 한다.

[해설] ① 응급실 시설은 서로 인접하고 다른 의료시설과 구별되어야 한다(시행규칙 별표 5의2).

39 권역응급의료센터 응급실 전용 시설기준 중 '중증응급환자 진료구역'에 대한 시설기준으로 옳지 않은 것은?

① 출입통제가 가능한 별도의 구역으로 구성하고 무정전 시스템을 갖출 것
② 각 병상마다 상지·하지 전동방식 높이조절 기능 및 시각적 차폐 시설을 갖출 것
③ 산소, 음압, 고압공기를 공급하는 설비를 갖출 것
④ 병상 간 간격은 1.5m 이상을 확보할 것
⑤ 10병상 이상을 확보할 것

[해설] ⑤ 8병상 이상을 확보해야 한다.

권역응급의료센터의 지정기준(시행규칙 별표 5의2)

시 설	시설기준	비 고
응급환자 진료구역	• 각 병상마다 상지·하지 전동방식 높이조절 기능 및 시각적 차폐 시설을 갖출 것 • 산소와 음압을 공급하는 설비를 갖출 것 • 10병상 이상을 확보할 것	병상 간 간격은 1.5m 이상을 확보할 것
중증응급환자 진료구역	• 출입통제가 가능한 별도의 구역으로 구성하고 무정전 시스템을 갖출 것 • 각 병상마다 상지·하지 전동방식 높이조절 기능 및 시각적 차폐 시설을 갖출 것 • 산소, 음압, 고압공기를 공급하는 설비를 갖출 것 • 8병상 이상을 확보할 것	

40 권역응급의료센터의 응급실 전담 인력기준으로 옳지 않은 것은?

① 응급실 전담 응급의학전문의 5명 이상
② 소아응급환자 전담전문의 1명 이상
③ 응급실 전담 간호사 25명 이상
④ 재난, 교육, 전원관리 등을 위해 1급 응급구조사 5명 이상
⑤ 구급차 운영을 위해 구급차 1대당 응급구조사 1명 이상

해설 ⑤ 구급차 운영을 위해 구급차 1대당 응급구조사 2명 이상이어야 한다.
권역응급의료센터 응급실 전담 인력기준(시행규칙 별표 5의2)

인 력	인력기준	비 고

의 사	• 응급실 전담 응급의학전문의 : 5명 이상
	• 소아응급환자 전담전문의 : 1명 이상
	  - 소아응급환자 중심으로 진료
	• 응급실 전담전문의 : 전년도 응급실 내원 환자 수가 30,000명을 초과하는 경우, 1명을 확보하고 매 10,000명마다 1명을 추가 확보할 것
	  - 소아응급환자 전담전문의는 응급실 전담전문의 수에 포함
	  - 응급실 전담전문의는 응급의학과, 내과, 외과, 정형외과, 신경외과, 신경과, 심장혈관흉부외과, 소아청소년과, 마취통증의학과, 영상의학과 전문의 중에서 확보할 것
		• 응급실 중환자 진료구역 내에는 24시간 응급의학전문의 1명 이상이 상주할 것
		• 응급실 일반 진료구역 내에는 24시간 의사 1명 이상이 상주할 것
		  - 소아전문응급센터인 경우 소아응급환자 전담전문의는 별표 6의 기준을 별도 적용

간호사	• 응급실 전담 간호사 25명 이상
	• 소아응급환자 전담 간호사 1명 이상 확보
	• 전년도 응급실 내원 환자수가 30,000명을 초과하는 경우 3명을 추가 확보하고, 매 5,000명마다 3명을 추가 확보할 것
	  - 소아응급환자 전담 간호사는 내원 환자당 추가 확보해야 하는 응급실 전담 간호사 수에 포함
		응급전용 중환자실 및 응급전용 입원실과 별도로 할 것
		  - 소아전문응급센터인 경우 소아응급환자 전담간호사는 별표 6의 기준을 별도 적용

응급구조사	• 재난, 교육, 전원관리 등을 위해 1급 응급구조사 5명 이상 • 구급차 운영을 위해 구급차 1대당 2명 이상	구급차 및 관련 인력은 위탁하여 운영할 수 있을 것
그 밖의 인력	간호사, 응급구조사 또는 보건의료정보관리사의 면허·자격을 가진 사람 2명 이상	응급의료 정보 관리 및 제공 업무를 전담할 것
	응급의료종사자 및 환자의 안전을 위한 청원경찰 또는 경비원 등의 보안인력 1명 이상	24시간 응급실 전담으로 1명 이상이 상주할 것

필수문제

41 응급의료를 효율적으로 이용할 수 있도록 응급의료에 관한 각종 정보의 관리 및 제공을 하는 곳은?

① 전문응급의료센터 ② 중앙응급의료센터
③ 권역응급의료센터 ④ 응급의료지원센터
⑤ 지역센터

> [해설] 응급의료지원센터의 설치 및 운영(법 제27조)
> • 보건복지부장관은 응급의료를 효율적으로 제공할 수 있도록 응급의료자원의 분포와 주민의 생활권을 고려하여 지역별로 응급의료지원센터를 설치·운영하여야 한다.
> • 응급의료지원센터의 업무는 다음과 같다.
>   - 응급의료에 관한 각종 정보의 관리 및 제공
>   - 지역 내 응급의료종사자에 대한 교육훈련
>   - 지역 내 응급의료기관 간 업무조정 및 지원
>   - 지역 내 응급의료의 질 향상 활동에 관한 지원
>   - 지역 내 재난 등의 발생 시 응급의료 관련 업무의 조정 및 지원
>   - 그 밖에 보건복지부령으로 정하는 응급의료 관련 업무

42 다음 (   ) 안에 들어갈 것으로 옳은 것은?

> 응급의료지원센터의 장은 응급의료지원센터 운영실적보고서에 따라 매 분기의 운영실적을 작성하여 해당 분기 종료 후 다음달 (   )까지 보건복지부장관에게 제출하여야 한다.

① 1일 ② 5일
③ 10일 ④ 15일
⑤ 말일

> [해설] 응급의료지원센터의 장은 응급의료지원센터 운영실적보고서에 따라 매 분기의 운영실적을 작성하여 해당 분기 종료 후 다음달 10일까지 보건복지부장관에게 제출하여야 한다(시행규칙 제15조 제1항).

필수문제

43 응급의료지원센터의 장이 응급의료기관의 장과 구급차 등을 운용하는 자에게 요청할 수 있는 정보로 모두 짝지어진 것은?

| ㉠ 중환자실 및 응급실의 규모 | ㉡ 구급차의 운영인력 |
| ㉢ 응급실의 사용가능 병상 수 | ㉣ 응급실 근무자 |

① ㉠, ㉡, ㉢ ② ㉠, ㉢
③ ㉡, ㉣ ④ ㉣
⑤ ㉠, ㉡, ㉢, ㉣

[정답] 41 ④ 42 ③ 43 ⑤

해설 　**응급의료지원센터에 대한 응급의료기관 등의 정보제공(시행령 제24조 제1항)**
응급의료지원센터의 장이 응급의료기관의 장과 구급차 등을 운용하는 자에게 요청할 수 있는 응급의료에 관한 정보는 다음과 같다.
- 중환자실 및 응급실의 인력·규모·시설·의료기구 및 장비
- 구급차 등의 편성·장비 및 운영인력
- 응급실 근무자, 당직응급의료종사자, 응급실의 사용가능 병상수
- 의료인이 응급환자의 이송을 결정하기 전에 응급의료지원센터의 장에게 다른 의료기관과의 협의를 요청한 경우 협의를 위하여 다른 의료기관에 제공할 환자의 주요증상, 활력징후, 검사결과 등에 관한 정보
- 그 밖에 응급의료와 관련된 주요의료시설, 의료장비, 응급수술 가능질환, 응급환자의 수용 및 이송현황 등에 대하여 응급의료지원센터의 장이 필요하다고 인정하여 요구하는 사항

44 전문응급의료센터의 화상센터 인력기준으로 틀린 것은?

① 의사인 경우 응급의학과 전문의 2명 이상이 확보되어야 한다.
② 간호사는 15명 이상이어야 한다.
③ 응급구조사는 구급차 1대당 1명 이상이어야 한다.
④ 응급실에 24시간 전문의가 1명 이상 근무해야 한다.
⑤ 청원경찰은 1명 이상이 있어야 한다.

해설 　③ 응급구조사는 구급차 1대당 2명 이상이어야 한다.
전문응급의료센터의 화상센터 인력기준(시행규칙 별표 6)

인 력	비 고
의 사 • 응급의학과 전문의 2명 이상 • 일반외과 전문의 1명 이상 • 성형외과 전문의 2명 이상	응급실에 24시간 전문의 1명 이상이 근무할 것
간호사 : 15명 이상	–
응급구조사 : 구급차 1대당 2명 이상	–
그 밖의 인력 • 응급의료종사자 및 환자의 안전을 위한 청원경찰 또는 경비원 등의 보안인력 1명 이상 • 구급차 1대당 운전기사 2명 이상	• 보안인력은 24시간 1명 이상이 상주할 것 • 권역응급의료센터 또는 지역응급의료센터의 응급실에 전담 상주 인력을 둔 경우에는 보안인력을 갖춘 것으로 봄 • 구급차의 운용을 위탁한 경우에는 관련 인력을 위탁하여 운영할 수 있음

45 소아환자, 화상환자 및 독극물중독환자 등에 대한 응급의료를 위하여 중앙응급의료센터, 권역응급의료센터, 지역응급의료센터 중에서 분야별로 전문응급의료센터를 지정할 수 있는 자는?

① 대통령
② 시·도지사
③ 시장·군수·구청장
④ 보건복지부장관
⑤ 의료기관 운영자

[해설] 전문응급의료센터의 지정(법 제29조 제1항)
보건복지부장관은 소아환자, 화상환자 및 독극물중독환자 등에 대한 응급의료를 위하여 권역응급의료센터, 지역응급의료센터 중에서 분야별로 전문응급의료센터를 지정할 수 있다.

[필수문제]

46 전문응급의료센터의 화상센터에 있는 응급진료실 시설기준으로 틀린 것은?

	시 설	개 수
①	환자분류소	1
②	소생실	1
③	간호사실	1
④	응급환자진료구역	1
⑤	검사실	1

[해설] ② 소생실은 최소 2개로 되어야 한다.
전문응급의료센터의 화상센터 시설기준(시행규칙 별표 6)

	시설내용	개수	비 고
응급진료실	환자분류소	1	환자진입구와 바로 인접되게 설치할 것
	소생실	2	• 환자진입구 및 구급차출입구와 바로 인접되게 설치할 것 • 소규모수술이 가능한 장비 및 인력을 갖출 것
	간호사실	1	소생실 전면에 설치할 것
	환부세척실	1	–
	응급환자진료구역	1	최소 30병상 이상을 확보할 것
	검사실	1	• 장비기준에 의한 장비를 이용하여 검사를 하기에 충분한 공간을 확보할 것 • 24시간 혈액성분 및 화학 검사, 동맥혈가스분석, 요검사가 가능하도록 장비가 구비되어 있어야 함
	방사선실·일반촬영실	1	–
	수술실 및 처치실	1	–

[정답] 45 ④ 46 ②

47 전문응급의료센터의 화상센터 시설기준에 대한 내용으로 잘못된 것은?

① 환자분류소 – 환자진입구와 바로 인접되게 설치할 것
② 소생실 – 환자진입구 및 구급차출입구와 바로 인접되게 설치할 것
③ 간호사실 – 환자분류소 전면에 설치할 것
④ 응급환자진료구역 – 최소 30병상 이상을 확보할 것
⑤ 검사실 – 장비기준에 의한 장비를 이용하여 검사를 하기에 충분한 공간을 확보할 것

해설 ③ 간호사실은 소생실 전면에 설치해야 한다.

48 지역응급의료센터 지정권자는?

① 행정안전부장관
② 보건복지부장관
③ 국무총리
④ 시·도지사
⑤ 시장·군수·구청장

해설 지역응급의료센터의 지정(법 제30조 제1항)
시·도지사는 응급의료에 관한 다음의 업무를 수행하게 하기 위하여 의료법에 따른 종합병원 중에서 지역응급의료센터를 지정할 수 있다.
- 응급환자의 진료
- 응급환자에 대하여 적절한 응급의료를 할 수 없다고 판단한 경우 신속한 이송

49 지역응급의료센터를 지정하고자 할 경우 광역시의 인구 기준 수는?

① 인구 10만 명당 1개소를 설치한다.
② 인구 30만 명당 1개소를 설치한다.
③ 인구 50만 명당 1개소를 설치한다.
④ 인구 80만 명당 1개소를 설치한다.
⑤ 인구 100만 명당 1개소를 설치한다.

해설 지역응급의료센터의 지정기준·방법 및 절차(시행규칙 제17조 제1항)
시·도지사는 지역응급의료센터를 지정하려는 경우에는 주민의 접근시간을 고려하여 적정한 분포가 이루어지도록 다음의 기준에 따라 지정해야 한다. 다만, 주민의 생활권, 의료자원의 분포 등 불가피한 사유로 기준을 초과하여 지역응급의료센터를 지정할 필요가 있는 경우에는 시·도응급의료위원회의 심의를 거쳐 이를 지정할 수 있다.
- 특별시, 광역시 및 특별자치시 : 인구 100만 명당 1개소
- 도 및 특별자치도 : 인구 50만 명당 1개소

50 지역응급의료센터 시설기준에 대한 내용으로 틀린 것은?

① 환자분류소는 1개 이상을 설치한다.
② 응급환자진료구역은 최소 20병상 이상을 확보해야 한다.
③ 의사당직실은 의사 2인 이상이 숙식할 수 있는 공간이어야 한다.
④ 처치실의 병상은 간단한 수술 및 처치를 할 수 있는 처치대 5병상을 설치할 수 있는 면적으로 만든다.
⑤ 방사선실은 외래환자용과 구분되는 별도의 시설이어야 한다.

해설 ④ 처치실은 간단한 수술 및 처치를 할 수 있는 처치대 1병상을 설치할 수 있는 면적이어야 한다.
지역응급의료센터 시설기준(시행규칙 별표 7)

구 분	개 수	비 고
환자분류소	1	• 환자진입구와 인접하여 설치할 것 • 중증도 분류에 필요한 장비와 비품을 갖출 것 • 충분한 환기가 이루어지도록 할 것 • 감염병 의심환자를 위한 마스크 등 보호 장비를 비치할 것
응급환자진료구역	1	20병상(음압격리병상 및 일반격리병상을 포함한다) 이상을 확보할 것
방사선실(일반촬영실)	1	외래환자용과 구분되는 별도의 시설일 것
처치실	1	간단한 수술 및 처치를 할 수 있는 처치대 1병상을 설치할 수 있는 면적일 것
의사당직실	1	의사 2명 이상이 숙식할 수 있는 공간일 것

51 권역외상센터의 업무에 해당하지 않는 것은?

① 외상환자의 진료
② 외상의료에 관한 연구 및 외상의료표준의 개발
③ 외상의료를 제공하는 의료인의 교육훈련
④ 대형 재해 등의 발생 시 응급의료 지원
⑤ 응급환자의 진료

해설 ⑤ 지역응급의료센터의 업무이다.
권역외상센터의 지정(법 제30조의2 제1항)
보건복지부장관은 외상환자의 응급의료에 관한 다음의 업무를 수행하게 하기 위하여 권역응급의료센터, 전문응급의료센터 및 지역응급의료센터 중 권역외상센터를 지정할 수 있다.
• 외상환자의 진료
• 외상의료에 관한 연구 및 외상의료표준의 개발
• 외상의료를 제공하는 의료인의 교육훈련
• 대형 재해 등의 발생 시 응급의료 지원
• 그 밖에 보건복지부장관이 정하는 외상의료 관련 업무

정답 50 ④ 51 ⑤

52 정신질환자응급의료센터를 지정할 수 있는 자는?

① 대통령
② 보건복지부장관
③ 시·도지사
④ 시장·군수·구청장
⑤ 보건소장

[해설] ② 보건복지부장관은 정신질환자에 대한 응급의료를 위하여 응급의료기관 중 정신질환자응급의료센터를 지정할 수 있다(법 제30조의5 제1항).

53 시장·군수·구청장이 지역응급의료기관의 업무를 수행하기 위하여 지정할 수 있는 기관은?

① 전문병원
② 한방병원
③ 종합병원
④ 의 원
⑤ 요양원

[해설] 지역응급의료기관의 지정(법 제31조 제1항)
시장·군수·구청장은 응급의료에 관한 다음의 업무를 수행하게 하기 위하여 종합병원 중에서 지역응급의료기관을 지정할 수 있다. 다만, 시·군의 경우에는 병원 중에서 지정할 수 있다.
- 응급환자의 진료
- 응급환자에 대하여 적절한 응급의료를 할 수 없다고 판단한 경우 신속한 이송

54 응급실 환자의 보호자로서 응급실에 출입해서는 안 되는 사람은?

> ㉠ 감염병의 의심 증상이 있는 사람
> ㉡ 응급의료종사자에게 위해를 끼치거나 끼칠 위험이 있는 사람
> ㉢ 술 취한 사람
> ㉣ 폭력행위자

① ㉠, ㉡, ㉢
② ㉠, ㉢
③ ㉡, ㉣
④ ㉣
⑤ ㉠, ㉡, ㉢, ㉣

[해설] 응급실 출입 제한(시행규칙 제18조의4 제2항)
응급실 환자의 보호자로서 다음의 어느 하나에 해당하는 사람은 응급실에 출입하여서는 아니 된다.
- 발열·기침 등 감염병의 의심 증상이 있는 사람
- 응급의료종사자에게 위해를 끼치거나 끼칠 위험이 있는 사람
- 술 취한 사람, 폭력행위자 등 다른 환자의 진료에 방해가 될 수 있는 사람
- 그 밖에 응급의료기관의 장이 응급환자의 신속한 진료와 응급실 감염예방 등을 위하여 출입을 제한할 필요가 있다고 인정하는 사람

55 비상진료체계의 유지를 위한 근무명령을 발하는 자는?

① 해당 응급의료기관의 장
② 보건복지부장관
③ 행정안전부장관
④ 보건소장
⑤ 시·도지사

해설 ① 응급의료기관의 장으로부터 비상진료체계의 유지를 위한 근무명령을 받은 응급의료종사자는 이를 성실히 이행하여야 한다(법 제32조 제2항).

필수문제

56 비상진료체계에 대한 내용으로 틀린 것은?

① 권역응급의료센터는 공휴일과 야간에 당직응급의료종사자를 두어야 한다.
② 비상진료체계 유지를 위한 근무명령을 받은 응급의료종사자는 이를 성실히 이행해야 한다.
③ 권역응급의료센터에 설치된 진료과목마다 1명 이상의 당직전문의를 두어야 한다.
④ 인터넷 홈페이지를 운영하는 경우에는 응급실 내부가 아닌 홈페이지에 당직전문의의 명단과 진료과목을 게시한다.
⑤ 권역응급의료센터가 아닌 응급의료기관이 해당 진료과목을 설치·운영하지 않는 경우에는 그 진료과목의 당직전문의를 두지 않을 수 있다.

해설 ④ 응급의료기관의 장은 당직전문의의 명단을 환자 및 보호자가 쉽게 볼 수 있도록 응급실 내부에 게시하여야 하며, 인터넷 홈페이지를 운영하는 경우에는 당직전문의를 둔 진료과목을 인터넷 홈페이지에 따로 표시하여야 한다(시행규칙 제19조 제3항).

57 예비병상에 대한 내용으로 틀린 것은?

① 응급의료기관은 응급환자를 위한 예비병상을 확보하여야 한다.
② 부족할 경우 예비병상을 응급환자가 아닌 사람이 이용할 수 있다.
③ 예비병상의 수는 의료법에 따라 허가받은 병상 수의 100분의 1 이상으로 한다.
④ 응급의료기관은 응급실을 전담하는 의사가 입원을 의뢰한 응급환자에 한하여 예비병상을 사용하게 해야 한다.
⑤ 매일 오후 10시 이후에는 응급실에 있는 응급환자 중 입원 등의 필요성이 더 많이 요구되는 환자의 순으로 예비병상을 사용하도록 할 수 있다.

해설 ② 응급의료기관은 응급환자를 위한 예비병상을 확보하여야 하며 예비병상을 응급환자가 아닌 사람이 사용하게 하여서는 아니 된다(법 제33조 제1항).

정답 55 ① 56 ④ 57 ②

58 응급실 체류 제한의 기준으로 옳은 것은?

① 연 100분의 5 미만
② 연 100분의 10 미만
③ 연 100분의 15 미만
④ 연 100분의 20 미만
⑤ 연 100분의 25 미만

해설 응급실 체류 제한(법 제33조의2)
- 응급의료기관의 장은 환자의 응급실 체류시간을 최소화하고 입원진료가 필요한 응급환자는 신속하게 입원되도록 조치하여야 한다.
- 권역응급의료센터 및 지역응급의료센터의 장은 24시간을 초과하여 응급실에 체류하는 환자의 비율을 연 100분의 5 미만으로 유지하여야 한다.

59 당직의료기관의 지정권자가 아닌 자는?

① 보건복지부장관
② 시·도지사
③ 시 장
④ 군 수
⑤ 의료기관의 장

해설 당직의료기관의 지정(법 제34조)
보건복지부장관, 시·도지사 또는 시장·군수·구청장은 공휴일 또는 야간이나 그 밖에 응급환자 진료에 지장을 줄 우려가 있다고 인정할 만한 이유가 있는 경우에는 응급환자에 대한 응급의료를 위하여 보건복지부령으로 정하는 바에 따라 의료기관의 종류별·진료과목별 및 진료기간별로 당직의료기관을 지정하고 이들로 하여금 응급의료를 하게 할 수 있다.

필수문제

60 당직의료기관에 대한 내용으로 틀린 것은?

① 당직의료기관의 지정대상은 응급의료기관을 포함한 의료기관으로 한다.
② 시장·군수·구청장은 재해 또는 사고 그 밖에 불가피한 사유로 관할 구역에서 응급환자의 진료에 지장을 발생할 우려가 있는 경우에 당직의료기관을 지정할 수 있다.
③ 당직의료기관을 지정하는 때에는 당직 근무개시일 전에 미리 해당 의료기관에 지정사실을 통보하여야 한다.
④ 당직의료기관을 지정함에 있어 지정신청을 한 의료기관이 충분하지 아니한 경우에는 지정신청을 한 의료기관 외의 의료기관을 당직의료기관으로 직접 지정할 수 있다.
⑤ 보건복지부장관은 당직의료기관을 지정하여야 하는 범위가 전국 또는 2 이상의 시·도에 해당하는 경우에 당직의료기관을 지정할 수 있다.

해설 ① 당직의료기관의 지정대상은 응급의료기관을 제외한 의료기관으로 한다(시행규칙 제21조 제1항).

61. 응급의료기관으로 지정받지 아니한 의료기관이 응급의료시설을 설치·운영하고자 할 경우 시설 및 인력 기준에 대한 내용으로 틀린 것은?

① 의료기관의 외부에 법에 따라 지정받은 응급의료기관의 명칭과 혼돈되지 않는 범위에서 응급환자진료기관임을 표기할 것
② 응급환자의 진료를 위한 20제곱미터 이상의 별도 공간을 확보할 것
③ 의사 1명 및 간호사 2명 이상이 24시간 근무할 것
④ 일반 X-선 촬영기를 24시간 이용할 수 있을 것
⑤ 심폐소생술에 필요한 후두경 등 기도삽관장비를 구비하고 있을 것

[해설] ③ 의사 1명 및 간호사 1명 이상이 24시간 근무해야 한다(시행규칙 별표 9).

62. 2급 응급구조사로서 응급구조사의 업무에 몇 년 이상 종사하면 1급 응급구조사 자격요건이 될 수 있는가?

① 1년
② 2년
③ 3년
④ 4년
⑤ 5년

[해설] 응급구조사의 자격(법 제36조 제2항)
1급 응급구조사가 되려는 사람은 다음의 어느 하나에 해당하는 사람으로서 보건복지부장관이 실시하는 시험에 합격한 후 보건복지부장관의 자격인정을 받아야 한다.
• 대학 또는 전문대학에서 응급구조학을 전공하고 졸업한 사람
• 보건복지부장관이 정하여 고시하는 기준에 해당하는 외국의 응급구조사 자격인정을 받은 사람
• 2급 응급구조사로서 응급구조사의 업무에 3년 이상 종사한 사람

63. 보건복지부장관이 지정하는 응급구조사 양성기관의 장비 기준으로 옳은 것은?

① 마네킹 - 교육생 1명당 1개
② 산소투여장치 - 교육생 2명당 1개
③ 자동심장충격기 - 교육생 2명당 1개
④ 비디오 - 2세트
⑤ 구급차 - 교육생 20명당 1대

[정답] 61 ③ 62 ③ 63 ⑤

해설 응급구조사 양성기관의 지정기준(시행규칙 별표 10)

구 분	내 용	기 준	비 고
장 비	마네킹, 부목, 고정장치	교육생 2명당 1개	
	기도유지장치, 산소투여장치, 심폐소생술용 장치, 자동심장충격기, 자동심폐소생기, 자동인공호흡기, 지혈장치	교육생 5명당 1개	
	슬라이드 및 빔프로젝트	1세트	스크린 등 장비일체
	비디오	1세트	화면 등 장비일체
	구급차	교육생 20명당 1대	일반구급차

64 응급구조사의 결격사유가 아닌 자는?   출제유형

① 정신건강복지법에 따른 정신질환자
② 마약·대마 중독자
③ 미성년자
④ 향정신성의약품 중독자
⑤ 피성년후견인

해설 **결격사유(법 제37조)**
- 정신건강증진 및 정신질환자 복지서비스 지원에 관한 법률에 따른 정신질환자. 다만, 전문의가 응급구조사로서 적합하다고 인정하는 사람은 그러하지 아니하다.
- 마약·대마 또는 향정신성의약품 중독자
- 피성년후견인·피한정후견인
- 다음의 어느 하나에 해당하는 법률을 위반하여 금고 이상의 실형을 선고받고 그 집행이 끝나지 아니하거나 면제되지 아니한 사람
  – 이 법
  – 형법 제233조(허위진단서 등의 작성), 제234조(위조사문서 등의 행사), 제268조(의료과실만 해당한다), 제269조(낙태), 제270조(의사 등의 낙태, 부동의 낙태) 제1항부터 제3항까지, 제317조(업무상비밀누설) 제1항
  – 보건범죄 단속에 관한 특별조치법, 지역보건법, 국민건강증진법, 후천성면역결핍증 예방법, 의료법, 의료기사 등에 관한 법률, 시체 해부 및 보존에 관한 법률, 혈액관리법, 마약류 관리에 관한 법률, 모자보건법, 국민건강보험법

64 ③ 정답

65 응급구조사 양성기관의 교육과목 중에서 '실무수습'을 거쳐야 하는 과목은?

① 구급차 동승실습
② 휴대용 의료장비 사용
③ 구급차 내 의료장비 사용
④ 무선통신방법
⑤ 기록의 작성 보관

해설　① 구급차 동승실습과 응급의료기관 실습은 각각 50시간씩 '실무수습'을 거쳐야 한다(시행규칙 별표 11).

66 응급구조사 양성기관의 교육과목 중 가장 많은 시간을 할애하는 과목은?

① 기본 응급처치학 총론
② 기본 응급처치학 각론
③ 기본 응급환자 관리학
④ 응급의료장비 등 운영
⑤ 관련 법령

해설　기본 응급처치학 각론은 145시간을 이수해야 하며, 기본 응급처치학 총론은 50시간, 기본 응급환자 관리학은 15시간, 응급의료장비 등 운영은 25시간, 관련 법령은 8시간을 이수해야 한다(시행규칙 별표 11).

필수문제

67 부정행위로 인한 합격이 무효가 된 사람은 몇 회의 범위에서 응시에 제약을 받게 되는가?

① 1회
② 2회
③ 3회
④ 4회
⑤ 제약 없음

해설　③ 부정행위로 수험이 정지되거나 합격이 무효로 된 사람에 대하여 처분의 사유와 위반 정도 등을 고려하여 대통령령으로 정하는 바에 따라 그 다음에 치러지는 응급구조사시험 응시를 3회의 범위에서 제한할 수 있다(법 제38조 제2항).

정답　65 ① 66 ② 67 ③

68 1급 응급구조사와 2급 응급구조사의 동일한 필기시험 과목은?

① 기초의학
② 전문 응급처치학 총론
③ 응급의료 관련 법령
④ 응급의료장비
⑤ 전문 응급처치학 각론

해설 필기시험의 과목(시행규칙 별표 12)

1급 응급구조사	기초의학, 전문 응급처치학 총론, 전문 응급처치학 각론, 응급의료 관련 법령, 응급환자관리
2급 응급구조사	기본 응급처치학 총론, 기본 응급처치학 각론, 응급의료 관련 법령, 응급의료장비, 기본 응급환자관리

69 응급구조사의 준수사항으로 올바르지 않은 것은? <출제유형>

① 구급차 내의 장비는 항상 사용할 수 있도록 점검하여야 한다.
② 구급차의 무선장비는 환자가 있는 곳부터 귀환할 때까지 무선을 개방하여야 한다.
③ 환자의 응급처치에 사용한 의료용 소모품은 소속기관으로 귀환하는 즉시 보충하여야 한다.
④ 응급구조사는 구급차 탑승 시 응급구조사의 신분을 알 수 있도록 표식을 상의 가슴에 부착하여야 한다.
⑤ 응급환자를 구급차에 탑승시킨 이후에는 가급적 경보기를 울리지 아니하고 이동하여야 한다.

해설 ② 구급차의 무선장비는 매일 점검하여 통화가 가능한 상태로 유지하여야 하며, 출동할 때부터 귀환할 때까지 무선을 개방하여야 한다.

응급구조사의 준수사항(시행규칙 별표 13)
- 구급차 내의 장비는 항상 사용할 수 있도록 점검하여야 하며, 장비에 이상이 있을 때에는 지체 없이 정비하거나 교체하여야 한다.
- 환자의 응급처치에 사용한 의료용 소모품이나 비품은 소속기관으로 귀환하는 즉시 보충하여야 하며, 유효기간이 지난 의약품 등이 보관되지 아니하도록 하여야 한다.
- 구급차의 무선장비는 매일 점검하여 통화가 가능한 상태로 유지하여야 하며, 출동할 때부터 귀환할 때까지 무선을 개방하여야 한다.
- 응급환자를 구급차에 탑승시킨 이후에는 가급적 경보기를 울리지 아니하고 이동하여야 한다.
- 응급구조사는 구급차 탑승 시 응급구조사의 신분을 알 수 있도록 소속, 성명, 해당자격 등을 기재한 표식을 상의 가슴에 부착하여야 한다.

필수문제

70 2급 응급구조사의 업무범위가 아닌 것은?

① 구강 내 이물질의 제거
② 자동심장충격기를 이용한 규칙적 심박동의 유도
③ 산소투여
④ 정맥로의 확보
⑤ 기본 심폐소생술

해설 ④ 정맥로의 확보는 1급 응급구조사에 업무영역에 해당한다.
응급구조사의 업무범위(시행규칙 별표 14)
- 1급 응급구조사의 업무범위
  - 심폐소생술의 시행을 위한 기도유지[기도기(Airway)의 삽입, 기도삽관(Intubation), 후두마스크 삽관 등을 포함한다]
  - 정맥로의 확보
  - 인공호흡기를 이용한 호흡의 유지
  - 약물투여 : 저혈당성 혼수 시 포도당의 주입, 흉통 시 니트로글리세린의 혀아래(설하) 투여, 쇼크 시 일정량의 수액투여, 천식발작 시 기관지확장제 흡입
  - 2급 응급구조사의 업무
- 2급 응급구조사의 업무범위
  - 구강 내 이물질의 제거
  - 기도기(Airway)를 이용한 기도유지
  - 기본 심폐소생술
  - 산소투여
  - 부목·척추고정기·공기 등을 이용한 사지 및 척추 등의 고정
  - 외부출혈의 지혈 및 창상의 응급처치
  - 심박·체온 및 혈압 등의 측정
  - 쇼크방지용 하의 등을 이용한 혈압의 유지
  - 자동심장충격기를 이용한 규칙적 심박동의 유도
  - **흉통** 시 니트로글리세린의 혀아래(설하) 투여 및 천식발작 시 기관지확장제 흡입(환자가 해당약물을 휴대하고 있는 경우에 한함)

정답 70 ④

71 응급구조사가 의사의 지시를 받지 아니하고 행할 수 있는 응급처치의 범위에 해당하지 않는 행위는?

① 산소투여
② 저혈당성 혼수 시 포도당의 주입
③ 부목·척추고정기·공기 등을 이용한 사지 및 척추 등의 고정
④ 쇼크방지용 하의 등을 이용한 혈압의 유지
⑤ 심박·체온 및 혈압 등의 측정

해설 ② 저혈당성 혼수 시 포도당의 주입은 1급 응급구조사의 업무영역에 해당한다.
경미한 응급처치(시행규칙 제34조)
응급구조사가 의사의 지시를 받지 아니하고 행할 수 있는 응급처치의 범위는 2급 응급구조사의 업무 범위와 같다.

72 응급구조사의 보수교육 실시권자는?

① 보건복지부장관
② 보건소장
③ 국무총리
④ 시·도지사
⑤ 시장·군수·구청장

해설 보건복지부장관은 응급구조사의 자질향상을 위하여 필요한 보수교육을 매년 실시하여야 한다(법 제43조 제1항).

73 응급구조사 보수교육에 대한 내용으로 틀린 것은?

① 보수교육의 대상은 응급구조사 자격을 가지고 해당 자격과 관련된 업무에 종사하고 있는 사람이다.
② 군복무 중인 사람에 대해서는 해당 연도의 보수교육을 면제한다.
③ 질병으로 보수교육을 받기가 곤란하다고 인정하는 사람에 대해서는 해당 연도의 보수교육을 유예할 수 있다.
④ 보수교육에 필요한 경비는 교육을 받는 자가 부담한다.
⑤ 보건복지부장관은 보수교육을 받은 자에 대하여 응급구조사보수교육이수증을 교부하여야 한다.

해설 ⑤ 보수교육을 실시한 기관의 장은 보수교육을 받은 자에 대하여 응급구조사보수교육이수증을 교부하여야 한다(시행규칙 제35조 제7항).

필수문제

74 다음 중 구급차를 운용할 수 없는 자는?

① 국 가
② 지방자치단체
③ 응급환자의 이송을 목적사업으로 설립허가를 받은 영리법인
④ 다른 법령에 따라 구급차 등을 둘 수 있는 자
⑤ 의료법에 따른 의료기관

[해설] 구급차 등의 운용자(법 제44조 제1항)
- 국가 또는 지방자치단체
- 의료법에 따른 의료기관
- 다른 법령에 따라 구급차 등을 둘 수 있는 자
- 이 법에 따라 응급환자이송업의 허가를 받은 자
- 응급환자의 이송을 목적사업으로 하여 보건복지부장관의 설립허가를 받은 비영리법인

75 구급차 등의 운용신고 및 말소신고는 누구에게 해야 하는가?

① 보건복지부장관
② 시·도지사
③ 시장·군수·구청장
④ 지방경찰청장
⑤ 소방청장

[해설] 구급차 등의 운용신고 및 말소신고는 시장·군수·구청장에게 하여야 한다(법 제44조의2, 제44조의3).

필수문제

76 다음 중 구급차의 용도 범위가 아닌 것은?

① 응급환자 이송
② 교통사고 시 증거확보를 위한 현장보존
③ 구급차 등의 이용이 불가피한 척추장애환자의 이송
④ 사고 등으로 현장에서 사망한 사람을 의료기관 등에 이송
⑤ 응급의료를 위한 혈액 운반

[해설] 다른 용도에의 사용 금지(법 제45조 제1항)
- 응급환자 이송
- 응급의료를 위한 혈액, 진단용 검사대상물 및 진료용 장비 등의 운반
- 응급의료를 위한 응급의료종사자의 운송
- 사고 등으로 현장에서 사망하거나 진료를 받다가 사망한 사람을 의료기관 등에 이송
- 그 밖에 보건복지부령으로 정하는 용도
  - 지역보건법에 따른 지역보건의료기관에서 행하는 보건사업의 수행에 필요한 업무
  - 구급차 등의 이용이 불가피한 척추장애환자 또는 거동이 불편한 환자의 이송
  - 다수인이 모이는 행사 등에서 발생되는 응급환자 이송을 위한 대기

정답 74 ③ 75 ③ 76 ②

77 특수구급차에 갖추어야 하는 '응급 처치용 의료장비'가 아닌 것은?

① 휴대용 산소포화농도 측정기
② 후두경
③ 부 목
④ 정맥주사세트
⑤ 전동식 의료용 흡인기

해설 ① 휴대용 산소포화농도 측정기는 환자 평가용 의료장비이다.
특수구급차에 갖추어야 하는 의료장비의 기준(시행규칙 별표 16)

구 분	장비분류	장비
환자 평가용 의료장비	신체검진	• 환자감시장치(환자의 심전도, 혈중산소포화도, 혈압, 맥박, 호흡 등의 측정이 가능하고 모니터로 그 상태를 볼 수 있는 장치) • 혈당측정기 • 체온계(쉽게 깨질 수 있는 유리 등의 재질로 되지 않은 것) • 청진기 • 휴대용 혈압계 • 휴대용 산소포화농도 측정기
응급 처치용 의료장비	기도 확보 유지	• 후두경 등 기도삽관장치(기도삽관튜브 등 포함) • 기도확보장치(구인두기도기, 비인두기도기 등)
	호흡 유지	• 의료용 분무기(기관제 확장제 투여용) • 휴대용 간이인공호흡기(자동식) • 성인용·소아용 산소 마스크(안면용·비재호흡·백밸브) • 의료용 산소발생기 및 산소공급장치 • 전동식 의료용 흡인기(흡인튜브 등 포함)
	심장 박동 회복	자동심장충격기(Automated External Defibrillator)
	순환유지	정맥주사세트
	외상처치	• 부목(철부목, 공기 또는 진공부목 등) 및 기타 고정장치(경추·척추보호대 등) • 외상처치에 필요한 기본 장비(압박붕대, 일반거즈, 반창고, 지혈대, 라텍스장갑, 비닐장갑, 가위 등)

78 일반구급차에 갖추어야 하는 '환자 평가용 의료장비'가 아닌 것은?

① 체온계
② 청진기
③ 휴대용 혈압계
④ 휴대용 산소포화농도 측정기
⑤ 혈당측정기

[해설] ⑤ 혈당측정기는 특수구급차의 환자 평가용 의료장비에 해당한다.

일반구급차에 갖추어야 하는 의료장비의 기준(시행규칙 별표 16)

구 분	장비분류	장 비
환자 평가용 의료장비	신체검진	• 체온계(쉽게 깨질 수 있는 유리 등의 재질로 되지 않은 것) • 청진기 • 휴대용 혈압계 • 휴대용 산소포화농도 측정기

필수문제

79 구급차의 관리기준으로 틀린 것은?

① 감염예방을 위하여 구급차 등은 월 1회 이상 소독한다.
② 구급차 등의 연료는 최대주입량의 4분의 1 이상인 상태로 유지되어야 한다.
③ 사고를 대비한 책임보험 및 종합보험에 가입되어 있어야 한다.
④ 구급차 요금미터장치가 장착된 구급차의 내부에는 신용카드 결제기를 설치하여야 한다.
⑤ 구급차 등의 통신장비는 응급의료지원센터 및 응급의료기관과 항상 교신이 이루어질 수 있도록 관리되어야 한다.

[해설] ① 감염예방을 위하여 구급차 등은 주 1회 이상 소독하고, 구급차 등에 갖추어진 의료장비도 사용 후 소독하여야 하는 등 청결하게 관리되어야 한다(시행규칙 별표 17).

필수문제

80 자동심장충격기 등 심폐소생술을 행할 수 있는 응급장비를 갖추어야 하는 시설이 아닌 것은?

① 공공보건의료에 관한 법률에 따른 공공보건의료기관
② 항공안전법에 따른 항공기 중 항공운송사업에 사용되는 여객 항공기
③ 철도산업발전 기본법에 따른 철도차량 중 객차
④ 선박법에 따른 선박 중 총톤수 10톤 이상 선박
⑤ 한국마사회법에 따른 경마장

[해설] ④ 선박법에 따른 선박 중 총톤수 20톤 이상 선박의 소유자·점유자 또는 관리자는 자동심장충격기 등 심폐소생술을 할 수 있는 응급장비를 갖추어야 한다(법 제47조의2 제1항 제5호).

필수문제

81 자동심장충격기 등 심폐소생술을 행할 수 있는 응급장비를 설치한 경우 누구에게 신고하여야 하는가?

① 보건복지부장관
② 시·도지사
③ 시장·군수·구청장
④ 의료기관의 장
⑤ 보건소장

해설　자동심장충격기 등 심폐소생술을 행할 수 있는 응급장비를 설치한 경우 해당 시설 등의 소유자, 점유자 또는 관리자는 그 사실을 응급장비 설치 신고서에 응급장비 설치 사실을 확인할 수 있는 서류를 첨부하여 시장·군수·구청장에게 제출하여야 한다(시행규칙 제38조의2 제1항).

필수문제

82 현행 응급의료에 관한 법률에 의할 경우 구급차가 출동 시 응급구조사 탑승 의무가 배제되는 경우는?

① 간호사가 탑승한 경우
② 시간이 촉박하여 긴급출동한 경우
③ 현장에서 멀지 않은 곳에 응급구조사가 있는 경우
④ 휴일인 응급구조사가 연락이 된 경우
⑤ 구급차 운전수가 응급조치할 경우

해설　① 의료법에 의한 의사 또는 간호사가 탑승한 경우에는 응급구조사가 탑승하지 아니할 수 있다.
　　응급구조사의 배치(시행규칙 제39조)
　　구급차 등의 운용자는 응급환자를 이송하거나 이송하기 위하여 출동하는 때에는 그 구급차 등에 응급구조사 1인 이상이 포함된 2인 이상의 인원이 항상 탑승하도록 하여야 한다. 다만, 의료법에 의한 의사 또는 간호사가 탑승한 경우에는 응급구조사가 탑승하지 아니할 수 있다.

83 응급환자 등을 이송하는 자가 응급의료기관의 수용능력을 확인하고 통보해야 하는 사항으로 옳은 것은?

| ㉠ 환자의 발생 경위　　　　　　　　㉡ 환자의 연령, 성별 및 상태 |
| ㉢ 현장 및 이송 중 응급처치의 내용　㉣ 도착 예정 시각 |

① ㉠, ㉡, ㉢
② ㉠, ㉢
③ ㉡, ㉣
④ ㉣
⑤ ㉠, ㉡, ㉢, ㉣

정답　81 ③　82 ①　83 ⑤

[해설] 수용능력의 확인 등(시행규칙 제39조의2)
- 응급환자 등을 이송하는 자는 전화, 무선통신, 그 밖의 전산망 등을 이용하여 응급의료기관의 수용능력을 확인하고, 다음의 사항을 통보하여야 한다.
  - 환자의 발생 경위(확인된 경우만 해당한다)
  - 환자의 연령, 성별 및 상태(활력 징후 및 의식 수준을 말한다)
  - 현장 및 이송 중 응급처치의 내용
  - 도착 예정 시각
- 확인 및 통보는 특별한 사유가 없으면 이송을 시작한 즉시 하여야 한다.

84 출동 및 처치 기록 등에 관한 내용으로 틀린 것은?

① 응급구조사가 출동한 때에는 지체 없이 출동 사항과 처치 내용을 기록하여야 한다.
② 구급차 등의 운용자는 구급차 등의 운행과 관련하여 운행기록대장을 작성하여야 한다.
③ 기록을 제출받은 구급차 등의 운용자는 그 기록을 보건복지부장관에게 제출하여야 한다.
④ 응급구조사 등은 출동사항 및 응급처치의 내용에 관한 기록을 3부 작성한다.
⑤ 구급차 등의 운용자는 구급차 등 운행기록대장을 작성하여 3년간 보존하여야 한다.

[해설] ③ 기록을 제출받은 구급차 등의 운용자는 그 기록을 보건복지부령으로 정하는 바에 따라 그 소재지를 관할하는 응급의료지원센터에 제출하여야 한다(법 제49조 제3항).

85 다음 보기의 ( ) 안에 들어갈 알맞은 숫자는?

> 구급차 등의 운용자와 의료기관의 장은 응급구조사 등이 작성하여 제출한 출동 사항과, 응급환자의 중증도 분류 결과와 응급처치의 내용에 관한 기록을 ( )년간 보존해야 한다.

① 1 　　　　　　　　　　② 2
③ 3 　　　　　　　　　　④ 4
⑤ 5

[해설] ③ 구급차 등의 운용자와 의료기관의 장은 응급구조사 등이 작성하여 제출한 출동 사항과, 응급환자의 중증도 분류 결과와 응급처치의 내용에 관한 기록을 3년간 보존해야 한다(시행규칙 제40조 제3항).

86 응급의료에 관한 이송업을 하고자 하는 자는 원칙상 누구의 허가를 받아야 하는가?

① 시 장
② 군 수
③ 구청장
④ 시·도지사
⑤ 국토교통부장관

[해설] 이송업의 허가 등(법 제51조 제1항)
이송업을 하려는 자는 보건복지부와 국토교통부의 공동부령으로 정하는 시설 등을 갖추어 관할 시·도지사의 허가를 받아야 한다. 이 경우 둘 이상의 시·도에서 영업을 하려는 경우에는 해당 시·도별로 시·도지사의 허가를 받아야 한다.

87 응급환자이송업 허가사항의 변경사항 중 관할 시·도지사의 변경허가를 받아야 하는 것은?

① 영업지역의 변경, 구급차의 증감
② 영업지역의 변경, 대표자의 변경
③ 구급차의 증감, 사무소의 위치변경
④ 구급차의 증감, 대표자의 변경
⑤ 상호의 변경, 사무소의 명칭변경

[해설] 응급환자이송업 허가사항의 변경사항(시행령 제27조)
- 응급환자이송업의 허가를 받은 자가 관할 시·도지사의 변경허가를 받아야 하는 중요한 사항은 다음과 같다.
  - 영업지역의 변경
  - 구급차의 증감
- 응급환자이송업의 허가를 받은 자가 관할 시·도지사에게 신고해야 하는 사항은 다음과 같다.
  - 대표자 또는 상호의 변경
  - 사무소(분사무소 또는 사업장을 포함)의 명칭 및 위치변경

88 구급차 등의 운용자가 선임해야 하는 지도의사 수의 기준은?

① 1인 이상
② 2인 이상
③ 3인 이상
④ 4인 이상
⑤ 5인 이상

[해설] ① 구급차 등의 운용자는 관할 시·도에 소재하는 응급의료기관에 근무하는 전문의 중에서 1인 이상을 지도의사로 선임 또는 위촉하여야 한다(시행규칙 제42조 제1항).

86 ④ 87 ① 88 ① [정답]

필수문제

89 구급차 등의 운용자가 선임한 지도의사의 업무가 아닌 것은?

① 이송 중인 응급환자에 대한 응급의료 지도
② 응급환자가 의료기관에 도착하기 전까지 행하여진 응급의료에 대한 평가
③ 응급구조사의 자질향상을 위한 교육
④ 응급환자를 위한 연구·개발
⑤ 응급구조사의 자질향상을 위한 훈련

해설　응급의료기관에 근무하는 지도의사의 업무(시행규칙 제42조 제2항)
  • 응급환자가 의료기관에 도착하기 전까지 행하여진 응급의료에 대한 평가
  • 응급구조사의 자질향상을 위한 교육 및 훈련
  • 이송 중인 응급환자에 대한 응급의료 지도

필수문제

90 다음 중 바르게 연결된 것은?

	지역응급의료센터 지정권자	이송업의 휴업 허가권자
①	시·도지사	시·도지사
②	시·도지사	시장·군수·구청장
③	시·도지사	국토교통부장관
④	시장·군수·구청장	시·도지사
⑤	시장·군수·구청장	보건복지부장관

해설　• 시·도지사는 응급의료에 관한 업무를 수행하게 하기 위하여 종합병원 중에서 지역응급의료센터를 지정할 수 있다(법 제30조 제1항).
  • 이송업자는 이송업의 전부 또는 일부를 휴업·폐업 또는 재개업하려는 경우에는 보건복지부령으로 정하는 바에 따라 관할 시·도지사에게 신고하여야 한다(법 제53조).

91 이송업 영업의 승계에 대한 내용으로 틀린 것은?

① 이송업자가 사망한 경우 상속인이 이송업자의 지위를 승계한다.
② 이송업자의 지위를 승계한 자는 30일 이내에 관할 시·도지사에게 신고하여야 한다.
③ 이송업자가 그 사업을 양도한 경우 그 양수인이 이송업자의 지위를 승계한다.
④ 민사집행법에 따른 강제경매에 따라 영업시설의 전부를 인수한 자는 그 이송업자의 지위를 승계한다.
⑤ 법인인 이송업자가 합병한 경우 합병 후 존속하는 법인이 이송업자의 지위를 승계한다.

해설　② 이송업자의 지위를 승계한 자는 60일 이내에 보건복지부령이 정하는 바에 의하여 관할 시·도지사에게 신고하여야 한다(법 제54조 제3항).

정답　89 ④　90 ①　91 ②

92 응급의료종사자의 면허 또는 자격을 취소할 수 있는 사항은?

① 응급환자에 대한 우선 응급의료를 위반한 경우
② 미수금의 대지급을 부정하게 청구한 경우
③ 유사명칭 사용 금지에 관한 법을 위반한 경우
④ 당직의료기관으로 지정받은 자가 응급의료를 하지 아니한 경우
⑤ 시정명령·정지명령 등 필요한 조치를 따르지 아니한 경우

[해설] 응급의료종사자의 면허·자격정지 등(법 제55조 제1항)
보건복지부장관은 응급의료종사자가 다음 어느 하나에 해당하는 경우에는 그 면허 또는 자격을 취소하거나 6개월 이내의 기간을 정하여 그 면허 또는 자격을 정지시킬 수 있다.
- 제6조(응급의료의 거부금지 등) 제2항, 제8조(응급환자에 대한 우선 응급의료 등), 제18조(환자가 여러 명 발생한 경우의 조치) 제2항, 제39조(응급구조사의 준수 사항), 제40조(비밀 준수 의무) 또는 제49조(출동 및 처치 기록 등) 제1항을 위반한 경우
- 제24조(이송처치료) 제1항에 따른 이송처치료를 과다하게 징수하거나 같은 조 제2항을 위반하여 이송처치료 외에 별도의 비용을 징수한 때
- 제32조(비상진료체계) 제2항을 위반하여 응급환자에게 중대한 불이익을 끼친 경우
- 제36조의2(응급구조사 자격증의 교부 등) 제3항을 위반하여 다른 사람에게 자기의 성명을 사용하여 제41조(응급구조사의 업무)에 따른 응급구조사의 업무를 수행하게 하거나 응급구조사 자격증을 다른 사람에게 빌려준 경우
- 제37조(결격사유)의 결격사유에 해당하게 된 경우
- 제42조(업무의 제한)를 위반하여 의사로부터 구체적인 지시를 받지 아니하고 응급처치를 한 경우
- 제43조(응급구조사의 보수교육 등) 제1항에 따른 보수교육을 받지 아니한 경우
- 그 밖에 이 법 또는 이 법에 따른 명령을 위반한 경우

93 응급의료종사자가 업무 중 응급의료를 행하지 아니하거나 응급의료 요청을 정당한 사유 없이 거부 또는 기피한 경우 2차 위반 시 행정처분은?

① 면허 또는 자격정지 1개월
② 면허 또는 자격정지 2개월
③ 면허 또는 자격정지 3개월
④ 면허 또는 자격정지 4개월
⑤ 면허 또는 자격취소

[해설] 응급의료종사자가 법 제6조(응급의료의 거부금지 등) 제2항을 위반하여 업무 중 응급의료를 행하지 아니하거나 응급의료 요청을 정당한 사유없이 거부 또는 기피한 경우 1차 위반 시에는 면허 또는 자격정지 2개월, 2차 위반 시에는 면허 또는 자격정지 3개월, 3차 이상 위반 시에는 면허 또는 자격취소에 처한다(시행규칙 별표 18).

94 의료기관 및 구급차 등을 운용하는 자가 특별한 사유없이 응급의료지원센터의 장의 협조 요청을 거부한 경우 행정처분으로 옳은 것은?

① 1차 위반 - 시정명령
② 1차 위반 - 업무정지 15일
③ 2차 위반 - 업무정지 2개월
④ 2차 위반 - 업무정지 3개월
⑤ 3차 위반 - 업무정지 6개월

해설 의료기관 및 구급차 등을 운용하는 자가 법 제28조(응급의료지원센터에 대한 협조 등) 제3항을 위반하여 특별한 사유없이 응급의료지원센터의 장의 협조요청을 거부한 경우 1차 위반 시에는 업무정지 15일, 2차 위반 시에는 업무정지 1개월, 3차 이상 위반 시에는 업무정지 2개월에 처한다(시행규칙 별표 18).

95 청문이 필요한 처분 사항이 아닌 것은?

① 지정기준에 미달하여 응급의료기관의 지정 취소 시
② 응급의료에 관한 법률에 따른 처분을 위반하여 응급의료기관의 지정 취소 시
③ 결격사유에 해당하여 응급의료종사자의 면허 취소 시
④ 응급구조사의 준수 사항을 위반하여 응급의료종사자의 자격 취소 시
⑤ 응급구조사의 자격인정을 받지 못하고 응급구조사를 사칭하여 응급구조사의 업무를 한 경우

해설 ⑤ 5년 이하의 징역 또는 5천만원 이하의 벌금에 처하는 사항이다(법 제60조 제2항).
청문(법 제56조)
보건복지부장관, 시·도지사 또는 시장·군수·구청장은 다음의 어느 하나에 해당하는 처분을 하려면 청문을 하여야 한다.
· 제35조(응급의료기관의 지정 취소 등) 제1항에 따른 응급의료기관의 지정의 취소
· 제55조(응급의료종사자의 면허·자격 정지 등) 제1항에 따른 응급의료종사자의 면허 또는 자격의 취소
· 제55조 제3항에 따른 의료기관 등의 개설 또는 영업에 관한 허가의 취소 및 폐쇄 명령

96 과징금에 대한 내용으로 옳지 않은 것은?

① 보건복지부장관, 시·도지사 또는 시장·군수·구청장이 과징금을 부과할 수 있다.
② 업무정지 1월은 30일을 기준으로 한다.
③ 과징금 산정금액이 3억원을 초과하는 경우 3억원으로 한다.
④ 업무정지에 갈음한 과징금 부과의 기준이 되는 수입금액은 과징금 부과 대상자에 따라 다르게 적용된다.
⑤ 과징금을 내야 할 자가 납부기한까지 이를 내지 아니하면 보건복지부장관은 지방행정제재·부과금의 징수 등에 관한 법률에 따라 징수한다.

해설 ⑤ 과징금을 내야 할 자가 납부기한까지 이를 내지 아니하면 보건복지부장관은 국세 체납처분의 예에 따라 징수하고, 시·도지사 및 시장·군수·구청장은 지방행정제재·부과금의 징수 등에 관한 법률에 따라 징수한다(법 제57조 제3항).

정답 94 ② 95 ⑤ 96 ⑤

97 응급환자 진료와 관련된 명칭이나 표현을 사용하거나 외부에 표기할 수 있는 기관으로 옳은 것은?

> ㉠ 응급의료에 관한 법률에 따라 지정받은 응급의료기관
> ㉡ 제35조의2(응급의료기관 외의 의료기관)에 따라 신고한 의료기관
> ㉢ 종합병원
> ㉣ 병 원

① ㉠, ㉡, ㉢
② ㉠, ㉢
③ ㉡, ㉣
④ ㉣
⑤ ㉠, ㉡, ㉢, ㉣

해설 유사명칭 사용 금지(법 제59조 제2항)
다음 기관 외의 의료기관은 응급환자 진료와 관련된 명칭이나 표현을 사용하거나 외부에 표기하여서는 아니 된다.
- 이 법에 따라 지정받은 응급의료기관
- 제35조의2(응급의료기관 외의 의료기관)에 따라 신고한 의료기관
- 종합병원

필수문제

98 응급의료를 방해하거나 의료용 시설 등을 파괴·손상 또는 점거한 자에 대한 처벌은?

① 500만원 과태료
② 1,000만원 이하의 벌금
③ 1년 이하의 징역 또는 1,000만원 이하의 벌금
④ 3년 이하의 징역 또는 3,000만원 이하의 벌금
⑤ 5년 이하의 징역 또는 5,000만원 이하의 벌금

해설 벌칙(법 제60조 제2항)
다음의 어느 하나에 해당하는 자는 5년 이하의 징역 또는 5천만원 이하의 벌금에 처한다.
- 제12조(응급의료 등의 방해 금지) 제1항을 위반하여 응급의료를 방해하거나 의료용 시설 등을 파괴·손상 또는 점거한 사람
- 제36조(응급구조사의 자격)에 따른 응급구조사의 자격인정을 받지 못하고 응급구조사를 사칭하여 제41조(응급구조사의 업무)에 따른 응급구조사의 업무를 한 사람
- 제51조(이송업의 허가 등) 제1항을 위반하여 이송업 허가를 받지 아니하고 이송업을 한 자

99 다음 중 처벌 수준이 다른 하나는?

① 응급의료를 거부한 응급의료종사자
② 비밀 준수 의무를 위반한 사람
③ 의사로부터 구체적인 지시를 받지 아니하고 응급처치를 한 응급구조사
④ 응급구조 자격증을 다른 사람에게 빌려준 사람
⑤ 이송업 허가를 받지 아니하고 이송업을 한 자

[해설] ⑤ 5년 이하의 징역 또는 5천만원 이하의 벌금에 처한다.
① · ② · ③ · ④ 3년 이하의 징역 또는 3천만원 이하의 벌금에 처한다.

100 응급의료기관의 지정기준에 따른 시설 · 인력 · 장비 등을 유지 · 운영하지 않은 경우 1차 위반 과태료 금액은?

① 50만원
② 75만원
③ 100만원
④ 200만원
⑤ 300만원

[해설] 법 제31조의2(응급의료기관의 운영)를 위반하여 응급의료기관의 지정기준에 따른 시설 · 인력 · 장비 등을 유지 · 운영하지 않은 경우 1 · 2 · 3차 모두 300만원의 과태료를 부과한다(시행령 별표 2).

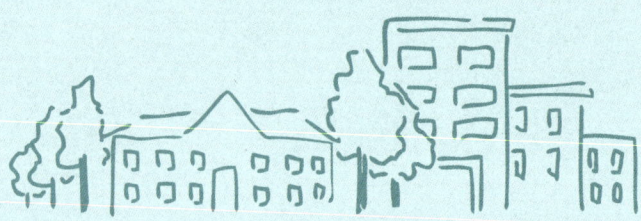

대부분의 사람은 마음먹은 만큼 행복하다.

- 에이브러햄 링컨 -

제6과목
응급의료장비

제1장 응급의료 장비의 운용
제2장 통신장비

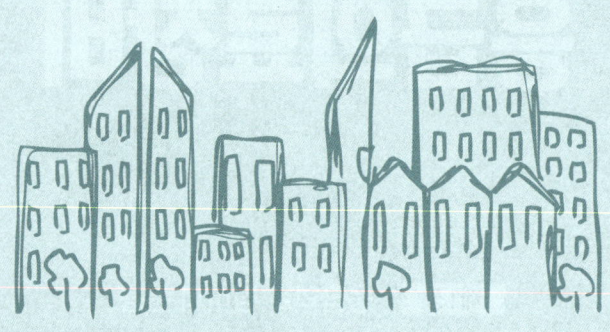

제1장 | 응급의료 장비의 운용

필수문제

01 다음 중 호흡보조기구로서 인명구조요원의 중요한 감염 통제 수단을 하는 장비는?

① 포켓마스크
② 구인두기도기
③ 비인두기도기
④ 흡인장비
⑤ 제세동기

[해설] 구급대원은 환자가 어떤 감염원을 가지고 있는지 모르기 때문에 항상 각종 질병에 노출이 되어 있다. 따라서 각종 감염의 방지를 막기 위한 최소한의 감염방지장치로 포켓마스크를 사용해야 안전하게 구조를 할 수 있다. 포켓마스크는 구조용마스크를 입과 직접적인 접촉이 없이 환자의 감염방지 및 위생을 유지하는 데 꼭 필요한 장비이다.

02 포켓마스크에 대한 내용으로 틀린 것은?

① 중요한 감염통제 장비이다.
② 일정한 판이 있어서 공기가 들어가고 환자의 날숨은 다시 판을 통해 빠져 나간다.
③ 포켓마스크는 'Inlet'이라는 산소공급구가 있다.
④ 구강 대 구강 인공호흡을 실시할 수 없는 경우 인공호흡을 할 수 있게 해준다.
⑤ 마스크는 사용법에 따라 세척과 소독을 할 수 있다.

[해설] 포켓마스크는 일정한 판이 있어서 공기가 들어가지만 환자가 내쉬는 공기가 밸브를 통해 나가기 때문에 구조자와 접촉되지 않는다.

정답 01 ① 02 ②

03 소아에게 포켓마스크를 사용할 경우 유의점은?

① 포켓마스크의 뾰족한 부분을 환자의 코 부분에 오도록 한다.
② 포켓마스크의 뾰족한 부분을 환자의 입 부분에 오도록 한다.
③ 포켓마스크의 뾰족한 부분을 환자의 턱 부분에 오도록 한다.
④ 포켓마스크의 뾰족한 부분을 환자의 눈 부분에 오도록 한다.
⑤ 포켓마스크의 뾰족한 부분을 환자의 귀 부분에 오도록 한다.

해설 성인에게 사용할 때에는 포켓마스크의 뾰족한 부분이 환자의 코 부분에 가도록 하고, 소아에게 포켓마스크를 사용할 경우 마스크를 돌려 정점 부위를 영아의 턱 아래쪽에 두고 기저부로 코의 비량과 얼굴을 덮도록 한다.

필수문제

04 구강 대 마스크 호흡 시 3번째 순서로 오는 것은?

㉠ 기도를 개방한다.
㉡ 기도개방을 유지한다.
㉢ 마스크를 입과 코 위에 놓고 단단히 잡는다.
㉣ 인공호흡을 실시한다.
㉤ 산소공급구에 산소연결을 한다.

① ㉠ ② ㉡
③ ㉢ ④ ㉣
⑤ ㉤

해설 구강 대 마스크 호흡 순서
- 기도를 개방한다.
- 기도 개방을 유지한다. 필요할 경우 입인두기도기를 사용한다.
- 산소공급구에 산소연결을 한다.
- 마스크를 입과 코 위에 놓고 단단히 잡는다.
- 인공호흡을 실시한다.
- 환자의 흉부 팽창 여부를 관찰한다.

05 다음 중 백밸브마스크에 대한 내용으로 틀린 것은?

① 백밸브마스크는 호흡이 있는 환자에게 사용된다.
② 소아용과 성인용, 영아용으로 있다.
③ 고농도의 산소를 투여할 때 사용한다.
④ 백(Bag)은 자가팽창이 가능해야 한다.
⑤ 밸브는 저온에서 얼지 않아야 한다.

해설 ① 백밸브마스크는 호흡이 없는 환자에게 고농도(50% 이상)의 산소를 투여할 경우 사용하는 장비이다.
백밸브마스크(Bag-Valve Mask)
백밸브마스크는 말 그대로 공기를 불어 넣을 수 있는 백과 일방향 밸브, 그리고 환자의 입과 코를 덮을 수 있는 마스크로 구성되어 있다. 환자에 따라 각각 적당한 크기의 백과 마스크를 선택하여 사용하는데 성인용과 영아용을 구분하며 사용하도록 한다.

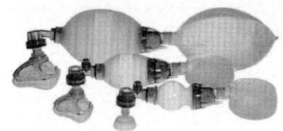

06 BVM의 분당 투여할 수 있는 산소량은?

① 8L ② 9L
③ 10L ④ 15L
⑤ 20L

해설 BVM에는 분당 15L의 산소량을 투여할 수 있는 막히지 않은 판을 가지고 있어야 한다.

07 산소주머니가 없는 경우 백을 누를 경우 대략적인 산소공급량은? (출제유형)

① 20% ② 30%
③ 40% ④ 50%
⑤ 100%

해설 분당 15L 유량의 산소가 산소주머니로 이동하여 백을 누르면 산소 주입구 구멍이 닫히며 산소가 환자에게 투여된다. 이때 산소주머니가 없다면 BVM은 대략 50% 산소가 공급된다.

08 다음 중 일반 성인과 소아에 대해 누르는 백밸브마스크의 시간 간격은?

	성 인	소 아
①	1초	3초
②	3초	5초
③	5초	3초
④	6초	6초
⑤	5초	5초

[해설] 성인은 약 5초 간격으로 소아의 경우 3초 간격으로 백을 눌러주어야 한다.

필수문제

09 외상이 의심되지 않은 경우 백밸브마스크(Bag-Valve Mask) 사용법 순서로 옳은 것은?

> ㉠ 환자 기도를 두부후굴-하악거상법으로 개방한다.
> ㉡ 환자에게 맞는 BVM을 선택한다.
> ㉢ 환자 머리쪽에 무릎을 꿇고 마스크 상반에 엄지손가락을 놓고 하반부에는 집게손가락과 가운데 손가락을 넣는다.
> ㉣ 삼각형마스크의 꼭지점을 환자의 콧등에 놓은 다음 마스크로 입과 턱을 덮는다.
> ㉤ 약지와 새끼손가락을 사용하여 환자의 턱을 마스크까지 올린다.
> ㉥ 한 명이 Bag이 연결된 마스크를 얼굴에 밀착하고 다른 한 명은 환자의 흉부가 올라올 때까지 두 손으로 Bag을 누른다.
> ㉦ 환자가 수동적으로 숨을 쉴 수 있도록 구조자는 Bag의 압력을 이완한다.

① ㉠ - ㉡ - ㉢ - ㉣ - ㉤ - ㉥ - ㉦
② ㉠ - ㉡ - ㉣ - ㉢ - ㉤ - ㉥ - ㉦
③ ㉠ - ㉡ - ㉢ - ㉣ - ㉤ - ㉦ - ㉥
④ ㉢ - ㉡ - ㉠ - ㉣ - ㉤ - ㉥ - ㉦
⑤ ㉣ - ㉡ - ㉢ - ㉠ - ㉤ - ㉥ - ㉦

[해설] 외상이 의심되지 않는 경우(2인인 경우)
- 환자 기도를 두부후굴-하악거상법으로 개방한다.
- 환자에게 맞는 BVM을 선택한다.
- 환자 머리쪽에 무릎을 꿇고 마스크 상반에 엄지손가락을 놓고 하반부에는 집게손가락과 가운데 손가락을 넣는다.
- 삼각형 마스크의 꼭지점을 환자의 콧등에 놓은 다음 마스크로 입과 턱을 덮는다.
- 약지와 새끼손가락을 사용하여 환자의 턱을 마스크까지 올린다.
- 한 명이 Bag이 연결된 마스크를 얼굴에 밀착하고 다른 한 명은 환자의 흉부가 올라올 때까지 두 손으로 Bag을 누른다.
- 환자가 수동적으로 숨을 쉴 수 있도록 구조자는 Bag의 압력을 이완한다.

10 수요밸브 소생기(Demand Valve Resuscitator) 특징으로 틀린 것은?

① 산소가 공급될 때 버튼을 누르면 관을 통해 산소가 주입되는 구조이다.
② 분당 50L의 속도로 산소가 주입된다.
③ 자발호흡을 하는 환자에게도 사용할 수 있다.
④ 버튼을 누를 경우 밸브가 열린다.
⑤ 환자가 흡입할 경우 음압이 감지되어 밸브가 열리면서 산소가 들어가며 환자가 흡입을 멈추면 자동으로 산소주입이 멈춘다.

[해설] ② 분당 40L의 속도로 산소가 주입된다.

11 다음 중 수요밸브 소생기를 잘못 사용할 경우 나타날 수 있는 증상은?

㉠ 폐손상	㉡ 피하기종
㉢ 기흉	㉣ 위 팽만

① ㉠, ㉡, ㉢　　② ㉠, ㉢
③ ㉡, ㉣　　④ ㉣
⑤ ㉠, ㉡, ㉢, ㉣

[해설] 수요밸브 소생기를 운용 중 산소가 과다 주입될 경우 흉부 과팽창으로 폐손상, 기흉 및 피하기종을 유발할 수 있으므로 주의해야 한다. 또한 압력으로 식도가 열려 위속에 산소가 주입되어 위 팽만이 일어나기도 한다.
※ 피하기종이란 폐에 손상이 있으면, 공기가 주위의 조직 내로 새는 경우가 있는데, 그때 공기가 피하조직 내로 나온 상태를 말한다.

12 (　　)에는 분당 호흡수와 일회 호흡량을 조절하는 조절장치가 있어서 수요밸브보다 분당 호흡량을 유지하는 데 유리한 장비이다. (　　)에는 흡입압력 안전밸브가 장착되어 기도 내에서 50cm H₂O 이상으로 증가하면 공기의 유입이 중단되어 폐손상을 방지하는 효과가 탁월하다. (　　) 안에 들어갈 장비는?

① 압축산소 인공호흡기　　② 팽창산소 인공호흡기
③ 간이호흡기　　④ 밸브마스크
⑤ 구인두기도기

[해설] ① 압축산소로 작동하는 소형인공호흡기로 환자 이송 시 이용되는 장비이다.

필수문제

13 다음 보기에서 호흡보조기구가 아닌 것은?

> ㉠ 포켓마스크
> ㉡ 밸브마스크
> ㉢ 수요밸브 발생기
> ㉣ 압축산소 인공호흡기
> ㉤ 코인두기도기

① ㉠
② ㉡
③ ㉢
④ ㉣
⑤ ㉤

해설   ㉤ 코인두기도기는 기도보조기구에 해당한다.

14 입인두기도기와 코인두기도기를 사용할 경우 적용된 일반원칙의 내용이 아닌 것은? **출제유형**

① 구토를 하지 않는 의식있는 환자를 대상으로 한다.
② 기도보조기구를 삽입할 때 혀가 인두 속으로 밀리지 않도록 유의한다.
③ 입인두기도기는 구토증상을 유발한다.
④ 기도를 유지하는 동안 일회용장갑이나 마스크 등으로 감염방지를 한다.
⑤ 환자가 구토를 한다면 즉시 멈추고 기구 삽입을 중단한다.

해설   ① 구토반사를 하지 않는 무의식 환자에게 기도기를 사용하도록 한다.
기도보조기구 사용 일반 원칙
- 입인두기도기보다 코인두기도기를 참는 환자가 더 많다(입인두기도기는 구토증상을 유발한다).
- 구토반사를 하지 않는 무의식 환자에게 기도기를 사용하도록 한다.
- 기도보조기구를 삽입할 때 혀가 인두 속으로 밀리지 않도록 유의한다.
- 환자가 구토를 한다면 즉시 멈추고 기구 삽입을 중단한다.
- 기도를 유지하는 동안 일회용장갑이나 마스크 등으로 감염방지를 한다.

15 다음 중 입인두기도기에 대한 특징이 아닌 것은?

① 입인두기도기는 환자의 입속으로 삽입한다.
② 자발적인 호흡을 하는 무의식 환자에게 적용할 수 있다.
③ 입인두기도기는 이와 입술에 의한 폐쇄를 막을 수 있다.
④ 인두부의 흡인이 용이하다.
⑤ 기계적 호흡을 필요로 하는 환자에게 이용될 수 없는 특징을 갖는다.

[해설] **입인두기도기(Orotracheal Intubation)**
입인두기도기는 주로 플라스틱으로 만들어진 구부러진 모양의 기도 보조기구로 환자의 입 속으로 삽입한다. 입인두기도기의 장점은 이와 입술에 의한 폐쇄를 막고, 자발적인 호흡을 하는 무의식 환자나 기계적 호흡을 필요로 하는 환자에게 이용되며, 인두부의 흡인이 용이하다는 것이다. 단점은 기관을 격리시키지 못하며, 이를 물고 있을 때는 삽입이 불가능하고 적절하게 삽입되지 못하면 기도를 막을 수 있다는 것이다. 입인두기도기는 표준크기가 있으므로 환자에게 적합한 크기를 선택하지 못하면 효과적인 사용이 되지 못하므로 사용하지 않는 것이 낫다. 적합한 크기를 선택하는 방법은 환자의 입모서리에서 같은 쪽 얼굴의 귓불 끝까지의 길이, 또는 환자의 입 중심에서부터 하악각까지의 길이를 측정하는 것이다.

필수문제

16 환자에게 알맞은 입인두기도기를 선택하는 길이 측정은?

> ㉠ 환자의 콧구멍에서 귓불까지 길이
> ㉡ 환자의 입 가장자리에서 같은 쪽 얼굴의 귓불 끝까지 길이
> ㉢ 귓불에서 광대뼈까지 길이
> ㉣ 환자의 입 중심에서 하악각까지 길이

① ㉠, ㉡, ㉢ ② ㉠, ㉢
③ ㉡, ㉣ ④ ㉣
⑤ ㉠, ㉡, ㉢, ㉣

[해설] ㉠ 환자의 콧구멍에서 귓불까지 길이는 코인두기도기 길이 측정방법이다.

17 코인두기도기를 사용하기 위해 적절한 크기 측정 방법은?

① 콧구멍에서 귓불까지 길이
② 콧구멍에서 광대뼈까지 길이
③ 인중에서 턱까지 길이
④ 인중에서 입술까지 길이
⑤ 턱에서 귓불까지 길이

[해설] ① 코인두기도기는 구토자극을 유발하지 않으므로 많이 사용되며 환자에게 적당한 길이를 측정하여 사용하도록 한다.

정답 16 ③ 17 ①

18 다음 중 구인두기도기 삽입단계 절차가 올바르게 연결된 것은?

> ㉠ 구인두기도기의 크기를 선택한다.
> ㉡ 적절하게 삽입한 다음 환자에게 환기할 준비를 한다.
> ㉢ 수지교차법을 이용하여 환자의 구강을 연다.
> ㉣ 기도기의 끝이 환자의 입천장을 가리키도록 삽입한다.
> ㉤ 기도기를 180° 회전하여 놓는다.

① ㉠ – ㉢ – ㉣ – ㉤ – ㉡
② ㉠ – ㉡ – ㉢ – ㉣ – ㉤
③ ㉡ – ㉠ – ㉣ – ㉢ – ㉤
④ ㉤ – ㉣ – ㉢ – ㉠ – ㉡
⑤ ㉣ – ㉠ – ㉢ – ㉤ – ㉡

해설 구인두기도기 삽입단계
구인두기도기의 크기를 선택 – 적절하게 삽입한 다음 환자에게 환기할 준비 – 수지교차법을 이용하여 환자의 구강을 엶 – 기도기의 끝이 환자의 입천장을 가리키도록 삽입 – 기도기를 180° 회전하여 놓음

19 코인두기도기의 장점은?

① 기도기를 통해서 또는 기도기 주위로 공기를 통한다.
② 구토유발을 거의 하지 않는다.
③ 이를 물고 있을 때는 삽입이 불가능하다.
④ 너무 거세게 삽입하면 비출혈을 야기한다.
⑤ 비점막에 압력으로 인한 괴사를 일으킨다.

해설 ① 입인두기도기의 장점이다.
③ 입인두기도기의 단점이다.
④·⑤ 코인두기도기의 단점이다.

필수문제

20 다음 중 코인두기도기를 사용하면서 코나 귀에서 뇌척수액이 흘러나온 경우 조치법은?

① 즉각 중단하도록 한다.
② 입인두기도기로 사용을 바꾼다.
③ 인공호흡을 실시한다.
④ 기도기를 삽입한 채 가능한 한 빨리 이송한다.
⑤ 수성 윤활제를 바른다.

해설 ① 귀나 코에서 뇌척수액으로 의심되는 액체가 흘러나온 경우 코인두기 사용을 즉시 중단하여야 한다. 왜냐하면 기도기가 지나간 부위가 두개골 골절이 있다는 증거이기 때문이다.

21 흡인(Suction)에 대한 내용이 틀린 것은?

① 기도확보를 원활히 하기 위한 과정이다.
② 기도 내에 이물질이나 분비물을 제거해야 한다.
③ 상황이 긴박한 경우 인공호흡을 실시하고 흡인을 생략할 수 있다.
④ 환자에게 이상한 소리가 난다면 흡인을 한다.
⑤ 흡인이 제대로 되지 않은 경우 고농도 산소를 투여하더라도 효과가 미미해진다.

[해설] ③ 기도 내에 남아있는 물질은 기도를 통해 폐로 들어가 합병증을 초래하게 되므로 흡인은 인공호흡을 하기 전이나 후 환자에게 이상한 소리가 난다면 흡인을 하도록 한다.

필수문제

22 다음 중 흡인장비가 아닌 것은?

① 흡인기계
② 튜브
③ 카테터
④ 흡인 저장용기
⑤ 비강캐뉼라

[해설] 흡인장비는 흡인기계, 흡인물 저장용기, 튜브, 카테터 흡인 팁으로 구성되어 있다. 비강캐뉼라는 산소공급장비이다.

23 경성 팁을 사용하기 가장 좋은 환자는?

① 아무런 반응을 보이지 않는 환자
② 구토증상을 보이는 환자
③ 아파서 사경을 헤매는 환자
④ 목에 이물질 때문에 말을 못하는 환자
⑤ 의식이 또렷한 환자

[해설] 경성 팁은 탄력 있는 카테터보다 직경이 넓어야 한다. 무반응 환자에게 가장 효과적으로 사용할 수 있지만 환자가 의식이 있다면 사용에 주의해야 한다. 왜냐하면 경성 팁이 인두에 있을 경우 구토반응을 일으킬 수 있기 때문이다.

24 다음 중 경성 팁을 사용할 수 없는 상황에서 고안된 장치는?

① 부드러운 카테터 ② 탄력 있는 카테터
③ 입인두기도기 ④ 코인두기도기
⑤ 분기관

[해설] 탄력 있는 카테터는 경성 팁을 사용하기 어려울 경우 사용되도록 고안되었으며, 부드러운 카테터는 코인두 또는 기관 내를 통과하거나 코인두를 흡인하는 데 사용할 수 있다.

필수문제

25 구급차에 설치된 흡인기가 효과적으로 작동하는지 알아보기 위한 실험으로 흡인장비가 최소한 분당 어느 정도의 공기량을 흡수해야 하는가?

① 5L ② 10L
③ 15L ④ 20L
⑤ 30L

[해설] 구급차에 고정된 흡인 장비는 차량의 엔진동력을 이용하여 흡인 진동을 만든다. 이러한 흡인의 능력을 효과적으로 발휘하기 위해서는 흡인장비 수집관 끝부분에서 최소한 30L의 공기 흡수가 되어야 한다.

26 다음 중 ( ) 안에 들어갈 알맞은 숫자는?   **출제유형**

| 흡인장비가 효과적으로 작동하기 위해 수집관을 막았을 경우 ( )mmHg 이상의 진공압력이 있어야 한다. |

① 50 ② 100
③ 150 ④ 200
⑤ 300

[해설] 흡인장비가 효과적으로 작동하기 위해 수집관을 막았을 경우 300mmHg 이상의 진공압력이 있어야 한다.

27 다음 중 흡인 방법이 순서대로 연결된 것은?

> ㉠ 장비의 전원을 On으로 놓고 카테터를 연결한다.
> ㉡ 환자 머리 부근에 자리를 잡고 환자를 옆으로 돌려놓는다.
> ㉢ 환자의 입을 열고 청소한다.
> ㉣ 입천장에 경성 팁의 구부러진 쪽을 가게 한다.
> ㉤ 경성 팁이 제자리에 놓인 후에만 흡인을 시작한다.

① ㉠ – ㉡ – ㉢ – ㉣ – ㉤
② ㉠ – ㉡ – ㉣ – ㉢ – ㉤
③ ㉡ – ㉠ – ㉣ – ㉢ – ㉤
④ ㉢ – ㉠ – ㉡ – ㉣ – ㉤
⑤ ㉤ – ㉡ – ㉠ – ㉢ – ㉣

[해설] 흡인 방법 순서
장비의 전원을 On으로 놓고 카테터를 연결 – 환자 머리 부근에 자리를 잡고 환자를 옆으로 돌려놓음 – 환자의 입을 열고 청소 – 입천장에 경성 팁의 구부러진 쪽을 가게 함 – 경성 팁이 제자리에 놓인 후에만 흡인을 시작

28 흡인을 시작하는 경우 1회당 얼마까지 흡인을 할 수 있는가?

① 3초
② 8초
③ 15초
④ 20초
⑤ 30초

[해설] 흡인을 할 경우 절대 15초 이상을 하면 안 된다. 흡인하는 동안 환자에게 산소의 공급이 차단되어 더 큰 불상사를 초래할 수 있기 때문이다.

29 흡인을 하기 전과 하고 난 후 시행해야 하는 과정은?

① 과환기
② 비흡기
③ 혈전방지
④ 기도확보
⑤ 마사지

[해설] ① 흡인을 하고 난 후와 하기 전에는 환자는 과환기를 해야 한다. 흡인을 하면서 하지 못한 산소의 투입을 하면서 인공호흡을 해야 한다.
과환기(호흡)
외부의 공기를 기관지를 통해 폐 내로 유입한 다음 폐포의 혈관을 통해 산소를 인체 내로 전달하고 체내에서 발생한 이산화탄소를 체외로 배출하는 호흡이 과다하게 일어나는 현상을 말하며 환자는 어지러움, 현기증을 느끼고, 팔, 다리의 감각이 이상해지고 저리며, 팔다리의 경련이 일어나거나 뻣뻣해지고 힘이 떨어지는 증상이 일어나고 심한 경우 의식을 잃기도 한다.

정답 27 ① 28 ③ 29 ①

30 흡인을 하는 경우 환자에게 삽입해야 하는 카테터의 알맞은 길이는?

① 환자의 입 중간에서 귓불까지
② 환자의 입 가장자리에서 귓불까지
③ 광대뼈에서 귓불까지
④ 눈에서 인중까지
⑤ 인중에서 콧등까지

해설 환자의 입에 삽입하여야 하는 카테터의 길이는 환자의 입 가장자리에서 귓불까지 또는 입 중간에서 하악각까지가 알맞다.

31 경성 팁으로 흡인을 하는 경우 환자에게 적당한 삽입 길이는?

① 환자의 입 중간에서 귓불까지
② 환자의 입 가장자리에서 귓불까지
③ 광대뼈에서 귓불까지
④ 눈에서 인중까지
⑤ 길이를 측정할 필요 없다.

해설 ⑤ 경성 팁을 사용할 경우 따로 길이를 측정할 필요는 없으나 팁을 삽입할 경우 항상 환자를 주시하면서 사용하도록 한다.

32 다음 보기에서 산소요법(Oxygen Therapy)이 필요한 경우는? [출제유형]

| ㉠ 심장마비를 일으킨 소아 | ㉡ 쇼크에 빠진 임산부 |
| ㉢ 과다한 출혈로 의식이 많이 약해진 환자 | ㉣ 갑작스러운 호흡정지를 일으킨 50대 환자 |

① ㉠, ㉡, ㉢
② ㉠, ㉢
③ ㉡, ㉣
④ ㉣
⑤ ㉠, ㉡, ㉢, ㉣

해설
㉠ 심장마비는 심장이나 뇌로 가는 혈액이 중단되어 발생하기 때문에 신체 내의 조직에서 산소가 모자라게 된다.
㉡ 쇼크란 신체조직에 혈액을 공급하는 심장혈관이 분전되어 발생하기 때문에 산소화 혈액이 조직으로 들어가는 양이 감소하게 된다.
㉢ 혈액의 손실이 발생하면 순환혈액과 적혈구의 양이 감소하게 된다.
㉣ 호흡이 정지가 되어 심폐소생술을 실시하게 되면 정상적인 순환에서 약 30% 정도의 효과를 보이지만 고농도 산소를 공급하면 그 효과가 더욱 극대화할 수 있다.

33 다음 중 산소요법 장비가 아닌 것은?

① 압력조절기　　② 산소통
③ 유량계　　④ 가습기
⑤ 제세동기

[해설]　⑤ 대부분의 산소공급장비는 산소통, 압력조절기, 유량계, 가습기로 이루어져 있다. 제세동기는 심장전기충격기를 말한다.

필수문제

34 다음 중 산소통(Oxygen Cylinder)을 사용할 수 있는 산소탱크 안전 잔유량은?

① 150psi　　② 177psi
③ 180psi　　④ 190psi
⑤ 210psi

[해설]　산소요법 장비 중에서 산소통을 사용하기 전에 반드시 확인해야 하는 사항은 첫째, 산소탱크가 안전잔유량 이하로 내려가 있는지 여부를 확인하는 것과 둘째, 탱크에 외적인 손상이 발생했는가 여부를 알아보는 것이다. 산소탱크의 안전 잔유량은 200psi 이상일 경우이다.

35 다음 중 구급대원이 산소탱크를 사용하는 작업을 할 경우 안전수칙으로 잘못된 것은?

① 수시로 산소의 누출이 있는지를 점검한다.
② 산소는 의료용 산소 및 산업용 산소를 사용한다.
③ 탱크에 충격을 주지 않도록 한다.
④ 화재의 위험이 있으므로 외부에 반창고 등을 부착하지 않는다.
⑤ 흡연을 삼가야 한다.

[해설]　② 산업용 산소에는 불순물이 함유되어 있으므로 산소는 항상 의료용 산소를 사용하여야 한다.
산소탱크 사용 시 안전유의사항
• 항상 산소의 누출여부를 점검한다.
• 의료용 산소만을 사용한다.
• 화재의 위험이 있으므로 라벨을 붙이기 위해 외부에 반창고 등을 부착하지 않는다.
• 산소공급 탱크에 부착할 장비에 기름이나 비누 등을 사용하지 않는다.
• 산소장비를 사용할 경우 흡연을 삼가야 한다.
• 예비 산소탱크는 환기가 잘되는 곳에 보관한다.
• 고정되지 않은 채로 수직으로 세워두지 않는다.
• 산소탱크의 밸브는 완전히 열었다가 반쯤 돌려서 닫는다.

36 다음 중 산소통에 산소함유량이 올바르게 연결된 것은?

① D형은 350L 정도가 들어있다.
② E형은 3,000L 정도가 들어있다.
③ M형은 635L 정도가 들어있다.
④ G형은 6,900L 정도가 들어있다.
⑤ H형은 5,300L 정도가 들어있다.

> 해설　산소통의 산소 함유량에 따른 구분
> - D형 : 350L
> - E형 : 625L
> - M형 : 3,000L
> - G형 : 5,300L
> - H형 : 6,900L

필수문제

37 압력조절기에 적당한 사용압력은?

① 10~30psi　　② 30~50psi
③ 20~50psi　　④ 30~70psi
⑤ 50~100psi

> 해설　산소탱크의 압력은 높기 때문에 직접적으로 환자에게 사용할 수 없으므로 30~70psi 정도로 압력을 조절하여 사용하여야 한다. 또한 압력조절기를 사용하기 전에 먼지를 제거하기 위해 탱크의 밸브를 조금 열어서 조절한다.

38 압력조절기에 연결되어 산소의 흐름을 제어하는 장비는?

① 관측계
② 유량계
③ 가습기
④ 보온기
⑤ 냉매기

> 해설　② 대부분의 장비가 압력조절기에 부착되어 분당 산소의 흐름을 제어하는 역할을 한다.

39 차압식 유량계 중 가격이 저렴하며 설치가 간단한 유량계는?

① 오리피스 유량계
② 소용돌이 유량계
③ 벤츄리 유량계
④ 노즐 유량계
⑤ 터빈 유량계

[해설] 오피리스 유량계
차압식 유량계 종류 중 하나로 가격이 저렴하고, 대부분 유체에 사용가능하고, 설치가 간단하다는 장점이있다. 단점으로는 유량측정비가 낮고, 직관거리가 길며 정확도가 낮다.

40 휴대용 장비로는 실용적이지 못하여 고정산소장비로서 유량계로 가장 많이 사용하는 것은?

① 버든-게이지 유량계
② 압력-보정 유량계
③ 정류선택 밸브
④ 초음파 유량계
⑤ 터빈 유량계

[해설] ② 압력-보정 유량계는 중력에 따라 값이 달라지기 때문에 정확히 수직으로 세워서 운용해야 한다.

41 유량계의 종류 중에서 소형으로 대용량의 유량측정이 가능하고 유량범위가 넓은 유량계는?

① 초음파 유량계
② 소용돌이 유량계
③ 전자 유량계
④ 벤츄리 유량계
⑤ 터빈 유량계

[해설] 터빈 유량계의 특징
- 유량신호가 디지털 출력이다.
- 소형으로 대용량의 유량측정이 가능하다.
- 저점도의 유체까지 유량범위가 넓다.
- 맥동유동과 접착성이 있는 유체에는 사용이 곤란하다.
- 슬러리 유체에는 사용할 수 없다.

42 가습기에 대한 내용으로 틀린 것은?

① 산소공급 탱크에서 나오는 산소를 가습한다.
② 불충분한 호흡징후가 있는 소아나 만성폐쇄성 질환을 앓고 있는 환자에게 건조된 산소는 치명적이다.
③ 가습기는 유량계에 부착된 깨지지 않는 물병에 불과하다.
④ 단거리 이송 시 유용하게 쓰인다.
⑤ 산소는 물을 통과해 가습이 된다.

[해설] ④ 가습기는 단거리 이송보다 장거리 이송과 불충분한 호흡의 징후가 있는 환자에게 유용하게 쓰인다.

필수문제

43 비재호흡마스크를 사용하는 가장 큰 목적은?

① 고농도 산소를 투여하기 위해
② 저농도 산소를 투여하기 위해
③ 기도를 확보하기 위해
④ 이물질 제거로 합병증 예방을 위해
⑤ 위생상태를 확보하기 위해

[해설] 비재호흡마스크(Nonrebreather Mask)
고농도의 산소를 호흡이 있는 환자에게 투여하기 위한 최선의 방법이다. 비재호흡마스크를 사용하기 위해서는 산소주머니를 사용하기 전에 미리 환자에게 팽창시켜 놓아야 한다.

44 비재호흡마스크를 사용하는 데 유용한 환자는?

| ㉠ 의식수준이 변한 환자 | ㉡ 불충분한 호흡을 하는 환자 |
| ㉢ 흉통이 있는 환자 | ㉣ 호흡이 정상적인 환자 |

① ㉠, ㉡, ㉢
② ㉠, ㉢
③ ㉡, ㉣
④ ㉣
⑤ ㉠, ㉡, ㉢, ㉣

[해설] 비재호흡마스크 사용이 효과적인 환자
- 청색증 환자
- 호흡이 짧은 환자
- 불충분한 호흡을 하는 환자
- 흉통이 있는 환자
- 차갑고 축축한 불충분한 호흡의 환자
- 의식수준이 변한 환자

정답 42 ④ 43 ① 44 ①

45 비재호흡마스크가 제공하는 산소의 농도는?

① 30~40%
② 40~50%
③ 60~70%
④ 80~90%
⑤ 95~100%

[해설] ⑤ 비재호흡마스크는 고농도 산소(약 95~100%)를 공급한다.

46 다음 (　) 안에 들어갈 알맞은 숫자는?

> 산소주머니는 항상 충분한 산소가 들어 있어서 환자가 깊이 숨을 들여 마실 경우에도 (　) 이상이 줄어 들면 안 된다.

① 1/2　　　　　　　　② 1/3
③ 1/4　　　　　　　　④ 1/5
⑤ 1/6

[해설] ② 산소주머니는 항상 충분한 산소가 들어 있어서 환자가 깊이 숨을 들여 마실 경우에도 1/3 이상이 줄어들면 안 된다.

47 다음 중 비재호흡마스크의 최소 유량은?

① 분당 3L
② 분당 4L
③ 분당 5L
④ 분당 6L
⑤ 분당 8L

[해설] ④ 비재호흡마스크의 유량은 6~15L/분이다.

정답　45 ⑤　46 ②　47 ④

48 비강캐뉼라가 제공하는 산소의 양은?

① 24~44%
② 30~50%
③ 55~75%
④ 60~70%
⑤ 80~100%

[해설] ① 비강캐뉼라는 저농도(24~44%)의 산소를 제공한다.

필수문제

49 비강캐뉼라를 사용할 경우 공급되는 분당 산소의 적정량은?

① 2~3L
② 3~4L
③ 4~5L
④ 4~6L
⑤ 6~8L

[해설] 캐뉼라를 사용할 경우 분당 공급되는 산소의 양은 4~6L 이상을 초과하지 않아야 한다. 캐뉼라의 유량이 많아지면 환자는 코 안에 불편함을 느끼게 되며, 코 점막의 건조가 일어날 수 있다.

---

50 비강캐뉼라에 대한 내용으로 틀린 것은?

① 저농도의 산소를 공급한다.
② 산소마스크를 거부하는 환자에게 사용한다.
③ 환자가 비재호흡마스크를 견딜 수 있는 경우 사용한다.
④ 분당 공급되는 산소의 양은 4~6L 이상을 넘지 않아야 한다.
⑤ 비강캐뉼라는 환자의 콧구멍에 놓인 2개의 가지로 환자에게 산소를 공급한다.

[해설] ③ 환자가 비재호흡마스크를 견딜 수 없는 경우에만 비강캐뉼라를 사용한다.

51 단순안면마스크에 대한 내용으로 틀린 것은?

① 입과 코를 따로따로 덮는 장비이다.
② 작은 구멍의 배출구와 산소 유입관 및 고정 끈으로 구성되어 있다.
③ 착용 시 마스크의 정점부가 비량을 가로지르도록 한다.
④ 기저부는 아랫입술과 턱 사이에 위치시킨다.
⑤ 장기간 사용할 경우 가습기가 필요하다.

해설   ① 입과 코를 동시에 덮는 산소공급기구이다.

필수문제

52 흡입산소의 농도를 일정하게 유지하여 만성폐쇄성 질환을 앓고 있는 환자처럼 이산화탄소 혼수가 발생할 가능성이 있는 환자에게 특정한 산소를 지속적으로 투여할 수 있는 기구는?

① 벤츄리마스크(Venturi Mask)
② 비재호흡마스크
③ 단순안면마스크
④ 자동제세동기
⑤ 정류선택 밸브

해설   ① 이산화탄소 혼수란 혈중 이산화탄소의 농도가 조절되지 않아 오는 의식장애를 말한다.

53 벤츄리마스크(Venturi Mask)에 대한 내용으로 틀린 것은?

① 표준마스크에 연결된 공급 배관을 통해 특정한 농도의 산소를 공급하는 기구이다.
② 공급된 산소의 농도를 조절할 수 없다.
③ 환자에게 공급되는 산소의 양도 조절이 가능해 진다.
④ 단순안면마스크처럼 장기간 사용 시 가습기를 부착하여야 한다.
⑤ 흡입 산소를 24, 28, 40, 53%로 조절할 수 있다.

해설   ② 벤츄리마스크에는 공기유입장치가 설치되어 있어 공급된 산소의 농도와 산소의 양을 조절할 수 있다.
벤츄리마스크
관을 통해 산소가 빠른 속도로 통과될 때 주위의 공기를 끌어 들여 혼합시켜, 정해진 농도의 산소를 환자가 쓰고 있는 표준마스크를 통해 공급되도록 만든 산소호흡기를 말한다.

54 다음 중 자동식 제세동기와 수동식 제세동기를 구분하는 기준은?

① 심전도 분석 방법에 따라
② 병원에서 내리는 구분에 따라
③ 협회의 방침에 따라
④ 수리구조에 따라
⑤ 가격에 따라

해설 ① 제세동기는 심전도 분석 방법에 따라 자동식과 수동식으로 분류하며 주로 자동식 제세동기는 현장에서 응급치료 시에, 수동식 제세동기는 주로 병원에서 사용하고 있다.

55 휴대용 제세동기(AED)의 특성으로 바르게 짝지어진 것은? 〔출제유형〕

| ㉠ 휴대성 | ㉡ 충전 가능 여부 |
| ㉢ 내구도 | ㉣ 출력 |

① ㉠, ㉡, ㉢
② ㉠, ㉢
③ ㉡, ㉣
④ ㉣
⑤ ㉠, ㉡, ㉢, ㉣

해설 보기 모두 휴대용 제세동기의 특성을 말한 것이다. 휴대용 제세동기는 무게가 가벼우면서 재충전이 가능해야 하며, 내구성이 강하고 환자의 기록을 보관하고 출력할 수 있는 장비이어야 한다.

[필수문제]

56 다음 중 자동제세동기의 주의사항으로 틀린 것은?

① 이송 중인 차량에서 분석을 금지한다.
② 10세 미만의 소아에게 사용을 금지한다.
③ 젖은 상태에 있는 환자에게 제세동을 하지 않는다.
④ 환자가 다른 사람과 접촉 중이라면 제세동을 하지 않는다.
⑤ 체내형 제세동기가 작동하고 있을 때는 제세동을 실시하지 않는다.

해설 ② 8세 미만의 소아나 25kg 이하의 환자에게 제세동은 하지 않는다.

57 응급의료체계에 신고를 한 후 얼마 이내에 제세동을 시행하여야 하는가?

① 5분 이내 ② 8분 이내
③ 10분 이내 ④ 15분 이내
⑤ 20분 이내

[해설] 응급의료체계에 신고한 후 5분 이내에 전기충격을 시행한다.

필수문제

58 후두마스크 삽입의 실패원인이 아닌 것은?

① 삽입하기 전에 이미 기도폐쇄가 된 경우
② 후두마스크가 깊게 삽입이 된 경우
③ 기도유지가 적절하지 않은 경우
④ 삽입 전 공기주머니의 공기를 완전하게 제거하지 않은 경우
⑤ 삽입을 부정확하게 한 경우

[해설] ② 후두마스크가 너무 깊게 삽입이 된 경우는 후두마스크의 폐쇄원인이다.
후두마스크 삽입의 실패원인
• 기도유지가 적절하지 않은 경우
• 삽입 전 공기주머니의 공기를 완전하게 제거하지 않은 경우
• 삽입하기 전에 이미 기도폐쇄가 된 경우
• 삽입을 부정확하게 한 경우

필수문제

59 후드마스크(LMA ; Laryngeal Mask Airway)에 대한 내용으로 틀린 것은?

① 양압 호흡이 필요한 경우 이용된다.
② 기도폐쇄 위험성이 없는 무의식 환자에게 이용된다.
③ 후두마스크는 후두경으로 성대를 확인하지 않고 삽입이 가능하므로 기관내삽관보다 쉽다.
④ 기관내삽관이 어려운 환자에게 적용한다.
⑤ 경추손상이 의심되는 환자에게 적용할 수 있다.

[해설] ② 후두마스크는 기도폐쇄 위험성이 있고 구토반사가 없는 무의식 환자에게 일시적으로 이용되고 있는 장비이다.

[정답] 57 ① 58 ② 59 ②

60. 제세동기 사용 시 유의사항으로 잘못된 것은?

① 한명은 심폐소생술을 실시하며 나머지 한 명은 제세동기를 작동한다.
② 제세동기가 준비되면 심전도를 분석한다.
③ 리듬을 분석하는 동안 환자와 접촉하여 결과를 신속히 확인하여야 한다.
④ '모두 떨어지시오'라는 말을 외친 후 본인도 떨어지도록 한다.
⑤ 심실세동(VF), 심실빈맥(VT)일 경우 전기충격이 가능하다.

해설 ③ 리듬을 분석하는 동안에는 환자와의 어떠한 접촉도 피해야 한다.
자동제세동기 사용지침
- 현장안전 및 감염방지 확인
- 환자의 어깨를 두드리며 '괜찮습니까?' 등으로 소리쳐 의식확인
- 응급의료체계에 신고 및 자동제세동기(AED) 요청
- 머리기울임-턱들어올리기법(두부후굴-하악거상법)으로 기도개방
- 5~10초 동안 환자의 가슴을 보고 귀로 들으며 호흡확인
- 기도를 유지하면서 구조호흡을 1초씩 2회 실시
- 기도를 유지하면서 5~10초 동안 목동맥(경동맥)에서 맥박확인
- 양 젖꼭지를 연결하는 선(유두선)과 복장뼈(흉골)가 만나는 지점에 손꿈치를 위치시키고 팔꿈치를 곧게 편 상태에서 3.5~5cm 깊이로 수직압박(하나, 둘, 셋 등으로 압박수를 세면서 15~23초 이내에 30회의 압박실시)
- 주기마다 30 : 2의 비율로 가슴압박과 인공호흡 시행
- 자동제세동기를 환자의 옆에 가까이 놓고 전원을 켬
- 제세동패드 전극을 오른쪽 빗장뼈 바로 아래(우측 쇄골 직하부), 왼쪽 젖꼭지선과 겨드랑이 중앙선(좌측유두선과 액와중간선)이 만나는 부위에 부착시킴
- 주위를 향하여 '모두 떨어지시오'라고 말하고, 행동을 취하면서 눈으로 확인하고 본인도 떨어짐
- 분석버튼을 누른 후 리듬확인
- 쇼크 버튼을 누름
- 가슴압박과 인공호흡을 30 : 2로 5주기 실시
- 수행한 술기를 의무기록지에 기록

61. 쇼크방지용하의(MAST ; Military Anti-Shock Trousers)의 용도가 아닌 것은?

① 대퇴골 골절
② 복부출혈
③ 후복막출혈
④ 골반골 골절
⑤ 당 뇨

해설 ⑤ 쇼크방지용하의는 외상 및 출혈이 심한 환자의 저산소증에 의한 쇼크를 방지하기 위해 구조자가 빠르고 손쉽게 압박을 가하여 사용하도록 고안된 장비이다.

62. MAST 사용이 금지되는 것이 아닌 것은?

① 임산부
② 복강장기 외부노출 환자
③ 횡격막 손상 환자
④ 팔골절 환자
⑤ 급성호흡부전증

[해설] MAST 사용 금지
- 임산부
- 심부전증
- 복강장기 외부노출
- 복강 내 이물질 함입
- 폐부종
- 급성호흡부전증
- 흉부나 횡격막 손상

[필수문제]

63. 쇼크에 대한 응급처치 과정으로 옳지 않은 것은?

① 환자의 체온이 손실되지 않게 보온을 한다.
② 기도개방을 유지한다.
③ 심각한 손상이 없는 경우에는 응급구조자의 판단아래 환자의 다리를 20~30cm 정도 올리도록 한다.
④ 척추손상 가능성이 있다면 다리를 들어 혈액이 잘 통하도록 해야 한다.
⑤ 필요한 경우 비재호흡마스크로 고농도의 산소를 주입해야 한다.

[해설] ④ 심각한 손상이 없다면 다리를 20~30cm 정도 들어 올릴 수 있지만 척추손상이 의심된다면 환자의 사지를 들어 올리지 않는다.

64. 쇼크방지용하의(MAST) 착용 시 유의사항이 아닌 것은?

① 바지가 느슨해진 경우 공기를 주입하도록 한다.
② 기록은 5분 간격으로 측정한다.
③ MAST의 압력은 최대 200mmHg를 넘지 않아야 한다.
④ 2시간 이상의 착용은 금한다.
⑤ 심정지 환자에게는 사용을 가급적 하지 않는다.

[해설] ③ MAST의 압력은 최대 60mmHg를 넘지 않도록 하며 그 이상의 압력을 유지할 경우 의료진의 지시를 받도록 한다.

[정답] 62 ④ 63 ④ 64 ③

65 쇼크가 발생한 경우 발생하는 현상이 아닌 것은?

① 오 심
② 구 토
③ 맥박의 증가
④ 혈압강화
⑤ 창백한 피부

해설 ④ 쇼크 후기에 혈압이 저하되어 생명의 위협을 상태로 빠질 수 있다.
쇼크의 증상
- 소화기계 혈액이 장기로 많이 몰리기 때문에 오심과 구토를 유발한다.
- 뇌에 산소공급이 저하되어 불안과 초조 등의 의식 변화를 가져온다.
- 쇼크로 인하여 인체 혈액의 관류가 이상을 보이면 혈액은 중요장기부터 보호하려는 기전으로 인해 중요한 장기들로 이동하기 때문에 피부색과 체온의 하강을 보이게 된다.
- 맥박수는 증가하며 호흡수가 증가한다.
- 후기로 가면서 혈압이 저하되어 생명의 위협을 받는 상태로 빠진다.
- 목마름, 청색증, 동공의 확장이 일어나기도 한다.

66 MAST를 2시간 이상 지나치게 착용하게 될 경우 근조직의 괴사로 어떠한 증상이 발현할 수 있는가?

① 구획 증후군
② VDT 증후군
③ 수근관 증후군
④ 닌텐도 증후군
⑤ 거북목 증후군

해설 구획 증후군(Compartment Syndrome)
외상 이후에 근육이나 혈관 등이 포함된 구획에 압력이 높아져서 혈류 흐름에 장애가 생겨 생기는 통증과 그에 따른 합병증을 말한다.

67 다음 중 부목을 사용하는 목적이 아닌 것은?

① 통증을 완화시킨다.
② 또 다른 조직의 손상을 방지한다.
③ 부러진 뼈끝의 움직임을 최소화시킨다.
④ 개방성 골절의 폐쇄성 골절화를 방지한다.
⑤ 출혈의 최소화를 시킨다.

해설 ④ 폐쇄성 골절의 개방성 골절화를 방지한다.
※ 개방성 골절이란 찢어진 상처를 통해 골절 부위가 외부와 통해 있는 상태를 말하며 폐쇄성 골절이란 골절 부위가 외부로 노출되지 않는 것을 말한다.

68 다음 중 골절사고가 발생한 경우 올바른 대처법은?

① 구부러진 사지는 바로 펴서 부목을 댄다.
② 골절부위의 옷은 자르는 것보다 벗기는 것이 좋다.
③ 개방된 상처는 감염의 위험이 있으므로 가만히 둔다.
④ 돌출이 된 뼈는 억지로 넣지 않는다.
⑤ 골절이 의심되더라도 확실하지 않으면 부목은 가급적 삼간다.

해설 ① 골절부위가 펴지지 않으면 억지로 피지 말고 그대로 부목을 한다.
　　 ② 골절이나 탈구가 있다면 옷을 벗기지 말고 잘라 제거하는 것이 좋다.
　　 ③ 개방상처에는 소독거즈로 드레싱을 하고 부목을 댄다.
　　 ⑤ 골절이 의심될 경우에는 언제나 부목을 이용하여 고정한다.

69 골절을 당한 경우 가장 좋은 자세는?

① 직립 자세　　　　　　　② 앉은 자세
③ 중립 자세　　　　　　　④ 편 자세
⑤ 엎드린 자세

해설 부목을 고정하기 전과 후에 대해 환자에게 감각과 순환이 어떤지 물어보고 가장 편하고 좋은 자세는 중립 자세(Neutral Position)란 것을 알려 주어야 한다.

필수문제

70 부목의 종류 중 경성부목은?

① 플라스틱　　　　　　　② 공기부목
③ 베 개　　　　　　　　　④ 팔걸이
⑤ 붕대부목

해설 부목의 종류
　　 • 경성부목(Rigid Splints) : 단단한 재료로 된 부목
　　 • 연성부목(Soft Splints) : 연한 재료로 된 부목

정답 68 ④ 69 ③ 70 ①

71 연성부목으로 가장 많이 애용되고 있으며 MAST Suit가 대표적이며, 출혈이 있는 부위에 압박을 가해 지혈까지 도모할 수 있는 부목은?

① 공기부목
② 베 개
③ 팔걸이
④ 견인부목
⑤ 붕대부목

해설 ① 공기부목은 연성부목으로 환자에게 편안하게 접촉하고 외부 출혈이 있는 상처에 압박을 가할 수 있어 지혈도 가능한 부목이다.

공기부목

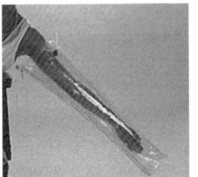

필수문제

72 ( ) 안에 들어갈 알맞은 용어는?

( )은/는 하지 골절상에서 많이 사용되고 있으며 사지의 축방향으로 계속적인 견인을 하여 골절부위가 직선이 되도록 만드는 장비이다.

① 견인부목
② 연성부목
③ 경성부목
④ 팔걸이
⑤ 공기부목

해설 견인부목은 하반신/대퇴부 골절 시 발생할 수 있는 골격 수축을 방지하면서 골절부위를 고정하도록 고안된 장비이다.

73 견인부목을 사용해서는 안 되는 증상으로 묶인 것은?

┌─────────────────────────────────────┬─────────────────────────┐
│ ㉠ 심각한 슬관절 부상   │ ㉡ 하지 1/3 이하 골절   │
│ ㉢ 다리의 부분적 절단   │ ㉣ 대퇴부 골절   │
└─────────────────────────────────────┴─────────────────────────┘

① ㉠, ㉡, ㉢　　　　　　　　　　② ㉠, ㉢
③ ㉡, ㉣　　　　　　　　　　　　④ ㉣
⑤ ㉠, ㉡, ㉢, ㉣

[해설]　㉣ 견인부목을 사용할 수 있지만, 골반골절이 의심되는 대상자에게는 주의깊게 사용해야 한다. 만약 견인부목을 한 후 골반통증이 증가한다면 즉시 제거해야 한다.

[필수문제]

74 다음 중 척추보호대에 대한 내용으로 틀린 것은?

① 환자의 목 앞에서 두정부를 고정한다.
② 손상된 부위와 손상 위치를 종합적으로 판단하여 경추고정의 필요성을 선택한다.
③ 목의 길이에 맞는 경추고정장비를 선택한다.
④ 경추고정장비는 딱딱하고 크기가 맞아야 한다.
⑤ 목 주위로 경추고정장비를 제 위치에 놓고 두경부에 도수고정을 유지한다.

[해설]　① 환자의 목 뒤에서 두정부를 고정한다.
　　　　척추보호대 사용 시 유의사항
　　　　• 목의 길이에 맞는 경추고정장비를 선택한다.
　　　　• 환자의 목 뒤에서 두정부를 고정한다.
　　　　• 손상된 부위와 손상 위치를 종합적으로 판단하여 경추고정의 필요성을 선택한다.
　　　　• 목 주위로 경추고정장비를 제 위치에 놓고 두경부에 도수고정을 유지한다.

[필수문제]

75 환자를 이송한 다음에 조치해야 할 것으로 잘못된 것은?

① 환자칸에 있던 구토물 등을 제거한다.
② 장비를 교환한다.
③ 주유를 한다.
④ 들것과 같은 장비를 정비한다.
⑤ 보고서는 환자가 퇴원한 이후에 작성한다.

[해설]　보고서 작성은 퇴원을 한 이후에 하는 것보다 다음 출동 전에 일목요연하게 작성하는 것이 좋은 습관이라 할 수 있다.

[정답] 73 ① 74 ① 75 ⑤

제2장 통신장비

01 응급의료통신에 대한 내용으로 틀린 것은?

① 유선통신은 구급차와 병원을 연결하는 중요한 수단이다.
② 병원 전 단계에서 정보교환을 위해 응급의료통신망은 정비되어야 한다.
③ 응급의료통신망은 유선과 무선을 동시에 사용한다.
④ 응급의료통신망은 신고할 때부터 이송 및 병원에 이르기까지 과정에서 사용되는 것을 말한다.
⑤ 무엇보다도 신속한 신고가 환자치료에 최선의 방법이다.

[해설] 구급차와 병원을 연결하는 무선통신은 응급의료체계에서 빠져서는 안 되는 중요한 수단이다. 구급차에 무선 송수신장비가 없다면 현장에서 처치 및 이송 중의 병원에 정보 제공을 할 수 없기 때문에 그 중요성은 매우 크다고 할 수 있다.

[필수문제]

02 다음 중 각 통신장비의 3가지 구성요소는?

① 접근성, 신고접수와 상담, 의료지도
② 효율성, 민주성, 의료상담
③ 효과성, 가시성, 접근성
④ 가독성, 신고상담, 접근성
⑤ 능률성, 가독성, 접근성

[해설] 통신장비의 3가지 요소인 접근성, 신고접수 및 상담과 의료지도가 원활하고 효율적으로 이용되도록 설치되어야 한다.

03 다음이 설명하는 것은?

> 소방방재청에서 언어장애가 있는 경우와 비응급인 경우에도 인터넷을 사용할 수 있는 환경이면 119를 통한 요청을 할 수 있도록 한 시스템

① 119안전신고센터
② 119중앙구조단
③ 경찰청 특수구조대
④ 국가재난정보센터
⑤ 재난안전대책본부

[해설] 119안전신고센터
모든 국민이 함께 각종 재해방지로부터 재난대응, 수습 등 극복과정에 함께 참여할 수 있게 인터넷을 사용할 수 있는 환경이면 어디에서든지 소방방재청의 "119안전신고센터"에 접속하여 각종 재해는 물론 사고위험성이 있는 위험요소에 대한 신고할 수 있으며, 신고 접수 시 "119안전신고센터"에서 각 시·도 종합상황실로 즉시 정보가 전달되어 신속한 처리를 할 수 있다.

[필수문제]

04 차량에 장착하여 사용하는 쌍방향 무전기로 기지국보다 출력은 낮으며 보통 20~25(Watt)를 출력하고 범위는 16~24km인 장비는?

① 이동국
② 기지국
③ 휴대국
④ 재생중계기
⑤ 휴대 전화기

[해설] ① 이동국은 산림보호업무(산림청 및 산림관리기관), 산업통신용(산업현장), 소방업무(소방관서), 응급의료 및 교통사고처리, 재난구조용 등 이동 후에 정지하여 통신망을 구성 운용한다.

05 이동국이나 휴대용 무전기처럼 저출력 장비 신호를 고출력으로 재전송하는 장비는?

① 이동국
② 기지국
③ 휴대국
④ 재생중계기
⑤ 휴대 전화기

[해설] ④ 재생중계기는 전파를 장거리로 보낼 경우 사용하는 장비로 구급차 및 응급의료체계 주변에 설치하여 운용할 수 있다.

[정답] 03 ① 04 ① 05 ④

필수문제

06 응급무선통신 준수사항으로 옳지 않은 것은?

① 무전기의 송신버튼을 누르고 말하기 전에 1초 정도 기다린다.
② 저속한 용어의 사용은 피한다.
③ 환자상태를 자세히 파악하도록 전송을 길게 한다.
④ 환자의 문제에 대한 분석이 아니라 상태 그 자체를 말해야 한다.
⑤ 예절용어 등은 사용하지 않아도 된다.

해설   ③ 전송은 짧게 하도록 한다. 전송이 길게 될 경우 몇 초 정도 쉬면서 하도록 하며 필요할 경우 응급통신이 그 주파수를 이용하도록 한다.

07 응급통신 중 지도의사와 의사소통에 대한 내용으로 틀린 것은?

① 의사에 말이 분명하지 않으면 반복해서 물어본다.
② 의사의 지시사항을 다시 선창해야 할 필요는 없다.
③ 명확한 정보가 환자에 생명을 살리는 지름길이다.
④ 투약이나 절차에 관한 지시를 의사는 내릴 수 있다.
⑤ 의사에게 지시가 부적절하면 다시 질문을 해야 한다.

해설   ② 지시가 불명확하게 들린다면 다시 물어보아야 하며 그 지시가 맞는지 의사에게 다시 지시내용을 말해야 한다.

필수문제

08 응급구조사가 환자를 싣고 병원에 도착한 경우 병원의료진에게 구두로 보고해야 하는 내용으로 짝지어진 것은?

| ⊙ 이송 중 보고하지 못한 병력 | ⓒ 주요 통증 |
| ⓒ 이송 중에 실시한 조치 | ⓔ 이송 중 발견한 신체징후 |

① ⊙, ⓒ, ⓒ
② ⊙, ⓒ
③ ⓒ, ⓔ
④ ⓔ
⑤ ⊙, ⓒ, ⓒ, ⓔ

해설   모두 다 포함되는 내용이며 환자에 대한 처치를 병원의료진에게 인계할 경우 무전으로 보고했던 사항에 대해 요약하여 보고하고, 새로운 사항에 대해 말하여야 한다.

필수문제

09 무선통신체계 중에서 정상적인 VHF, UHF 범위를 넘어 병원 센터의 직원이 전담하도록 하는 무선체계는?

① ATP
② UIP
③ RYI
④ RTSS
⑤ GHT

[해설] ④ Radio Telephone Switching System의 약자이다.

10 송수신이 동시에 이루어져 편리하지만 제3자가 끼어들 경우 통신이 원활하지 못한 특징을 갖는 통신체계는?

① UHF
② VHF
③ HF
④ M-ICU
⑤ ALS

[해설] ① 극초단파(UHF ; Ultra High Frequency)에 대한 내용으로 직접파를 이용하여 가시거리 통신으로 이동통신에 사용되고 있으며 휴대용으로 적합한 용도이다.

11 다음 중 응급의료 단계별 통신체계 순서는?

> ⊙ 도착한 구급대원과 의료진의 통신
> ⓒ 다음 출동을 위한 구급차와 상황실 간의 통신
> ⓒ 현장에서 신고
> ⓔ 상황실과 현장으로 임장하는 대원의 통신

① ⓒ - ⓔ - ⊙ - ⓒ
② ⊙ - ⓒ - ⓒ - ⓔ
③ ⓒ - ⊙ - ⓒ - ⓔ
④ ⓒ - ⊙ - ⓔ - ⓒ
⑤ ⓒ - ⓔ - ⓒ - ⊙

[해설] 응급의료 단계별 통신체계 순서
- 현장에서 신고
- 상황실과 현장으로 임장하는 대원의 통신
- 도착한 구급대원과 의료진의 통신
- 다음 출동을 위한 구급차와 상황실 간의 통신

필수문제

12 국가응급의료이송정보망에 대한 내용이 아닌 것은?

① 소방본부의 전산망과 연계하여 이송 중인 구급대와 응급의료기관의 정보를 상호 제공한다.
② 응급의료기관은 이송 중인 119구급대원의 처치 내용을 알 수 있어 상호연계의 필요성이 대두된다.
③ 국가응급의료 정책의 신뢰도를 향상시킨다.
④ 119구급차량에서 환자정보 및 처치정보 등이 응급의료지정병원으로 신속히 전송된다.
⑤ 응급의료정보센터도 실질적인 병상 정보를 제공하여 119구급대원의 빠른 판단을 할 수 있게 한다.

해설 ② 응급의료기관은 이송 중인 119구급대원의 처치 내용을 알 수 없어 상호연계의 필요성이 대두된다.

응급의료이송정보망
119구급차량에서 환자정보 및 처치정보 등이 응급의료지정병원으로 신속히 전송돼 촌각을 다투는 응급환자 치료에 도움을 주는 한편, 응급구조대원이 환자를 진료할 수 있는 가까운 응급의료지정병원을 검색해 이송과정에서 필요한 초기 조치가 가능하도록 해 국민 누구나 신속한 응급의료서비스를 받을 수 있도록 하는 사업이다.

- 국가응급의료이송정보망(National Ambulance Information System) 사업배경 및 목적

신속한 응급환자 이송기반 구축으로 대국민 응급의료서비스 개선

- 국가응급의료 정책의 신뢰도 향상
- 응급의료 정보 이용의 질 향상
- 국가응급의료이송정보망 시스템 구축
- 응급의료 업무 효율성 향상

※ 추진배경

응급의료기관
- 병원 전 환자의 상태정보를 파악하여 신속하고 적절한 처치 준비 필요
- 이송 중 119구급대의 응급처치 내역 및 약물투여 내용을 알 수 없음

119소방구급
- 응급환자 이송 중 실질적인 진료가능 정보를 제공받아 2차 이송 방지 필요
- 응급환자 상태정보를 병원 전에 응급기관에 전송하여 적절한 처치지도 필요

응급의료정보센터
- 단순한 병상정보 위주의 정보만 제공되어 응급환자의 이송 판단 자료 미흡
- 실질적인 병상정보를 제공하여 119구급대원의 응급기관 선택 필요성 증가

12 ② 정답

• 목표시스템 구성도

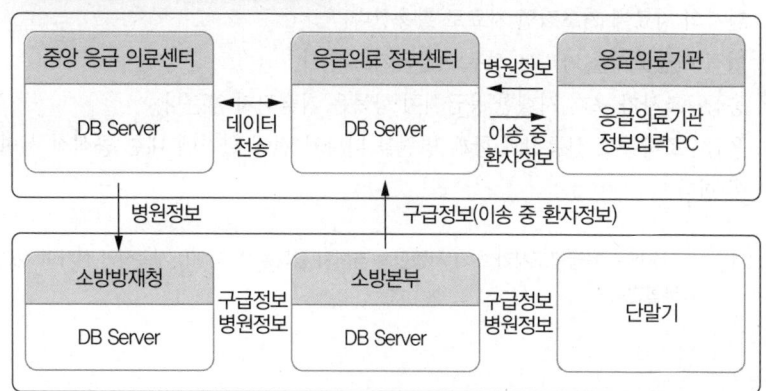

13 다음 중 응급의료 통신체계 운용목적으로 틀린 것은?

① 신속하고 적절한 출동체계
② 병원 도착 후 전문치료 실시
③ 대량 환자발생 시 응급의료기관 간 응급환자의 적절한 분배
④ 질적 서비스 향상
⑤ 이송 중 구급차 내에서의 의료지도

[해설] ② 병원 도착 즉시 전문치료 실시를 하기 위함이다.
응급의료 통신체계의 운용목표
• 응급의료의 전반적인 질적 서비스 향상
• 신속하고 적절한 출동체계 및 의료정보 제공
• 현장 도착 즉시 구조구급활동 및 응급처치 실시
• 이송 중 구급차 내에서의 의료지도 및 응급처치
• 병원 도착 즉시 전문치료 실시
• 대량 환자발생 시 응급의료기관 간 응급환자의 적절한 분배

14 일지에 작성하는 환자의 분류가 아닌 것은?

① 긴급환자　　　　　　　　② 응급환자
③ 비응급환자　　　　　　　④ 지연환자
⑤ 연성환자

[해설] 환자는 크게 긴급환자, 비응급환자, 응급환자, 지연환자로 분류한다.

정답 13 ② 14 ⑤

15 환자의 기록이 사용되는 용도가 아닌 것은?

① 환자에 관한 관리상의 정보를 제공한다.
② 환자의 치료에 기초적인 자료로 활용한다.
③ 법적 책임소재를 가리는 경우 이용되기도 한다.
④ 응급구조사가 초기 시행한 응급처치 항목은 기술되지 않는다.
⑤ 응급구조사는 무선통신과 함께 병원을 떠나기 전에 환자에 대한 공식적 서면보고서를 작성해야 한다.

해설 ④ 기록에는 응급구조사가 초기 시행한 응급처치 항목을 기술해야 계속적인 환자의 치료, 관리상의 필요에도 부합한다.

필수문제

16 다음 내용 중 그 특성이 다른 하나는?

① 사고보고시간
② 응급의료진이 병원에 도착한 시간
③ 환자 처치가 인계된 시간
④ 응급의료진이 현장에 임장한 시간
⑤ 주요 통증의 지속 시간

해설 ⑤ 환자에 대한 정보이며, 나머지는 행정적인 정보에 해당한다.

환자에 대한 정보
- 주요 통증 범위
- 의식상태
- 피부색 및 체온
- 호흡수
- 맥박 등

행정적 정보
- 사고보고시간
- 응급의료진이 현장에 임장한 시간
- 응급의료진이 병원에 도착한 시간
- 환자 처치가 인계된 시간

필수문제

17 구급활동일지의 기능이 아닌 것은?

① 법적 효력인 문서
② 연구목적 문서
③ 수사목적 문서
④ 지속적인 평가와 질 개선
⑤ 응급처치의 계속성

해설 구급활동일지 기능
- 법적 효력인 문서 : 의료분쟁 시 객관적 증거 자료로 활용
- 행정목적 문서 : 119 구급대원은 공무원으로 행정적 문서를 작성
- 연구목적 문서 : 지속적인 응급의료체계를 검토하여 좀 더 나은 방향으로 나아가는 기능
- 응급처치의 계속성 : 응급처치 정보는 병원에서 전문치료를 할 경우 중요한 자료로 활용
- 지속적인 질 개선 : 구조활동 서비스 개선을 위한 문서

15 ④ 16 ⑤ 17 ③ 정답

18 현장에 출동한 구급대원이 환자를 이송하려 하였으나 환자가 부상이 경미하므로 병원에 갈 필요가 없다고 말한 경우 구급대원이 받아 두어야 하는 문서는?

① 이송거부 확인서
② 진술서
③ 응급의료 동의서
④ 응급의료 설명서
⑤ 임시 기록일지

[해설] ① 현장에서 환자가 치료나 이송을 거부하는 경우 추후 문제가 될 수 있는 법적 소재를 가리기 위해 이송처치 거부 확인서 등을 받아 두는 것이 좋다.

19 일지에 기술하는 항목 중 환자의 과거병력을 확인하는 척도는? [출제유형]

① SAMPLE
② AMPLE
③ COMPLE
④ FAMPLE
⑤ GAMPLE

[해설] AMPLE 척도
과거병력(Past History)을 위해 'AMPLE'의 방법을 사용한다.
- 알레르기(Allergies) : 페니실린이나 파상풍 등 약품과 관련된 알레르기가 있는지 듣는다.
- 약물복용(Medications) : 어떤 약품을 복용하고 있는지 듣고, 처방된 약물을 지속적으로 먹지 않았다면 예기치 않은 부작용 때문인지, 유효기간이 지났는지 조사한다.
- 과거질병(Past Medical Problems) : 현재 질병에 영향을 끼친 과거 병력이 있는지, 최근에 의사를 찾은 일이 있는지, 입원한 일이 있는지 물어본다. 특별한 음식이나 약물복용, 약품, 처방, 활동 제한이 있는지 조사한다. 아울러 배변상태를 파악하고 여자 환자는 최종 월경일과 월경의 규칙성 등을 조사한다.
- 마지막 식사(Last Oral Intake) : 환자가 가장 최근에 먹거나 마셨던 음식물을 언제 얼마나 먹었는지 조사한다.
- 증상을 야기한 사건(Events) : 외상 발생 시 사고의 기전을 살피고 사고가 심근경색이나 저혈당 등 내과적인 질병과 관련이 있는지 확인한다. 이혼, 이사, 실직, 은퇴, 친구나 가족의 사망 등 환자에게 육체적, 정신적인 영향을 미쳐 사고나 파괴적인 행동 또는 질병을 일으킬 수 있다.

[필수문제]
20 일지에 작성하는 내용 중 의식수준을 평가하는 방법으로 'AVPU' 방법을 사용하는데 무반응에 대한 약어 표현은?

① A
② V
③ P
④ U
⑤ I

[해설] AVPU 척도
환자의 의식상태를 알아보는 것으로 환자의 반응단계에 따라 'AVPU'를 사용한다.
- A(Alert) : 의식은 명료한가?
- V(Verbal) : 언어지시에 반응하는가?
- P(Pain) : 통증자극에 반응하는가?
- U(Unresponse) : 통증자극에도 무반응이다.

정답 18 ① 19 ② 20 ④

목적과 그에 따른 계획이 없으면 목적지 없이 항해하는 배와 같다.

- 피츠휴 닷슨 -

부록

응급구조사 실기시험 관련 공지사항

1급 응급구조사 국가시험 실기시험 항목
2급 응급구조사 국가시험 실기시험 항목

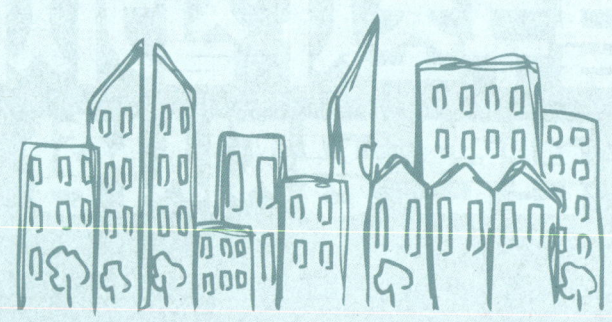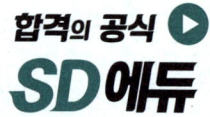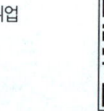

자격증·공무원·금융/보험·면허증·언어/외국어·검정고시/독학사·기업체/취업
이 시대의 모든 합격! SD에듀에서 합격하세요!
www.youtube.com → SD에듀 → 구독

부록　응급구조사 실기시험 관련 공지사항

제1장 | 1급 응급구조사 국가시험 실기시험 항목

☐ 공지 항목

구 분	항 목	시험시간
실기 1	① 기관내삽관	5분
	② 정맥로 확보	5분
	③ 모니터 제세동기에서 심전도 리듬측정 및 판독	5분
실기 2	④ 내과환자 평가	5분
	⑤ 영아 기도폐쇄처치법	3분 30초
	⑥ 외상환자 평가	4분 30초
	⑦ 견인부목 적용	5분
	⑧ 후두튜브 삽입	4분 30초
	⑨ 자동제세동기(AED) 사용법	5분

1 기관내삽관

(시험시간 : 5분)

	절 차
1	현장 안전을 확인한다.
2	감염 방지를 위한 개인보호장구를 착용한다.
3	머리젖히기-턱들어올리기법 등으로 기도를 개방한다.
4	입인두기도기를 삽입한다.
5	백밸브마스크를 조립하고 산소튜브를 연결한다.
6	과환기 5회 실시 후 보조요원에게 과환기를 지시한다.
7	장비를 확인하고 후두경을 조립한다.
8	백밸브마스크와 입인두기도기를 제거한다.
9	환자의 머리를 전방 Sniffing Position으로 위치시킨다.
10	손가락교차법 또는 혀-턱들기법으로 입을 개방한다.
11	후두경 날을 이용하여 혀를 한쪽으로 밀어 젖힌다.
12	후두경을 전상방 45°로 들어 올려 성문을 확인하고 "성문 확인"을 말한다.
13	튜브를 적당한 깊이로 삽관한다.
14	속심을 제거한다.
15	커프에 공기를 주입한다.
16	주사기를 분리하고 커프의 압력을 확인한다.
17	백밸브마스크로 2회 이상 환기를 실시한 후 보조요원에게 환기를 지시한다.
18	기관내삽관의 성공여부를 확인한다.
19	고정기로 튜브를 고정한다.
20	의무기록지에 기록한다.

※ 삽관 실패 시(18번) 커프의 공기를 빼고 튜브를 제거한 후, 4번부터 재실시할 수 있다(7번 제외).
※ 8번~17번까지 30초 이내에 실시한다.

2 정맥로 확보

(시험시간 : 5분)

	절 차
1	현장 안전을 확인한다.
2	감염 방지를 위한 개인보호장구를 착용한다.
3	필요한 물품을 확인한다.
4	수액백에 수액세트를 연결한다.
5	점적실(Drip Chamber)을 채운다.
6	수액라인에 수액을 채우고 공기를 제거한다.
7	주사할 정맥을 선택한다.
8	토니켓을 적용한다.
9	주사 부위를 소독한다.
10	주사할 정맥을 지지한다.
11	주사바늘로 정맥을 천자한다.
12	주사바늘의 카테터를 밀어 넣는다.
13	토니켓을 푼다.
14	삽입된 카테터 끝 부분 원위부의 혈관을 누른다.
15	카테터에 수액라인을 연결한다.
16	클램프를 풀고 수액이 떨어지는 것을 확인한다.
17	수액라인과 카테터를 반창고로 고정한다.
18	수액 투여 속도를 조절한다.
19	의무기록지에 기록한다.

※ 천자 실패 시 주사 부위선택(7번) 또는 소독(9번)부터 재실시할 수 있다.

3 모니터 제세동기에서 심전도 리듬측정 및 판독

(시험시간 : 5분)

	절 차
1	현장 안전을 확인한다.
2	감염 방지를 위한 개인보호장구를 착용한다.
3	심전도 검사를 설명한다.
4	전원을 켠 후 기록용지의 출력상태를 확인하고 환자의 이름과 성별, 나이를 입력한다고 말한다.
5	사지유도 전극을 정확히 부착한다.
6	흉부유도 전극을 정확히 부착한다.
7	환자에게 심전도측정 시작을 알린다.
8	12유도로 심전도를 측정한다.
9	심전도 결과지를 출력한다.
10	심전도 판독 및 ST분절 상승유무를 확인하고 말한다.
11	심전도를 보고 리듬명을 말한다.
12	의무기록지에 기록한다.

4 내과환자 평가

(시험시간 : 5분)

		절 차
1		현장 안전을 확인한다.
2		감염 방지를 위한 개인보호장구를 착용한다.
3		**현장조사를 수행한다.**
		환자와 환자주위 상태를 확인한다.
		손상기전과 질병특성을 확인한다.
		환자 수를 확인하고 추가 도움 요청의 필요성을 결정한다.
		척추 고정의 필요성을 판단한다.
4		**초기평가를 수행한다.**
		환자의 전반적 소견을 확인한다.
		환자의 의식수준을 확인한다.
		주호소와 생명 위협요소를 확인한다.
5		**기도, 호흡, 순환을 확인한다.**
		기도 및 호흡을 평가하고 처치한다.
		순환상태를 확인한다.
6		환자의 우선순위를 파악하고 이송결정을 한다.
7		**병력 청취를 한다.**
		주호소와 관련된 집중문진을 한다.
		AMPLE 병력을 확인한다.
8		활력징후, 심전도, SpO_2 등을 측정한다.
9		주호소와 관련된 신체검진 및 적절한 처치를 실시한다.
10		환자상태 보고 후 의료지시에 따른 처치를 시행한다.
11		의무기록지에 기록한다.

5 영아 기도폐쇄처치법

(시험시간 : 3분 30초)

	절 차
1	현장 안전을 확인한다.
2	감염 방지를 위한 개인보호장구를 착용한다.
3	119 신고 및 AED를 요청한다.
4	등 두드리기를 5회 실시한다.
5	가슴압박을 5회 실시한다.
6	등 두드리기와 가슴압박을 반복 실시한다.
	영아의 의식이 없어지면(이물질이 보이지 않는 상태) 다음 순서를 시행한다.
7	영아를 바로 누운 자세로 눕힌다.
8	가슴압박을 30회 실시한다.
9	기도 개방 및 이물질을 확인한다.
10	인공호흡을 1회 실시한다.
11	기도를 재개방 후 인공호흡을 1회 실시한다.
12	가슴압박과 인공호흡을 실시한다.
13	의무기록지에 기록한다.

6 외상환자 평가

(시험시간 : 4분 30초)

	절 차
1	현장 안전을 확인한다.
2	감염 방지를 위한 개인보호장구를 착용한다.
3	머리를 고정하고, 보조요원에게 인계한다.
4	의식을 확인한다.
5	기도가 열려있는지, 이물질 없는지 확인한다.
6	호흡유무 및 호흡양상을 파악한다.
7	순환상태를 확인한다.
8	AVPU에 따른 의식수준을 파악한다.
9	머리의 DCAP-BLS, TIC를 확인한다.
10	목의 DCAP-BLS, TIC, JVD, TD를 확인한다.
11	적절한 크기의 목보호대를 착용한다.
12	상체를 노출시킨다.
13	가슴의 DCAPP-BLS, TIC 확인 및 폐음을 청진한다.
14	배의 DCAP-BTLS를 확인한다.
15	하체를 노출시킨다.
16	골반부의 DCAP-BLS, TIC를 확인한다.
17	사지의 DCAP-BLS, TIC 및 PMS를 확인한다.
18	통나무굴리기를 시행한다.
19	등의 DCAP-BLS, TIC를 확인한다.
20	의무기록지에 기록한다.

※ 용어 설명

- D – Deformity(변형)
- C – Contusion(타박상, 좌상)
- A – Abrasion(찰과상, 마찰상)
- P – Puncture(천자상)
- P – Paradoxical Movement(기이성 운동)
- T – Tenderness(압통)
- I – Instability(불안정)

- B – Burn(화상)
- L – Laceration(열상)
- S – Swelling(부기, 부종)
- C – Crepitus(마찰음)
- JVD – 목정맥팽대
- TD – 기관편위
- PMS – 맥박, 운동, 감각

7 견인부목 적용

(시험시간 : 5분)

	절 차
1	현장 안전을 확인한다.
2	감염 방지를 위한 개인보호장구를 착용한다.
3	골절부위를 노출하고 지지한 후 보조요원에게 인계한다.
4	손상된 다리 원위부의 맥박, 운동, 감각을 평가한다.
5	통증을 확인하면서 두 손으로 당긴 후 보조요원에게 인계한다.
6	견인부목 길이를 측정한다.
7	견인부목을 적용한다.
8	궁둥뼈 고정끈을 적용한다.
9	발목고정끈을 적용한다.
10	발목고정끈과 당김고리를 연결하여 당긴다.
11	지지고정끈을 적용한다.
12	발목고정끈의 당김상태와 모든 고정끈의 조임상태를 손으로 확인한다.
13	손상된 다리 원위부의 맥박, 운동, 감각을 재평가한다.
14	"통나무굴리기법을 이용하여 긴척추고정판에 환자를 옮긴다."라고 말한다.
15	의무기록지에 기록한다.

8 후두튜브 삽입

(시험시간 : 4분 30초)

	절 차
1	현장 안전을 확인한다.
2	감염 방지를 위한 개인보호장구를 착용한다.
3	환자의 기도를 개방한다.
4	입인두기도기를 삽입한다.
5	백밸브마스크를 조립 후 산소튜브를 연결한다.
6	과환기 5회 실시 후 보조요원에게 과환기를 지시한다.
7	필요한 장비를 확인하고 점검한다.
8	후두튜브 커프를 점검한다.
9	후두튜브에 윤활제를 바른다.
10	환기 중단을 지시하고 백밸브마스크와 입인두기도기를 제거한다.
11	삽입이 용이한 자세를 유지한다.
12	손가락교차법 또는 혀-턱들기법을 시행한다.
13	후두튜브를 삽입한다.
14	커프에 공기를 주입 후 압력을 확인한다.
15	백밸브로 환기를 2회 이상 실시 후 보조요원에게 환기를 지시한다.
16	튜브 삽입의 성공여부를 확인한다.
17	튜브고정기로 튜브를 고정한다.
18	의무기록지에 기록한다.

※ 삽관 실패 시(16번) 커프의 공기를 빼고 튜브를 제거한 후, 4번부터 재실시할 수 있다(7번 제외).
※ 10번~15번까지 30초 이내 실시한다.

9 자동제세동기(AED) 사용법

(시험시간 : 5분)

	절 차
1	현장 안전을 확인한다.
2	감염 방지를 위한 개인보호장구를 착용한다.
3	의식을 확인한다.
4	119 신고 및 AED를 요청한다.
5	호흡과 맥박을 동시에 확인한다.
6	가슴압박을 30회 실시한다.
7	기도를 개방한다.
8	포켓마스크를 사용하여 인공호흡을 2회 실시한다.
9	가슴압박과 인공호흡을 30 : 2로 5주기 실시한다.
10	보조요원에게 CPR을 지시한다.
11	AED의 전원을 켠다.
12	제세동 패드를 부착한다.
13	분석 전과 제세동 전에 주위 사람들을 물러나도록 한다.
14	쇼크 버튼을 누른다.
15	즉시 가슴압박을 시작한다.
16	의무기록지에 기록한다.

※ AED Trainer(교육용 자동제세동기) 사용은 기종별 사용 방법을 따른다.

제2장 | 2급 응급구조사 국가시험 실기시험 항목

☐ 공지 항목

구 분	항 목	시험시간
실기 1	① 자동제세동기(AED) 사용법	5분
	② 외상환자 평가	4분 30초
	③ 견인부목 적용	5분
실기 2	④ 영아 기도폐쇄처치법	3분 30초
	⑤ 영아 심폐소생술	3분
	⑥ 흡인 및 산소투여	3분 30초
	⑦ 진공부목 적용	4분

1 자동제세동기(AED) 사용법

(시험시간 : 5분)

	절차
1	현장 안전을 확인한다.
2	감염 방지를 위한 개인보호장구를 착용한다.
3	의식을 확인한다.
4	119 신고 및 AED를 요청한다.
5	호흡과 맥박을 동시에 확인한다.
6	가슴압박을 30회 실시한다.
7	기도를 개방한다.
8	포켓마스크를 사용하여 인공호흡을 2회 실시한다.
9	가슴압박과 인공호흡을 30 : 2로 5주기 실시한다.
10	보조요원에게 CPR을 지시한다.
11	AED의 전원을 켠다.
12	제세동 패드를 부착한다.
13	분석 전과 제세동 전에 주위 사람들을 물러나도록 한다.
14	쇼크 버튼을 누른다.
15	즉시 가슴압박을 시작한다.
16	의무기록지에 기록한다.

※ AED Trainer(교육용 자동제세동기) 사용은 기종별 사용 방법을 따른다.

2 외상환자 평가

(시험시간 : 4분 30초)

	절 차
1	현장 안전을 확인한다.
2	감염 방지를 위한 개인보호장구를 착용한다.
3	머리를 고정하고, 보조요원에게 인계한다.
4	의식을 확인한다.
5	기도가 열려있는지, 이물질 없는지 확인한다.
6	호흡유무 및 호흡양상을 파악한다.
7	순환상태를 확인한다.
8	AVPU에 따른 의식수준을 파악한다.
9	머리의 DCAP-BLS, TIC를 확인한다.
10	목의 DCAP-BLS, TIC, JVD, TD를 확인한다.
11	적절한 크기의 목보호대를 착용한다.
12	상체를 노출시킨다.
13	가슴의 DCAPP-BLS, TIC 검사 및 폐음을 청진한다.
14	배의 DCAP-BTLS를 확인한다.
15	하체를 노출시킨다.
16	골반부의 DCAP-BLS, TIC를 확인한다.
17	사지의 DCAP-BLS, TIC 및 PMS를 확인한다.
18	통나무굴리기를 시행한다.
19	등의 DCAP-BLS, TIC를 확인한다.
20	의무기록지에 기록한다.

※ 용어 설명

- D – Deformity(변형)
- C – Contusion(타박상, 좌상)
- A – Abrasion(찰과상, 마찰상)
- P – Puncture(천자상)
- P – Paradoxical Movement(기이성 운동)
- T – Tenderness(압통)
- I – Instability(불안정)

- B – Burn(화상)
- L – Laceration(열상)
- S – Swelling(부기, 부종)
- C – Crepitus(마찰음)
- JVD – 목정맥팽대
- TD – 기관편위
- PMS – 맥박, 운동, 감각

3 견인부목 적용

(시험시간 : 5분)

	절 차
1	현장 안전을 확인한다.
2	감염 방지를 위한 개인보호장구를 착용한다.
3	골절부위를 노출하고 지지한 후 보조요원에게 인계한다.
4	손상된 다리 원위부의 맥박, 운동, 감각을 평가한다.
5	통증을 확인하면서 두 손으로 당긴 후 보조요원에게 인계한다.
6	견인부목 길이를 측정한다.
7	견인부목을 적용한다.
8	궁둥뼈 고정끈을 적용한다.
9	발목고정끈을 적용한다.
10	발목고정끈과 당김고리를 연결하여 당긴다.
11	지지고정끈을 적용한다.
12	발목고정끈의 당김상태와 모든 고정끈의 조임상태를 손으로 확인한다.
13	손상된 다리 원위부의 맥박, 운동, 감각을 재평가한다.
14	"통나무굴리기법을 이용하여 긴척추고정판에 환자를 옮긴다"라고 말한다.
15	의무기록지에 기록한다.

4 영아 기도폐쇄처치법

(시험시간 : 3분 30초)

	절 차
1	현장 안전을 확인한다.
2	감염 방지를 위한 개인보호장구를 착용한다.
3	119 신고 및 AED를 요청한다.
4	등 두드리기를 5회 실시한다.
5	가슴압박을 5회 실시한다.
6	등 두드리기와 가슴압박을 반복 실시한다.
	영아의 의식이 없어지면(이물질이 보이지 않는 상태) 다음 순서를 시행한다.
7	영아를 바로 누운 자세로 눕힌다.
8	가슴압박을 30회 실시한다.
9	기도 개방 및 이물질을 확인한다.
10	인공호흡을 1회 실시한다.
11	기도를 재개방 후 인공호흡을 1회 실시한다.
12	가슴압박과 인공호흡을 실시한다.
13	의무기록지에 기록한다.

5 영아 심폐소생술

(시험시간 : 3분)

	절 차
1	현장 안전을 확인한다.
2	감염 방지를 위한 개인보호장구를 착용한다.
3	의식을 확인한다.
4	119 신고 및 AED를 요청한다.
5	호흡과 맥박을 동시에 확인한다.
6	가슴압박을 30회 실시한다.
7	기도를 개방한다.
8	포켓마스크를 사용하여 인공호흡을 2회 실시한다.
9	가슴압박과 인공호흡을 30 : 2로 5주기 실시한다.
10	의무기록지에 기록한다.

6 흡인 및 산소투여

(시험시간 : 3분 30초)

	절 차
1	현장 안전을 확인한다.
2	감염 방지를 위한 개인보호장구를 착용한다.
3	장비 및 물품을 점검한다.
4	흡인기 전원을 켠다.
5	흡인 압력을 확인한다.
6	흡인팁을 생리식염수에 넣어 식염수를 흡인하여 작동여부를 확인한다.
7	환자 입안에 흡인팁을 삽입하고 흡인을 시행한다.
8	흡인팁을 생리식염수에 넣고 흡인관 내에 있는 이물질과 식염수를 헹궈낸다.
9	흡인기의 전원을 끄고 흡인팁을 내려놓는다.
	채점위원은 산소공급을 지시한다.
10	산소탱크와 압력조절기를 조립한다.
11	산소탱크의 개방밸브를 연다.
12	산소가 새는지 확인하고 "산소가 새지 않음" 이라고 말한다.
13	산소 압력계기판을 보고 잔여 산소압을 말한다.
14	비재호흡마스크를 연결한다.
15	산소유량을 조절한다.
16	비재호흡마스크 저장주머니에 산소를 채운 후 환자에게 적용한다.
17	산소공급에 따른 환자의 호흡 상태를 확인한다.
	채점위원은 산소공급 중단을 지시한다.
18	비재호흡마스크를 제거한다.
19	유량계를 잠그고 산소탱크 개방밸브를 잠근다.
20	의무기록지에 기록한다.

7 진공부목 적용

(시험시간 : 4분)

	절 차
1	현장 안전을 확인한다.
2	감염 방지를 위해 개인보호장구를 착용한다.
3	골절부위를 노출하고 지지한 후 보조요원에게 인계한다.
4	손상된 팔 원위부의 맥박, 운동, 감각을 평가한다.
5	부목의 길이를 측정한다.
6	손상된 팔에 부목을 적용한다.
7	진공펌프를 연결하고 공기를 제거한다.
8	부목 고정끈을 다시 고정한다.
9	손상된 팔을 몸에 고정한다
10	손상된 팔 원위부의 순환, 운동, 감각을 평가한다.
11	의무기록지에 기록한다.

좋은 책을 만드는 길, 독자님과 함께하겠습니다.

2024 SD에듀 응급구조사 1·2급 만점문제해설 한권으로 끝내기

개정12판1쇄 발행	2024년 02월 20일 (인쇄 2023년 12월 22일)
초 판 발 행	2011년 08월 30일 (인쇄 2011년 08월 30일)
발 행 인	박영일
책 임 편 집	이해욱
편 저	응급의료연구회
편 집 진 행	노윤재 · 한주승
표지디자인	김지수
편집디자인	박지은 · 곽은슬
발 행 처	(주)시대고시기획
출 판 등 록	제10-1521호
주 소	서울시 마포구 큰우물로 75 [도화동 538 성지 B/D] 9F
전 화	1600-3600
팩 스	02-701-8823
홈 페 이 지	www.sdedu.co.kr
I S B N	979-11-383-4830-0 (13510)
정 가	35,000원

※ 이 책은 저작권법의 보호를 받는 저작물이므로 동영상 제작 및 무단전재와 배포를 금합니다.
※ 잘못된 책은 구입하신 서점에서 바꾸어 드립니다.

한국산업인력공단 시행

화재감식평가기사 · 산업기사

현 화재조사관이 집필한 최고의 수험서!

화재조사론 · 화재감식론 · 증거물관리 및 법과학 · 화재조사보고 및 피해평가 · 화재조사 관계법규

- 저자의 오랜 경험을 통해 수험서이지만 현장 실무에서도 유용하게 적용할 수 있는 가이드
- 기존의 화재조사관 시험의 철저한 분석을 바탕으로 최적의 이론과 문제를 과목별로 수록
- 1~3과목의 현장조사, 증거물 관련 사진 등을 컬러로 수록해 생생한 학습 유도

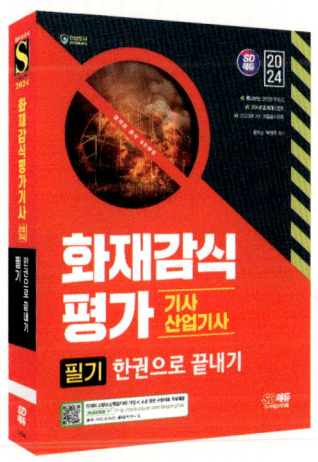

2024 화재감식평가기사 · 산업기사
필기 | 한권으로 끝내기

- 출제율이 높은 핵심요약집
- 과목별 출제예상문제
- 2023년 기사 기출유사문제

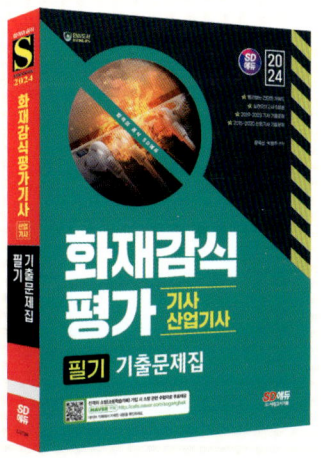

2024 화재감식평가기사 · 산업기사
필기 | 기출문제집

- 출제율이 높은 핵심요약집
- 실전모의고사
- 기사 · 산업기사 기출문제

※ 상기 이미지는 변경될 수 있습니다.

더 이상의 소방 시리즈는 없다!

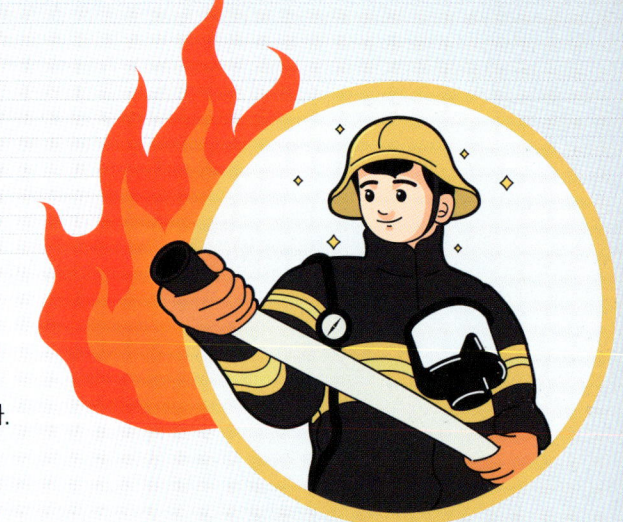

▶ **현장실무**와 오랜 시간 동안 쌓은 **저자의 노하우**를 바탕으로 최단기간 합격의 기회를 제공합니다.

▶ 2024년 시험대비를 위해 **최신개정법 및 이론**을 반영하였습니다.

▶ **빨간키(빨리보는 간단한 키워드)**를 수록하여 가장 기본적인 이론을 시험 전에 확인할 수 있도록 하였습니다.

SD에듀의 소방 도서는...

알차다!
꼭 알아야 할 내용

친절하다!
쉽게 요약한 핵심

핵심을 뚫는다!
시험 유형에 적합한 문제

명쾌하다!
상세하고 친절한 풀이

SD에듀 소방 도서 LINE UP

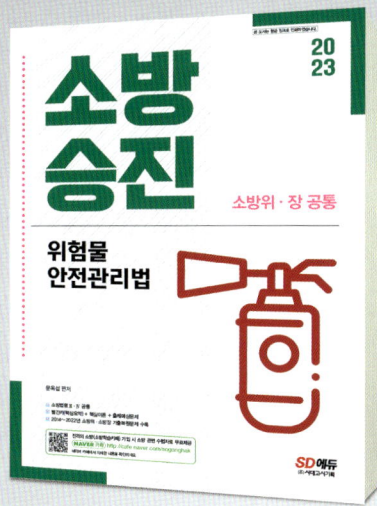

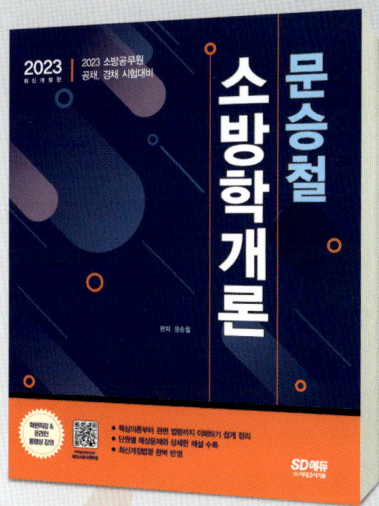

소방승진

위험물안전관리법
위험물안전관리법·소방기본법·소방전술·소방공무원법 최종모의고사

소방공무원

문승철 소방학개론
문승철 소방관계법규

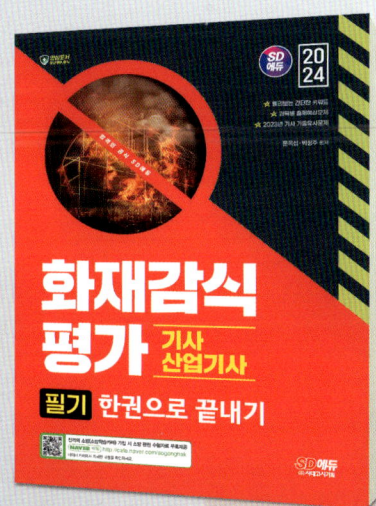

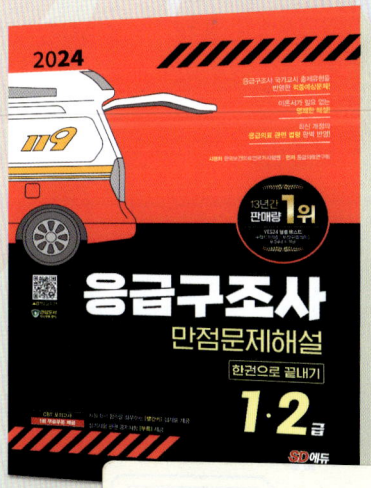

화재감식평가기사·산업기사

한권으로 끝내기
실기 필답형
기출문제집

나는 이렇게 합격했다

여러분의 힘든 노력이 기억될 수 있도록
당신의 합격 스토리를 들려주세요.

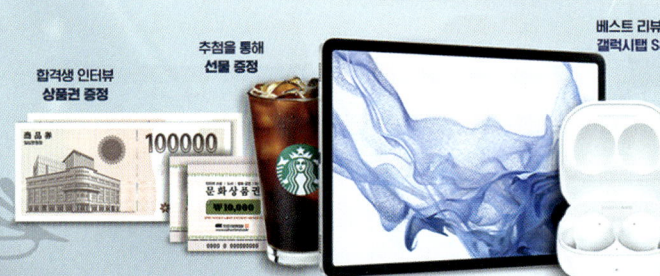

합격생 인터뷰 상품권 증정
추첨을 통해 선물 증정
베스트 리뷰자 1등 갤럭시탭 S8 증정
베스트 리뷰자 2등 갤럭시 버즈2 증정

SD에듀 합격생이 전하는 합격 노하우

"기초 없는 저도 합격했어요 여러분도 가능해요."
검정고시 합격생 이*주

"불안하시다고요? 시대에듀와 나 자신을 믿으세요."
소방직 합격생 이*화

"강의를 듣다 보니 자연스럽게 합격했어요."
사회복지직 합격생 곽*수

"선생님 감사합니다. 제 인생의 최고의 선생님입니다."
G-TELP 합격생 김*진

"시험에 꼭 필요한 것만 딱딱! 시대에듀 인강 추천합니다."
물류관리사 합격생 이*환

"시작과 끝은 시대에듀와 함께! 시대에듀를 선택한 건 최고의 선택"
경비지도사 합격생 박*익

합격을 진심으로 축하드립니다!
합격수기 작성 / 인터뷰 신청

QR코드 스캔하고 ▶▶▶
이벤트 참여하여 푸짐한 **경품받자!**

합격의 공식
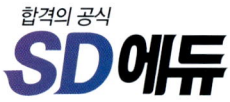